N. Pollmann

Basislehrbuch Akupunktur

Für meine Tochter Nina Lilly Marlen,
die zusammen mit diesem Buch entstanden ist,
aber den Sprung in die Welt etwas schneller geschafft hat.
Für meine Söhne Till und Simon

Inhaltsverzeichnis

1 Einleitung in die Thematik

Nachdem sie über viele Jahre eine Randexistenz abseits von Hochschule, Kassenpraxis und Medieninteresse geführt hat, ist die Akupunktur in den beiden letzten Jahrzehnten, vor allem in den letzten 5 Jahren immer mehr ins Bewusstsein der Patienten und ins Interesse der klinischen Forschung gerückt. Die Akzeptanz selbst überwiegend „schulmedizinischer" Zentren, Akupunktur bei einigen Indikationen als Ergänzung oder Alternative zur konventionellen Medizin zu akzeptieren oder selbst anzuwenden, ist in den letzten Jahren sprunghaft gestiegen. Es gibt kaum eine universitäre Schmerzambulanz, in der heute nicht auch Akupunktur angeboten wird.

Liegen die Gründe für den Siegeszug der Akupunktur wirklich nur darin, dass Ärzte wie Patienten wehmütig nostalgischer Chinoiserie verfallen, angezogen vom systemischen Ansatz der TCM und „auf der Suche nach der im modernen Gesundheitswesen verloren gegangenen Ganzheit des Heilens" (Unschuld, 1999)? Oder liegt es daran, dass sich die Akupunktur nach den Kriterien der Evidence-Based Medicine zwar nicht besser, aber auch nicht schlechter schlägt als manches vertraute Routineverfahren, dessen Beliebtheit im medizinischen Tagesgeschäft in krassem Gegensatz zu seiner Evaluierung steht – als Beispiele seien hier die Tonsillektomie, die Facettengelenksblockade oder der Volumenersatz mit Kolloiden erwähnt.

Sicher hat auch die derzeit gute Bewertung in der GOÄ und die großzügige Erstattungspraxis der Kassen in den letzten Jahren ihren Teil zur Akzeptanz der Akupunktur beigetragen. Aber es wird heute wohl kaum noch jemand bestreiten wollen, dass Akupunktur bei einer ganzen Reihe von Indikationen Wirkung zeigt und dass dies die Ausbreitung der Akupunktur beflügelt hat.

1.1 Die Wirkmechanismen der Akupunktur in der Überlieferung und ihre wissenschaftliche Evaluation

1.1.1 Theoretischer Ansatz der Akupunktur

Das traditionelle Konzept der Akupunktur postuliert, dass durch definierte Reize an spezifischen Orten der Körperoberfläche die Eigenregulation des Körpers und seine neuronale, vegetative und endokrine Steuerung gezielt beeinflusst werden können. Dies wird in erster Linie erreicht durch die Stimulation von *Qi*, einer funktionellen Kraft, die im Körper Träger aller wesentlichen Funktionen sowie der Informationsvermittlung ist und deren Fließen durch die Akupunktur spürbar wird (s. 2.4.2).

Das chinesische Wort für Akupunktur, *jen zhiu*, bedeutet wörtlich übersetzt Stechen und Brennen. Dies impliziert, dass – in Abhängigkeit von Konstitution, Kondition und Erkrankung des Patienten – nicht nur mit Nadelreizen, sondern auch mit lokaler Wärmeanwendung (Moxibustion, chin. *kao*) gearbeitet wird. Meist werden Kegel oder Zigarren aus Beifußkraut (Artemisia vulgaris) verwendet. Auch das Schröpfen oder die Druckstimulation von Akupunkturpunkten (Akupressur) gehören zu den klassischen Techniken. In der modernen Akupunktur werden darüber hinaus auch Laserlicht, Infrarotgeräte, Elektrostimulation oder Injektionstechniken eingesetzt.

Bei der Nadelung werden in der klassischen Akupunktur differenzierte Techniken mit unterschiedlicher Reizintensität eingesetzt, da nach der Überlieferung nicht nur die Punktwahl, sondern auch die Stimulationstechnik für die Spezifität der Wirkung verantwortlich zeichnet. Die Wertigkeit der klassischen Nadeltechniken wird heute – vor allem im Westen – kontrovers diskutiert. Da es aber Anhaltspunkte gibt, dass unterschiedliche Reizstärken unterschiedliche Neurotransmitter stimulieren können (s. 1.1.4, Andere Neurotransmitter), könnte die differenzielle Anwendung zumindest einiger Techniken durchaus von klinischer Bedeutung sein.

1.1.2 Akupunkturpunkte und Leitbahnen

Die klassische Körperakupunktur kennt neben 362 auf 14 sogenannten Akupunkturleitbahnen (chin. *jing mai*, engl. channel) angeordneten Punkten auch zahlreiche **Extrapunkte**, die genau wie die Leitbahnpunkte in ihrer anatomischen Lage exakt definiert sind. Darüber hinaus wurden und werden lokal sog. **Ashi-Punkte** (druckdolente Punkte) oder **myofasziale Triggerpunkte** (z.B. *jing jin*-Technik) in das Behandlungskonzept einbezogen. Häufig liegen Akupunkturpunkte an Austrittsstellen sensibler Nerven, an Motorpunkten oder Perforationen der oberflächlichen Körperfaszie, die von einem kleinen Gefäß-Nerven-Bündel durchzogen werden oder auch in der Nähe größerer Blutgefäße (s. 3.2). Das chinesische Wort *Xue* bedeutet wörtlich übersetzt **Akupunkturloch** oder **-schacht**, was nahe legt, dass weder Punkte noch Leitbahnen als flächige Gebilde auf Hautniveau verstanden werden sollten.

Während die anatomische Zuordnung vieler Akupunkturpunkte zu definierten morphologischen Strukturen möglich ist, wird über Wesen und Beschaffenheit der Leitbahnen noch spekuliert. Viele Akupunkturleitbahnen zeichnen in ihrem Verlauf Muskelfunktionsketten, Rückenmarkssegmente, periphere Nerven oder Blutgefäße nach (s. Kap. 4); manchmal aber auch einfach die typische Schmerzausstrahlung eines muskulären Triggerpunktes (referred pain), da die TCM im wesentlichen phänomenologisch und nicht morphologisch orientiert ist und dem sinnlich Erlebbaren häufig einen ähnlichen Stellenwert zugesteht wie dem strukturell Nachweisbaren. Das Leitbahnkonzept der TCM liefert empirisch begründete Anhaltspunkte für den therapeutischen Einsatz sogenannter Fernpunkte, d.h. vom Ort des Krankheitsgeschehens weit entfernter, manchmal auch heterosegmental gelegener Akupunkturpunkte, denen dabei eine spezifische topographische Wirkrichtung anhand des Leitbahnverlaufs unterstellt wird. Anderen Punkten wird eine übergeordnete systemische Wirksamkeit zugewiesen, weshalb sie auch unabhängig von der topographischen Zuordnung eingesetzt werden.

1.1.3 Klinische Studien zur Akupunktur

Die Wirkweise der Akupunktur ist noch nicht vollständig geklärt, auch wenn es heute kaum noch Zweifel daran geben kann, dass Akupunktur eine große Zahl von Erkrankungen – akute und chronische Schmerzen, Allergien, psychosomatische, funktionelle und verschiedene internistische Erkrankungen – durch ihre analgetischen, antiphlogistischen und vegetativ entkoppelnden Effekte positiv zu beeinflussen vermag.

Allein Medline hat mehr als 7000 Akupunkturstudien gelistet. Die überwiegende Mehrzahl sowohl der klinischen als auch der experimentellen Studien befasst sich mit akuten oder chronischen Schmerzen. Es gibt aber auch aussagekräftige Studien u. a. zur Behandlung von Asthma, Nausea, M. Raynaud, Angina pectoris, Suchterkrankungen, zentralen Paresen, Osteoarthritis oder zur Geburtsvorbereitung. Eine Übersichtsarbeit (Ezzo und Berman 2000) kam zu der Schlussfolgerung, dass es anhand klinischer Studien einige Hinweise für die Wirksamkeit der Akupunktur in der Behandlung chronischer Schmerzen gibt, wenngleich die Belege, dass Akupunktur wirksamer ist als Placebo- oder Pseudo-Akupunktur, nicht eindeutig sind. Zu ähnlichen Ergebnissen kommt auch eine Metaanalyse von K. Linde (Tab. 1.1 und 1.2).

Eine Übersicht

Es gibt diverse Internetadressen, unter denen Literatur zu verschiedenen Indikationsbreichen der Akupunktur abgerufen werden kann, z. B. http://consensus.nih.gov), www.cochrane.de, www.daegfa.de und andere.

Tabelle 1.1 Einträge im Cochrane Controlled Trials Register (Linde, ICMART 2001)*

Fachgebiet	Einträge
Akupunktur/Akupressur	1224
davon zu Übelkeit und Erbrechen	71
1998 – 2000 publiziert	198
1995 – 1997 publiziert	289
1992 – 1994 publiziert	230
1989 – 1991 publiziert	148
1986 – 1988 publiziert	102
Homöopathie	194
Phytotherapie	> 1000
Hydro-/Spa-Therapie	46
Stent	393
Stent bei abdominalem Aortenaneurysma	3

* Mit freundlicher Genehmigung des Autors

Tabelle 1.2 Evidenz zu Akupunktur (Linde, ICMART 2001)*

Indikation	Reviews	Studien	Ergebnisse
Chronischer Schmerz allgemein	3	ca. 90	+/–
Rückenschmerz	4	ca. 25	+/–
Kopfschmerz	6	ca. 25	(+)
Zahnschmerz	1	ca. 15	(+)
Fibromyalgie	1	ca. 5	((+))
Schmerz bei Arthrosen	1	ca. 10	(0)
Verschiedene Rheumatische Erkrankungen	3	ca. 25	+/–
Raucherentwöhnung	3	ca. 25	-
Postoperative Übelkeit	2	ca. 25	+
Schwangerschaftserbrechen	2	ca. 8	(+)
zytostatikainduzierte Übelkeit	1	ca. 8	(+)
Asthma	3	ca. 15	+/–
Tinnitus	2	ca. 6	(–)
Schlaganfall-Rehabilitation	1	ca. 8	+/–
Heuschnupfen, Geburtshilfe, Dysmenorrhö ...		mehrere Studien	

* Mit freundlicher Genehmigung des Autors

1.1.4 Die Angriffspunkte der Akupunktur im neuronalen System

Die analgetische Wirkung der Akupunktur und einige der ihr zugrunde liegenden Mechanismen werden durch eine Vielzahl experimenteller Studien belegt (Irnich 2001). Dabei zeigte sich, dass die Akupunktur 3 wesentliche Angriffspunkte im neuronalen System hat:

- über spinale Mechanismen (segmental-afferente Hemmung, Gate-Control-Theorie)
- auf der Mittelhirnebene (periaquäductales Höhlengrau, Thalamus, Nuclei raphes, N. caudatus, Gyrus cinguli und andere Anteile des limbischen Systems)
- die Hypothalamus-Hypophysen-Achse.

Opioiderge Mechanismen

Seit fast 30 Jahren ist bekannt, dass Opioide in der akupunkturvermittelten Analgesie eine tragende Rolle spielen und die durch Akupunktur ermittelte Analgesie oder Hebung der Schmerzschwelle durch Naloxon (partiell) zu antagonisieren ist (Pomeranz und Chiu 1976). Bei der Akupunkturanalgesie werden Endorphin B, Enkephalin, Dynorphin auch Orphanin, Met-Enkephalin und Leu-Enkephalin in verschiedenen Arealen des ZNS sowie im Plasma freigesetzt (Irnich 2001).

Experimentelle Untersuchungen mit Elektrostimulationsakupunktur (ESA) lassen vermuten, dass in Abhängigkeit von der verwendeten Frequenz unterschiedliche Opioide ausgeschüttet werden (Han 1997; Irnich 2000, 2001); eine besonders breite Opioidausschüttung ergibt sich bei niederfrequenter Stimulationstechnik (Pomeranz 1999) (Tab. 1.3).

Tabelle 1.3 Opioderge Mechanismen in der Akupunktur

Beteiligte Endorphine	◆ Endorphin B ◆ Enkephalin ◆ Dynorphin A ◆ Orphanin ◆ Met-Enkephalin ◆ Leu-Enkephalin
Ursprung im ZNS	◆ PAG ◆ Limbisches System (Gyrus cinguli, Nn. Raphe, N. caudatus) ◆ Thalamus ◆ Hypothalamus ◆ Hirnstamm ◆ Hypophyse ◆ Plasma
Geeignete Stimulation	◆ Niederfrequente Stimulationstechnik ◆ Intensive Reizung

Tabelle 1.4 Weitere Neurotransmitter in der Akupunktur

Beteiligte Neurotransmitter	◆ Serotonin ◆ Noradrenalin ◆ Gaba ◆ CGRP ◆ Neurokinin A (antidepressive Wirkung der Akupunktur?) ◆ Neuropeptid Y (antidepressive Wirkung der Akupunktur?) ◆ u. a.
Ursprung im ZNS	◆ Limbisches System (Nn. Raphe, Locus coeruleus) ◆ PAG ◆ Hirnstamm ◆ Rückenmark
Geeignete Stimulation	◆ Höherfrequente Stimulationstechnik ◆ Intensive Reizung für die Stimulation des DNIC erforderlich

Andere Neurotransmitter

Die Rolle der Neurotransmitter Serotonin und Noradrenalin, die für das System der endogenen Schmerzhemmung auf der Mittelhirnebene wie auch bei der descendierenden Schmerzhemmung (DNIC, diffuse noxious inhibitory control) wichtig sind, ist überaus komplex und bisher nur in Ansätzen erfasst (Irnich 2001; Pomeranz 1999, 2000). Mittelhirn-Monoamine werden vor allem durch hochfrequente Stimulationstechniken stimuliert. Weitere für die Akupunkturwirkung bedeutsame Neurotransmitter sind GABA, CGRP und verschiedene andere Neuropeptide. Unterschiedliche Konzentrationen des Neuropeptids Cholecystokinin im ZNS könnten eine Erklärung dafür bieten, warum es Low-Responder und High-Responder auf Akupunktur gibt; es scheint einen antagonistischen Effekt auf die Akupunkturwirkung zu entfalten (Tang und Dong 1997; Han 1997) (Tab. 1.4).

Weitere Wirkungen der Akupunktur

Es gibt Hinweise auf eine **Beeinflussung des zentralen autonomen Nervensystems** durch Akupunktur, bezüglich der Wirkung auf das periphere autonome Nervensystem liegen allerdings z.T. widersprüchliche Ergebnisse vor (Pomeranz 1999, 2000; Irnich 2001). Es wurde sowohl über eine lokale **Perfusionszunahme** als auch **-abnahme** nach Akupunktur berichtet. Es konnten auch – möglicherweise in Abhängigkeit von Punktwahl und Stimulationsart – situativ sehr unterschiedliche **Einflüsse auf die kardiovaskuläre Leistungsfähigkeit** beobachtet werden (Pomeranz 2000). In einer neueren Untersuchung an Migräne-Patienten (Bäcker et al. 2000) konnte gezeigt werden, dass die durch Akupunktur erzielte **Senkung der Migräne-Attackenfrequenz** mit einer positiven Beeinflussung des bei Migräne-Patienten dysfunktionell veränderten cerebralen Blutflusses korreliert.

Außerdem zeigten funktionelle bildgebende Verfahren, dass es unter Akupunktur auch zur **Aktivitätssteigerung in corticalen Anteilen des limbischen Systems** kommt (Cho et al. 2001) sowie – möglicherweise in Abhängigkeit von der Spezifität des genadelten Punktes – im visuellen Cortex.

Damit wird verständlich, dass Akupunktur bei Schmerzerkrankungen nicht nur eine Wirkung auf die sensorischen Anteile des Schmerzgeschehens zeigt, sondern auch auf seine kognitive und emotionale Verarbeitung (Hammes 1997) sowie seine vegetativen Begleiterscheinungen. Außerdem erklärt dies, warum Akupunktur eine positive Wirkung bei leichteren Formen der Depression entfaltet.

Akupunktur kann **antiemetisch** wirken wobei der Wirkmechanismus noch unklar ist. Man könnte vermuten, dass Reize aus dem N. medianus die Area postrema erreichen (Pomeranz 1999).

Die langfristigen Wirkungen der Akupunktur sind nach wie vor relativ schlecht untersucht. Es gibt jedoch Hinweise, dass Akupunktur vor allem auf spinaler Ebene die Plastizität des Nervensystems nutzt und bis zu einem gewissen Grad sogar seine Regeneration triggern kann, z. B. bei zentralen Paresen, nach partiellen peripheren Läsionen oder bei neuropathischen Schmerzen (Carlsson 2000).

1.1.5 Der Einfluss von Punktwahl und Stimulationstechnik auf den Akupunktureffekt

Die Wirkung nach Stimulation von lokalen und lokoregionalen Punkten wird vor allem über Mechanismen der segmental-afferenten Hemmung erklärt, und zwar über die Freisetzung von Noradrenalin und Serotonin, evtl. auch GABA. Diese Wirkungen sind störanfällig gegenüber Serotoninantagonisten, MAO-Hemmern und trizyklischen Antidepressiva. Werden lokale druckdolente Punkte, *Ashi*- oder Triggerpunkte, genadelt (A-delta-Faser-Stimulation), werden außerdem auch noch Endorphine und Dynorphin freigesetzt und damit auch heterosegmentale Effekte erzielt.

Die Wirkung eines Fernpunktes ist nicht allein über die Mechanismen der segmental-afferenten Hemmung zu erklären: sie kommt über systemische Effekte der Akupunktur zustande. Je nach Stimulationsart kommt es in unterschiedlicher Weise zu Endorphinausschüttungen im Mittelhirn und Hypothalamus; außerdem kommt es zum Anstieg des Serum-Cortisols, was die gute Wirkung der Akupunktur bei Arthritiden, Asthma oder anderen entzündlichen Erkrankungen erklären könnte.

Interessant ist, dass unterschiedliche Simulationstechniken unterschiedliche Wirkungen zeigen: nach Pomeranz (1999) werden durch hochfrequente Stimulation mit niedriger Intensität (entspricht in etwa der auffüllenden Technik in China) nur 2 Zentren angesprochen, nämlich PAG und Rückenmark; es kommt überwiegend zur Serotonin- und Noradrenalinausschüttung. Bei der niederfrequenten, intensiven Stimulation (eher ableitende Technik) werden alle 3 Ebenen angesprochen und es kommt zu einer optimalen Endorphinausschüttung. Dies ist nicht nur von Bedeutung für die ESA, sondern auch für die verwendete Nadeltechnik bei Patienten, die Antidepressiva einnehmen, unter hohen Dosen von Opiaten stehen oder eine Opiatresistenz aufweisen (Tab. 1.5).

Zudem bestätigen diese Ergebnisse die traditionellen Texte, die dem Auslösen eines mehr oder weniger starken *De-qi*-Gefühls unterschiedliche Wirkungen zuweisen und für die Behandlung von Schmerzen überwiegend starke Stimulationen fordern, aber für Erkrankungen der Seele oft sanfte Reize.

Tabelle 1.5 Einfluß der Stimulationsart und Punktwahl

Segmentale Wirkungen lokoregionaler Punkte	• Mechanismen der segmental-afferenten Hemmung (bei starker Reizung und Nadelung schmerzhafter Punkte auch heterosegmentale Wirkungen) • Beeinflussung des peripheren autonomen Nervensystems
Heterosegmentale Wirkungen	• Deszendierende Hemmung (DNIC) • Endorphine aus dem Mittelhirn • Kortikale Wirkungen • Anstieg des Serum-Cortisols
Hochfrequente Stimulation mit niedriger Intensität	• Wirkung auf PGA und Rückenmark • Ausschüttung von Monoaminen
Niederfrequente Stimulation mit hoher Intensität	• Optimale Endorphinausschüttung

1.1.6 Haben Akupunkturpunkte eine spezifisch topographische Wirkrichtung?

Während lokale und systemische Wirkungen der Akupunktur wissenschaftlich nachvollziehbar sind, stellt sich die Frage nach der Spezifität der Akupunkturpunkte wie der Akupunktur selbst: in Untersuchungen konnte zwar gezeigt werden, dass Akupunktur der Nichtbehandlung überlegen war, nicht immer aber einer Placebo-Akupunktur an Schein- oder nichtindizierten Punkten (sham acupuncture).

Zwar zeigen Untersuchungen mit Positronen-Emissions-Tomographie (PET), dass sich für einige der klassischen Akupunkturpunkte die postulierte Wirkspezifität tatsächlich vermuten lässt: bei Punktion von Di 4 *(Hegu)*, dem eine analgetische Wirkung nachgesagt wird, konnten taiwanesische Forscher eine Aktivitätszunahme um den Thalamus beobachten (Wu und Hsieh 1999). Bei anderen Punkten, traditionell bei Sehstörungen verwendet, konnten vermehrte Aktivitäten im visuellen Cortex nachgewiesen werden (Cho et al. 2001); allerdings nur dann, wenn am Punkt die von der chinesischen Medizin geforderte Akupunktursensation verspürt wurde, das sogenannte *De-qi*, das für den Erfolg der Akupunktur nach traditionellen Angaben zwingend ist. Eine neuere Studie fand Aktivitäten im Hypothalamus, Hirnstamm und Cerebellum (Hsieh und Chen 2001).

Nach Pomeranz (1999, 2000, 2001) zeigen die Punkte nur insoweit eine Spezifität, als sie Punkte mit Gruppe-II- und Gruppe-III-Fasern darstellen (Motorpunkte), die für die Auslösung des *De-qi* verantwortlich sind (und somit für die segmentale und die systemische Wirkung). Es könnte sich aber die Annahme der TCM, dass die Punkte bezüglich ihres Wirkortes spezifisch sind, also das Meridian-Konzept, als falsch erweisen. Da es hier große methodische Schwierigkeiten und bislang nur wenig dezidierte Studien zum Thema gibt, sollte dies den Akupunkturanfänger aber nicht davon abhalten, die Wirkrichtung und die Spezifität der Punkte gründlich zu lernen, denn nachgewiesen oder nicht: die Erfahrung bestätigt die TCM.

Neben der klassischen chinesischen Körperakupunktur werden auch die sog. **Mikrosystem-Akupunkturen** eingesetzt, z.B. die **Ohrakupunktur** (s. Kap. 6) oder die **Schädelakupunktur nach Yamamoto** (s. Kap. 7). Sie sind z.T. außerhalb Chinas entstanden und gehen von der Vorstellung aus, dass sich auf einem umschriebenen Areal der Körperoberfläche, z.B. der Ohrmuschel, der gesamte Organismus reflektorisch abbildet und somit auch gezielt angesprochen werden kann. Hier ist die wissenschaftliche Erforschung deutlich weniger vorangeschritten als bei der Körperakupunktur; als nachgewiesen gilt lediglich ein allgemein vegetativ entspannender Effekt der Ohrakupunktur (Pomeranz 2000).

1.2 Geschichte der Akupunktur

1.2.1 Geschichte der Akupunktur in Europa

Die Kaufleute der niederländischen Ostindien Kompagnie brachten aus Indonesien und Japan nicht nur Tee mit nach Europa, sondern auch Ginseng, Moxibustion, Pulsdiagnose und Akupunktur.

Bereits am Ende des 16. Jahrhunderts wurde von **Jakob ter Bondt** ein mehrbändiges Werk der chinesischen Medizin verfasst, das teilweise recht martialische Akupunkturtechniken beschrieb, die in Europa auch versuchsweise nachgeahmt wurden – so manches Mal mit fatalen Folgen für den Patienten. Dies trug naturgemäß nicht unbedingt zur weiteren Verbreitung der Akupunktur bei.

1683 schrieb der niederländische Arzt **Willem ten Rhyne** seine „Dissertatio de Arthritide, Mantissa schematica de acupuncturae et oranes tres", in der erstmalig der Begriff Akupunktur schriftlich erwähnt wird. Er erwähnt auch die Meridiane (... arterias voco, quoniam hae nomen a pulso sortiuntur) sowie das *Qi*, das er mit „flatus" oder „spiritus" übersetzte. Das Werk wurde einige Jahre später ins Deutsche übersetzt.

Weitere Publikationen über die Medizin Chinas erschienen im 17. und 18. Jahrhundert in Polen (Gehema), Deutschland (Cleyer) und vor allem in Frankreich, z.B. Les secrets de la Medicine des Chinoises, eine Übersetzung des Pulsklassikers *Mai xue*, (Gibot, Dujardin).

Ende des 18. Jahrhunderts war der Chirurg **Isaac Titsing** für die Ostindiengesellschaft in Asien und lernte dort die Akupunktur kennen. Er brachte aus Japan die Übersetzung eines Akupunkturwerkes und ein Akupunkturmodell nach Europa mit und lieferte damit einen erneuten Anstoß für Experimente mit Akupunktur und Galvano-Akupunktur (dem frühen und vereinzelten Versuch einer Art Elektroakupunktur, die vor allem in Frankreich, aber auch in Deutschland aufkam). Allerdings wusste man nach wie vor nur sehr wenig über die Hintergründe der Nadeltechnik und noch weniger über die Punkte; es gab sogar Versuche, direkt ins Herz zu stechen. Die enorme Schmerzhaftigkeit und die Verletzungsträchtigkeit der so durchgeführten Akupunktur hielt Ärzte (und Patienten) allerdings eher fern, anstatt sie für die Methode zu begeistern, obwohl sich in Europa am Ende des 18. Jahrhunderts nicht nur große Denker wie Leibniz oder Goethe fasziniert von Chinas Gedankengut und Philosophie zeigten, sondern durchaus ein allgemeines Interesse an China bestand.

Gegen Mitte des 19. Jahrhunderts, des Jahrhunderts der großen Entdeckungen, veränderte sich mit der Entwicklung einer eher naturwissenschaftlich und rationalistisch orientierten Weltsicht auch die Medizin und die Akupunktur verschwand aus dem medizinischen Bewusstsein. Nach Heise könnte jedoch Baunscheidts Entwicklung des „Lebensweckers" 1848 noch von der Akupunktur motiviert sein.

In Frankreich, wo durch die Kolonialisierung Indochinas der Kontakt mit der chinesischen Medizin in ihrem ursprünglichen Bedeutungskontext eher gegeben war, erschienen jedoch weiterhin einige Publikationen; z.B. „La Medicine chez les Chinois" von **Dabry de Thiersant** (1863). **Soulie de Morant**, französischer Diplomat in China, lebte fast 20 Jahre in China und studierte und praktizierte dort chinesische Medizin. Von ihm stammen einige Übersetzungen chinesischer Werke sowie ein eigenes mehrbändiges Werk über Akupunktur (1939). Dieses Buch trug entscheidend zur Rehabilitation der Akupunktur bei, die durch die inkompetenten galvanischen Experimente des vergangenen Jahrhunderts in Europa in Verruf gekommen war. Soulie de Morant unterschied bereits verschiedene

Differenzierungsgrade der Akupunktur, vom einfachen Locus-dolendi-Stechen bis hin zur konstitutionellen Behandlung. Er wies der Akupunktur einen Stellenwert in der Behandlung funktioneller Störungen; nicht aber von Verletzungen und Strukturveränderungen zu. Roger de la Fuye, einer seiner Schüler, sollte später Heribert Schmidt motivieren, in China und Japan Akupunkturstudien zu betreiben.

In Deutschland ist am Anfang des 20. Jahrhunderts vor allem **Franz Hübotter** zu nennen, der sich 1929 in Leipzig über „Geschichte und Grundlagen der chinesischen Medizin" habilitierte, und später, 1957, noch eine Abhandlung über die chinesische und tibetische Pharmakologie schrieb.

1951 wurde von **Heribert Schmidt, Gerhard Bachmann** und **Erich Stiefvater** die *Gesellschaft für Akupunktur* gegründet, die später in *Deutsche Ärztegesellschaft für Akupunktur* umbenannt wurde und ein Jahr vor Erscheinen dieses Buches mit nunmehr fast 11000 ärztlichen Mitgliedern ihren 50. Geburtstag feierte. Es entstanden neue Akupunkturformen in Europa. 1956 wurde durch **Nogier** die Ohrakupunktur inauguriert; Anfang der 50er Jahre begann **Voll** mit seinen elektrophysiologischen Untersuchungen von Akupunkturpunkten. In den 70ern gab es in Deutschland 4 Akupunkturgesellschaften, in Österreich 2 und eine in der Schweiz, doch noch blieb das Wissen über Akupunktur lückenhaft.

Als Anfang der 70er Jahre Nixon China besuchte und China begann, sich dem Westen zu öffnen, wurde langsam auch der Austausch mit chinesischen Ärzten möglich. Zudem berichtete ein amerikanischer Journalist über spektakuläre Erfolge mit der Akupunkturanästhesie, und es begann eine 2. Welle der Elektrostimulationsakupunktur ESA in Europa (z.B. seit 1973 bei Prof. Herget in Gießen, auch in Wien, Innsbruck, Göttingen). Die anfängliche Euphorie ist übrigens sowohl in China als auch in Europa wieder etwas abgeflaut, heute wird sie nur noch bei bestimmten Operationen, meist in Kombination mit einer Analgosedierung oder Inhalationsanästhesie verwendet. Aber die Elektrostimulationsakupunktur ist seither Gegenstand intensiver Forschungen, die viel zum Verständnis der Akupunktur beigetragen haben.

Die Anerkennung durch die offizielle Gesundheitspolitik ließ noch rund 2 Jahrzehnte auf sich warten, obwohl das Interesse der Öffentlichkeit an Akupunktur immer weiter stieg. Dann wurden 1996 in die Novelle der GOÄ 2 Akupunkturziffern, 269 und 269a, aufgenommen und der Akupunktur-Boom war da. Neben einer Reihe von Lehraufträgen an deutschen Universitäten gibt es derzeit mehr als 60 größere und kleinere Akupunkturgesellschaften in Deutschland, die alle in Akupunktur ausbilden; und schätzungsweise rund 30000 Ärzte, die Akupunktur anbieten.

Leider war von den Kammern nicht zeitgleich mit der Aufnahme der Akupunktur in die GOÄ auch die Frage der Qualitätssicherung geklärt worden; erst in den letzten beiden Jahren gibt es hierzu Ansätze. Als vorbildlich ist hier die Ärztekammer Westfalen-Lippe zu nennen, die in Zusammenarbeit mit 6 großen Akupunkturgesellschaften ein Curriculum Akupunktur auf der Basis einer 350 Stunden währenden Ausbildung erstellt hat. Das vorliegende Buch orientiert sich inhaltlich an diesem Curriculum.

1.2.2 Geschichte der Akupunktur in China

Wie alt ist die Akupunktur?

Die Geschichte der chinesischen Medizin beginnt wahrscheinlich schon in prähistorischer Zeit und lange vor der Schriftentstehung um 1800 vor Chr. Aus Grabfunden von spitz zugeschliffenen Steinen hat man geschlossen, dass schon vor 5000 Jahren Akupunktur praktiziert wurde, wenngleich es anders lautende Theorien gibt, die besagen, dass die Akupunktur aus Indien kam und sich in China erst im 2. vorchristlichen Jahrhundert etabliert hat. Den chinesischen Medizinhistorikern jedenfalls gilt der Arzt *Bian que* im 6. vorchristlichen Jahrhundert als erster dokumentierter Akupunkturanwender (Ein-Nadel-Akupunktur am *Baihui*). Akupunkturäquivalente gab es übrigens auch im alten Ägypten oder in Griechenland, selbst „Ötzi", der Gletschermann, trägt Skarifizierungen, deren Lage vermuten lässt, dass sie zu therapeutischen Zwecken angebracht wurden. Solche Tätowierungen zu medizinischen Zwecken sind z. B. im heutigen Kurdistan noch weit gebräuchlich, wo es akupunkturähnliche Techniken in der Volksmedizin gibt.

Die Ursprünge der traditionellen chinesischen Medizin

Die lange, kohärente Tradition der chinesischen Medizin, ihr philosophischer Überbau mit seinem differenzierten Entsprechungssystem und die gut dokumentierte Aufarbeitung ärztlicher Empirie sind sicher einzigartig, wenngleich sie niemals ein homogenes und einheitliches Lehrgebäude darstellte. Daoismus, Konfuzianismus, Buddhismus und ayurvedische Medizin haben in unterschiedlichen Epochen Spuren größeren oder geringeren Einflusses hinterlassen und natürlich gab es zu jeder Zeit Meinungsverschiedenheiten und unterschiedliche Schulen.

Die magischen Ursprünge der Akupunktur

Die Ahnenmedizin der *Shang*-Zeit (1800–1600 v. Chr.) betrachtete Krankheit weitgehend als Folge von Verwünschungen oder Verhexungen durch Lebende oder Tote. Durch Orakel und Opfer suchte man Krankheitsursachen zu identifizieren und zu bannen, ganz ähnlich wie im alten Sumer oder noch im heutigen Afrika. Aber selbst damals kannte man auch nicht-metaphysische Krankheitsursachen wie Wind oder Schnee.

Später, während der Zeit der großen Kriege (ca. 1200–200 v. Chr.), entwickelte sich die Dämonenmedizin, die zunächst von weiblichen, dann auch von männlichen Schamanen *(wu)* getragen und später von verschiedenen daoistischen Sekten adaptiert wurde. Auch die Lehre von *Yin* und *Yang* reicht vermutlich bis ins 2. vorchristliche Jahrtausend zurück; sie erhielt aber erst im Gefolge des Konfuzianismus, der mit seiner Ordnungsliebe dem eher anarchischen Daoismus konträr gegenübersteht, moralisch wertende Konnotationen. Die alte schamanistische Medizin betrachtete Krankheit und Leiden als natürlich und unvermeidlich, lehrte aber vorbeugende Fasten- und Säuberungsrituale, der Gesundheit förderliche Sexualpraktiken (die teilweise öffentlich vollzogen wurden), Atemtechniken oder rituelle Tänze wie den „Schritt des *Yu*". Es existieren sogar Anleitungen zur Selbsthypnose – von der enormen Suggestivkraft schamanischer Exorzismen nicht zu sprechen. Zusätzlich gab es ein großes Arsenal verschiedener Kräutermedizinen sowie tierischer und mineralischer Substanzen. Bemerkenswert ist übrigens, dass es sich bei den frühen Schamanen überwiegend um Frauen gehandelt hat und das Schriftzeichen *wu* anfangs eine Schaman**in** bezeichnete. Es steht außer Frage, dass es auch im alten China matriarchale Strukturen, weibliche Gottheiten und Priesterinnen gab. Der Konfuzianismus, der sich ab dem 6. vorchristlichen Jahrhundert immer mehr zur herrschenden Ideologie entwickelte und strenge sittliche Normen setzte, bekämpfte Daoismus und Schamanismus und gab dem weiblichen Prinzip seine negativen Konnotationen, die heute keine klinische Bedeutung mehr haben (Colegrave 1984).

Es gibt Hinweise, dass sich nicht nur das *Qi gong* aus schamanistischen Meditationstechniken und Tänzen entwickelt hat, sondern auch Akupunktur und Kräutermedizin magischen Konzepten entstammen. Noch *Sun si miao* (581–682 n. Chr.) beschreibt 13 „Dämonenlöcher" für die Akupunkturbehandlung und 32 gegen Krankheitsdämonen wirksame Arzneidrogen.

Wushu, Schamanenkunst und die sich später entwickelnde *yishu*, Heilkunst, lebten geraume Zeit nebeneinander her, bis der Schamanismus nach der *Tang*-Zeit (618–906 n. Chr.) fast komplett ausgelöscht war.

Philosophische Einflüsse auf die medizinische Entwicklung

Mit der Adaptation konfuzianischen (und später auch buddhistischen) Ideengutes fanden 2 wesentliche Grundgedanken Eingang in das sich verfestigende Lehrgebäude der chinesischen Medizin:

- Das Konzept des *Qi* ermöglichte es, nichtmaterielle und unsichtbare Energien als Träger physiologischer Funktionen wie als Krankheitsursache anzunehmen – ohne dass es noch übernatürlicher Kräfte wie Dämonen oder missliebiger Ahnen bedurft hätte. Anstelle magischer Bezeichnungen für unsichtbare Einflüsse im Körper traten die verschiedenen Begriffe von *Qi*; der weiterbestehende Begriff *xie*, „Übel", bezeichnete krankheitsverursachende Faktoren.
- Zum anderen wurde die Einhaltung der strengen Maßstäbe für Ethik und Lebensführung, die beide Ideologien setzten, zur Voraussetzung für die Erhaltung der Gesundheit und den Zustand von Harmonie und Ordnung im Körper; ebenso wie in der Familie und im Staat (eine ähnliche Sichtweise wie im Christentum des frühen Mittelalters). Krankheiten wurden häufig auf Fehler in der Lebensführung zurückgeführt.

Anstelle des Postulats übernatürlicher Mächte als Krankheitsursache trat die *Lehre von den 5 Elementarkräften oder Wandlungsphasen*. Ihre Eigenheiten, gesetzmäßigen Wechselwirkungen und zyklischen Entwicklungen erklärten alle Vorgänge in Mikrokosmos wie Makrokosmos. Die Verknüpfung dieses naturphilosophischen Konzepts mit den ethischen Prinzipien des Konfuzianismus wies jedem Einzelnen selbst die Verantwortung zu, sich mit den fundamentalen Prinzipien des Universums in Einklang zu bringen. Der Buddhismus sah zwar Leid und Krankheit als der menschlichen Existenz immanent an, betrachtete diese aber ebenfalls als selbstverschuldete Sanktion für Verfehlungen in diesem oder früheren Leben. Vornehmste Maßnahme zur Gesundung und Gesunderhaltung wurde ein maßvoller, ausgeglichener und moralischer Lebensstil unter Mäßigung der *liu wei*, der 6 Begierden, und dem Verzicht auf egoistische und über-individualistische Wünsche, da diese zu emotionalem Ungleichgewicht und zu Krankheit führen könnten.

Aus Anleitungen dazu entwickelten sich erste psychotherapeutische Ansätze in der chinesischen Medizin; auf die z. B. im *Huang di nei jing so wen*, des gelben Kaisers Klassiker der inneren Medizin, angespielt wird. Dieses Buch soll der Legende nach aus der Zeit der streitenden Reiche stammen, ist aber wohl frühestens im ersten oder späten 2. vorchristlichen Jahrhundert entstanden und wurde ca. 761 n. Chr. von *Wang bing* in seine jetzige Form gebracht.

Ein kurzer Streifzug durch die Jahrhunderte

- Aus der frühen *Han*-Zeit (ca. 200 v. – 200 n. Chr.), in der sich das Lehrgebäude der chinesischen Medizin etablierte und verfestigte, stammt der *Shen nong ben cao*, ein Pharmakologiebuch und der wahrscheinlich älteste erhaltene Klassiker der chinesischen Medizin, der auf den Legendenkaiser *Shen nong* oder *Yen ti* zurückgeht. Er befasst sich nicht nennenswert mit den Entsprechungssystemen, die wir heute in der chinesischen Medizin kennen, wohl aber mit der Lehre von *Yin* und *Yang*. Der berühmte Arzt *Hua tuo* (ca. 2. Jahrhundert n. Chr.) beschäftigte sich der Überlieferung nach nicht nur mit Akupunktur, sondern auch mit Chirurgie und Anästhesie; auf ihn geht außerdem das Spiel der 5 Tiere im *Qi gong* zurück.
- *Sun si miao*, der berühmteste Arzt der *Tang*-Zeit (200 – 900 n. Chr.) hinterließ ein umfassendes Lehrbuch der damaligen Medizin, die „Rezepturen, die 1000 Goldstücke wert sind", an dem er 30 Jahre geschrieben haben soll und das erste große Werk über Leitbahnen und Punkte. Weitere berühmte Ärzte der *Tang*-Zeit waren *Wang bing* und *Wang tao*.
- Während der *Song*-Dynastie (960 – 1279 n. Chr.) kam es zu einer bedeutenden Weiterentwicklung der Medizin. Gynäkologie und Pädiatrie etablierten sich als eigenständige Fachgebiete, an kaiserlichen Universitäten wurde die Ausbildung immer mehr standardisiert und das Medizinsystem zunehmend verbeamtet. Verschiedene grundlegende Klassiker stammen aus der *Song*-Zeit; neben dem *Tong ren shu xue zhen jiu tu jing* z. B. das *Shang han lun* in seiner heutigen Form oder das *San yin ji yi bing fung lun*, das Buch über die Krankheitsursachen von *Chen yen* sowie das *Mai xue* und andere Abhandlungen über die Pulsdiagnostik.
- Über die Seidenstraße gab es einen Austausch medizinischen Wissens; während der Mongolenzeit (1115 – 1368 n. Chr.) entstand z. B. eine Abhandlung des persischen Arztes *Ali Abu Sina* (Avicenna) über die chinesische Pulsdiagnostik.
- Es entstand eine sehr differenzierte Orthopädie und Traumatologie. Verschiedene medizinische Schulen der Mongolenzeit setzten unterschiedliche therapeutische Schwerpunkte, so auf das „Abkühlen", das „Laxieren", die „Unterstützung der Erde" (Magen und Milz) oder die „*Yin*-Förderung".

- Der *Ming*-Dynastie (1368 – 1644 n. Chr.) entstammen verschiedene kritische Interpretationen der alten Klassiker und grundlegende Werke zur Pflanzenheilkunde, so das Monumentalwerk *Ben cao gang mu* von *Li shi zhen*.
- In der *Qing*-Dynastie (1644 – 1911 n. Chr.) entstand die *Wen bing* Schule, die sich mit febrilen Erkrankungen befasste. In China wurden übrigens seit dem 17. Jahrhundert erfolgreich Pockenimpfungen mit dem getrockneten Schorf überlebender Kranker durchgeführt. Der „Goldene Spiegel", *Yu zhuan yi zhong jin jian*, wurde 1793 von einem Kollegium aus 40 Ärzten herausgegeben und stellt einen ausführlichen Überblick über die Medizin der damaligen Zeit dar. *Wang qing ren*, ein Arzt der frühen *Qing*-Dynastie, zeichnete sich durch umfassende anatomische Studien und Abhandlungen aus.
- Durch den Kontakt mit dem Westen und in der Erkenntnis, dass infektiologische und chirurgische Kenntnisse in der TCM unterrepräsentiert waren, richtete sich die *Republik China* (1912 – 1949) in der Medizin überwiegend westlich aus, zeitweise waren Akupunktur und Kräuterkunde sogar verboten (zumindest theoretisch).

Die traditionelle chinesische Medizin im heutigen China

Seitdem nach Gründung der Volksrepublik China Mao die chinesische Medizin zu einem „Schatzkästlein, das gehoben werden muss" erklärte, wird in China Forschung zu Akupunktur und Kräutertherapie gefördert. Es gibt 3 nebeneinander existierende Medizinsysteme, Westliche Medizin, TCM und die sog. integrierte Medizin, die beide Systeme miteinander verbindet. 80 % der chinesischen Ärzte sind in westlicher Medizin ausgebildet, 20 % in TCM. Nur ein Drittel der Patienten sucht vorrangig TCM-Krankenhäuser auf, überwiegend mit chronischen Erkrankungen wie Schmerzen oder Lähmungen nach Apoplex. Im Vergleich mit der chinesischen Phytotherapie spielte und spielt die Akupunktur eine eher untergeordnete Rolle. Da die Akupunktur ihre Domäne in der Bewegung des *Qi* hat, wird sie gemäß dem Verständnis der TCM auch in ihrem Herkunftsland überwiegend zur Behandlung funktioneller Störungen eingesetzt.

1.3 Das therapeutische Instrumentarium der TCM neben der Akupunktur

Auch wenn über die Schmerztherapie die Akupunktur zuerst Eingang in die moderne westliche Medizin gefunden hat und außerhalb Chinas die Akupunktur eine größere Verbreitung erfahren hat als die anderen Therapieverfahren aus dem Bereich der TCM, sollte man doch nicht vergessen, dass Akupunktur in China stets Bestandteil eines mehrdimensionalen Therapiekonzeptes war und ist, in dem neben Arzneitherapie, Atem- und Bewegungsübungen auch stets Ernährungsrichtlinien und ordnungstherapeutische Maßnahmen eingesetzt wurden. Auch die chinesische Manualtherapie *Tuina* wurde und wird bei Schmerzen des Bewegungsapparates häufig mit Akupunktur kombiniert.

Chinesische Arzneitherapie

Von Phytotherapie zu sprechen, wäre nicht ganz korrekt, da unter den rund 2000 dokumentierten chinesischen Heilpflanzen auch mineralische oder tierische Substanzen verarbeitet werden. Die in China geläufige Verschreibung von Nashornhörnern oder Tigerknochen als potenzsteigernde Mittel hat den Ruf der chinesischen Arzneitherapie in Europa allerdings nachhaltig geschädigt.

Nichtsdestoweniger verfügt die chinesische Medizin über eine Vielzahl von hochpotenten und effektiven Arzneidrogen, die ihre Wirksamkeit schon unter Beweis gestellt haben.

Den Arzneidrogen werden anhand ihrer Farbe, ihres Geschmacks (süß, scharf, bitter, sauer, salzig, aromatisch) und ihres Temperaturverhaltens (warm, kalt und neutral) bestimmte Wirkrichtungen (Herz oder Magen) sowie spezifische Wirkungen im Körper (z.B. Nähren, Ausleiten, Adstringieren, Harmonisieren) zugewiesen.

Die Auswahl der Arzneien folgt häufig klassischen Rezepturen, die anhand der Syndromdiagnose ausgewählt und bei Bedarf individuell variiert werden.

Chinesische Teezubereitungen oder Pillen enthalten fast immer ein Arzneistoffgemisch, in vielen klassischen Rezepturen sind sogar mehr als 10 verschiedene Substanzen vorhanden. Wenn auch im Bereich der chinesischen Arzneitherapie kontrollierte Studien meist noch ausstehen, werden doch immer mehr chinesische Heilpflanzen in wissenschaftlichen Monographien aufgearbeitet.

Beispielsweise hat sich die Artemisia, eine Heilpflanze, die seit Jahrhunderten als Malariamittel in der chinesischen Heilkunde verwendet wird, mittlerweile als so wirksam erwiesen, dass sie weltweit als „Artemeta“ in der Behandlung der resistenten Malaria eingesetzt wird; für Radix glycyrrhizae, die Süßholzwurzel, ist mittlerweile die Wirksamkeit bei der chronischen Hepatitis C wissenschaftlich belegt (u.a. FACT 4/99). Andere Studien konnten Hinweise auf die Wirksamkeit einer chinesischen Standardrezeptur bei Colon irritabile erbringen (FACT 2/99).

Chinesische Diätetik

„Ist er Koch, ist er Arzt.“ – sagt ein altes chinesisches Sprichwort. Dies zeigt, dass der Stellenwert der Ernährungstherapie für die Chinesen gar nicht hoch genug bewertet werden kann und vor allem in der Prävention eine maßgebliche Rolle spielt. Ohnehin wird dem Essen und der Kunst des Kochens und Genießens in China weitaus größere Bedeutung zugewiesen als in unserem Kulturkreis, wie die chinesische Begrüßungsformel „*ni chi le ma* – hast du schon gegessen?“ illustriert. Besonders anfällig für Fehlernährung sind Milz und Magen (s. 9.1.1).

Die chinesische Medizin, die Nahrungsmittel ähnlich wie die Arzneien nach ihren energetischen Wirkungen, ihrer Farbe, ihrem Geruch und Geschmack sowie ihrem Temperaturverhalten unterteilt und jeweils bestimmten Funktionskreisen zuordnet, fordert nicht nur eine ausgewogene und vielfältige, sondern auch eine der Konstitution des Patienten, seiner eventuellen Erkrankung und den Witterungsverhältnissen angepasste Ernährung. Manche Nahrungsmittel können sogar, wie das obige Sprichwort zeigt, als milde Arzneien betrachtet werden, so z.B. Ingwer, Knoblauch oder Safran.

Nach westlichen Kriterien könnte es sinnvoll sein, einen erkälteten Patienten im Winter auf vitaminreiche und leichte Kost zu setzen; z.B. mit Rohkost, Obst, Joghurt etc. Nach chinesischen Kriterien wäre dies jedoch grundverkehrt, da sowohl Joghurt als auch Rohkost als kalte Nahrungsmittel gelten, die der Produktion von *Qi*, d.h. also auch Abwehrkraft, nicht förderlich sind. Ein chinesischer Arzt würde zu wärmenden Suppen und energetisch heißen Gewürzen, z.B. Zimt oder dem Kälte vertreibenden Ingwer raten.

Qi gong

Qi gong, in der wörtlichen Übersetzung das „beharrliche Üben mit dem *Qi*, der Lebenskraft", kann verstanden werden als eine Art Atem- und Bewegungsmeditation. Es gibt zahlreiche Schulen für allgemein roborierendes wie auch therapeutisches *Qi gong*. Auch außerhalb Chinas haben sich *Qi gong* und das aus der Kampfkunst hervorgegangene und etwas bewegtere *tai ji* in den letzten Jahren weit verbreitet.

Das Fließen des *Qi* soll bewusst im Körper wahrgenommen werden und mittels aufmerksamer Konzentration in ein harmonisches Gleichgewicht gebracht werden. Das *Qi gong* ist in der Schmerztherapie von ähnlichem Wert wie andere Entspannungsverfahren; für Asthma bronchiale konnte in einer Studie an einer deutschen Universität gezeigt werden, dass die Patienten von einer Behandlung mit therapeutischem *Qi gong* profitieren (G. Hildenbrand, persönliche Mitteilung).

Tuina

Die chinesische Manualtherapie hat in der chinesischen Orthopädie eine jahrhundertealte Tradition. Sie wird hauptsächlich bei Erkrankungen des Bewegungsapparates, aber auch bei psychosomatischen und inneren Erkrankungen eingesetzt und beinhaltet neben der Massage von Leitbahnen zur Aktivierung des *Qi*- Flusses auch Akupressurtechniken; teilweise wird sogar manipuliert und reponiert. Für die *Tuina* gelten ähnliche Indikationen und Kontraindikationen wie für die westliche Manualtherapie.

1.4 Grundsätzliches zur Akupunktur

Vor der Akupunktur beachten:
- diagnostische Abklärung
- Beratung über Behandlungsmöglichkeiten
- Ausschluss möglicher Kontraindikationen
- Entscheidung des Patienten für die Akupunkturbehandlung (s. Anhang)
- Aufklärung über Nebenwirkungen, Begleiterscheinungen, Kosten (s. Anhang)
- Behandlungsvertrag (s. Anhang)

Diagnose

Vor die Therapie haben die Götter die Diagnose gesetzt: Voraussetzung einer jeden ärztlichen Behandlung ist die diagnostische Abklärung, nach allen Regeln der modernen Medizin ebenso wie nach den Regeln der TCM (s. Kap. 3).

Indikationsstellung

Bei der Indikationsstellung für die Akupunktur sollte man sich über das Therapieziel und die Erfolgsaussichten der Methode im Klaren sein. Die TCM sieht die Domäne der Akupunktur in der Behandlung des *Qi*; übersetzt in unsere Begrifflichkeiten meint dies in erster Linie die Behandlung funktioneller Erkrankungen und Schmerzen. Bei Erkrankungen mit manifesten morphologischen Strukturveränderungen ist die Akupunktur meist nur eingeschränkt oder gar nicht wirksam – Ausnahmen bestätigen die Regel (s. Indikationsliste im Anhang).

Aufklärung und Einwilligung

Man sollte den Patienten, dem man eine Akupunkturbehandlung vorschlägt, nicht nur über Aussichten und Alternativen der Behandlung aufklären und ihn in seinem Sinn beraten, sondern ihm auch darlegen, dass Akupunktur derzeit eine Privatleistung ist, die von den gesetzlichen Krankenkassen meist nicht übernommen werden kann, und in welcher Relation zum möglichen Ergebnis die Kosten für die Behandlung stehen. (Im Rahmen von Erprobungsmodellen wird von den meisten Kassen die Akupunktur bei den Diagnosen „chronischer Kopfschmerz", „chronische Rückenschmerzen" und „Schmerzen bei chronischer Osteoarthritis großer Gelenke" unterstützt. Wenn eine Rentnerin mit geringem Einkommen sich z. B. einer Behandlung wegen Tinnitus unterzieht, sollte sie zuvor wissen, dass die Erfolgsquoten bei durchschnittlich 30–40 % liegen. Außerdem müssen natürlich bestehende Kontraindikationen erwogen werden.

Entscheidet sich der Patient für die Akupunkturbehandlung, muss er zuvor nicht nur über das Procedere, sondern auch über die entstehenden Reaktionen (*De-qi* (s. 5.4) sowie Nebenwirkungen und Begleiterscheinungen aufgeklärt werden (s. Aufklärungsbogen im Anhang), über die voraussichtliche Dauer der Behandlung, die Erfolgsaussichten und evtl. Auffrischungsbehandlungen.

Abrechnung

Akupunktur wird nach GOÄ oder analog der GOÄ abgerechnet (s. Abrechnungsempfehlungen im Anhang). Auch wenn die Akupunktur im Rahmen eines Modellversuches erstattet wird, werden Leistungen, die über die Nadeltherapie hinausgehen und nicht im Leistungsumfang der Krankenkasse enthalten sind (Moxa, Schröpfen, Ohrakupunktur etc.) privat berechnet, die vertragliche Situation kann im Einzelfall variieren. Es empfiehlt sich, den Patienten genau über die Kosten aufzuklären und ihn einen Patientenvertrag unterzeichnen zu lassen (s. Anhang).

Wer akupunktieren darf

Sowohl die TCM-Diagnostik als auch die Akupunkturbehandlung sind vom qualifizierten Arzt als persönliche Leistung zu erbringen, sie können nicht an das Praxis- bzw. Klinikpersonal delegiert werden. Akupunktur darf außer von Ärzten nur von sog. Erlaubnispersonen nach dem Heilpraktikergesetz durchgeführt werden. Dies sind neben den Heilpraktikern auch die Hebammen, deren Erlaubnis zur Ausübung der Heilkunde am Menschen sich allerdings auf den normalen Geburtsverlauf beschränkt. Die Hebamme darf also keine Akupunkturbehandlungen wegen Kopfschmerzen oder Dysmenorrhö durchführen. Psychologische Psychotherapeuten haben zwar auch eine Erlaubnis zur Ausübung der Heilkunde, diese beschränkt sich jedoch auf das Führen von Gesprächen.

Die Grundausbildung in Akupunktur umfasst derzeit ca. 140 Stunden, die Vollausbildung rund 350 Stunden. Für das Jahr 2001 war von der Bundesärztekammer ursprünglich die Einführung einer Qualitätssicherung auf dem Niveau von 350 Ausbildungsstunden angedacht worden. Die Modellversuche der gesetzlichen Krankenkassen honorieren teilweise die aufwendigere Ausbildung mit einer besseren Vergütung (s. Adresse im Anhang).

Planung der Behandlung

Vor Beginn der Therapie sollte ein Behandlungsplan erstellt werden, in dem neben Punktwahl und Reiztechnik auch die Behandlungsfrequenz und die vorgesehene Anzahl der Behandlungen festgelegt werden. Dieser kann natürlich während der Behandlung modifiziert und dem Behandlungsverlauf angepasst werden. Es ist sinnvoll, die Behandlungstermine der ganzen Akupunkturserie frühzeitig mit dem Patienten abzusprechen. Akupunktur wird normalerweise in Serien von 8–15 Behandlungen durchgeführt; man beginnt meist mit einer Frequenz von 2 Behandlungen pro Woche (bei akuten Erkrankungen auch öfter), nach 2–3 Wochen geht man auf 1 Behandlung pro Woche über und passt dann allmählich die Behandlungsfrequenz dem symptomfreien Intervall des Patienten an. Selbstverständlich sollte man die Behandlungen ebenso wie den Erfolg dokumentieren. Bei Schmerzpatienten führen wir einen standardisierten Verlaufsbogen; bei Asthmatikern lassen wir die forcierte Vitalkapazität (FVC) dokumentieren.

Behandlung

Akupunktur wird prinzipiell im Liegen durchgeführt. Der Patient sollte auf einer Liege in einem separaten, ruhigen Raum gelagert werden, in dem er sich nach dem Setzen der Nadeln ausreichend entspannen kann. Der Raum sollte zwar über genügend Licht für die Behandlung verfügen, aber für die Ruhezeit auch blendfreies schwächeres Licht haben. Ganz wichtig ist, dass der Raum warm genug ist, damit der wenig bekleidete Patient während der Liegezeit nicht friert, vorteilhaft ist ein elektrischer Wärmestrahler mit einstellbaren Heizstufen am Fußende (z.B. Sanitätshaus). Dünne Decken oder Frotteetücher erfüllen den Zweck zwar auch, bedeuten aber ein deutliches Mehr an Reinigungsarbeit. Die Liege sollte weich genug gepolstert sein, man sollte genügend Lagerungskissen bereithalten, damit der Patient bequem gelagert werden kann und sich nicht verkrampft.

Außer der Kälte beeinträchtigt abschnürende Kleidung den Fluss des *Qi* und damit die Wirkung der Akupunktur. Der Patient sollte weder kalte noch durch aufgekrempelte Hosenbeine abgeschnürte Füße haben. Manchmal ist es sinnvoll, vor der Akupunktur die Füße durch eine Wärmflasche oder einen Wärmestrahler „aufzutauen".

Die Nadeln werden schnell durch die Haut gestochen, langsam tiefer geführt und im Punkt eventuell noch manuell oder elektrisch stimuliert. Da die Nadeln teilweise sehr tief in der Muskulatur liegen, sollte der Patient sich nicht mehr bewegen. Die Punktion kann eine kurzfristig unangenehme oder sogar schmerzhafte Ausstrahlung bewirken, aber jede liegende Nadel, die Schmerzen verursacht, muss sofort korrigiert oder gezogen werden. Ein leichtes Kribbeln oder Ziehen um die Einstichstelle herum oder im Meridianverlauf ist nach der Nadelstimulation ebenso physiologisch wie ein Schweregefühl. Bei der Anwendung von Moxibustion muss der Patient beaufsichtigt werden, solange das Moxa glüht, damit er sich nicht unbemerkt durch herabfallende Asche oder Abstrahlungen Brandverletzungen zuzieht. Man sollte die behandelte Region durch Abdecken mit Alufolie schützen; Pinzette und feuerfestes Schälchen sind bereitzuhalten.

Nach der Behandlung

Eine Funkklingel in der Hand vermittelt dem Patienten das beruhigende Gefühl, bei Unannehmlichkeiten jederzeit Hilfe herbeiholen zu können. Hilfreich ist auch ein Kurzzeitmesser, der nach abgelaufener Behandlungszeit das Klingelzeichen zum Nadelziehen gibt. Nach dem Ziehen der Nadeln sollte der Patient nach seinem Befinden gefragt werden. Einer leichten Befindensstörung wie einem Druckgefühl in der behandelten Region oder einem Kreislauftief kann durch eine Nachruhezeit oder eine kurze Nachbehandlung abgeholfen werden. Wurden stark vegetativ wirksame Techniken (z.B. an sedierenden Punkten, *Huatuo*-Punkten, Triggerpunkten) verwendet, sollte der Patient auf eine eventuelle Beeinträchtigung seiner Verkehrstüchtigkeit hingewiesen werden.

Falls ein Patient auf die Behandlung nicht im erwarteten Maß anspricht (was sich meist schon nach der 3.–5. Behandlung in Gestalt eines positiven Trends abzeichnet), sollte nach Ursachen dafür gesucht werden. Man sollte das Behandlungskonzept überprüfen oder an ein Versagen der Autoregulation denken.

1.5 Herd und Störfeldgeschehen

1.5.1 Was ist ein Herd bzw. Störfeld?

Da die Akupunktur sich an die Autoregulationsmechanismen des Körpers richtet, ist ihre Wirkung vom Funktionieren dieser Mechanismen abhängig; z. B. von einem intakten oder zumindest noch ansprechbaren neuronalen System. Wer sich mit Akupunktur beschäftigt, sollte wissen, dass Beeinträchtigungen oder Blockierungen der Körperregulation (im Extremfall sprechen wir von Regulationsstarre) dazu führen können, dass Akupunktur wenig oder gar nicht wirkt. Welche Störfaktoren es gibt, wie man sie erkennt und schließlich saniert, soll hier nur kurz angerissen werden.

Die Begriffe Herd und Störfeld werden zwar häufig synonym verwendet, sind aber nicht identisch in ihrer Bedeutung. Die augenfälligsten möglichen Interferenzen bezeichnen wir als **Herd** (z. B. ein Abszess im Kiefer). Ein Herd hat immer ein pathomorphologisches Substrat und muss meist chirurgisch angegangen werden; meist wirkt er auf „seiner" Seite des Körpers als Therapiehindernis.

Sog. **Störfelder** sind schwerer nachweisbar, da sie nicht immer ein morphologisches Substrat haben und nur über die Veränderungen, die sie an der Grundsubstanz hinterlassen, nachweisbar sind. Sie können z. B. mit Homöopathie, Isopathie, Neuraltherapie oder anderen Verfahren behandelt werden. Beispiele für Störfelder sind z. B. Narben (meist sekundär verheilte oder nicht schichtweise verschlossene Operationsnarben, z. B. Drain- oder Endoskopie-Narben) oder chronische Affektionen der Kieferhöhlen.

Störfelder, aber auch Herde, können selbst lange Zeit asymptomatisch, also stumm bleiben. Sie wirken meist ipsilateral auf den Körper ein und können nicht nur den Erfolg von Regulationstherapien verhindern, sondern auch selbst als Kofaktoren Erkrankungen mit unterhalten.

Im Verständnis der biologischen Medizin kommt dem Mesenchym, dem sog. System der Grundregulation, große Bedeutung zu. Subtoxische oder toxische Belastungen mit Umweltgiften oder Schwermetallen, stattgehabte Erkrankungen, Fehlernährung, eine Dysbiose des Darms (v. a. bei Kopfschmerzen wichtig) oder chronische Entzündungsprozesse belasten oft über Jahre das Grundsystem, ohne dass es zu merklichen Beeinträchtigungen käme. Trotzdem liegt eine Belastung des Systems vor, die man als „Vorspannung" des Grundsystems bezeichnet. Irgendwann bringt ein vergleichsweise banaler „Zweitschlag" eine Erkrankung zum Ausbruch, für gewöhnlich an einem *locus minoris resistentiae*, der nicht unbedingt in direktem Zusammenhang mit Herd oder Störfeld stehen muss.

Besonders bei chronischen Erkrankungen sollte man nicht vergessen, dass die Genese der Erkrankung meist multifaktoriell ist und man neben dem Ort der Symptombildung auch das System der Grundregulation entlasten muss.

1.5.2 Störfelddiagnostik

Was die Störfelddiagostik angeht, so stehen mehrere Verfahren zur Verfügung:

- die **Elektroakupunktur nach Voll (EAV)**, mit der sowohl Störfelder im Körper identifiziert werden als auch geeignete Mittel zur Entlastung der Grundsubstanz getestet werden können
- die **Regulationsthermographie nach Rost**, die sich am Temperaturverhalten der Körperoberfläche orientiert
- die **Decoderdermographie**, die die Reaktion des Körpers auf die Applikation von kleinsten Strommengen auf die Körperoberfläche prüft
- die **Neuraltherapie nach Huneke**, bei der mögliche Herde nach empirischen Gesichtspunkten sowie nach dem Prinzip „Trial and Error" aufgesucht und unterspritzt werden
- die **Kinesiologie**, die die Reaktion verschiedener Muskeln auf den Kontakt mit störenden Agenzien hin untersucht.

1.5.3 Sanierung des Störfeldes

Die Sanierung des Störfeldes kann erfolgen mit:

- ausleitenden Verfahren aus der Humoralpathologie (Schröpfen, Saunieren, Blutegel, Canth""aridenpflaster, Purgativa, Fasten)
- Neuraltherapie nach Huneke (wiederholtes Unterspritzen betreffender Herde)
- Darmsanierung, Ernährungstherapie und mikrobiologische Therapie
- neueren ausleitenden Verfahren wie der Isopathie oder EAV
- bei Narben Umstechen mit Akupunkturnadeln, evtl. Elektrostimulation
- in einigen Fällen sogar chirurgisch (Wurzelgranulome).

1.6 Besonderheiten der Akupunktur im Kindesalter

Kinder sprechen besonders gut auf Akupunktur an. Bei der Behandlung von Kindern sind daher wesentlich geringere Reize nötig als beim Erwachsenen, häufig reichen Laser, Moxibustion, das Kleben von Ohrkügelchen oder eine sanfte Akupressur aus, um einen befriedigenden Effekt zu erzielen. Man sollte stets bedenken, dass es sich bei der Akupunktur nicht nur um ein invasives, sondern auch manchmal schmerzhaftes Verfahren handelt, und bei einem jüngeren Kind die Angst vor möglichen Verletzungen das Vertrauen in die mögliche Besserung durch die therapeutische Intervention überwiegen kann.

Grundlagen der TCM

2

Die TCM ist eine Medizin des Ausgleiches und der Harmonie. Ihre Lehre wurzelt in der philosophischen Annahme, dass die Welt mit all ihren lebendigen Wesen darin einem ständigen Fluss und Wandel unterlegen ist, in dem alle Prozesse durch das Wirken universaler Prinzipien zustande kommen.

Natürlich hat es auch in der wechselvollen Geschichte der TCM sehr unterschiedliche Epochen gegeben, die im Rahmen dieses Buches nicht vorgestellt werden können.

Die wesentlichen Medizintheorien, die das Lehrgebäude der TCM in seiner heutigen Form ausmachen, sollen im nachfolgenden kurz vorgestellt werden:

- Die Lehre von *Yin* und *Yang*
- Das System der Wandlungsphasen (5 Elementarkräfte/*Wu xing*)
- Die Lehre von den *zang fu*-Organen
- Die Lehre von den Grundsubstanzen des Lebens
- Das System der Leitbahnen
- Krankheitsursachen in der TCM

2.1 Die Lehre von *Yin* und *Yang*

2.1.1 *Yin*- und *Yang*-Kräfte im Körper

Yin und *Yang* sind die beiden Kräfte am Ursprung aller Wesen und Dinge, in ihrem Wechselspiel erzeugen und verwandeln sie sich gegenseitig (Abb. 2.1).

Die Lehre von *Yin* und *Yang* ist sehr alt und entstammt der chinesischen Naturphilosophie. Ursprünglich wurden sie anschaulich beschrieben als Licht- und Schattenseite eines Berges. Die helle, warme, trockene Seite stand für das *Yang* und die dunkle, kalte, feuchte Seite für das *Yin*. Im Daoismus wurden *Yin* und *Yang* zu Symbolen für die beiden fundamentalen Prinzipien des Seins: Materie und Energie, Seiendes und Nichtseiendes, Männliches und Weibliches, Tag und Nacht. *Yin* und *Yang* sind aber nicht als unvereinbare Gegensätze zu verstehen, sondern als komplementäre Kräfte, die immer nur miteinander und erst in Relation zueinander erfahrbar werden.

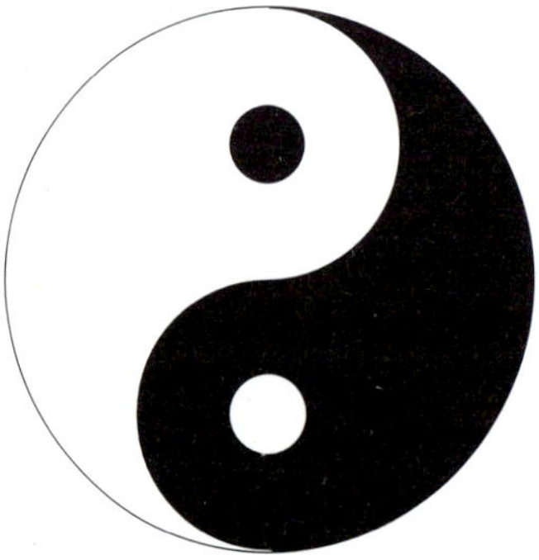

Abb. 2.1 Die Monade

Im Körper repräsentiert das *Yin* den Strukturaspekt, das Soma, ebenso die Ruhe, das Ernährende und das Kühlende. Das *Yang* steht für Energie, Dynamik, Erregung, Bewegung und Wärme. Der Körper hat eine *Yang*-Seite (oberhalb der Körpermitte und außen) und eine *Yin*-Seite (unten und innen). Die Akupunkturleitbahnen werden nach ihrer Zugehörigkeit zu *Yin* oder *Yang* ebenso unterschieden wie die Körpersubstanzen und Organe der chinesischen Medizin.

Die Zuordnung zu *Yin* oder *Yang* ist relativ zu sehen. Jedes Organ, ob es sich nun um ein *Yang*-Organ oder ein *Yin*-Organ handelt, trägt in sich sowohl *Yin*- als auch

Yang-Anteile, genau wie jeder Mensch, ob er als Mann dem *Yang* oder als Frau dem *Yin* angehört, doch gleichzeitig *Yin*- und *Yang*-Kräfte im Körper trägt.

Yin- und *Yang*-Kräfte im Körper sollten sich stets im Gleichgewicht befinden. Ein Überschuss des einen wie ein Mangel des anderen bedeutet ein energetisches Ungleichgewicht und damit Krankheit. Die Vorstellung, dass der Mensch unter einem Zuviel an klarem, gesundem *Yang* leiden könnte, ist der chinesischen Medizin dabei fremd. Überschüsse gibt es nur dort, wo pathogene Faktoren in den Körper eindringen oder sich im Körper entwickeln. In der Therapie geht man ausgleichend vor, indem man Überschüssiges ableitet und Fehlendes stärkt (Abb. 2.2).

2.1.2 *Yin*- oder *Yang*-Mangel

Ein Mangel von *Yang* oder *Yin* kann generalisiert im Körper auftreten oder einzelne Organe betreffen.

Yang-Mangel (Abb. 2.2)

Symptome des *Yang*-Mangels
- Leere-Kälte
- Frieren, Kälteempfindlichkeit
- Adynamie, Antriebsarmut, Müdigkeit
- Feuchtigkeitsansammlungen im Körper
- auffällige Blässe
- schwacher, tiefer, langsamer Puls
- blasse und feuchte Zunge
- weitere Symptome je nach Organbeteiligung (s. Kap. 9), z. B. Rückenschmerzen und Potenzstörungen (Niere) oder Durchfälle (Milz)

Die Ursachen für einen *Yang*-Mangel können konstitutionell bedingt sein, aber auch sekundär als Krankheitsfolge entstehen bzw. durch Fehlernährung, Überarbeitung oder Schlafmangel erworben sein. Die Symptome eines situativen *Yang*-Mangels hat sicherlich jeder Arzt schon am eigenen Leib erfahren, der nach einem anstrengenden Nachtdienst morgens müde, lustlos, fröstelnd und mit etwas blassem, aufgequollenem Gesicht nach Hause gekommen ist.

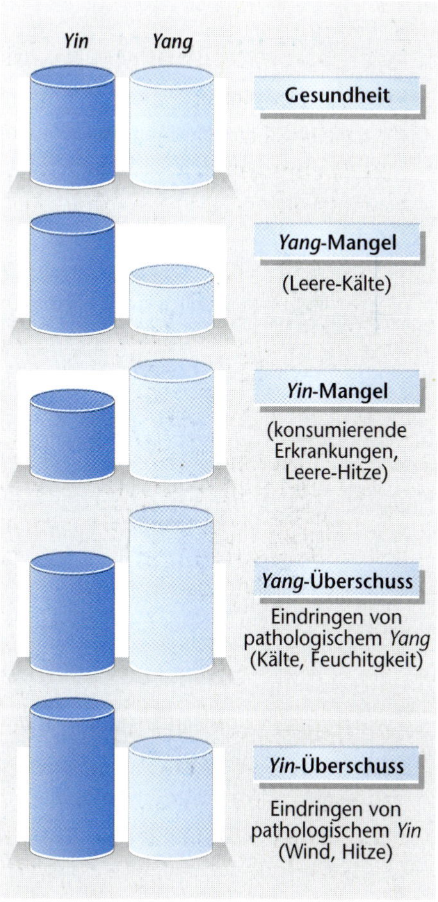

Abb. 2.2 *Yin* und *Yang* im Körper

Akupunkturpunkte, die das *Yang* stärken

Ren 6, Ren 8, Ren 12 (Milz-*Yang*)	Du 14, Du 20
Ren 4, Du 4 (Nieren-*Yang*)	Moxibustion bevorzugen!

Yin-Mangel (Abb. 2.2)

Symptome des *Yin*-Mangels

- Leere-Hitze
- milde Hitzeerscheinungen an Händen, Füßen und präkordial, vor allem abends und nachts; Nachmittagsfieber, Nachtschweiß, rote Wangen
- Zeichen des Flüssigkeitsmangels wie Rachenbrennen, Mundtrockenheit, Durst (aber ohne das Bedürfnis, große Mengen Flüssigkeit zu trinken), Obstipation
- körperliche Schwäche, Neurasthenie, (nächtliche) Unruhe
- dünner, manchmal schneller Puls
- rote, trockene und belaglose Zunge
- weitere Symptome je nach Organbeteiligung (s. Kap. 9), z. B. Einschlafstörungen (Herz, Niere), Tinnitus (Niere) oder Kurzatmigkeit (Lunge).

Ein *Yin*-Mangel entsteht für gewöhnlich nach schweren, chronischen Erkrankungen, die „an die Substanz gehen", besonders häufig nach hoch fieberhaften Erkrankungen. Gerade bei alten „ausgebrannten" Patienten lässt sich nahezu regelhaft ein *Yin*-Mangel beobachten. Auch er kann generalisiert oder beschränkt auf einen bestimmten Funktionskreis auftreten – allerdings nur selten ohne Folgen für das Gesamtgefüge.

Akupunkturpunkte, die das *Yin* stärken

Mi 6	He 1, He 5, He 6 (Herz)
Ren 4, Ni 6, Ni 7 (Niere)	Le 8 (Leber)

Die Behandlung von Störungen im Gleichgewicht von *Yin* und *Yang* wird in Kapitel 9 besprochen.

2.2 System der 5 Wandlungsphasen (5 Elementarkräfte/*wu xing*)

Die Theorie von den 5 Elementarkräften oder Wandlungsphasen, den *wu xing*, ist vermutlich jünger als die Lehre von *Yin* und *Yang*. Während die 4 Elemente des Empedokles in der griechischen Antike (**Feuer, Wasser, Erde, Luft**) als unveränderliche Bestandteile begriffen wurden, die in unterschiedlicher Zusammensetzung Grundlage aller belebten und unbelebten Natur waren, beschreiben die 5 Wandlungsphasen der chinesischen Medizin nicht nur grundsätzliche Erscheinungen in der Natur, sondern auch ihre Charakteristika und ihre wechselseitigen Beziehungen.

Zunächst waren es wohl auch hier 4 Elemente, die in Beziehung zu *Yin* und *Yang* gesetzt und aus der Monade abgeleitet wurden (Abb. 2.3):

- Feuer als das *Yang* im *Yang*
- Wasser als das *Yin* im *Yin*
- Holz als das *Yang* im *Yin* (das heranwachsende *Yang*)
- Metall als das *Yin* im *Yang* (das heranwachsende *Yin*)

Später wurde die Mitte, die Erde, als fünftes, gleichwertiges Element in den Kreislauf der Wandlungsphasen aufgenommen (Abb. 2.4).

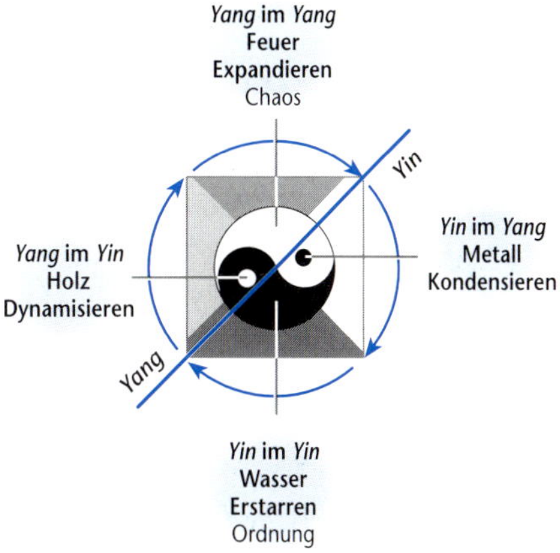

Abb. 2.3 **Die 4 Elemente in Beziehung zu *Yin* und *Yang***

Auf der Basis dieser Elementelehre entstand vermutlich während der *Zhou*-Dynastie ein sehr weitreichendes, philosophisches Entsprechungssystem, das Eingang in die Medizin fand. Aufgrund seiner Geschlossenheit und seines synthetischen Weltbildes macht es noch heute für viele westliche Akupunkteure den großen Reiz der chinesischen Medizin aus, auch wenn seine praktische Relevanz im Laufe der Jahrhunderte etwas in den Hintergrund getreten ist.

Als Basis einer umfassenden Harmonielehre für den Mikrokosmos Mensch ebenso wie den Makrokosmos Welt fand das Entsprechungssystem der *wu xing* Eingang nicht nur in die Medizin, sondern beispielsweise auch in die Kochkunst, die Musik oder die Geomantie *(feng shui)*. Jahreszeiten, Himmelsrichtungen, Klimaenergien, Farben, sogar Tiere und Pflanzen (im medizinischen Kontext auch Organe und unterschiedliche Körperfunktionen bzw. Sinneswahrnehmungen) wurden letztlich als Emanationen der 5 himmlischen Prinzipien verstanden, die keineswegs statisch, sondern immer in Bewegung und Veränderung begriffen sind. Um diesem Umstand sprachlich auch Rechnung zu tragen, wird in der Übersetzung des Begriffes „*wu xing*" meist von „5 Wandlungsphasen" gesprochen (Tab. 2.1).

Bezüglich der medizinischen Anwendung der Elementelehre finden sich einige Parallelen zur griechischen Antike. Schon Empedokles hatte aus den 4 Elementen die 4 elementaren Kräfte (dynameis) abgeleitet: **Thermon (Hitze), Psychron (Kälte), Xeron (Trockenheit) und Hygron (Feuchtigkeit)**. Gesundheit bedeutete das Gleichgewicht dieser verschiedenen Kräfte. Später, durch Hippokrates, entstand auf der Basis der griechischen Elementelehre das Konzept der Humoralpathologie oder der Säftelehre, das durch Galen zur Vollendung gelangte. Den 4 Elementen der Antike wurden 4 Körpersäfte zugeordnet: schwarze Galle, gelbe Galle, Schleim und Blut. Zumindest im medizinischen Sprachgebrauch hat die **Humoralpathologie** überlebt, was die Begriffe Choleriker, Melancholiker, Phlegmatiker und Sanguiniker zum Ausdruck bringen. Die Orientierung erfolgte in der griechischen wie in der chinesischen Medizinphilosophie teilweise anhand typischer, und nicht unbedingt kulturspezifischer leiblicher Wahrnehmungen. Daher ergeben sich, wie die nachfolgende Gegenüberstellung zeigt, in vielen Fällen ähnliche psychosomatische Deutungen wie in der TCM auch in der westlichen Philosophie bzw. im Volkswissen.

Tabelle 2.1 Die 5 Wandlungsphasen

Element	Holz	Feuer	Erde	Metall	Wasser
Jahreszeit	Frühling	Sommer	Spätsommer	Herbst	Winter
Klimaenergie	Wind	Hitze	Feuchtigkeit	Trockenheit	Kälte
Farbe	Grün	Rot	Gelb	Weiß	Schwarz
Geschmack	Sauer	Bitter	Süß	Scharf	Salzig
***Yin*-Organ**	Leber	Herz Pericard	Milz	Lunge	Niere
***Yang*-Organ**	Gallenblase	Dünndarm 3-Erwärmer (*Sanjiao*)	Magen	Dickdarm	Blase
Körperschicht	Sehnen	Gefäße	Körpermasse, „Fleisch“	Haut	Knochen
Sinnesorgan	Auge	Zunge (Sprache)	Mund (Geschmack)	Nase	Ohr
Äußerung	Schreien	Lachen	Singen	Weinen	Stöhnen
Emotion	*nu* (Wut)	*xi* (Freude), *jing* (Schrecken)	*si* (Nachdenken), *you* (Sorge)	*bei* (Trauer)	*kong* (Angst)
Geistiger Aspekt	*hun* (Wanderseele)	*shen* (Bewusstsein)	*yi* (Vorstellungskraft), *zhi* (Weisheit)	*po* (Körperseele)	*jing* (Essenz, Struktivkraft des Geistes), *zhi* (Wille, Gedächtnis)

Parallelen aus unserem Kulturkreis in typischen Redewendungen bzw. im medizinischen Kontext:
Jemand wird „sauer“, „es stößt ihm etwas sauer auf“ oder „es läuft ihm eine Laus über die Leber“; andere Menschen sind Choleriker oder neigen dazu, etwas viel „Wind“ zu machen → Leber/Gallenblase/gelbe Galle bei Galen.
Menschen mit „hitzigem“ Naturell (die Sanguiniker der Humoralpathologie) neigen zu Herzerkrankungen. Wir sprechen von „Herzenswärme“ und auch Mitteleuropäer tragen „das Herz auf der Zunge“. Freude lässt „das Herz höher schlagen“; Pflanzen mit herzwirksamen Glykosiden, Kaffee, Tee haben einen bitteren Geschmack, daher erscheint diese Zuordnung sinnvoll → Herz/Dünndarm.
Wir sprechen von „Kummerspeck“; Sorgen „schlagen uns auf den Magen“. Wir meinen, dass „gutes Essen Leib und Seele zusammenhält“ und wissen alle, dass „plenus venter non studet libenter“ → Milz/Magen.

Die Wirkung scharfer Gewürze (Meerrettich, Ingwer, Chili, Senf, Minze) ist direkt an Nase und Haut zu spüren, daher ist auch diese Entsprechung wohl nicht zufällig gewählt. Und nicht erst seitdem das relativ junge Fachgebiet der Psychoneuroimmunologie Zusammenhänge zwischen Trauer und Verlusten mit Störungen der Immunität herstellte, fand dieses Thema Eingang in die Literatur und den Sprachgebrauch z. B. bei der Kameliendame, die „aus Kummer dahinschwand" d. h. an Tbc verstarb → Lunge/Dickdarm. Der „eiskalte Schreck" ist unserem Kulturkreis ebenso geläufig, wie uns „Angst oder Kälte in die Knochen fahren" können; wir kennen die Kältepolyurie oder die kältebedingte Rhinorrhö als geläufige und nachvollziehbare medizinische Phänomene oder die Tendenz, „sich vor Angst ins Hemd zu machen" → Niere/Blase.

Der Organbegriff der chinesischen Medizin unterscheidet sich merklich vom unsrigen: Zum einen werden hier Körperfunktionen, Organe, Sinnesorgane und Akupunkturleitbahnen, aber auch Emotionen und geistige Aspekte (die wahrscheinlich erst später hinzukamen) fest miteinander verknüpft, zum anderen wird – während das morphologisch-anatomische Substrat der Organe oft in den Hintergrund tritt – auf **funktionelle Beziehungen** und **Wechselwirkungen** sowie **leibliche Wahrnehmungen** großer Wert gelegt. Daher erscheint uns die TCM heute oft als psychosomatische Medizin schlechthin. Vielen westlichen Interpreten der chinesischen Medizin gilt das System der Entsprechungen makrokosmischer Kräfte im Mikrokosmos Mensch als schönes Beispiel für das synthetische und ganzheitliche Weltbild des alten China, in dem der Mensch als untrennbarer Bestandteil der belebten und unbelebten Welt gesehen wurde.

Es sollte nicht unerwähnt bleiben, dass die Zuordnungen zu den *wu xing* von verschiedenen alten Autoren durchaus unterschiedlich getroffen wurden und sich auch nicht alle Entsprechungen dem Verständnis des Lesers so unmittelbar und zwingend erschließen, wie dies heute im medizinischen Kontext manchmal dargestellt wird und auch hier erscheint (Unschuld 1980; Linck, 2000; Ots, 1999)

Während die obigen Zuordnungen durchaus plausibel und ohne weiteres nachvollziehbar erscheinen, ist dies in den postulierten Interaktionen der *wu xing* und den therapeutischen Konsequenzen, die daraus abgeleitet wurden, nicht durchgehend so.

Es gibt ursprünglich 3 (nach anderer Betrachtung auch 4) verschiedene Wechselbeziehungen im System der 5 Wandlungsphasen (s. a. Abb. 2.4):

- den fördernden Zyklus *(sheng)*: „Die Mutter nährt den Sohn"
  Holz nährt das Feuer – Feuer hinterlässt Asche (Erde) – Erde birgt Metall – mit Metall (Metall produziert) gräbt man nach Wasser – Wasser lässt Bäume wachsen.
- den hemmenden Zyklus *(ke)*: „Die Großmutter zügelt den Enkel"
  Holz (-Pflug) kontrolliert Erde (gräbt sie um) – Feuer schmilzt Metall – Erde bedeckt Wasser – Metall (-Axt) fällt Holz – Wasser löscht Feuer.

Diese beiden ersten Zyklen entsprechen dem natürlichen Gleichgewicht von Regulation und Gegenregulation. Daneben gibt es noch 2 pathologische Wechselbeziehungen im System:

- den Überwältigungszyklus *(wu)*, in dem Störungen ausgedrückt werden, die dadurch entstehen, dass die zu kontrollierende Phase gegen ihre zu schwache Kontrollphase „revoltiert“ und dann die Axt (Metall) am Baum stumpf wird, das Feuer am Metall erstickt, das Wasser die Erde davon schwemmt, das Feuer das Wasser verdursten lässt, die Erde den Baum unter sich begräbt.
- den Unterdrückungszyklus *(cheng)*, der eigentlich nur eine pathologische, weil exzessive Übersteigerung der Kontrollfunktionen (*ke*-Zyklus) ist und deshalb nicht graphisch dargestellt ist.

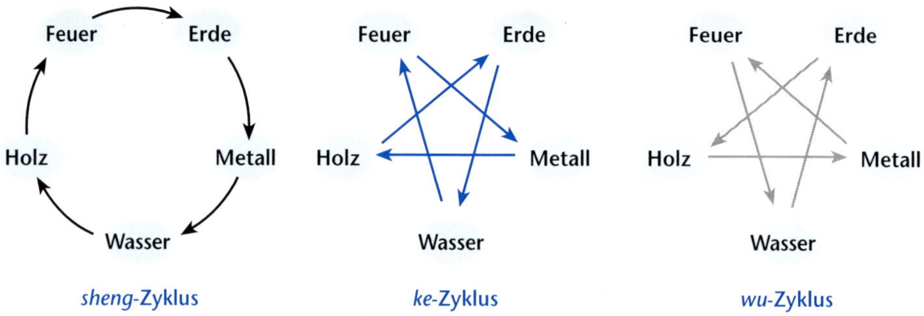

Abb. 2.4 Die 5 Wandlungsphasen als Regelkreis

Der Regelkreis der 5 Wandlungsphasen dient als Erklärungsmodell für die physiologischen ebenso wie die pathologischen Beziehungen der *zang fu*-Organe. Aus dem Verständnis der *wu xing* wird deutlich, dass Störungen im Verständnis der TCM häufig nicht auf einen Funktionskreis begrenzt bleiben, sondern dass sie unweigerlich Auswirkungen auf das System als ganzes haben, indem z. B. die „Überfunktion“ eines Funktionskreises zur Erkrankung eines anderen führen kann, Gastritis mit saurem Reflux oder chinesisch „Das Holz greift die Erde an“) oder die Schwäche eines anderen Funktionskreises nicht ohne Folgen für den folgenden Funktionskreis bleibt (z. B. Milz-*Qi*-Schwäche führt zu Herz-Blut-Mangel, s. 9.1.2). Allerdings wird das Modell des Regelkreises nicht durchgehend angewendet und ist in seiner Bedeutung für die Therapie etwas zurückgetreten, obwohl er – insbesondere in der Behandlung über die Antiken Punkte z. B. bei Erkrankungen durch äußere pathogene Faktoren (s. 2.5.2) – noch Anwendung findet.

Etwas bizarre Blüten trieb die therapeutische Nutzung der *wu xing*-Zyklen in der frühchinesischen Psychotherapie. Während die Provokation von Ärger (Holz) zur Beendigung von langem Nachdenken oder passiver Lethargie (Erde) vielleicht noch manchmal Sinn machen könnte, verursacht eine bekannte chinesische Parabel, in der ein weiser Meister seinem Schüler Angst (Wasser) einjagt, auf dass sein Herz durch übermäßige Freude (entspricht dem Feuer) nicht Schaden erleide, beim heutigen Leser eher ein leichtes Stirnrunzeln.

2.3 Die Lehre von den *zang fu*-Organen

Der Organbegriff ist, wie schon oben erläutert, in der chinesischen Medizin deutlich weiter gefasst als in der westlichen Medizin: Der westliche Begriff „Herz" in seinem Bedeutungskontext entspricht nicht dem chinesischen Herzen *xin*. Um dieser unterschiedlichen Bedeutung gerecht zu werden, wird häufig der Begriff „Funktionskreis" verwendet.

Die **5 Speicherorgane** (*zang*-Organe) gehören dem *Yin* an (Tab. 2.1):

- Leber *(gan)*
- Herz *(xin)*
- Milz *(pi)*
- Lunge *(fei)*
- Niere *(shen)*

In der traditionellen chinesischen Medizin wurden sehr häufig Analogien zwischen Mensch und Staat hergestellt und die unterschiedlichen Organe mit unterschiedlichen Würdenträgern eines Staatswesens verglichen (Abb. 2.5):

- Das Herz galt als Herrscher
- Die Lunge als Minister
- Die Leber als tatkräftiger und strategisch planender General
- Milz und Magen als Aufseher über die Kornspeicher
- Die Nieren als Offiziere

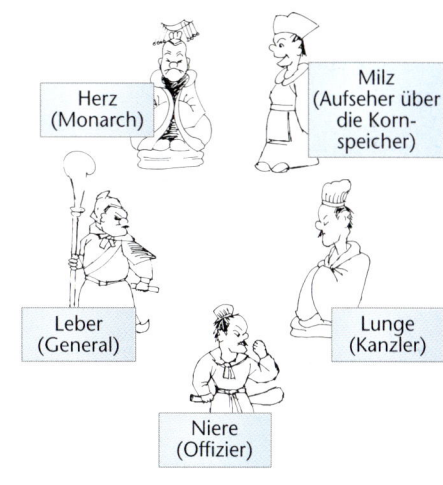

Abb. 2.5 Der Körper als Staatswesen

Die **6 Hohlorgane** (*fu*-Organe/Palast-Organe) werden – bis auf das Perikard *(xin bao)* – dem *Yang* zugeordnet:

- Gallenblase *(dan)*
- Dünndarm *(xiao chang)*
- Magen *(wei)*
- Dickdarm *(da chang)*
- Blase *(pang guang)*

Das Pericard ist zwar ein *fu*-Organ, jedoch in seiner Funktion als *Yin*-Organ dem Herzen zur Seite gestellt. Es wurde erst zu einem späteren Zeitpunkt eingefügt (möglicherweise aus Symmetriegründen) und hat wenig Bedeutung als eigenes Organ. Auch der 3-Erwärmer *(Sanjiao)*, im Leitbahnsystem gekoppelt mit der Pericard-Leitbahn, nimmt eine Sonderstellung ein. Nach der Lehre der 5-Wandlungsphasen gehört der 3-Erwärmer zur Wandlungsphase Feuer und ist dem Dünndarm zugeordnet.

Als **außerordentliche Hohlorgane (*fu*-Organe)** werden Uterus, Gehirn, Knochen, Marksubstanz, Blutgefäße und Gallenblase zusammengefasst, weil sie hohl sind *(Yang)*, aber zugleich Substanzen speichern können *(Yin)*.

Die *zang fu*-Organe kommunizieren miteinander über ein **Netz von Gefäßen** (Leitbahn-System), das sie miteinander verbindet (s. Kap. 4). Auch hier gibt es ein

System von Wechselwirkungen und Entsprechungen, das dabei – da die Organlehre überwiegend phänomenologisch und empirisch ausgerichtet ist – interessante Parallelen zu Vertrautem aus der westlichen Medizin und dem westlichen Kulturkreis aufweist. Die *zang fu*-Organe werden in Kapitel 9 ausführlich besprochen.

2.4 Die 4 Grundsubstanzen des Lebens

Die 4 Grundsubstanzen des Lebens, Essenz-*jing*, *Qi*, Blut-*Xue* und die Körperflüssigkeiten *jin-ye* stellen die materielle Basis für die Funktionen im menschlichen Körper dar.

2.4.1 Essenz-*jing*

Das Schriftzeichen Essenz-*jing* beinhaltet viele Deutungen. Ursprünglich steht es für **sexuelle Flüssigkeiten**, bedeutet aber auch „Erbanlagen" und lässt sogar die Deutung „ererbte Intelligenz" zu. Der chinesische Begriff *jing*, sprich Essenz, stellt also eine Metapher für unseren Steuerungsplan, unser genetisches Potential dar. Ein Essenz-Mangel kann **konstitutionell** bedingt sein (v.a. bei hohem Lebensalter der Eltern, hohem Alkoholkonsum oder Erkrankungen der Mutter während der Phase der Schwangerschaft) oder **sekundär als Folge von Krankheiten** oder **körperlicher Überbeanspruchung** auftreten (s. 9.5.2, Die Essenz *jing*).

Ein Essenz-Mangel stellt immer eine sehr gravierende und ernste Störung dar, die der Akupunkturbehandlung, überhaupt der therapeutischen Beeinflussung, kaum zugänglich ist. Mit Essenzmangel sind meist eine schlechte Konstitution oder echte Entwicklungsstörungen gemeint (Tab. 2.2).

Tabelle 2.2 Die Essenz-*jing*

Physiologie	Entsprechende Störung bei Essenz-Mangel
Steuert Wachstum und Reifung des Feten und seine geistige und körperliche Entwicklung (Vor-Himmels-Essenz)	Geistige Retardierung, verzögerter Fontanellenschluss und Kleinwuchs (im Extremfall z.B. chromosomale Fehlbildungen oder Lues connata)
Kontrolliert die Lebenszyklen, Wachstum und Fortpflanzung	Infertilität, Amenorrhö und Hyposexualität
Bestimmt die Reifung von Knochen, Zähnen	Haarausfall, Tinnitus, Hörstörungen, Zahn- und Haarausfall und Knochenwachstumsstörungen
Produziert das Mark (somit auch das Gehirn), und stellt die materielle Basis des Geistes dar	Frühzeitige Alterung und cerebrale Insuffizienz

2.4.2 *Qi*

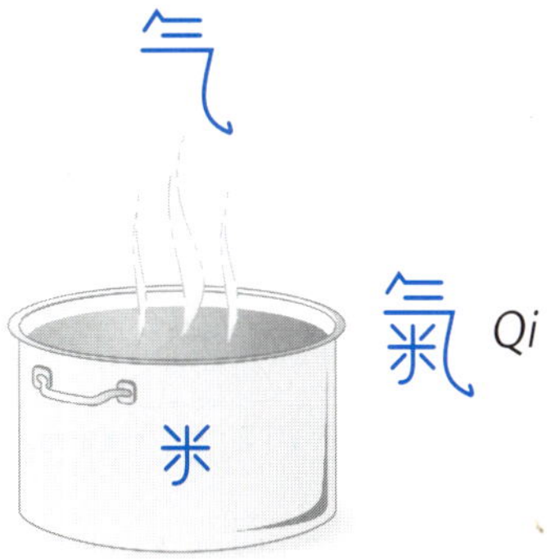

Abb. 2.6 Das Schriftzeichen *Qi*

Qi, vom Begriff her ebenso wenig zu definieren wie *Yin* und *Yang*, steht für eine nahezu, aber nicht ganz immaterielle, funktionelle und gerichtete Kraft im Körper. Sie ist Grundlage jeder Bewegung und aller Lebensprozesse. Das chinesische Schriftzeichen (Abb. 2.6) bildet *Qi* ab als den Dampf, der von einer Schale Reis aufsteigt, und illustriert somit sehr schön, dass *Qi* in verschiedenen Kondensationsformen vorkommen kann und teils mehr dem materiellen, teils mehr dem energetischen Aspekt entspricht. Der Begriff wäre mit „Lebensenergie" nur unzureichend übersetzt, da das *Qi* die belebte wie unbelebte Welt gleichermaßen erfüllt. *Qi* steht von seiner Natur her dem wärmenden und dynamischen *Yang* nahe und zirkuliert unaufhörlich in den Organen, auf der Körperoberfläche und zusammen mit dem Blut in den Gefäßen (von denen manche in unserem Sprachgebrauch als „Meridiane" oder „Akupunktur-Leitbahnen" bezeichnet werden). Ein harmonischer und freier Energiefluss im Körper ist neben einer gesunden und ausgeglichenen Balance zwischen *Yin* und *Yang* und den 5 Funktionskreisen die Grundlage für Gesundheit und Wohlbefinden. Disharmonie und Störungen des *Qi*-Flusses führen zu funktionellen Störungen, Schmerzen und Krankheit.

Die Aufgaben des *Qi* und typische Störungen bei *Qi*-Mangel

In Tabelle 2.3 sind die Aufgaben des *Qi* und die entsprechenden Störungen bei *Qi*-Mangel aufgelistet.

Tabelle 2.3 Aufgaben des *Qi* und Störungen bei *Qi*-Mangel

Aufgaben des *Qi*	Entsprechende Störung bei *Qi*-Mangel
Bewegt das Blut in den Gefäßen, durchdringt Organe und Gewebe	Durchblutungsstörungen, Kreislaufstörungen, funktionelle und evtl. auch leichte trophische Störungen
Wärmt den Körper	Frieren, Kälteanfälligkeit, kalte Extremitäten
Erhält Körper- und Organfunktionen aufrecht	Funktionsstörungen von Organen
Verteidigt Grenzflächen des Körpers	Infektlabilität, profuses Schwitzen am Tag, Allergien
Hält das Blut in den Gefäßen und die Organe an ihrem Platz	Prolapssymptome, Bindegewebsschwäche, Blutungsneigung, Diarrhö, Pollakisurie, Inkontinenz
Gewährleistet metabolische Prozesse und die Transformation von Flüssigkeiten	Metabolische Störungen, Flüssigkeitsansammlungen im Körper, Ödeme
Ist die Quelle aller Bewegungen im Körper	Adynamie, Schwäche der Gliedmaßen, Leistungsschwäche

Die Quellen des *Qi*

Das *Qi* im Körper entstammt 3 Quellen: der aufgenommenen Nahrung, der Atemluft und – dem Menschen als kongenitaler Anteil mit auf den Lebensweg gegeben – der Essenz-*jing* der Eltern (s. 2.4.1).

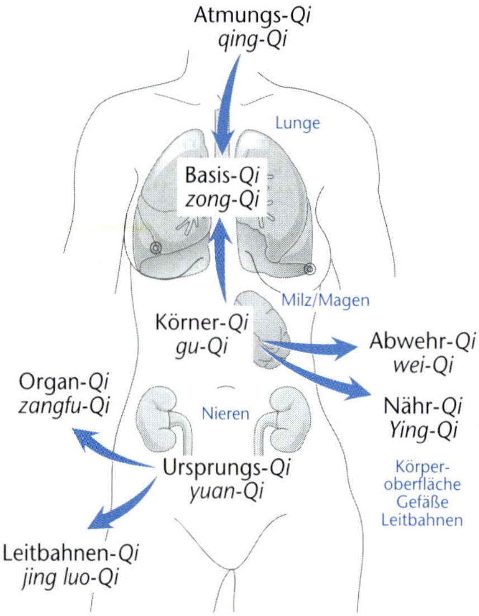

Abb. 2.7 Die verschiedenen Arten von *Qi* im Körper

Für die Gewinnung und die Zirkulation von *Qi* im ganzen Körper sind verschiedene Organe von Bedeutung (Abb. 2.7):

- Die **Niere** speichert das Ursprungs- oder *yuan-Qi*.
- Die **Lunge** nimmt das Atmungs- oder *qing-Qi* mit der Luft auf.
- Aus der Interaktion des Atmungs-*Qi* mit dem Körper- oder *gu-Qi*, das von der **Milz** aus den klaren Nahrungsbestandteilen destilliert wurde, entsteht dann das Mitte- oder *Zong-Qi*, das auch die Basis für das *Qi* in den Gefäßen und Sinnesorganen sowie auf der Oberfläche ist.
- Die **Leber** hat die Aufgaben, den geschmeidigen *Qi*-Fluss im Körper zu gewährleisten.

Arten des *Qi* im Körper und ihre Aufgaben

Es gibt in der TCM verschiedene Begrifflichkeiten mit denen die unterschiedlichen Funktionen des *Qi* im Körper umschrieben werden (Abb. 2.7):

- Das **Ursprungs-** oder **zhen-** bzw. **yuan-*Qi*** (auch Wahres *Qi*) entstammt der Niere (s. 9.5), wird aber ständig aus der Nahrung erneuert und ergänzt und vom 3-Erwärmer überall im Körper verteilt. Aus dem *Yuan-Qi* stammen das *jing luo-Qi* (Leitbahn-*Qi*) und das *zang fu-Qi* (Organ-*Qi*).
  → Es ist entscheidend für alle Organfunktionen sowie für Stärke und Abwehrkraft des Körpers. Über die *yuan-Qi-* oder Quellpunkte (Steuerungspunkte und antike Punkte, s. 4.2.2) kann es besonders gut erreicht werden.
- Das **Basis-** oder **zong-*Qi*** entstammt der Atemluft *(qing-Qi)* und den aufgenommenen Nahrungsessenzen *(gu-Qi)*.
  → Es ist verantwortlich für die Atmung, Herzfunktion und Blutzirkulation. Es kann besonders gut über den Punkt Ren 17 erreicht werden.
- Das **Nähr-** oder **ying-*Qi***, das eher dem *Yin* nahesteht, wird aus den „nutritiven" oder klaren Anteilen der Nahrung gebildet und zirkuliert mit dem Blut in den Gefäßen.
  → Es hat die Aufgabe, Organe und Gewebe zu nähren.

- Das **Abwehr-** oder **wei-*Qi*,** das eher dem *Yang* nahesteht, wird aus den trüben Teilen der Nahrung, der „Nahrungsessenz", destilliert.
  → Es bewegt sich außerhalb der Gefäße schnell durch den Körper, um Organe, Gliedmaßen und Gewebe zu ernähren, die Grenzflächen vor pathogenen Faktoren zu schützen und durch Öffnen und Schließen der Poren für eine gleichmäßige Körpertemperatur zu sorgen. Es kann besonders gut über die Punkte Lu 7 und SJ 5 sowie Punkte auf dem Lenkergefäß, z. B. Du 14 erreicht werden.

Störungen des *Qi*

Störungen des *Qi* können generalisiert auftreten oder sich auf bestimmte Funktionskreise beziehen. Während der TCM die Vorstellung fremd ist, dass es im Körper zuviel aufrechtes, gesundes *Qi* geben könnte, kommt ein Mangel an *Qi* – generalisiert oder auf einzelne Organe beschränkt – relativ häufig vor. Weitere Pathologien betreffen Ausbreitungsrichtung und Zirkulation des *Qi*.

Qi-Schwäche

Zeichen einer allgemeinen *Qi*-Schwäche sind:
- Müdigkeit
- Blässe
- spontanes Schwitzen am Tag
- Schwächegefühl
- schwacher Puls

Es können je nach Organbeteiligung weitere Symptome, wie z.B. Palpitationen (Herz), Kurzatmigkeit (Lunge), Dyspepsie (Milz) oder Rückenschmerzen (Niere) hinzukommen (s. Kap. 9).

Qi-Stagnation

Das *Qi* sollte unaufhörlich in Bewegung sein, eine *Qi*-Stagnation bedeutet die Unterbrechung im natürlichen Fluss des *Qi*. Sie kann lokalisiert in einer Leitbahn oder einem Organ entstehen, wo sie dann für kolikartig an- und abschwellende Schmerzen mit Druck und Spannungsgefühl sorgt (Nierenkolik, Gallenkolik). Systemische Erscheinungen treten dann auf, wenn das *Qi* in der Leber, die für den geschmeidigen *Qi*-Fluss im gesamten Körper zuständig ist, stagniert. Neben Kopfschmerzen (Migräne) können dabei eine Fülle unterschiedlicher Störungen des Allgemeinbefindens und im Bereich verschiedener Organe auftreten.

Störungen der *Qi*-Ausbreitungsrichtung

Als letzte Pathologie sind noch das **gegenläufige** oder **rebellierende *Qi*** sowie das **sinkende *Qi*** zu erwähnen (Tab. 2.4). Zum Verständnis dieser Störungen sei vorausgeschickt, dass das *Qi* bestimmter Organe eine definierte Ausbreitungsrichtung hat:
- Das Milz-*Qi* steigt auf und hält die Organe an ihrem Platz.
- Das Magen-*Qi* steigt ab und sorgt für die Verdauung des Speisebreis.
- Das Lungen-*Qi* hat ebenfalls eine absteigende Ausbreitungsrichtung.

Tabelle 2.4 Störungen der *Qi*-Ausbreitungsrichtung

Pathologische *Qi*-Ausbreitung	Symptomatik
Sinkendes Milz-*Qi*	Prolaps innerer Organe, Bindegewebsschwäche
Rebellierendes Magen-*Qi*	Sodbrennen, Erbrechen, Schluckauf
Rebellierendes Lungen-*Qi*	Husten
Abnorme Aufwärtsbewegung des Leber-*Qi*	Kopfschmerzen, rote Augen, Wutanfälle, Blutdruck-Entgleisungen

Bei den meisten Störungen des *Qi* handelt es sich um Beschwerden, die wir als „funktionell" einstufen würden bzw. um psychosomatische Erkrankungen oder Schmerzen. Die TCM hat der Akupunktur ihre absolute Domäne in der Behandlung von Pathologien des *Qi* und somit einen Stellenwert vornehmlich für die Behandlung von funktionellen Störungen und Schmerzerkrankungen zugewiesen.

Akupunkturpunkte mit Einfluss auf das *Qi*

Sog. *Hui*-Punkte des *Qi*	***Qi*-bewegende Punkte**	***Qi*-auffüllende Punkte**
SJ 5	Pe 6	Du 12, Ren 17 → Lunge, Thorax
Ma 36	Du 20	Ren 4, Bl 23, Ni 7 → Niere
Ren 6	SJ 5	Ren 6, Ma 36 → Milz
Mi 6	Gb 41	Ren 12 → *Fu*-Organe
Ren 17	Le 3	SJ 5 → *Wei-Qi*

2.4.3 Blut-*Xue*

Das Blut-*Xue* zirkuliert zusammen mit dem *Qi* in den Gefäßen und hat die Aufgabe, den Körper zu befeuchten und zu ernähren. Außerdem stellt es die materielle Basis unserer geistigen Aktivitäten dar. Es steht von seiner Natur her dem *Yin* nahe und verhält sich eher passiv, seine Zirkulation hängt vom *Qi* ab. Gebildet wird es vom Herzen aus dem Nahrungs-*Qi* der Milz und den Körperflüssigkeiten. Somit haben Milz und Magen eine besonders wichtige Funktion für das Blut; zu der auch gehört, dass die Milz das Blut-*Xue* in den Gefäßen hält (vgl. M. Werlhof, Koninzidenz von Splenomegalie und petechialen Blutungen (s. 9.1.1, Die Milz). Das Herz „regiert" das Blut und ist zusammen mit der Lunge für die Blutzirkulation verantwortlich. Die Leber hat eine entscheidende Speicher- und Reservoirfunktion für das Blut.

Störungen des Blut-*Xue*

Störungen können zum einen die Menge des zirkulierenden Blutes betreffen – die TCM kennt eine Mangel- und eine Fülle-Erkrankung (Blut-Hitze) – zum anderen das Verhältnis von *Qi* und Blut-*Xue* und die Zirkulation.

Während Störungen des *Qi* nach unseren medizinischen Kriterien überwiegend unter den Oberbegriff „funktionelle Störungen“ fallen, sind Störungen des Blutes substanzieller und werden dementsprechend in der TCM nicht ausschließlich oder überwiegend mit Akupunktur, sondern in erster Linie pharmakotherapeutisch behandelt.

Blut-*Xue*-Mangel

Blut-*Xue*-Mangel in der TCM meint sehr häufig dasselbe wie in der westlichen Medizin. Er resultiert aus einer Schwäche der Milz oder aus Blutverlusten (Traumata, Menses, chronische Erkrankungen) und kann generalisiert oder bezogen auf ein einzelnes Organ auftreten. Neben **körperlicher und geistiger Schwäche** (da das Blut die Aufgabe hat, den Geist zu nähren) und **Funktionseinbußen** wie beim *Qi*-Mangel treten **nutritive Störungen** auf.

Allgemeine Zeichen des Blut-Mangels

- Blässe, Glanzlosigkeit und Trockenheit von Haut, Haaren und Nägeln, trockene Augen
- Schwäche, Adynamie, ängstliche Grundhaltung, Gedächtnisstörungen, Benommenheit, Müdigkeit, Schwindel
- Parästhesien und Taubheit in den Gliedern, Palpitationen
- blasse, etwas trockene Zunge
- rauer oder feiner Puls

Weitere Symptome kommen in Abhängigkeit von den betroffenen Organen – z. B. Schlafstörungen mit Alpträumen (Herz) oder Sehstörungen (Leber) hinzu (s. Kap. 9).

Blut-Hitze

Mit dieser Umschreibung ist eigentlich eine Beschleunigung der Blutzirkulation durch pathogene Hitze gemeint. Für das akute schwere Stadium sollte man das wörtlich nehmen, und z. B. an die hyperdyname Phase einer Sepsis denken, da die Darstellung schwerer Fälle in den Klassikern tatsächlich das Vollbild eines septischen Schocks beschreibt. Wenn solche dramatischen Erkrankungen ausheilen, hinterlassen sie nach Vorstellung der TCM Spuren der Hitze im Blut, die klinisch als **Blutungsneigungen**, Hypermenorrhö, (juckende) **Hauterkrankungen** oder (agitierte) **Störungen auf mentaler Ebene** imponieren können. Auch in diesen chronischen Fällen spricht man von persistierender Hitze im Blut.

Allgemeine Zeichen der Blut-Hitze

- auf schädigende Hitze-Einflüsse oder emotionale Spannungen zurückgehend und eher akut bis subakut verlaufend
- Blutungsneigung
- Flüssigkeitsverlust
- Hitze-Zeichen wie Fieber, Rötung, Durstgefühl
- rote Zunge mit gelbem Belag
- Puls beschleunigt

Blut-*Xue*-Stagnation

Als Ursache für eine Stagnation von Blut-*Xue* kommen Verletzungen (auch durch Operationen verursachte lokale Blut-Stasen) oder Kälte in Frage. Beispiele sind der Myokardinfarkt oder die Endometriose. Auch kommen Stagnation von *Qi* und Blut häufig zusammen vor, z. B. als Ursachen verschiedener Schmerzerkrankungen der Akupunktur-Leitbahnen (Tab. 2.5).

Auch wenn das *Qi* zu schwach ist, um für eine ausreichende Zirkulation des Blutes zu sorgen, kann es sekundär zu Zirkulationsstörungen mit lokalen Blut-Stasen kommen. Die Fibromyalgie ist ein gutes Beispiel dafür; wie sprechen hier von *Qi*-Schwäche mit Blut-Stase *(Qi xu xue yu)*.

Tabelle 2.5 Differentialdiagnose *Qi*- und Blut-*Xue*-Stagnation

***Qi*-Stagnation**	**Blut-*Xue*-Stagnation**
Dumpfe Schmerzen verbunden mit Druck- oder Spannungsgefühl	Starke, hell-stechende Schmerzen
Schmerz schlecht lokalisierbar	Fixe Schmerzlokalisation
Normale oder leicht livide Farbe des Zungenkörpers, evtl. etwas gestaute Unterzungenvenen	Purpur-livider Zungenkörper (zentrale Zyanose), evtl. Ekchymosen, deutlich gestaute Unterzungenvenen
Saitenförmiger Puls	Gespannter oder rauer Puls
z.B. Gallenkolik, Migräne	z.B. Angina pectoris, Raynaud-Syndrom

Akupunkturpunkte mit Einfluss auf das Blut

Mi 10	Ma 36	Mi 4
Bl 17	Mi 6	Pe 4

2.4.4 Körperflüssigkeiten-*jin-ye*

Die Körperflüssigkeiten-*jin-ye* sind ein Sammelbegriff für alle Sekrete, Inkrete und Exkrete des Körpers. Man unterscheidet klare und dünne Flüssigkeiten von eher dickflüssigen und trüben. Sie befeuchten und ernähren den Körper. Fehlen sie (z.B. beim *Yin*-Mangel oder nach fieberhaften Erkrankungen), kommt es u.a. zur Austrocknung von Haut und Schleimhäuten, Obstipation, Reizhusten etc. Besonders anfällig sind Lunge, Dickdarm und Magen. Werden Flüssigkeiten nicht ausreichend durch das *Qi* transformiert und ausgeschieden, kommt es zur Feuchtigkeitsretention im Körper (z.B. Ödeme) und zur Entstehung von Schleim-*tan*, d.h. zu einer pathologischen Viskositätszunahme von Körperflüssigkeiten. Schleim-*tan* behindert die Zirkulation von *Qi* in Gefäßen und Organen, was verschiedenste Störungen wie Bronchitis, Sinusitis, Hauterkrankungen, aber auch Kopfschmerzen, Herzerkrankungen oder mentale Störungen zur Folge hat (s. 2.6.3).

2.5 Das System der Leitbahnen und die „Organuhr"

Die inneren Organe oder *zang fu* kommunizieren miteinander über ein System von unterschiedlichen Gefäßen *(mai)*, in denen Blut und *Qi* fließen. Das chinesische Wort *mai* kann sowohl Akupunktur-Leitbahn, als auch Blutgefäß oder Puls bedeuten. Das System der Leitbahnen wird in einem eigenen Kapitel ausführlich besprochen (s. Kap. 4). Der *Qi*-Fluss in den Leitbahnen läuft nach der Vorstellung der TCM nicht gleichmäßig und kontinuierlich, sondern folgt einer zirkadianen Rhythmik, die in der Organuhr anschaulich dargestellt wird.

Jeweils 2 Stunden am Tag ist der *Qi*-Fluss in einer Leitbahn und ihrem zugehörigen Organ besonders hoch, wir sprechen von der **Maximalzeit**. Parallel dazu gibt es auch – um 12 Stunden zeitversetzt – eine **Minimalzeit**. Da das eigenständige Leben eines Menschen mit seinem ersten Atemzug beginnt, beginnt auch das *Qi* der Lunge den Tag mit seiner Maximalzeit (3 – 5 Uhr morgens). Fülle-Erkrankungen machen sich besonders zur Maximalzeit bemerkbar, Leere-Symptome zur Minimalzeit. Die Organuhr liefert somit wertvolle diagnostische Hinweise, die sich auch für den westlichen Arzt zumindest empirisch, manchmal sogar physiologisch, nachvollziehen lassen (Abb. 2.8):

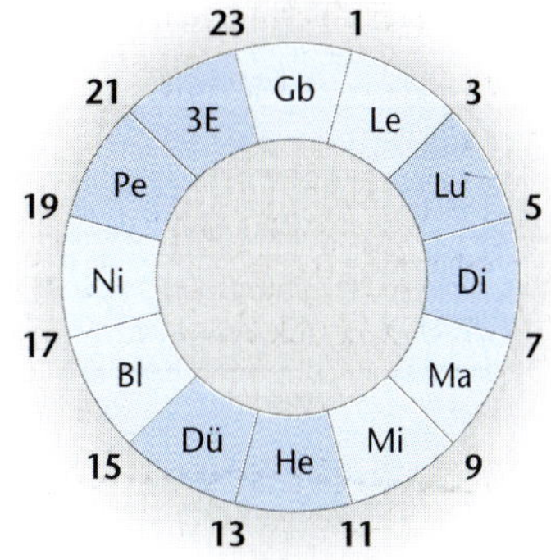

Abb. 2.8 Die Organuhr

- Asthmaanfälle: 3 – 5 Uhr → nach der TCM: *Qi*-Stagnation oder Feuer in Lunge (physiologisches Cortisoltief)
- Durchschlafstörungen: 1 – 3 Uhr → nach der TCM: überaktive Leber
- Gallenkoliken: 23 – 1 Uhr → nach der TCM: *Qi*-Stagnation oder Schleim in der Gallenblase

> Auch das deutsche Sprichwort, man solle frühstücken wie ein Kaiser und zu Nacht essen wie ein Bettelmann, trägt dem Umstand Rechnung, dass der Magen seine Maximalzeit morgens zwischen 7 und 9 Uhr und seine Minimalzeit zwischen 19 und 21 Uhr hat.

2.6 Die Krankheitsursachen in der TCM

Die wesentlichen Krankheitsursachen in der TCM sind:

- die 7 inneren, emotionalen Krankheitsfaktoren (Ärger, Freude [besser: Übererregung; Freude als solche ist ungefährlich], Sorge, Kummer, Schreck/Schock, Angst)
- die 6 äußeren, klimatischen Krankheitsfaktoren (Wind, Kälte, Sommerhitze, Feuchtigkeit, Trockenheit, Feuer)

- Schleim-*tan* bzw. Flüssigkeits-Retention
- Fehlernährung
- Überarbeitung und körperliche Überbeanspruchung
- Traumata
- Erkrankungen durch Parasiten

2.6.1 Die 7 inneren, emotionalen Krankheitsfaktoren

Emotionale Faktoren werden in Abgrenzung zu den bioklimatischen Faktoren als innere Krankheitsursachen *(nei shang)* bezeichnet.

Schon zu einem sehr frühen Zeitpunkt hat die TCM emotionale Ursachen in ihrer Bedeutung als Auslöser oder Co-Faktoren bei verschiedenen Erkrankungen erkannt. Dadurch qualifiziert sie sich besonders als „psychosomatische Medizin", zumal sie mehr Wert auf das Befinden als auf den Befund legt und funktionelle Beschwerden als ebenso wesentlich sieht wie morphologisch fassbare.

Krankheiten entstehen vor allem da, wo die Konfrontation mit bestimmten Gefühlen sehr abrupt, sehr intensiv oder sehr einseitig über einen längeren Zeitraum besteht. Theoretisch werden allen 5 *zang fu*-Organen verschiedene Emotionen zugeordnet, doch sind Milz, Leber und vor allem das Herz als Zentrum der affektiven und intellektuellen Wahrnehmung besonders häufig betroffen.

- **Ärger** *(nu)* beeinträchtigt v. a. die Leber und lässt das Leber-*Qi* steigen (Rötung des Gesichts und der Augen, Kopfschmerzen, Blutdruckanstieg)
- **Übererregung** und **Stress** (Freude als solche [*Xi*] ist zumindest nach unserer Ansicht ungefährlich) beeinträchtigen besonders das *Qi* des Herzens, in leichten Fällen sind Konzentrationsstörungen, in schwereren Fällen Unruhezustände, Schlafstörungen und sogar Geisteskrankheiten die Folge
- **Sorge** *(you)* und **übermäßiges (Nach-)Denken** *(yousi)* über Probleme betreffen die Milz, was zur *Qi*-Schwäche (Müdigkeit, Leistungsknick, dyspeptische Beschwerden), konsekutiv auch zu Blut-Mangel und Störungen des Herzens (z. B. Palpitationen, Schlafstörungen oder Vergesslichkeit führen kann).
- **Trauer bzw. Kummer** *(bei)* und **Sorge** *(you)* betreffen v. a. die Lunge; resultieren können Infektlabilität, Depressionen, Kurzatmigkeit oder sogar Asthma.
- **Schreck und Schock** *(jing)* belasten in erster Linie das Herz; in zweiter Linie auch die Niere. (Man denke an den Märchenhelden, dessen Haar nach der Nacht im Spukschloss schlagartig weiß wurde.) Infolge der Beeinträchtigung des Herzens können neben Schlafstörungen und Palpitationen auch schwerwiegende affektive Störungen wie Angsterkrankungen, Panikattacken u. a. resultieren, infolge der Beeinträchtigung der Niere z. B. chronische Rückenschmerzen. Eine moderne Entsprechung findet sich im Krankheitsbild der posttraumatischen Belastungsstörung (F 43.1 ICD-10), in dem die dysfunktionale affektive Verarbeitung seelischer Traumata mit intrusiven Gedanken, Flashbacks und Alpträumen beschrieben wird, während die kognitive Verarbeitung des Traumas blockiert ist.
- **Angst** *(kong)* – hier ist eine existentielle, diffuse Lebensangst gemeint – belastet vor allem die Niere und führt damit zu einer Verschlechterung der Gesamtverfassung und -konstitution des Individuums (vgl. Komorbidität von Patienten

mit chronischen Rückenschmerzen mit Angsterkrankungen; Fear-Avoidance Patterns nach Hasenbring, s. 8.8.11).

2.6.2 Die 6 äußeren, klimatischen Krankheitsfaktoren

Normalerweise werden die Grenzflächen unseres Körpers vom Abwehr-*Qi* gut gegen schädigende Einflüsse von außen verteidigt. Ein konditionelles Tief, eine Vorschädigung des Organismus durch eine stattgehabte Erkrankung oder die überstarke Anwesenheit eines pathogenen Faktors können aber Erkrankungen zur Folge haben. Äußere pathogene Faktoren dringen nicht immer gleichmäßig in den Körper ein, sie können ihre Invasion auf einzelne Leitbahnen, Körperschichten oder Funktionskreise beschränken. Es gibt genaue Vorstellungen darüber, in welcher Reihenfolge die verschiedenen Leitbahnen bzw. Schichten des Körpers betroffen werden und wie schwer wiegend sich dies auf den Gesamtorganismus auswirkt.

Das 4-Schichten- und das 6-Schichten-Konzept werden nur kurz im Kapitel „Atemwegserkrankungen" (s. 9.2) besprochen, da eine eingehende Erläuterung den Rahmen dieses Buches sprengen würde und sie für die Akupunktur ohnehin weniger relevant sind als für die Kräutertherapie (s. 9.2.3, Vier-Schichten-Konzept).

Wind

- *Yang*-Faktor
- plötzliche Erkrankung
- Auftreten von Paresen, Tics, Lähmungen, Bewegungseinschränkung
- wechselnde Lokalisation und Symptomatik
- helle, elektrisierende Schmerzen

Der „Anführer der 100 Erkrankungen" dient anderen Faktoren als Vektor, der sie in den Körper hineintreibt. Als *Yang*-Faktor befällt er vor allem die Körperoberfläche und den oberen Teil des Körpers. Schwitzen, Kopfschmerzen, Abneigung gegen Zugluft können ebenso auf Wind zurückzuführen sein wie eine Urticaria oder eine allergische Rhinitis (die v. a. im Frühjahr, bei Pollenflug auftritt). Typische Kombinationen mit anderen pathogenen Faktoren sind z. B. Wind-Kälte- (Grippe im Frühstadium) und Wind-Hitze-Erkrankungen (Urticaria).

Häufig kann man den Begriff „Wind" als Metapher für eine neurologische Symptomatik nehmen; v. a. am Bewegungsapparat. Eine kryogene Facialisparese ist also eine typische Wind-Erkrankung, ebenso wie ein akuter muskulärer Schiefhals oder eine heftige Lumboischialgie, die den Patienten zur Bewegungslosigkeit verurteilt; und in der Tat lässt sich hier gelegentlich ein zeitlicher Zusammenhang mit einem (kalten) Luftzug herstellen. Auch zentrale Störungen im Rahmen cerebrovaskulärer Erkrankungen wie z. B. der Apoplex (chinesisch *zhong feng*, Windschlag genannt) werden häufig mit dem Ausdruck „Wind" umschrieben. Der Wind stammt hier jedoch nicht von außen, sondern ist als „innerer Wind" im Körper entstanden (s. 9.4.2, Aufkommender Leber-Wind).

Akupunkturpunkte, die Wind ausleiten
Di 4, Le 3 („Die vier Türen des Windes")
SJ 17, Di 11, Gb 12, Gb 20, Gb 21 u.a. Punkte der Gb-Leitbahn am Schädel, Du 14, Du 16, Bl 10, Bl 12 (Kopf, Nacken, ZNS)
Gb 30, Gb 31, Gb 34, Bl 60 (untere Extremität, LWS)

Kälte

- *Yin*-Faktor
- zusammenziehende Wirkung
- Verlangsamung des *Qi*- und Blut-Flusses
- starke, tief empfundene, lokalisierte, bohrende Schmerzen
- wasserklare, helle geruchlose Sekrete
- Pollakisurie, Polyurie

Bei der Kälte handelt es sich um einen *Yin*-Faktor. Kälte kann die Oberfläche befallen, aber auch die Lunge („Erkältung"), die Milz oder den Magen (Diarrhö, Erbrechen). Kälte beeinträchtigt vor allem das *Yang:* Kälte zieht die Poren zusammen, wodurch sekundär Störungen der Thermoregulation entstehen und sich das Abwehr-*Qi* nicht mehr ausbreiten kann. Fieber und Kälteaversion ohne Schwitzen sind die Folge. Ein weiteres ist, dass sie die Blutzirkulation verlangsamt und damit auch erhebliche Schmerzen verursachen kann (wie bei Erfrierungen).

Akupunkturpunkte, die Kälte vertreiben
Moxibustion indizierter Punkte
evtl. Antike Punkte (Feuer-Punkte auffüllend, Wasser-Punkte ableitend nadeln)

Sommerhitze

- *Yang*-Faktor
- Brennen, Jucken, Rötung
- Entzündungen, Blutungen
- Schwitzen, Fieber, Durst
- Gelbfärbung von Sekreten (Pus, konzentrierter Urin)
- Geruchsentwicklung (v.a. bei Feuchtigkeit-Hitze)

Bei den verschiedenen Formen der Hitze, die natürlich ein *Yang*-Faktor ist, unterscheidet man zwischen Wind-Hitze, Sommerhitze und Feuchtigkeit-Hitze. Äußeren Erkrankungen durch Sommerhitze begegnet man normalerweise auch nur im Sommer, z.B. in Gestalt eines Hitzschlages oder eines Sonnenbrandes. Sommerhitze beeinträchtigt vor allem das *Qi*, und sie führt zum Verbrauch von Körperflüssigkeiten. Massives Schwitzen, Durst und Fieber sind typische Symptome einer Erkrankung durch Sommerhitze, und in schweren Fällen kann es zum Kreislaufversagen und zu zentralnervösen Symptomen kommen. Sommerhitze tritt oft zusammen mit Feuchtigkeit auf (so umschreibt die TCM viele Infektionskrankheiten).

Akupunkturpunkte, die Hitze ausleiten

Ying-Quellenpunkte	Ma 40, Ma 44	Bl 40
Di 10, Di 11	Le 8	Du 14
Mi 10	SJ 5, SJ 6	Leitbahnenendpunkte

Feuer

- *Yang*-Faktor
- zentralnervöse Komplikationen (Delir, Krampfanfälle)
- Flüssigkeitsverlust
- Manifestationen an der Haut (Abszesse, Furunkel)

Beim Feuer handelt es sich ebenfalls um einen *Yang*-Faktor, durch den im Körper Hitze und Fieber entstehen. Feuer kommt aber nicht von außen, sondern entsteht im Körper (z.B. ein Leber-Feuer auf dem Boden einer chronischen Leber-*Qi*-Stagnation oder ein Magen-Feuer auf dem Boden chronischer Malnutrition). Feuer hat die Angewohnheit, „nach oben zu lodern“, daher entstehen bei Feuer sehr schnell zentralnervöse Komplikationen wie Delir oder Krampfanfälle. Feuer verzehrt noch mehr als Sommerhitze Flüssigkeiten und verbraucht *Yin*. Feuer kann inneren Wind hervorrufen (s. 2.6.2, Wind; vgl. septischer Schock). Feuer betrifft besonders häufig die Leber, das Herz und den Magen; Restzustände manifestieren sich häufig an der Haut in Gestalt von Abszessen oder Furunkeln.

Feuchtigkeit

- *Yin*-Faktor
- zäh, beschwerend
- Schwellungen
- Benommenheitsgefühl (wie in Watte gehüllt oder wie bandagiert)
- dumpfe, schlecht lokalisierbare Schmerzen, Taubheitsgefühl

Sie steht dem *Yin* nahe und kann sowohl im Körperinneren entstehen als auch von außen in den Körper eindringen. Rheumatische Erkrankungen, eine typische Feuchtigkeitserkrankung im Sinne der TCM, haben oft etwas mit feuchtem oder feuchtkaltem Wetter zu tun. Feuchte-Hitze ist eine typische Umschreibung einer (purulenten) Infektionskrankheit, bei der es zur vermehrten Absonderung klebriger, trüber Exkrete kommt. Feuchtigkeit beeinträchtigt vor allem das *Yang*. Neben dem oben erwähnten Rheuma sind manche Formen des Spannungskopfschmerzes, aber auch eine Zystitis, Kolpitis oder Gastroenteritis typische Feuchtigkeitserkrankungen.

Akupunkturpunkte, die Feuchtigkeit und Schleim ausleiten
Mi 6, Ren 9, Ren 12
Ma 36, Ma 40, Bl 20, Bl 21, Gb 34
Ren 22 (obere Luftwege und Thorax)

Trockenheit

- *Yin*-Faktor
- Lungenerkrankungen (trockener Husten)

Trockenheit ist als äußerer pathogener Faktor in unseren Breitengraden vergleichsweise selten. Es gibt aber Beschreibungen von Lungenerkrankungen mit trockenem Reizhusten durch äußere Trockenheit und Kälte (vielleicht dadurch, dass man im Sandsturm zu tief einatmet). Klinisch spielt die Trockenheit als sekundäres Phänomen vor allem bei den *Yin*-Mangel-Erkrankungen (s. 2.1.2, *Yin*-Mangel) oder bei Hitzeerkrankungen eine Rolle, ist dann aber im Körperinneren entstanden.

Akupunkturpunkte, die Trockenheit vertreiben
In der Akupunktur wird die Trockenheit meist im Rahmen eines *Yin*-Mangels behandelt und der Schwerpunkt liegt in der Phytotherapie. Daher werden keine spezifischen Punkte angegeben.

2.6.3 Schleim-*tan*

Feuchtigkeitsansammlungen entstehen im Körper, wenn das *Qi* – vor allem der Milz – nicht ausreichend in der Lage ist, sie zu klären und zu transformieren. Die Ursachen sind häufig alimentärer Natur. Bereits bei der Besprechung der Körperflüssigkeiten war von Schleim-*tan* die Rede, der im Körper entsteht, wenn Feuchtigkeit nicht in ausreichender Weise transformiert werden kann (s. 2.4.4).

Folgende Formen von Schleim-*tan* werden unterschieden:

- substanzhafter Schleim: Exkrete und Sekrete, Schwellungen im Gewebe, Gelosen, Lipome, Gallen-, Nieren- oder Blasensteine
- substanzloser Schleim, der zentralnervöse Beschwerden (Schwindel, Konzentrationsstörungen, Schlafstörungen, Unruhe) verursacht.

Schleim kann aber auch unabhängig von einer Fehlfunktion der Milz entstehen: z. B. als Schleim, der als Restzustand nach Apoplex oder Facialisparese in den Leitbahnen zurückbleibt und dort den Fluss von *Qi* behindert; es resultieren bleibende Sensibilitätsstörungen und Paresen (Wind-Schleim). Auch als Restzustand nach Befall des Bewegungsapparates durch Umweltfaktoren bleibt bei chronisch-entzündlichen und destruierenden Gelenkerkrankungen häufig Schleim zurück (vgl. Rheumaknoten, chronischer Gelenkerguss). Auch auf dem Boden einer chronischen *Qi*-Stagnation kann Schleim im Körper entstehen (z. B. Steinerkrankungen).

Charakteristisch für das systemische Vorhandensein von Schleim-*tan* sind:

- schlüpfriger Puls
- dicker, klebriger Zungenbelag
- fädenziehender Speichel

Bei Schleim-Erkrankungen am Bewegungsapparat sollte man primär keine Veränderungen von Puls und Zunge erwarten; anders natürlich nach Apoplex, wo die Veränderungen der Grunderkrankung entsprechen (meist innerer Wind bei Leber-Feuer).

Akupunkturpunkte, die Schleim ableiten
Bei Schleim-Krankheiten steht die chinesische Phytotherapie im Vordergrund. Die Akupunkturpunkte entsprechen den Punkten, die gegen Feuchtigkeit eingesetzt werden.

2.6.4 Fehlernährung

Unregelmäßiges Essen, zu hastiges oder zu spätes Essen, die Bearbeitung geschäftlicher Dinge beim Essen ebenso wie eine nicht den klimatischen Verhältnissen angepasste Ernährung (z. B. größere Mengen Eis im Winter oder zuviel Alkohol im Sommer) oder eine einseitige Ernährung (zuviel kaltes und rohes Essen oder zuviel fettes und gebratenes Fleisch) belasten in erster Linie Milz und Magen. Neben Oberbauchbeschwerden und Verdauungsstörungen können auch Schlafstörungen (v. a. bei Nahrungsstagnation im Magen, s. 9.1.2) und Störungen des Allgemeinbefindens resultieren. Einer ausgewogenen und gesunden Ernährung wird in China von jeher wesentlich größerer Wert beigemessen als in unserem Kulturkreis.

2.6.5 Überarbeitung und körperliche Überbeanspruchung

Nach der Vorstellung der chinesischen Medizin sollten sich Anspannung und Entspannung, Bewegung und Ruhephasen, Belastung und Entlastung unbedingt die Waage halten. Ähnliches fordert auch die Ordnungstherapie in den westlichen Naturheilverfahren. Überarbeitung und Stress führen zur Schwächung des *Qi* und Blutes-*Xue*, vor allem des *Wei-Qi* oder Abwehr-*Qi*, so dass neben allgemeinen Erschöpfungszeichen und vegetativer Erschöpfung auch eine Infektanfälligkeit resultieren kann.

Der Mangel an körperlicher Bewegung führt zwar auch zu einer Schwäche von *Qi* oder *Yang*, verursacht aber konsekutiv dann eine Stagnation des *Qi*- und Blut-*Xue*-Flusses in den Leitbahnen und Organen, was sich in Gliederschwäche, Kurzatmigkeit oder Palpitationen äußert.

> Entgegen heutigen Ansichten in unserem Kulturkreis stellt auch die übermäßige sexuelle Aktivität, v. a. bei Männern fortgerückten Alters, für die TCM einen Faktor von nicht zu unterschätzendem Krankheitswert dar. Eine Schwäche des Nieren-*Qi*, in schweren Fällen sogar der Essenz-*jing* mit entsprechenden Defiziten an Nieren-*Yin* oder -*Yang* sollen daraus resultieren. Die Autorin empfiehlt in diesem Fall dem Leser, nicht kritiklos alles zu glauben, was in den alten Klassikern steht.

2.6.6 Traumata

Verletzungen führen zumindest lokal zu einer Stase des Blut-*Xue*. Daher werden posttraumatische Kopfschmerzen oder Rückenschmerzen nach Verhebe-Traumata oder Verrenkungen auch gerne mit Mikroaderlass bzw. blutigem Schröpfen behandelt. Schwere Verletzungen (z. B. Polytrauma) beeinträchtigen natürlich die Gesamtkonstitution und hinterlassen für längere Zeit eine erhebliche Schwäche von *Qi* oder Blut-*Xue*; in schweren Fällen auch von Essenz-*jing* oder *Yin*.

2.6.7 Erkrankungen durch Parasiten

In der alten chinesischen Medizin waren vor allem Erkrankungen durch Würmer geläufig, die zumeist mit speziellen wurmaustreibenden Kräuter-Dekokten behandelt wurden.

2.7 Die 8 diagnostischen Leitkriterien *(ba gang)*

Um die Differenzierung von Erkrankungen zu erleichtern, arbeitet die traditionelle chinesische Medizin mit vier Gegensatzpaaren, nach denen eine Einordnung erfolgt (Tab. 2.6).

Tabelle 2.6 Die 8 Leitkriterien *(ba gang)*

Kriterium	Gegensatzpaar	
Reizort	Innen *(li)*	Außen *(biao)*
Reizart	Kälte *(han)*	Hitze *(re)*
Reizstärke	Leere *(xu)*	Fülle *(shi)*
Allgemeine Situation	*Yin*	*Yang*

Innen und Außen

Tabelle 2.7 Gegensatzpaar Innen und Außen

Innen	Außen
Körperinneres	Körperoberfläche
Oft chronisch	Oft akut
Hohes Fieber oder chronisch subfebrile Temperaturen	Leichtes Fieber, Frösteln
Spezifische Veränderungen an Zunge und Puls	Keine Veränderung am Zungenkörper, evtl. dünner, weißer Belag, evtl. oberflächlicher Puls

Ein Schnupfen oder eine Erkrankung der oberen Luftwege ist demnach eine Außen-Erkrankung, während Asthma oder eine hochfieberhafte Lungenentzündung eine Innen-Erkrankung ist.

Kälte und Hitze

Tabelle 2.8 Gegensatzpaar Kälte und Hitze

Kälte	Hitze
Frieren, Frösteln	Hitzegefühl
Blässe	Rötung
Geruchlose, hell-klare Sekrete	Gelbfärbung von Sekreten
Kein Durst	Durst
Müdigkeit, Verlangsamung	Unruhe, im schweren Fall Delir
Blasse Zunge, weißer Belag	Rote Zunge, gelber Belag
Langsamer, tiefer Puls	Schneller Puls

Nicht nur für die Behandlung von Infektionskrankheiten, also Erkrankungen durch äußere pathogene Faktoren, ist die Differenzierung nach Kälte und Hitze sinnvoll, da sie therapeutische Konsequenzen hat. Beim Überwiegen von Kälte im Körper sind blutiges Schröpfen oder Mikroaderlass nicht geeignet; beim Überwiegen von Hitze im Körper ist Moxibustion kontraindiziert. Es gibt jedoch auch eine Reihe von Störungen, die sich „thermisch neutral" verhalten können (z. B. Blut-Mangel).

Leere und Fülle

Tabelle 2.9 Gegensatzpaar Leere und Fülle

Leere	Fülle
Schwäche	Überfunktion
Meist chronisch	Oft akut
Mäßig starke Schmerzen	Starke Schmerzen
Besserung durch Druck	Besserung durch Ruhe, Verschlimmerung durch Druck
Leise Stimme, diskrete Körperäußerungen	Laute Stimme, lautes Husten, lautes Atmen
Bei Leere-Hitze diskrete Hitzeempfindungen, subfebrile Temperaturen v. a. am Nachmittag (vgl. Tbc/Lungen-*Yin*-Mangel)	Bei Fülle-Hitze heftige Hitzeentwicklung mit hohem Fieber
Schwacher, kraftloser Puls	Voller, kräftiger Puls

Die Differenzierung sagt nicht nur etwas über die Grundkondition des Patienten, sondern auch über seine aktuelle Kondition und über das Symptom als solches aus. Daher hilft die Zuordnung nach dem Körperbau nicht immer weiter: Auch der stärkste Mann hat seine schwachen Stunden (oft beim Zahnarzt, aber nicht nur dort), und auch die gebrechlichste alte Dame kann an einer – lokal begrenzten – Fülle-Erkrankung leiden, wenn sie sich durch ein Wind-Kälte-Trauma einen akuten muskulären Schiefhals zugezogen hat. Man sollte also Grundkonstitution **und** aktuelle Erkrankung unabhängig voneinander nach den Kriterien von Fülle oder Leere beurteilen.

Yin und Yang

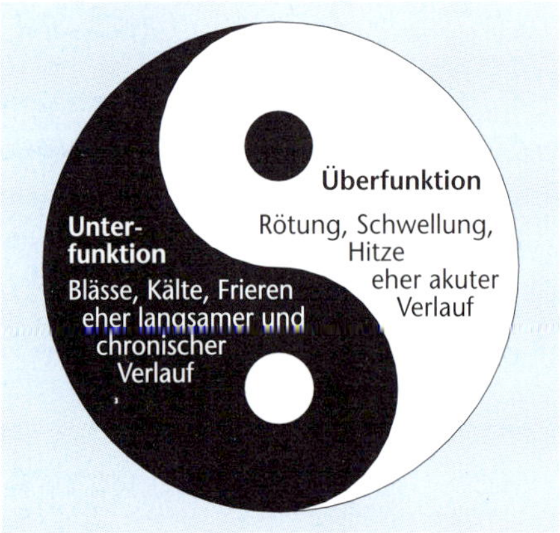
Überfunktion
Rötung, Schwellung, Hitze
eher akuter Verlauf
Unter-funktion
Blässe, Kälte, Frieren
eher langsamer und chronischer Verlauf

Abb. 2.9 *Yin* und *Yang* als diagnostische Kriterien (mit freundlicher Genehmigung der Deutschen Ärztegesellschaft für Akupunktur)

Die Differenzierung nach *Yin* und *Yang* bringt für die Praxis wenige Vorteile; die Begriffe werden hauptsächlich als theoretische Oberbegriffe benutzt. Beispiel: Eine Patientin mit chronischer Diarrhö aufgrund einer Milz-*Qi*-Schwäche, blass und leicht frierend (Leere-Kälte im Inneren), ist gewiss nicht gut mit *Yang* versorgt und befindet sich daher in einem *Yin*-Zustand (Abb. 2.9).

Diagnostik

3

Ein übernatürlich begabter Arzt muss den Patienten nur sehen,
um zu einer Diagnose zu gelangen.
Ein ärztliches Genie sieht den Patienten, hört ihn an
ohne Fragen zu stellen und findet die richtige Diagnose.
Ein Künstler sieht, hört zu und stellt Fragen.
Wer aber außerdem auch den Patienten untersuchen
und seine Pulse tasten muß, kann immerhin noch
als tüchtiger Handwerker gelten.
Ling shu/Neijing

Am Anfang der Behandlung mit Akupunktur und TCM steht die Diagnose, die auf einer speziellen, auf die Kriterien der chinesischen Medizin zugeschnittenen und meist recht ausführlichen Anamnese beruht sowie eine eigenständige Diagnostik, die neben der körperlichen Untersuchung und Inspektion auch die Untersuchung der Zunge und eine spezifische Pulsdiagnose (die chinesische Medizin kennt 28 Pulsqualitäten an 12 Taststellen) sowie die Palpation von Akupunkturpunkten und Leitbahnen beinhaltet.

Die chinesische Diagnose gibt nicht nur Aufschluß über Art und Lokalisation der Störung, sondern beinhaltet auch eine Aussage über Konstitution und aktuelle Kondition des Patienten, d. h. sie beurteilt auch den vegetativen Grundtonus des Patienten und seine aktuelle Reaktionslage. Sie ist somit durch eine noch so exakte westliche Diagnose nicht zu ersetzen. Allerdings zeigt sich immer wieder, dass es mehr Parallelen zur westlichen Medizin gibt, als auf den ersten Blick vermutet, da die TCM überwiegend phänomenologisch ausgerichtet ist.

3.1 Betrachten

Betrachte das Äußere, um das Innere zu untersuchen
So wen/Neijing

3.1.1 Körperbau, Haltung und Bewegungen des Patienten

Wie sind körperliche Kondition und Konstitution des Patienten (Abb. 3.1)?

- kachektischer Körperbau, trockene und schlaffe Haut → *Yin*- oder Blut-Mangel
- Adipositas, vor allem wenn der Patient auch noch gedunsen wirkt → Schleim-/Feuchtigkeits-Problem
- die typischen „Reithosen“ → Schwäche der Milz
- herabfallende Schultern und eine vornübergeneigte Haltung → verdächtig auf eine Lungen-*Qi*-Schwäche
- schwache Knie, steifer Rücken, Unfähigkeit, lange zu stehen → Nieren-Mangel

Wie bewegt sich der Patient?

- Bewegt er sich schnell (Hitze, *Yang* überwiegt), langsam (Kälte, *Yin* überwiegt)?
- Wie legt er sich auf die Liege (man legt sich nicht auf Organe in Fülle)?
- Zieht er die Beine an (Leere, Kälte), streckt er alle viere von sich (Fülle, Hitze)?
- Kann er nicht flach liegen (Fülle im Oberkörper)?

- Massiert er sich schmerzende Stellen (Mangel) oder toleriert er keinen Druck (Fülle)?
- Fibrillierendes Zittern, Tics und Muskelzuckungen deuten auf Wind (z. B. 55jähriger Alkoholiker mit grobschlägigem Tremor bei Leberzirrhose), leichtes Zittern auf eine *Qi*-Schwäche hin (z. B. zarte, junge Patientin, RR 90/70mmHg, vegetative Dystonie).
- Ganz wichtig: Was hat der Patient an? Auch im August 2 Unterhosen und ein Angoraunterhemd (Kälte, *Yang*-Schwäche) oder kommt er im Januar mit offener Jacke und ohne Pullover (Hitze)?

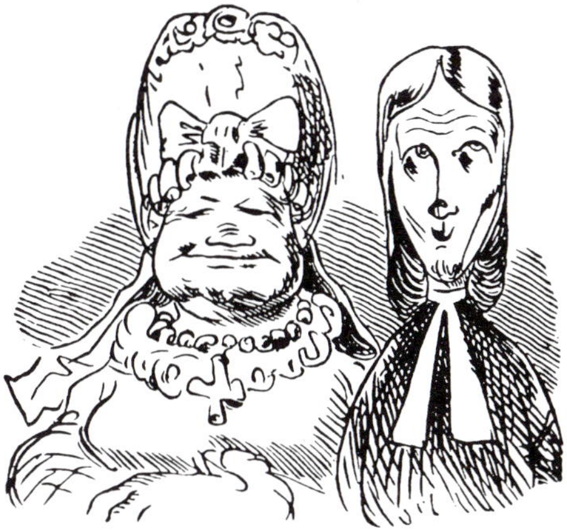

Abb. 3.1 … die Konstitutionen sind verschieden (Petrine und Pauline, aus: Wilhelm Buschs Pater Filucius)

3.1.2 Haut, Nägel und Haare

Haut

- **gelbliches Hautkolorit** (in Verbindung mit Schwellungen oder Ödemen) → Milz-Schwäche und Feuchtigkeit
- **grau-schwärzliches Hautkolorit** → Nieren-Schwäche (vor allem bei *Yin*-Mangel und besonders um die Augen, z. B. terminale Niereninsuffizienz)
- **livid-zyanotische Verfärbung** der Haut (wie in der Schulmedizin) → Blut-Stagnation, besonders deutlich ist dies an den Lippen zu sehen
- ähnlich wie die livid-zyanotische Verfärbung werden auch **Spider Naevi** beurteilt
- **Petechien** → Zeichen der Milz-Schwäche,
- **Milien** → Zeichen für Feuchtigkeit im Inneren,
- **Pickel** → Zeichen für Wind-Hitze in der Lunge oder Hitze im Magen
- **blasse (feuchte) Haut** → *Qi*-Mangel; **trockene blasse Haut** (und trockenes, schuppendes, glanzloses Haar) → Mangel an Blut-*Xue*

Blässe deutet also auf Mangel von *Qi* oder *Yang* und auf Kälte hin. Feuchte Haut und Schwitzen verweisen allerdings nicht immer auf *Qi*-Schwäche, sondern können auch auf dem Eindringen von äußerem Wind oder von Hitze beruhen

- **Rötung** der Haut → Hitze
- ausschließliche **Rötung der Wangen** bei sonst normalem oder blassen Hautkolorit → *Yin*-Mangel, der sich auch durch Hauttrockenheit auszeichnet.

Haare und Nägel

- **Haarausfall** und **vorzeitiges Ergrauen** des Haares → Schwäche der Nieren-Essenz
- **glanzloses Haar** → Störung der Lunge oder Blut-Mangel (s. 3.1.2, Haut)

- **krauses Haar** soll auf die Neigung des Herzens hinweisen, Hitze zu entwickeln (Manie, Unruhe)

> „Krause Haare, krauser Verstand" – der diagnostische Wert dieser Redewendung sollte jedoch nicht überbewertet werden, obwohl hier ein Zusammenhang zwischen krausem Haar und wirrem Verstand hergestellt wird

- **gespaltene** und **brüchige Nägel** → Anzeichen für eine Störung der Leber

3.1.3 Mund und Rachen

Mund, Zunge und Rachen

- **Aphthen** und kleine **Ulzerationen** an der Zunge → Herz-Feuer
- **roter, brennender Rachen** → Nieren- oder Lungen-*Yin*-Mangel, akut auch bei Wind-Hitze-Erkrankungen

Lippen

- **blasse, gesprungene Lippen** und **Rhagaden** → Schwäche der Milz und Blut-Mangel
- **rote, trockene Lippen** → verdächtig auf Magen-Hitze, ganz besonders dann, wenn dazu noch Parodontose, Zahnfleischbluten oder Aphthen am Gaumen als weitere Phänomene hinzukommen

3.1.4 Betrachtung von Ausdruck und Farbe der Augen

Mit dem Ausdruck *you shen*, „Er/sie hat Geist/Bewusstsein", umschreibt die TCM die vitale Ausstrahlung und geistige Präsenz, die sich in den Augen des Patienten (im besten Fall lebhaften und leuchtenden Augen) spiegeln.

- Ein **unsteter Blick** mit der Unfähigkeit zu fixieren deutet auf Störungen des Herzens (z. B. Schleim-Feuer) hin.
- **Rötungen** im Auge oder **kleine Gefäßinjektionen** deuten je nach Lage auf verschiedene Störungen hin, im ganzen gerötete Augen finden sich bei Leber-Feuer oder bei Befall durch Wind-Hitze (Pollenflug).
- **Gelbfärbungen der Skleren** gelten, anders als in der westlichen Medizin, als Zeichen einer Feuchtigkeits-Akkumulation in der Milz.
- **Schwellungen um die Augen** → Schwäche der Niere
- **Abweichungen der Pupille** und **Strabismus** → Wind

3.1.5 Sekrete und Exkrete

Man bezieht in die Untersuchung auch die Betrachtung von Sekreten und Exkreten ein:

- **Gelbfärbungen** und **blutige Tingierungen** → Hitze-Erkrankungen
- **klare, wässrige Sekrete** → Kälte
- **Viskositätszunahme** von Sekreten → Schleim-Feuchtigkeit

3.1.6 Zungendiagnose

Einen ganz besonders hohen Stellenwert nimmt in der TCM die Betrachtung der Zunge ein.

> **Während die chinesische Pulsdiagnose vor allem etwas über das *Qi* aussagt, kann anhand der Zunge besonders gut das Blut-*Xue* beurteilt werden.**

Kunstlicht erschwert die Beurteilung der Zunge. Neben Medikamenten können auch eine ganze Reihe von Nahrungs- und Genußmitteln (Milch, Lakritze, Kaffee, Rauchen) die Farbe des Zungenbelags verändern. Wichtig ist auch die Frage an den Patienten, ob er sich allmorgendlich den Zungenbelag mit der Zahnbürste abkratzt.

Beurteilt werden:

- Form und Farbe des Zungenköpers
- Farbe, Dicke und Beschaffenheit des Belags
- Füllung der Untergrundzungenvenen
- Beweglichkeit der Zunge

Areale der Zunge

Obwohl die Zunge in erster Linie etwas über Milz, Magen und Herz aussagt, findet sich, ähnlich wie beim Auge beschrieben, auch auf der Zunge eine somatotope Zuordnung zu verschiedenen Organen (Abb. 3.2).

Es gibt aber auch andere Ansätze, bei denen die Zunge einfach in 3 Abschnitte eingeteilt wird, die dem oberen, mittleren und unteren 3 Erwärmer zugeordnet werden, oder sogar nur den 3 Abschnitten des Magens (zwischen Ren 10 und Ren 13, entsprechend Pylorus, Magen, Cardia).

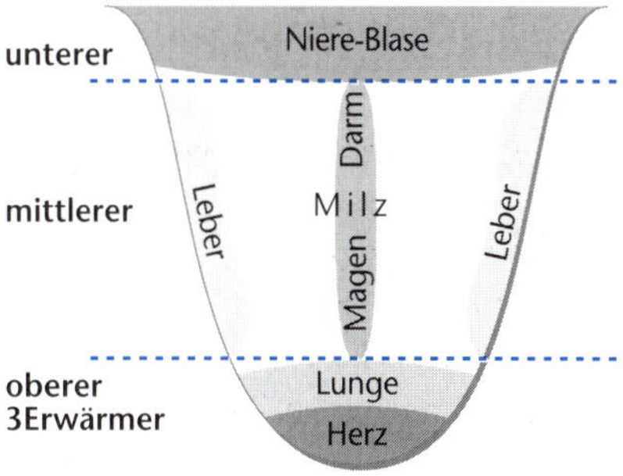

Abb. 3.2 Somatotope Zuordnung der Zungenareale zu verschiedenen Organen

Form und Farbe des Zungenkörpers

Befund	Bemerkung
steifer Zungenkörper	Fülle, v. a. Hitze und Wind
schlaffer Zungenkörper	Mangel/Leere und Kälte, v. a. Schwäche des Abwehr-*Qi*
welker, trockener, dünner und verbrauchter Zungenkörper	*Yin*-Mangel mit Leere-Hitze, wenn die Farbe des Zungenkörpers rot ist; bei blasser Zunge erheblicher Blut-Mangel

Befund	Bemerkung
geschwollener Zungenkörper	chronische Feuchtigkeitsbelastung des Körpers
• blasse, geschwollene Zunge	• *Yang*-Mangel, Milz-Schwäche
• rote, geschwollene Zunge	• Feuchtigkeits-Hitze-Erkrankungen, z. B. Alkoholabusus
• purpurne und vor allem vorne geschwollene Zunge	• Feuer- oder Blut-Stagnation im Herzen
• Zahneindrücke am Rand	• Milz-*Qi*-Schwäche
• prall geschwollener Zungenrand	• häufig bei gestautem Leber-*Qi*
schmaler und dünner Zungenkörper	Blut-/*Yin*-Mangel
Risse im Zungenkörper	• bei schwerem Mangel von *Yin* (rot und rissig) • oder Blut (blass und rissig) • auch bei lang bestehender feuchter Hitze im Körperinnern (rot, geschwollen rissig)
Risse geben, wenn sie lokalisiert auftreten, häufig Aufschlüsse über den Ort einer Störung, z. B.	• breiter, tiefer Riß in der Mitte → Magen-*Yin*-Mangel • Querrisse im vorderen Drittel → Störung im Bereich der Lunge)
erhabene, gerötete Papillen auf der Zunge, die wie kleine Pünktchen durch den Zungenbelag scheinen	Hitze (beim Auftreten roter Papillen sollte man auf die Lokalisation achten!)
• Papillen am Zungengrund	• chronische Feuchtigkeit-Hitze im unteren 3-Erwärmer, z. B. Nierensteine
• Papillen im vorderen Drittel	• häufig bei Wind-Hitze-Erkrankungen der Lunge; z. B. COLD

Zungenfarbe (Abb. 3.3)

Befund	Bemerkung
blasse Zunge	*Qi*, *Yang*-, Blut-Mangel, Kälte (Fülle-Kälte von außen, Leere-Kälte durch *Yang*-Schwäche, *Qi*-Schwäche und Blut-Mangel)
rote Zunge	Hitze (Fülle-Hitze von außen und innen oder Leere-Hitze durch *Yin*-Mangel)
tiefrote Zunge	Feuer von Herz, Leber, Magen
livide Zunge • blass-livide • rot-livide/purpurrot • purpur-livide	Blut-Stagnation, Kälte • Kälte, *Yang*- oder *Qi*-Leere • Blut-Hitze • Blut-Stagnation

Farbe, Dicke und Beschaffenheit des Zungenbelags

Beim Zungenbelag ist es nicht nur wichtig, die Farbe zu betrachten, sondern es sollte auch die Beschaffenheit des Belages untersucht werden.

Der **normale Belag** ist dünn, er haftet gut am Zungengrund, gibt aber den Blick auf das darunter liegende Zungengewebe frei.

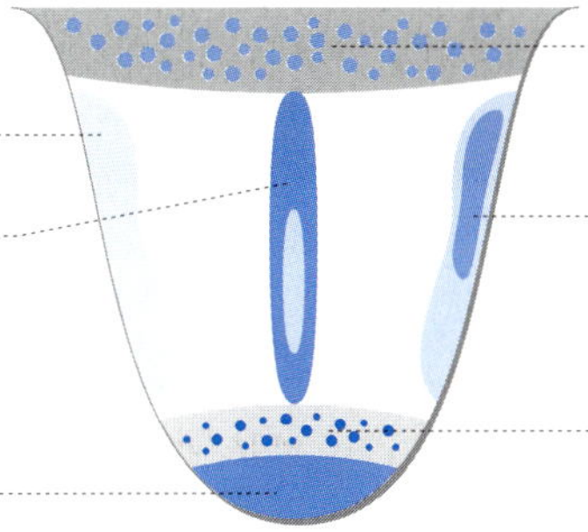

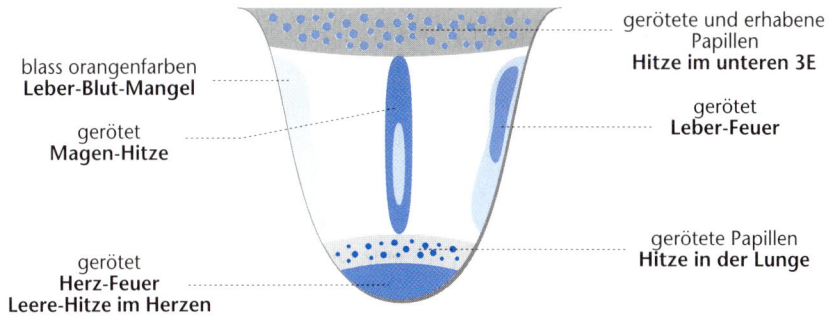

Abb. 3.3 Lokalisation der Farbveränderungen im Bereich der Zunge und Hinweise auf die TCM-Diagnose

Besonderes Augenmerk verdient noch der **„wurzellose"**, **„tofuähnliche" Belag**, der lose auf Zunge und Schleimhäuten aufsitzt, nämlich der **Soor**. Er deutet nach TCM immer auf eine dramatische Hitze-Entwicklung im Inneren hin, außerdem auf eine erhebliche Magen-*Qi*-Schwäche. Der wurzellose Belag wird in der TCM seit jeher als signum malum ominis betrachtet. Wie auch eine ausgedehnte Candida-Mykose häufig bei Patienten mit chronischen konsumierenden Erkrankungen auftritt.

Befund	Bemerkung
dünner Belag	akute Außen-Störung
dicker Belag	späte Außen-Störung, Innen-Störung
weißer Belag	Kälte
gelber Belag	Hitze
grauer Belag	Schleim, Schleim-Hitze
schwarzer Belag	chronische Hitze, chronische Schleim-Hitze
fehlender Belag, Zunge wirkt wie geschält	*Yin*-Mangel (lokalisiert möglich)
klebrig-fetter Belag mit fädenziehendem Speichel	Schleim
trockener Belag	Blut-Mangel, Hitze-Erkrankungen

Beweglichkeit der Zunge

Befund	Bemerkung
grobschlägiger Tremor der Zunge (vgl. Leberzirrhose)	Vorhandensein von innerem Wind
zur Seite abweichende Zunge (vgl. Apoplex)	Vorhandensein von innerem Wind
leichtes Zittern der Zunge	(Milz-)*Qi*-Schwäche

Füllung der Unterzungenvenen

Wichtig ist, auch unter die Zunge zu schauen!

Befund	Bemerkung
mäßig gestaute Unterzungenvenen	gestautes (Leber)-*Qi*
massiv gestaute, verdrehte Unterzungenvenen	Blut-Stagnation (Patient mit KHK und Herzinsuffizienz)

3.2 Hören und Riechen

3.2.1 Untersuchung durch Hören

- **Stimmkraft**
  kräftig → Fülle, normal
  leise → Mangel oder Kälte
  Heiserkeit → Mangel-Hitze; Wind-Hitze
- **Rede**
  Schweigsamkeit, Stottern, Versprecher → Herz-*Qi*-Schwäche
  Logorrhö, Paraphrasie, unzusammenhängende Sprache → Herz-Feuer, Schleim
- **Atmung**
  rasselnd → Schleim
  laut pfeifend und giemend, Luftnot beim Asthma → Fülle
  still erstickend, Schwierigkeiten besonders beim Ausatmen → Mangel
  beim Husten geht man analog vor
- **Aufstoßen** → häufig durch Leber-*Qi*-Stagnation oder rebellierendes Magen-*Qi*
- **Seufzen** → Leber-*Qi*-Stagnation
- **Stöhnen** → Nieren-Mangel

In der TCM war es früher auch üblich, die Geräusche beim Erbrechen, beim Schluckauf, beim Rülpsen und beim Husten diagnostisch zu bewerten, worauf hier jedoch aus Platzgründen nicht näher eingegangen werden kann.

3.2.2 Untersuchung durch Riechen

- **Mundgeruch**
  faulig → Magen-Hitze, Nahrungs-Stagnation im Magen, Lungen-Hitze
  säuerlich → dyspeptische Beschwerden, z. B. bei Milz-Problemen
- **Körpergeruch**
  scharf-zwiebelartig → Hitze
  säuerlich-ranzig → häufig bei Leber-Störungen (Stress-Schweiß)
- **Exkrete**
  geruchlos oder säuerlich → Kälte
  stinkend → Hitze

3.3 Anamnese

Das wichtigste an der Untersuchung durch Hören ist das Erheben einer ausführlichen Anamnese, die nicht nur das aktuelle Beschwerdebild, sondern auch die Vorgeschichte, das soziale Umfeld und die vegetative Reaktionslage des Patienten erfasst. Im alten China orientierten sich junge Ärzte am „Lied der 10 Fragen", das als Erinnerungshilfe für ein strukturiertes Vorgehen dienen sollte. Wir halten uns an einen speziellen Anamnesebogen, der die systematische Befragung erleichtert (s. Anhang).

Da die Akupunktur ein Verfahren ist, das sich an die Autoregulationsmechanismen des Körpers wendet, sollte die Anamnese aber auch gezielt mögliche Störfaktoren für die Akupunktur ins Bewusstsein rücken. Dazu gehören neben Voroperationen mit schlecht verheilten Narben auch die berufliche oder private Exposition mit toxischen oder potentiell unverträglichen Substanzen (Schwermetalle, Stäube, Formaldehyd, Alkohol, Nikotin), Zahnbehandlungen (Implantate, Wurzelbehandlungen, Einschleifen, Bisskorrekturen) und vieles andere mehr. Auch sollten Lebensgewohnheiten und psychosoziales Umfeld eruiert werden.

Aktuelle Beschwerden

- Beginn, Dauer
- Auslöser: klimatische Faktoren, Erkrankungen, emotionale Belastungen, Überanstrengungen
- Besserung/Verschlechterung durch bestimmte Einflüsse oder Maßnahmen (s. u.)

Schlafverhalten

Der Schlaf hängt wesentlich von Herz und Leber und dort vor allem vom ausreichenden Vorhandensein von Blut und *Yin* ab (s. 9.7.3, Schlafstörungen). Schlafdefizit und Schichtarbeit wiederum schaden vor allem *Yang* und *Qi*, da das *Yang* den Schlaf vor Mitternacht braucht, um sich zu regenerieren (die TCM befindet sich hier in völliger Übereinstimmung mit unseren Großmüttern).

- Erhöhtes Schlafbedürfnis → *Qi*-Schwäche, *Yang*-Mangel, Feuchtigkeit
- Einschlafstörungen → Nieren-*Yin*-Mangel; kombinierter Herz- und Nieren-*Yin*-Mangel: unsinnige Träume, kann sich aber nicht erinnern
- Einschlafstörungen mit unruhigen Träumen, Wälzen, abdominellen Beschwerden → Nahrungs-Stagnation im Magen, Magen-Feuer
- Durchschlafstörungen, von 1 – 3 Uhr wach → Leber-Muster
- Durchschlafstörungen, Alpträume, ab morgens früh wach → Herz-Blut-Mangel
- subjektiv Schlafstörungen, Schnarchen, Träume, häufiges Umdrehen, morgens Erschöpfung → Schleim (vgl. Schlaf-Apnoe-Syndrom)
- Durchschlafstörungen, Erwachen vor Schreck → Herz-Feuer

Körperliche und geistige Spannkraft, Gedächtnis, seelische Ausgeglichenheit

Auf eine kurze Formel gebracht entstehen Müdigkeit und Lethargie durch das absolute oder relative Fehlen von *Qi* oder *Yang*, Unruhe und Neurasthenie beim Fehlen von *Yin* oder bei Hitze-Zuständen.

- Besserung des Allgemeinzustandes durch Hinlegen → Mangel
- Besserung des Allgemeinzustandes durch Aufsetzen → Fülle
- Müdigkeit → *Yang* oder *Qi*-Schwäche
- Benommenheit → Feuchtigkeit, Schleim
- Vergesslichkeit → Milz (Schlüssel etc.) Herz und Niere (Langzeitgedächtnis)
- intellektueller Verfall → Nieren-Essenz-Mangel
- schnelle Erschöpfung → Mangel an Vitalsubstanzen, allgemeine Schwäche von *Qi* und Blut (kommt aber auch bei *Yin*- oder *Yang*-Mangel vor)
- Konzentrationsstörungen → Herz-*Qi*- oder Blut-Schwäche; Feuchtigkeit
- Ruhelosigkeit → Fülle- oder Mangel-Hitze, besonders von Herz und Leber; Schleim-Hitze
- Schreckhaftigkeit → Herz-Blut-Mangel
- Stimmungsschwankungen → Leber-Störungen
- Reizbarkeit → Leber-Störungen
- Depressivität → Leber-*Qi*-Stagnation, Milz-*Qi*-Schwäche, Nieren-*Qi*-Schwäche

Neurologische Phänomene wie Schwindel, Zittern, Tics, Sensibilitätsstörungen

- Schwindel:
  konstant und moderat → meist Schwäche von *Qi* und Blut oder Nieren-Mangel
  plötzlich und dramatisch → z. B. Wind-Hitze, Schleim-Feuer, Leber-Feuer
- Zittern:
  fibrillierend, grobschlägig → Wind;
  sonst → *Qi*-Schwäche
- Sensibilitätsverlust, dumpfe Parästhesien → Feuchtigkeit/Schleim
- Allodynie, Hyperpathie → Wind, Hitze

Sinnesorgane

- Tinnitus
  wie eine Zikade, kann durch Aufdrücken der Hand auf das Ohr gebessert werden → (Nieren-)Mangel
  laut, an- und abschwellend, anfallsweise → (Leber-)Fülle
- Hörsturz → Leber-Feuer
- chronische Hypakusis, schleichend → Nieren-(Essenz)-Schwäche
- rote Augen, Hitze, Lichtscheu, Sehstörungen → Leber-Feuer, Leber-Wind
- stechende Schmerzen im Auge → Herz-Feuer
- Sehstörungen mit Flimmern, Mouches volantes → (Leber)-Blut-Mangel

Schmerzen

Die Differenzierung von Schmerzen erfolgt anhand des Schmerzcharakters, der topographischen Zuordnung sowie der Auslöser und beeinflussenden Faktoren. Hier werden nur die wichtigsten Modalitäten kurz beschrieben (weitere Einzelheiten s. Kap. 8).

Besserung durch:

- Druck → Leere
- Wärme → *Yang*- oder *Qi*-Schwäche, Kälte, manchmal bei Blut-Stagnation

- Bewegung → *Qi*-Schwäche
- Ruhe → Fülle.

Verschlechterung durch:

- Kälte → Kälte, *Qi*- oder *Yang*-Schwäche, sehr ausgeprägt bei Blut-Stagnation
- Wärme → Hitze, Wind, manchmal auch bei *Qi*-Stagnation
- Druck, Bewegung → Fülle-Schmerzen, vor allem Stagnation von *Qi* und Blut
- Ruhe, Liegen → Mangel-Schmerzen (z. B. chronische Lumbalgie – Nieren-Mangel), manche Formen der *Qi*-Stagnation (auch nächtliches „Verlegen" führt nach TCM zur lokalen Stagnation von *Qi*)

Temperaturverhalten, Fieber, Schwitzen

Die Abneigung gegenüber bestimmten Witterungsfaktoren weist auf konstitutionelle Schwächen hin; außerdem lässt sie Rückschlüsse auf das Vorhandensein von Hitze oder Kälte im Körper zu.

Außen-Erkrankungen → Koexistenz von Hitze und Kälte

- Abneigung gegen Wind und besonders Kälte, leichtes Fieber, kein Schwitzen → äußere Wind-Kälte
- hohes Fieber, geringfügige Kälteaversion, wenig oder kein Schwitzen → äußere Wind-Hitze.

Innen-Erkrankungen → Hitze oder Kälte, nicht aber beides zusammen

- hohes Fieber, Kontinua, Durst, starkes Schwitzen → Hitze in Lunge/*yangming*
- subfebrile Temperaturen, undulierend, Schwitzen nachts → *Yin*-Mangel
- Kälteempfindlichkeit, kalte Extremitäten, Blässe → *Yang*-Mangel
- extreme Kälteempfindlichkeit, sehr kalte, manchmal taube Gliedmaßen, Bauchschmerzen, Durchfall → Kälte im Inneren, häufig Milz/Magen

Schwitzen

Schwitzen ist im Verständnis der TCM ein Versagen der Fähigkeit, die Poren zu schließen, also häufig ein Zeichen von Schwäche; außerdem finden wir es bei Hitze-Erkrankungen der Oberfläche und des Inneren, wo das *Wei-Qi* blockiert ist:

- spontanes Schwitzen am Tag → (Lungen- oder Milz-)*Qi*-Schwäche, *Yang*-Mangel
- Schwitzen nur auf einer Seite → Wind-Schleim-Obstruktion der Gefäße (AVK, Apoplex, M. Sudeck; nach Ansicht der Autorin bezieht sich die Beschreibung wahrscheinlich auf eine Sympathicusstörung)
- klebriger Schweiß, der gelbliche Spuren an der Wäsche hinterlässt → feuchte Hitze im Körper
- Kaltschweißigkeit → *Yang*-Mangel, *Yang*-Kollaps (vgl. Linksherzversagen)
- spontanes Schwitzen nachts, vor allem an Thorax, Händen und Füßen → *Yin*-Mangel

Stoffwechsel, Gewichtszunahme oder -abnahme

- Gewichtszunahme ohne vermehrte Nahrungsaufnahme → Feuchtigkeit, Milz-*Qi*-Schwäche
- Gewichtsverlust → Hitze, *Yin*-Mangel, konsumierende Erkrankungen, Magen-*Yin*-Mangel (Hunger, kann aber nicht essen)

Hauterscheinungen, Juckreiz, Nägel (s. a. 3.1.2)

> Kein Jucken ohne Hitze!

- rote, brennende, blutende Hauterscheinungen → Hitze
- Milien → Feuchtigkeit

Thorax

- Kurzatmigkeit, leichtes Druckgefühl in der Brust, schwaches Husten, sehr empfindlicher Ren 17 → Lungen-*Qi*-Schwäche, oft nach emotionalen Traumata
- starkes Druck- und Völlegefühl: z. B. Asthma → Schleim-Hitze, z. B. Herzneurose → *Qi*-Stagnation
- scharfer, hell-stechender Thoraxschmerz, gut lokalisierbar → Blut-Stagnation
- gelbes, zähes Expektorat → Hitze
- dünnes, weißes Expektorat → Kälte
- trockener Reizhusten → *Yin*-Mangel

Abdomen

Hier werden nur einige wichtige Leitsymptome besprochen (für eine genauere Differenzierung s. 9.1).

- Aufstoßen → Leber-*Qi*-Stagnation, Nahrungs-Stagnation
- Spannung, Druckgefühl, Völlegefühl in Thorax und Hypochondrium → Leber-*Qi*-Stagnation
- Spannungsgefühl am rechten Rippenbogen → Leber-*Qi*-Stagnation
- (saurer) Reflux → rebellierendes Magen-*Qi*, Nahrungs-Stagnation im Magen, Leber greift den Magen an
- Spannungsgefühl, Druck und Schmerzen im Epigastrium → Erkrankungen von Milz und Magen
- Besserung von Symptomen durch Erbrechen → Fülle
- Besserung durch Essen, Druck/Massage → Mangel

Hunger und Durst

Hunger

> Guter Appetit = gesunder Zustand des Magen-*Qi*

- Appetitverlust → Milz- oder Magen-*Qi*-Schwäche, *Qi*- oder Feuchtigkeits-Stagnation im mittleren Erwärmer
- zu guter Appetit, Heißhunger → Magen-Feuer
- Fressanfälle im Wechsel mit appetitlosen Phasen → Leber-*Qi*-Stagnation
- Übelkeit und Völlegefühl nach dem Essen, Appetitlosigkeit, säuerlicher Mundgeschmack → Nahrungs-Stagnation im Magen
- Heißhunger auf Süßes → hier spricht die Milz
- Gier nach Scharfem → v. a. Leber-*Qi*-Stagnation

Durst

- Durst, Verlangen nach kalten Getränken → Hitze
- Durst ohne Trinkbedürfnis → *Yin*-Mangel, Feuchte-Hitze
- normaler oder verminderter Durst, Bedürfnis nach warmen Getränken → Kälte
- wenig Durst → Feuchtigkeitserkrankungen, Schleim, *Yin*-Mangel

Morgendlicher Mundgeschmack

- bitter → Feuer
- sauer → die Leber greift Milz/Magen an
- fade-klebrig oder süßlich-fade → Feuchtigkeit oder Feuchte-Hitze in Milz/Magen
- Verlust der Geschmacksempfindungen → innere Kälte.

Stuhlgang und Verdauung

Obstipation

- Obstipation, trockener harter Stuhl → Hitze, *Yin*-Mangel
- Obstipation, Schafskot → Leber-*Qi*-Stagnation
- Obstipation, weicher Stuhl, mühevolle Defäkation → *Qi*-Schwäche von Milz/Dickdarm
- Obstipation mit schneidenden Leibschmerzen, Kältegefühl in Bauch und Gliedern → Kälte im Dickdarm

Diarrhö und Inkontinenz

- Diarrhö, geruchsarm, lose, oft, wässrig, heftige Bauchschmerzen → Kälte
- Diarrhö, stinkend, heftig, Tenesmen, Brennen am Anus, Völlegefühl → Feuchte Hitze
- Diarrhö, chronisch, mäßig, Unverdautes, Meteorismus → Milz-*Qi*-/*Yang*-Mangel
- Diarrhö in den frühen Morgenstunden, Kältegefühl → Nieren-*Yang*-Mangel
- Diarrhö im Wechsel mit Obstipation → Feuchtigkeitsakkumulation in der Milz, meist aber Disharmonie zwischen Leber und Milz
- Inkontinenz → Nieren-Schwäche

Ableitende Harnwege

- blasser Urin, Polyurie → Kälte
- gelber, konzentrierter Urin, blutig tingiert → Hitze
- Schlieren, Obstruktionsgefühl, Harnverhalt, Restharn → Feuchtigkeit
- Pollakisurie → (Nieren)-*Qi*-Schwäche
- Inkontinenz → meist Nieren-Schwäche (s. 9.5.4, Inkontinenz)

Zyklusanamnese, Geburten, Aborte

Eine genaue Zyklusanamnese sollte nicht nur bei der Behandlung von Unterbaucherkrankungen und nicht nur von GynäkologInnen erhoben werden. Man erhält aus der gynäkologischen Anamnese sehr gute Aussagen über den Zustand des Blutes, was beim Mann nicht so leicht möglich ist. Zur Beurteilung werden Zyklusdauer, Art, Intensität und Beschaffenheit der Blutung sowie zeitliches Auftreten, Charakter und Modalitäten begleitender Schmerzen beurteilt (s. 9.6.1).

Sexualverhalten
Die TCM hat sehr genaue Vorstellungen darüber, dass zum einen ein gewisses Maß an sexueller Aktivität für Gesundheit und seelisches Gleichgewicht unabdingbar ist, andererseits aber auch darüber, wie viel altersentsprechend zu- oder abträglich ist. Ein exzessives Sexualleben schädigt Nieren-Essenz und -*Yin*. Für Frauen führt der Verkehr selbst nicht unmittelbar zum Verlust von Vitalsubstanzen, wohl aber wiederholte Geburten, Fehlgeburten und Abtreibungen. Störungen von Libido, Potenz und Fertilität geben wiederum Hinweise auf bestimmte Erkrankungen im Sinne der TCM (s. 9.6.1, Fertilitätsstörungen). Beim Nieren-*Yang*-Mangel finden wir einen Libidoverlust, beim Nieren-*Yin*-Mangel eine oft unkontrolliert gesteigerte Libido (wie sich in der Tat sehr häufig bei alten Patienten mit Zerebralsklerose beobachten lässt).

3.4 Tasten

3.4.1 Palpation

Man sollte sich angewöhnen, beim Patienten eine gründliche Palpationsdiagnostik durchzuführen und nicht nur nach schmerzenden lokalen Punkten suchen, sondern auch nach lokoregionalen Akupunkturpunkten, die evtl. gelotisch verquollen, eingesunken oder schmerzhaft verspannt sind.

Besonders wichtig ist die Betastung der *Shu*- und *Mu*-Punkte (s. 4.2.2). Dort finden sich häufig palpable Gelosen oder Resistenzen:
- prall, aber eindrückbar, verschieblich → *Qi*-Stagnation
- hart, fixiert, sehr schmerzhaft → Blut-Stagnation

Häufig lassen sich Temperaturdifferenzen an Akupunkturpunkten fühlen, die von diagnostischer Bedeutung sind (z. B. Bl 20 bei *Yang*-Leere der Milz).

3.4.2 Pulstastung

Die Pulstastung ist ein wichtiges diagnostisches Hilfsmittel in der TCM – wie auch in der westlichen Medizin vor der Erfindung von EKG und Pulsoxymetrie. Der Puls gibt wertvoll Auskunft über den Zustand von Blut und vor allem *Qi*.

Die Lokalisation der Pulstaststellen hat im Lauf der Jahrhunderte mehrfach gewechselt; am gebräuchlichsten ist zur Zeit die Tastung an beiden Aa. radiales.

Die Pulse erlauben Rückschlüsse über die Funktion der *Yin*-Organe, aber – vielleicht mit Ausnahme des Magens – nicht über die *Yang*-Organe.

Arzt und Patient sollten sich bei der Pulstastung in einem ruhigen, ausgeglichenen und ausgeruhten Zustand befinden. Der Patient sollte weder gefastet haben, noch unmittelbar nach dem Essen untersucht werden. Am besten werden die Handgelenke des Patienten auf einem kleinen Kissen gelagert, damit sich die Muskulatur entspannt. Man legt den Mittelfinger auf den Processus styloideus radii, Zeigefinger und Ringfinger locker im Abstand von ca. 1 *cun* daneben und gleitet dann hinüber auf die A. radialis (Abb. 3.4).

Der Puls sollte an allen 3 Taststellen gut zu fühlen sein; es ist normal, wenn er in der Mitte stärker ist als proximal und distal. Er sollte moderat und rhythmisch,

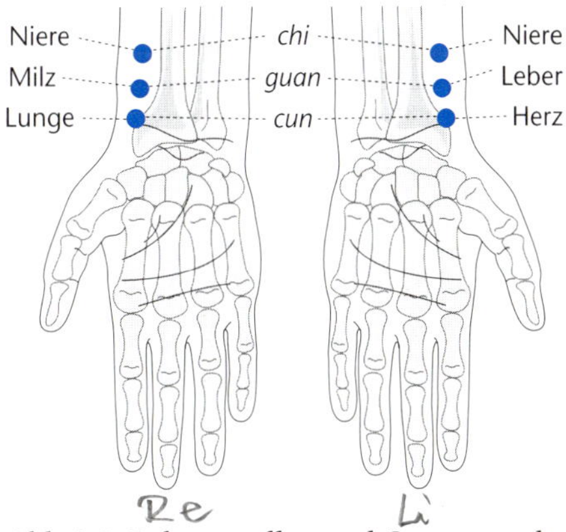

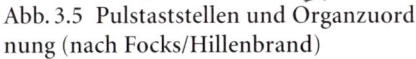

Abb. 3.5 Pulstaststellen und Organzuordnung (nach Focks/Hillenbrand)

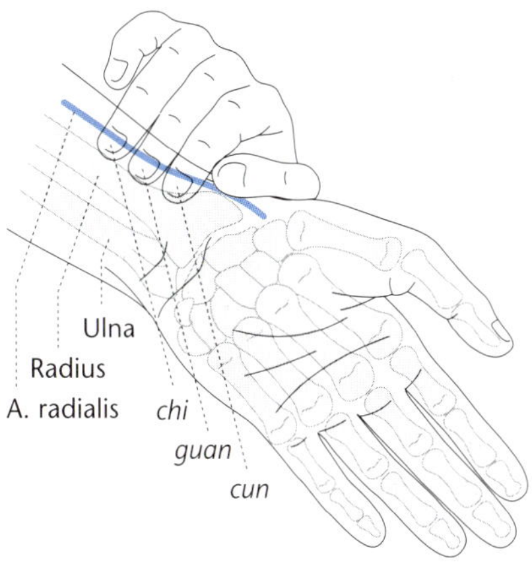

Abb. 3.4 Pulstaststellen und Position der Finger bei der Pulstastung

sanft und stark zugleich und nicht nur an der Oberfläche, sondern auch in der Tiefe gut zu tasten sein. Als normal wird auch in China eine Frequenz von 72 Schlägen/min angesehen. Normvarianten kommen je nach Lebensalter (je jünger, desto schneller) oder Herkunft (heißes Land, kaltes Land, Gebirge oder Ebene) vor. Auch weiß man, dass Emotionen (auch kurzfristig) den Puls verändern können. Man sollte den Puls als Momentaufnahme betrachten, bei der es auch binnen Tagen oder sogar Stunden zu Veränderungen kommen kann. Die Abbildung 3.5 zeigt die heute allgemein gebräuchliche Zuordnung.

Der Puls wird nach Tempo, Rhythmus, Füllung des Pulses und Wandspannung der Arterie beurteilt. Nachfolgend werden die wichtigsten Abweichungen von der Norm kurz beschrieben (Tab. 3.1). Für den Anfänger ist es nicht unbedingt nötig (und auch nicht so schnell machbar), alle 28 Pulsqualitäten der TCM unterscheiden zu lernen, daher sind die Pulse hier nicht in der traditionellen Systematik, sondern anhand ihrer Charakteristika geordnet. Vieles ist aber durchaus vertraut und kann sicher auch vom Anfänger in Relation zu bestimmten Patienten und Krankheitsbildern gebracht werden. Wichtig ist die Unterscheidung zwischen

- einem vollen und einem leeren Puls
- einem schlüpfrigen und einem saitenförmigen oder drahtigen Puls
- einem oberflächlichen und einem tiefen Puls

Sicherlich ist die Pulstastung das diagnostische Verfahren, das am stärksten subjektiven Interpretationen unterworfen ist. Der „normale" Puls einer 45 kg schweren Primaballerina fühlt sich verständlicherweise anders an als der „normale" Puls eines 110 kg schweren Gewichthebers. Das richtige Gefühl für die individuellen Pulse stellt sich bei einiger Übung sicher bald ein. Wer vertraut ist mit Pulsoxymetrie und blutiger Druckmessung wird es besonders leicht haben, die typischen Pathalogien wieder zu erkennen, da die Pulskurven z. B. bei Volumenmangel oder fixiertem Hypertonus charakteristische Abweichungen von der Norm zeigen, die sich auch im Tastbefund nachvolllziehen lassen.

Tabelle 3.1 Pulsbilder und zugeordnete Erkrankungen

Bezeichnung	zugeordnetes Syndrom	Pulsqualität	Anmerkungen*	Pulsbild
Tempostörungen				
Langsamer Puls *(chi mai)*	Kälte, *Yang*-Schwäche	häufig mit den Qualitäten tief und/oder gespannt	„Langsamer Puls herrscht über die Leere der Nieren. Sehr langsamer Puls ist ein ernstes Zeichen. Trifft man ihn im Sommer, so kann der Kranke nicht geheilt werden."	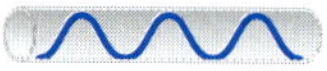
Träger Puls *(huan mai)*	Feuchtigkeit	leicht verlangsamt, weich	„An der *Cun*-Taststelle deutet er auf Schleim-Anhäufung in der Brust hin."	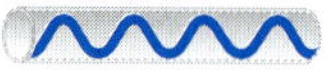
Schneller Puls (> 5/Atemzug) *(shuo (su) mai)*	Hitze	häufig kombiniert mit den Qualitäten voll oder oberflächlich		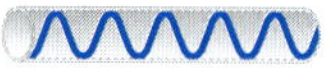
Rasender Puls (7–8/Atemzug) *(ji mai)*	Hitze, meist Leere-Hitze	stark beschleunigt	„Der Kranke will wissen, ob er sterben wird. Wenn der Puls schlägt wie ein Schleuderstein, und dazu schnell …"	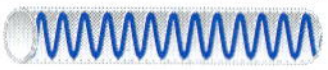
Beweglicher oder zitternder Puls *(dong mai)*		gleitende Komponente, kräftig	Akutpuls; bei Angstzuständen und/oder Schmerzen	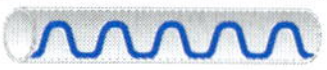
Rennender Puls *(cu mai)*	Hitze, Schleim-Hitze, *Qi*-/Blut-Hitze, *Qi*-/Blut-Stagnation, Nahrungs-Stagnation	schnell, arrhythmisch		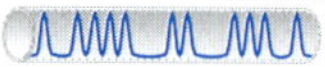
Geknoteter Puls *(jie mai)*	*Qi*-/Blut-Stagnation, Schleim-Kälte	langsam, arrhythmisch, Bigeminus		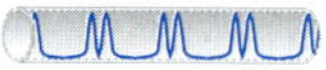
Intermittierender Puls *(dai mai)*	erheblicher *Yang*- und *Qi*-Mangel	regelmäßige Aussetzer (AV-Block II. Grades)		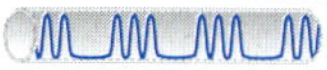
Füllungsstörungen				
Verschwindender Puls *(wei mai)*	erhebliche Leere der Vitalsubstanzen	sehr weich, fein, kaum tastbar	Wenn man ihn unter dem Finger sucht, ist er wie Watte, beim Kommen und Gehen ist er äußerst klein. Erschöpfte Kraft, kein Samen, …	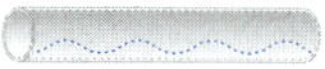

* und Zitat aus *Nanjing*

Bezeichnung	zugeordnetes Syndrom	Pulsqualität	Anmerkungen*	Pulsbild
Fadenförmiger oder dünner Puls *(xi mai)*	Schwäche von *Qi* und Blut, evtl. *Yin*	deutlich, gut tonisiert, aber dünn		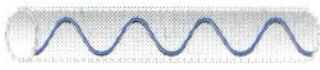
Kurzer Puls *(duan mai)*	Schwäche oder Stagnation von Qi	kann schwach oder voll sein		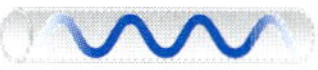
Rauer Puls *(se mai)*	Blut-Mangel, Blut-Stagnation (KHK, AVK)	schabend, uneben, stachelig		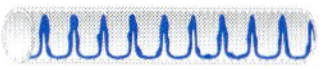
Zerfließender Puls *(san mai)*	*Qi*-Kollaps, Kreislaufversagen, präfinaler Puls	oberflächlich, wechselnd in Füllung und Intensität, unregelmäßig, hohl	auch Lageveränderung	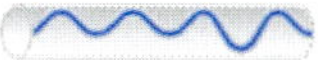
Hohler Puls *(kou mai)*	massiver Blut-Mangel, Blut-Verlust, Volumenmangelschock, *Yin*-Mangel	oberflächlich, groß, aber hohl		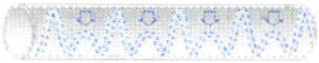
Leerer Puls *(xu mai)*	*Qi*- und Blut-Mangel	weich, wegdrückbar, v. a. in der Tiefe schwach		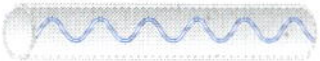
Sanfter Puls *(ru mai)*	Feuchtigkeit; *Qi*-Mangel, bei jungen Frauen häufig	oberflächlich, weich	auch Lageveränderung	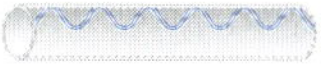
Schwacher Puls *(ruo mai)*	*Yang*- und *Qi*-Mangel, evtl. Blut-Mangel	dünn, tief, schwach	auch Lageveränderung	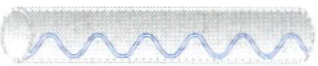
Voller Puls *(shi mai)*	Fülle-Syndrome	kräftig, groß		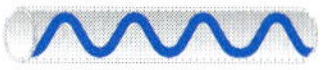
Überfließender Puls *(hong mai)*	Hitze, Feuer (arterielle Hypertonie)	kräftig, deutliches Störmungsgefühl	auch Lageveränderung	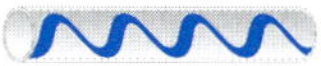
Langer Puls *(chang mai)*	überaktives Leber-*Yang*, Fülle/Hitze	über die normalen Taststellen hinaus spürbar; kräftige Wandspannung		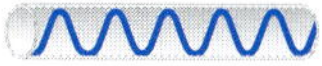
Fester Puls *(lao mai)*	Nahrungs-Stagnation, Nässe/Kälte	lang, gespannt, erst auf Druck tastbar	auch Lageveränderung	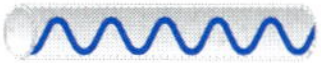
Pathologische Wandspannung				
Saitenförmiger Puls *(xian mai)*	Leber-/Gallenblasen-Muster, Schmerz, Wind	wie eine Gitarrensaite, lang		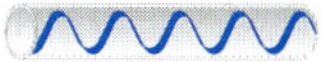
Gespannter Puls *(jin mai)*	Blut-Stagnation, Kälte	fest, gespannt, wie ein verdrilltes Seil		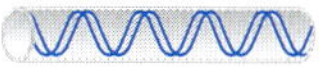

* und Zitat aus *Nanjing*

Bezeichnung	zugeordnetes Syndrom	Pulsqualität	Anmerkungen*	Pulsbild
Trommelförmiger Puls *(ge mai)*	Essenz- oder *Yin*-Mangel, Blut-Verlust	erhöhte Wandspannung, keine Substanz	auch Lageveränderung	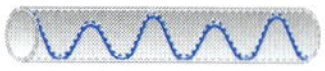
Gleitender oder schlüpfriger Puls *(hua mai)*	Feuchtigkeit, Schwangerschaft	„Wie Perlen in einer Schale“		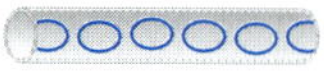
Pathologische Lage				
Tiefer Puls *(chen mai)*	Innen-Syndrome, Kälte	bei Druck tastbar, schwach oder voll		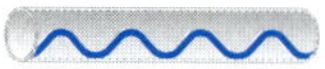
Verborgener Puls *(fu mai)*	schwere Mangel-Syndrome	sehr tief, schwach, u. U. abweichende Lage		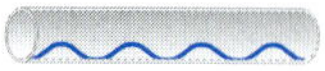
Oberflächlicher Puls *(fu mai)*	Außen-Syndrome, Hitze	an der Oberfläche schon bei leichtem Druck tastbar		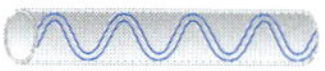

* und Zitat aus *Nanjing*

4 Leitbahnen

Die Abbildungen der nachfolgend besprochenen Akupunkturpunkte sind entnommen und modifiziert aus C. Focks/N. Hillenbrand, Leitfaden Traditionelle Chinesische Medizin, Schwerpunkt Akupunktur, 3. Auflage. Urban & Fischer, München 2002

4.1 Das System der Leitbahnen (Meridiane)

4.1.1 Lehre von den Leitbahnen

Während es durchaus Anhaltspunkte für anatomische Korrelate zu Akupunkturpunkten gibt, bleibt weiterhin unklar, ob es für die Akupunktur-Leitbahnen anatomische Entsprechungen gibt. Ähnlich wie die Ägypter und Griechen der Antike hatten die alten Chinesen die Vorstellung, dass in 12 „Haupt-Gefäßen" Blut-*Xue* und *Qi* zirkulierten, um den Körper mit Energie und Nährstoffen zu versorgen. Allerdings zeigten sie wenig Neigung, ihre Theorien durch anatomische Studien zu erhärten und haben sich nie wesentlich für die Frage der Morphologie interessiert. Bemerkenswerterweise gibt es im Chinesischen nur ein Schriftzeichen *(mai)* für Leitbahn, Blutgefäß oder Puls.

Schon Hübotter, der sich als erster deutscher Forscher im Jahre 1929 über die Akupunktur habilitierte, gelangte zu der Deutung, es müsse sich bei den *Yin*-Leitbahnen meist um Gefäße und bei den *Yang*-Leitbahnen um Nerven handeln und versuchte eine Zuordnung (z. B. Herz-Leitbahn: A. ulnaris; Dickdarm-Leitbahn: N. radialis). Folgt man einer Quelle Hübotters aus dem Jahr 1575, dem *I xue yu men* – „die *Yang*-Stellen liegen seitlich der Knochen in Gruben, das Einstechen muss schmerzhaft sein, dann ist es richtig" – und betrachtet man die auffällige Nähe der meisten Akupunkturpunkte zu den Nervenaustrittsstellen, ist die Schlussfolgerung Hübotters nachvollziehbar. Allerdings zeichnen viele Leitbahnen in ihrem Verlauf auch einfach typische Ausstrahlungen von Motor- oder Triggerpunkten nach.

4.1.2 Gliederung der Leitbahnen

Die chinesische Medizin kennt folgende Leitbahnen:

- 12 Haupt-Leitbahnen *(jing mai)*
- 15 große Kollateralgefäße oder Netz-Leitbahnen *(luo mai)*
- 12 Sonder-Leitbahnen oder divergierende Leitbahnen *(jing bie)*
- 12 Muskel-/Sehnen-Leitbahnen *(jing jin)*
- 12 Hautregionen *(pi bo)*
- 8 außerordentliche Leitbahnen *(qi jing ba mai)*

> Ebenso wenig, wie man sich den Akupunkturpunkt als „Punkt" vorstellen sollte, sollte man sich die Leitbahnen als flächige Gebilde vorstellen. Um diesem Umstand Rechnung zu tragen, wurde in diesem Buch auch nicht der Begriff „Meridian" verwendet.

Die Leitbahnen bestehen aus verschiedenen Schichten, die in unterschiedlicher Tiefe angelegt sind (Abb. 4.1).

Die 12 Haupt-Leitbahnen *(jing mai)*: Die beiden Haupt-Leitbahnen eines Leitbahn-Paares verlaufen in der Tiefe. Sie haben direkte Verbindungen zu den zugehörigen *zang fu*-Organen und sind über die Netzgefäße miteinander verbunden.

Die 15 Kollateralgefäße oder Netz-Leitbahnen *(luo mai)*: Diese entspringen dicht am Ursprung der Haupt-Leitbahnen, liegen aber so oberflächlich, dass man „mit dem Auge wahrnehmen kann, ob sie in Leere oder Fülle sind" (so der Gelbe Kaiser im *Jia i jing* – nach Hübotter). Während man die Haupt-Leitbahnen *(jing mai)* nicht sehen kann, liegen die kleineren Abschnitte der *luo mai* mit ihren kurzen und queren Verläufen „wie ein Netz" unter der Haut, wo sie das Abwehr-*Qi* in die Hautschichten der Leitbahn transportieren; möglicherweise sind einfach die kleinen Venolen und Kapillaren gemeint. Zu den Kollateralgefäßen werden auch die Verbindung von *Du mai* und *Ren mai* sowie das „große *luo*-Gefäß der Milz" gezählt.

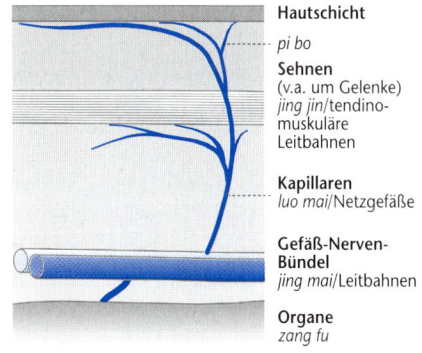

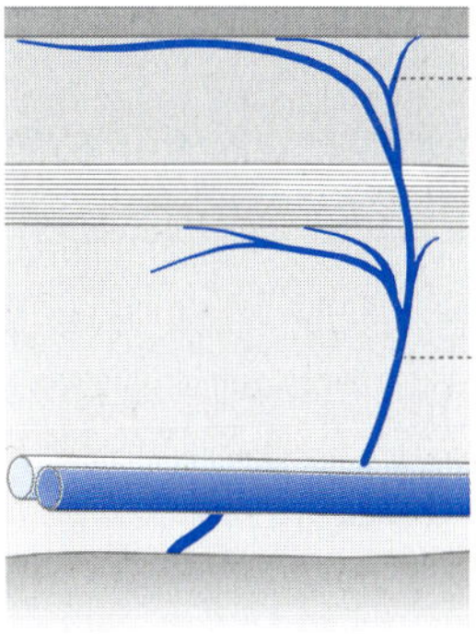

Abb. 4.1 Schichten der Leitbahnen

Die 12 Sonder-Leitbahnen oder divergierenden Leitbahnen *(jing bie)*: Die divergierenden Leitbahnen verbinden die Haupt-Leitbahnen mit dem Herzen oder mit Regionen in der Peripherie. Die Verläufe der jeweiligen Sonder-Leitbahnen erklären, warum z. B. Akupunkturpunkte auf den Lungen- oder Dickdarm-Leitbahnen auch auf den Rachen wirken, obwohl die Haupt-Leitbahnen hier nicht verlaufen.

Die 12 Muskel- oder Sehnen-Leitbahnen *(jing jin)*: Deutlich oberflächlicher als die Haupt-Leitbahnen verlaufen die tendinomuskulären Leitbahnen (*jing jin*). Im *Neijing* werden sie beschrieben „wie verdrehte Seile unter der Haut liegend" und als etwa 3 *cun* um die Gelenke herum besonders gut zu tasten. Es ist heute noch gängige Praxis bei chronisch-degenerativen Prozessen und spastischen Paresen eine Serie von Nadeln flach entlang betroffener Sehnen zu setzen (sog. *jing jin*-Technik).

Die 12 Hautregionen *(pi bo)*: Diese werden auch als „Enkelhärchen" bezeichnet und entsprechen den allerfeinsten kutanen Verästelungen der Leitbahnen.

Die 8 außerordentlichen Leitbahnen *(qi jing ba mai)*: 6 der 8 außerordentlichen Leitbahnen verfügen weder über eigene Punkte noch über Netz-Leitbahnen. Sie haben auch keine tendinomuskulären oder kutanen Verläufe. Erreicht werden sie hauptsächlich über ihre Einschalt- und Verbindungspunkte. Im klassischen Verständnis wurden sie als Energiereservoirs betrachtet, die den energetischen Fluss der Haupt-Leitbahnen regulieren und bei Bedarf ergänzen konnten. Nach moderneren Interpretationen handelt es sich eher um bewährte Punkt-Kombinationen oder Erklärungsversuche für den empirisch belegten Umstand, dass manche Akupunkturpunkte Wirkungen haben, die ihnen von ihrer Lage her eigentlich nicht zustehen (s. 4.1.5).

4.1.3 Leitbahn-Umläufe

In den Leitbahnen folgt die Zirkulation des *Qi* einer zirkadianen Rhythmik mit genauer zeitlicher Abfolge. Dabei vollzieht die *Qi*-Zirkulation binnen 24 Stunden insgesamt 3 Umläufe durch die verschiedenen Ebenen des Körpers.

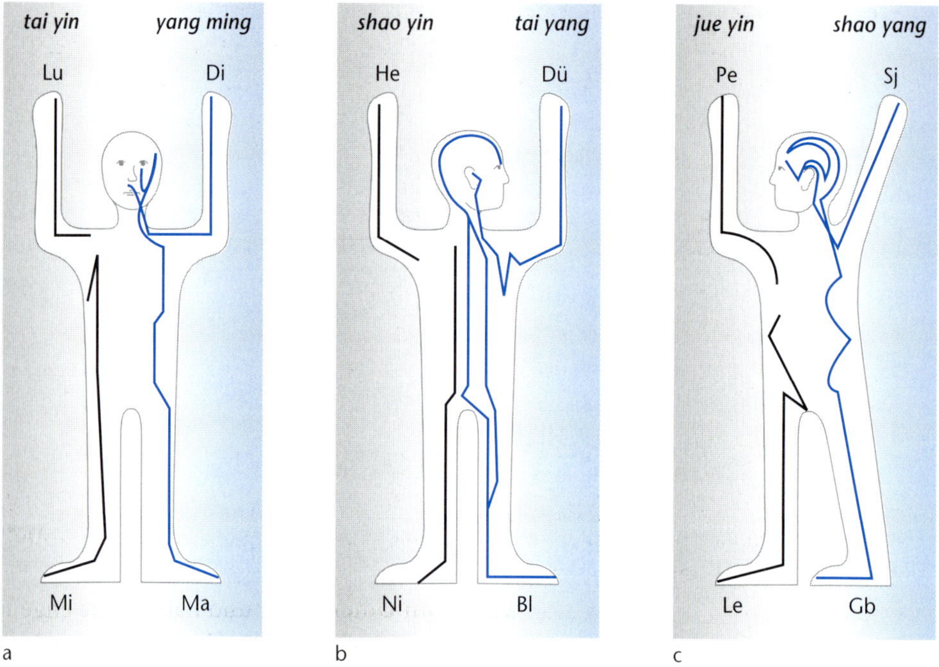

Abb. 4.2a 1. Umlauf: Lunge – Dickdarm – Magen – Milz
Abb. 4.2b 2. Umlauf: Herz – Dünndarm – Blase – Niere
Abb. 4.2c 3. Umlauf: Pericard – *Sanjiao* – Gallenblase – Leber

1., ventraler Umlauf: So wie das Leben des Menschen auf der Erde mit seinem ersten Atemzug beginnt, beginnt der Kreislauf des *Qi* morgens zwischen 3 und 5 Uhr in der **Lungen-Leitbahn**. Ihr schließen sich die **Dickdarm-Leitbahn**, die **Magen-Leitbahn** und die **Milz-Leitbahn** an (Abb. 4.2a). Sie versorgen an den Extremitäten den 1./2. Strahl und den frontalen Bereich des Körpers.

2., dorsaler Umlauf: Mit dem 2. Umlauf schließen sich die **Herz-Leitbahn**, die **Dünndarm-Leitbahn**, die **Blasen-** und **Nieren-Leitbahn** an (Abb. 4.2b). Sie versorgen an den Extremitäten den 5. Strahl (Ausnahme: Nieren-Leitbahn) und den dorsalen Teil des Körpers.

3., lateraler Umlauf: Der 3. Umlauf beginnt mit der **Pericard-Leitbahn**, gefolgt von der **3-Erwärmer-Leitbahn** und der **Gallenblasen-Leitbahn**. Der Energieumlauf endet mit der **Leber-Leitbahn** (Abb. 4.2c). Sie versorgen den lateralen Bereich des Körpers und an den Extremitäten den 3./4. Strahl (Ausnahme: Leber-Leitbahn).

4.1.4 Koppelung der Leitbahnen

Die Leitbahnen eines Umlaufes sind funktionell miteinander gekoppelt:

- Die Koppelung von *Yin*- und *Yang*-Leitbahn eines Segmentes und Funktionskreises bezeichnen wir als **Innen/Außen-Koppelung.**
- Die Koppelung der beiden *Yin*- bzw. der beiden *Yang*-Leitbahnen in einem Umlauf wird als **Oben/Unten-Koppelung** bezeichnet.

Wir sprechen auch von den *Yang*-Achsen bzw. *Yin*-Achsen. Vor allem in der Behandlung von Schmerzen macht man sich durch den Einsatz korrespondierender Punkte das Achsenkonzept therapeutisch zunutze (s. 8.4.1).

Die Chinesen verwenden übrigens nicht unsere Bezeichnungen der Leitbahnen nach den zugehörigen Organen, sondern orientieren sich an der Leitbahn-Ebene.

- Magen und Dickdarm: *yang ming*-Ebene
- Lunge und Milz: *tai yin*-Ebene
- Blase und Dünndarm: *tai yang*-Ebene
- Herz und Niere: *shao yin*-Ebene
- 3-Erwärmer und Gallenblase: *shao yang*-Ebene
- Leber und Pericard: *jue yin*-Ebene

4.1.5 Die außerordentlichen Leitbahnen

Sie werden in den klassischen Schriften als eine Art energetisches Reservoir beschrieben, die Überschüsse an *Yang*, *Qi*, *Yin* oder Blut aufnehmen und bei Bedarf wieder an das System der Haupt-Leitbahnen abgeben können. *Du mai*, *Ren mai*, *Chong mai* und *Dai mai* entspringen tief im Unterbauch und haben eine enge Beziehung zu Niere und Essenz-*jing*. Früher riet man dazu, die außerordentlichen Leitbahnen zurückhaltend – bei Kindern gar nicht – einzusetzen.

> Es werden in klassischen Werken und ihren westlichen Interpretationen verschiedenste und einander widersprechende Techniken der „Öffnung" der außerordentlichen Leitbahnen beschrieben. Nach unserem Ermessen ist es nicht unbedingt von Bedeutung, in welcher Reihenfolge die Punkte genadelt werden und ob mit oder entgegen dem Uhrzeigersinn. Moderne Interpretationen gehen dahin, in den außerordentlichen Leitbahnen lediglich Erklärungsversuche für weitreichende Wirkungen von Akupunkturpunkten und ihre Synergismen zu sehen.

Nur *Du mai* und *Ren mai* verfügen über eigene Punkte (s. 4.3.13 u. 4.3.14). Die übrigen außerordentlichen Leitbahnen können nur über ihre Kreuzungspunkte bzw. ihre Einschaltpunkte (synonym: Öffner, Kardinalpunkte, Schlüsselpunkte [s. 4.2.2], Konfluenzpunkte) erreicht werden. Die außerordentlichen Leitbahnen werden in 4 Paare unterteilt, die jeweils bestimmte Körperregionen gemeinsam versorgen. In manchen Quellen werden auch noch Anknüpfungspunkte genannt, die sich auf die synergistisch wirkende außerordentliche Leitbahn beziehen.

Die außerordentliche Leitbahn *Chong mai*

Die außerordentliche Leitbahn *Chong mai* oder auch Durchdringungs-Gefäß entspringt in der Gebärmutter bzw. tief im Unterbauch zwischen den Nieren und verläuft innen an der Wirbelsäule zum Herzen; es gibt Verbindungen zu Nieren, Uterus, Magen. Sie hat eine Reservoir-Funktion für das Blut. Zusammen mit der außerordentlichen Leitbahn *Yin wei mai* versorgt sie Thorax und Oberbauch.

Typische Störungen: rebellierendes *Qi* (Sodbrennen, Husten, Singultus) und Bauchschmerzen

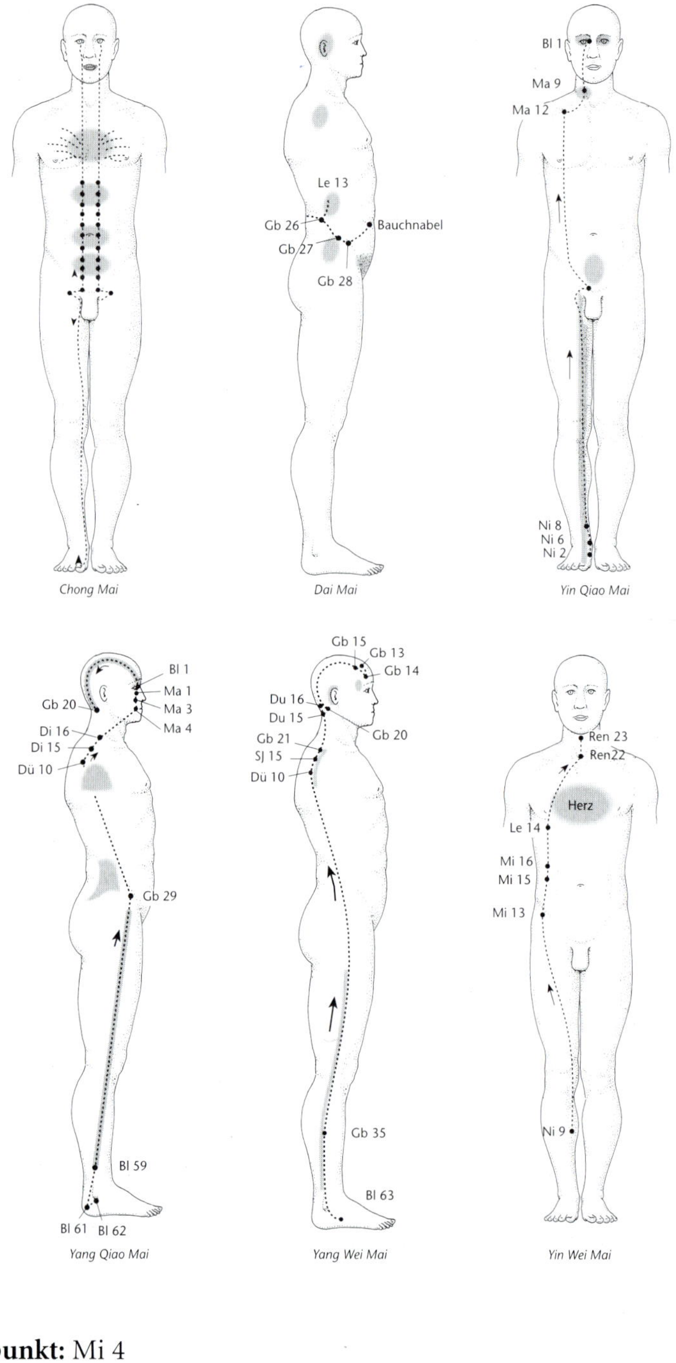

Einschaltpunkt: Mi 4
Anknüpfungspunkt: Pe 6
Kreuzungspunkte: Ni 11 – Ni 19, Ma 30, Ren 1

Die außerordentliche Leitbahn *Dai mai*

Die außerordentliche Leitbahn *Dai mai* oder das Gürtel-Gefäß entspringt ebenfalls im Unterbauch in Höhe von LWK 2 und umkreist den Körper in dieser Höhe. Sie

versorgt den lateralen Rumpf und die Seitenpartie des Kopfes zusammen mit dem *Yang wei mai.*
Typische Störungen: Schwäche in der unteren Extremität, „oben Fülle, unten Leere", gürtelförmige Schmerzen
Einschaltpunkt: Gb 41
Anknüpfungspunkt: 3E5
Kreuzungspunkte: Gb 26 – Gb 28

Die außerordentliche Leitbahn *Yang qiao mai*

Die außerordentliche Leitbahn *Yang qiao mai* oder *Yang*-Fersen-Gefäß verläuft von Bl 62 bis zum Auge und über den Kopf weite Strecken zusammen mit der Blasen-Leitbahn bis hin zu Gb 20. Zusammen mit dem *Du mai* versorgt sie Nacken, Schultern und Rücken.
Typische Störungen: Schlafstörungen, Schmerzen und Bewegungsstörungen der unteren Extremität
Einschaltpunkt: Bl 62
Anknüpfungspunkt: Dü 3
Kreuzungspunkte: Gb 20, Dü 10, Di 16, Ma 4, Bl 59 u. a.

Die außerordentliche Leitbahn *Yin qiao mai*

Die außerordentliche Leitbahn *Yin qiao mai* oder *Yin*-Fersen-Gefäß verläuft von Ni 6 über das Genitale, den Thorax und den Hals bis zum inneren Augenwinkel. Sie versorgt gemeinsam mit dem *Ren mai*, den sie im Halsbereich trifft, Thorax, Stamm und Gesicht.
Typische Störungen: Müdigkeit, Konzentrationsstörungen
Einschaltpunkt: Ni 6
Anknüpfungspunkt: Lu 7
Kreuzungspunkte: Ni 8, Bl 1

Die außerordentliche Leitbahn *Yang wei mai*

Die außerordentliche Leitbahn *Yang wei mai* oder das Haltenetz des *Yang* entspringt ebenfalls an der Ferse und verläuft entlang der Gallenblasen-Leitbahn über den lateralen Oberschenkel zum Rücken und zur Schulter; anschließend über den Kopf. Gemeinsam mit dem *Dai mai* (s. 4.1.5), ist sie für die Seite des Kopfes und den lateralen Rumpf zuständig.
Typische Störungen: Rückenschmerzen, gleichzeitiges Empfinden von Hitze und Kälte (fieberhafte Erkrankungen)
Einschaltpunkt: BF 5
Anknüpfungspunkt: Gb 41
Kreuzungspunkte: Gb 13 – Gb 21, Du 15 und Du 16, Dü 10, BF 15, Bl 63 u. a.

Die außerordentliche Leitbahn *Yin wei mai*

Die außerordentliche Leitbahn *Yin wei mai* oder das Haltenetz des *Yin* verläuft von der Innenseite des Unterschenkels über die Leiste und den vorderen Rumpf bis zur Kehle. Sie versorgt, gemeinsam mit dem *Chong mai* (s. 4.1.5), Thorax und Oberbauch.

Typische Störungen: Herzschmerzen, Depressionen
Einschaltpunkt: Pe 6
Anknüpfungspunkt: Mi 4
Kreuzungspunkte: Ni 9, Mi 13 – Mi 16, Ren 22 und Ren 23, Le 14

4.2 Die Akupunkturpunkte

Die im Folgenden verwendeten (modifizierten) Abbildungen sind entnommen aus C. Focks/N. Hillenbrand, Leitfaden Traditionelle Chinesische Medizin, Schwerpunkt Akupunktur, 3. Auflage. Urban & Fischer, München 2002.

4.2.1 Die Eigenschaften der Akupunkturpunkte

Die Eigenschaften der Akupunkturpunkte aus westlicher Sicht

Die Frage, welches anatomische Korrelat ein Akupunkturpunkt hat, war in den letzten Jahrzehnten Anlass zu umfangreichen Forschungsarbeiten. Die Punkte verteilen sich nicht gleichmäßig über den ganzen Leitbahn-Verlauf; es gibt gewissermaßen „Prädilektionsstellen" für Akupunkturpunkte, z. B. an den **Akren** (Nagelfalzwinkel), in **Foramina** und **Suturen** des Schädels, um die **Finger- und Zehengrundgelenke** („Schwimmhautfalten") oder in den **Beugefalten um Sehnen und Gelenke** herum. Vielfach sind die Punkte symmetrisch angeordnet; auch lassen sich häufig schon aus der Lage des Akupunkturpunktes Rückschlüsse auf seine Funktion ziehen.

Nach Heine handelt es sich bei den Akupunkturpunkten fast immer um Perforationen oberflächlicher Körperfaszien; dies trifft in der Tat auf einen hohen Prozentsatz, aber lange nicht auf alle Punkte zu. Melzack (1984) stellte fest, dass rund 70 % der klassischen Akupunkturpunkte typischen Triggerpunkten entsprechen. In der Tat erinnern der „referred pain" und die Ausstrahlung beim Nadeln vieler Triggerpunkte deutlich an Leitbahn-Verläufe und *De-qi* (Abb. 4.4).

Nach Dung (1984) gibt es nicht weniger als 10 verschiedene typische Strukturen an Akupunkturpunkten, u. a.:

- Motorpunkte (Eintrittsstellen motorischer Nerven in die Muskulatur)
- größere periphere Nerven
- Faszienperforationen mit perforierenden Nerven
- Sehnen und Bänder
- Foramina und Suturen am Schädel
- Gefäße in der Nähe von Nerveneintrittsstellen in die Muskulatur

Außerdem gibt es Anhaltspunkte, dass Akupunkturpunkte

- einen etwas niedrigeren Hautwiderstand aufweisen als das umliegende Gewebe
- gegenüber dem umliegenden Gewebe ein kleines elektrisches Potential besitzen und um etwa 5 mV positiver geladen sind (Jaffe, zitiert in Pomeranz 2001) und die Nadelung das Fließen von „Verletzungsströmen" zur Folge hat, über die einige der Wirkungen der Akupunktur erklärt werden können (Pomeranz 2001).

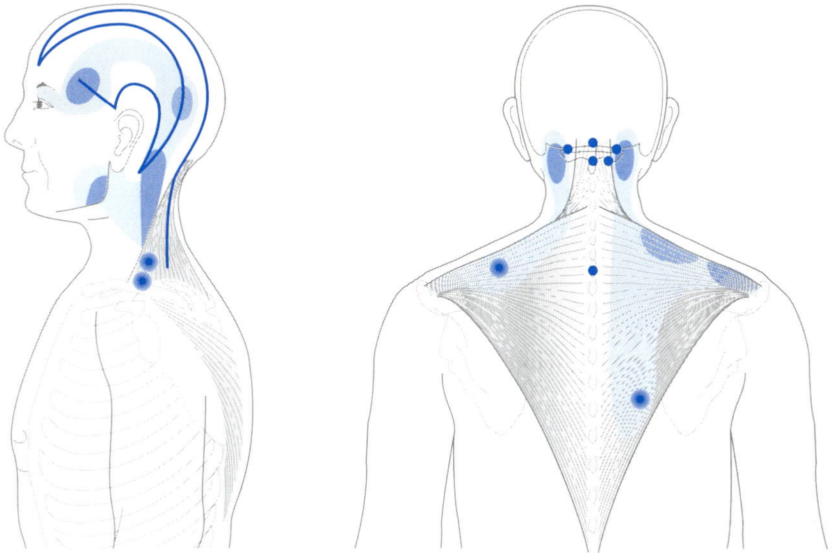

Abb. 4.4 Darstellung des M. trapezius mit Triggerpunkten und typischer Schmerzausstrahlung und Lokalisation der Punkte der Gallenblasen-Leitbahn.

Die verschiedenen Funktionen der Akupunkturpunkte aus Sicht der TCM

Jeder Akupunkturpunkt wirkt
- lokal
- im Verlauf der Leitbahn
- auf das zugehörige Organ
- in unterschiedlichem Ausmaß auf die gekoppelten Leitbahnen

Manche Punkte haben darüber hinaus spezifische Wirkungen; sie leiten z. B. Hitze, Feuchtigkeit oder Wind aus; andere Punkte wirken auf die Grundsubstanzen *Qi*, Blut-*Xue*, *Yang* oder *Yin*. Außerdem werden traditionell unterschiedlichen Stimulationstechniken an ein und demselben Punkt oft unterschiedliche Wirkungen zugeschrieben.

4.2.2 Steuerungspunkte

Einige Gruppen von Punkten, die besondere Funktionen tragen, werden als Steuerungspunkte bezeichnet. Meist (aber nicht immer) handelt es sich dabei um besonders wichtige und häufig genadelte Akupunkturpunkte.

Rücken-*Shu*-Punkte *(bei shu xue)*

Die Rücken-*Shu*-Punkte oder Zustimmungspunkte für jedes der 12 Organe liegen auf dem inneren Ast der Blasen-Leitbahn und werden entsprechend ihrer segmentalen Anordnung bei Erkrankungen innerer Organe eingesetzt.

Rücken-*Shu*-Punkt		Organ	Rücken-*Shu*-Punkt		Organ
Bl 13	→	Lunge	Bl 21	→	Magen
Bl 14	→	Pericard	Bl 22	→	3-Erwärmer
Bl 15	→	Herz	Bl 23	→	Niere
Bl 18	→	Leber	Bl 25	→	Dickdarm
Bl 19	→	Gallenblase	Bl 27	→	Dünndarm
Bl 20	→	Milz	Bl 28	→	Blase

Mu-Punkte *(mu xue)*

Die *Mu*-Punkte oder Alarmpunkte liegen frontal am Rumpf und entsprechen ebenfalls in ihrer Lage und Funktion den 12 inneren Organen. Der Name Alarmpunkt bezieht sich darauf, dass sie häufig druckdolent reagieren, wenn das ihnen zugeordnete Organ erkrankt. Sie werden häufig mit den *Shu*-Punkten kombiniert (Vorne-Hinten-Technik), im Fall der *Yang*-Leitbahnen auch mit den *He*- oder unteren einflussreichen Punkten (z. B. Ma 36 und Ren 12, Gb 34 und Gb 24).

Alarm-*Mu*-Punkt		Organ	Alarm-*Mu*-Punkt		Organ
Ren 3	→	Blase	Lu 1	→	Lunge
Ren 4	→	Dünndarm	Le 13	→	Milz
Ren 5	→	3-Erwärmer	Le 14	→	Leber
Ren 12	→	Magen	Gb 24	→	Gallenblase
Ren 14	→	Herz	Gb 25	→	Niere
Ren 17	→	Pericard	Ma 25	→	Dickdarm

Untere *He*-Punkte *(xiao he xue)*

Die unteren *He*-Punkte oder unteren einflussreichen Punkte spielen auf den *Yang*-Leitbahnen eine Rolle in der Behandlung des dem Funktionskreis zugehörigen Organs. Sie werden bevorzugt in Kombination mit dem betreffenden Alarmpunkt eingesetzt.

He-Punkte	Alarm-*Mu*-Punkte	Organ
Bl 40	Ren 3	Blase
Bl 39	Ren 5	3-Erwärmer
Gb 34	Gb 25	Gallenblase
Ma 36	Ren 12	Magen
Ma 37	Ma 25	Dickdarm
Ma 39	Ren 4	Dünndarm

Yuan-Qi-Punkte *(yuan xue)*

Die *Yuan-Qi*- oder Quellpunkte spielen vor allem auf den 6 Haupt-*Yin*-Leitbahnen, wo sie mit dem 3. Antiken Punkt (also dem 3. Punkt von distal) identisch sind, eine große Rolle. Sie werden in der Behandlung des Funktionskreises gern mit dem betreffenden Rücken-*Shu*-Punkt kombiniert.

Es gibt sie aber auch auf den 6 *Yang*-Leitbahnen, dort sind sie allerdings nicht von vergleichbarer Wichtigkeit. Auf den *Yang*-Leitbahnen ist der *Yuan*-Punkt, von distal gezählt, immer der 4. Punkt; mit Ausnahme der Gallenblasen-Leitbahn, wo es mit Gb 40 der 5. Punkt von peripher ist.

Über die *Yuan*-Punkte kann man nach traditioneller Vorstellung das *Yuan-Qi* der verschiedenen Organe ansprechen.

***Yuan*- oder Quell-Punkte**

An der Hand	**Am Fuß**
Lu 9	Mi 3
Pe 7	Le 3
He 7	Ni 3

Luo-Punkte *(luo xue)*

Die *Luo*-Punkte der 12 Haupt-Leitbahnen bezeichnen Verzweigungspunkte, an denen nach traditioneller Vorstellung die *luo*- oder Kollateralgefäße abzweigen, die gekoppelte Leitbahnen miteinander verbinden. Sie sollen energetisch ausgleichend wirken und werden häufig in Verbindung mit *Yuan*-Punkten der gekoppelten Leitbahn eingesetzt. Es handelt sich häufig um bewährte Punkte-Kombinationen (z. B. Di 4 und Lu 7), allerdings ist die Wichtigkeit des Konzeptes nicht unumstritten.

Das große Netzgefäß der Milz zweigt bei Mi 21 ab, der *Luo*-Punkt des *Du mai* ist Du 1, der des *Ren mai* Ren 15.

***Luo*-Punkt**	***Yuan*-Punkt**	***Luo*-Punkt**	***Yuan*-Punkt**	***Luo*-Punkt**	***Yuan*-Punkt**
Dü 7	He 7	Di 6	Lu 9	Gb 37	Le 3
BF 5	Pe 7	He 5	Dü 4	Gb 40	Le 5
Lu 7	Di 4	Ma 40	Mi 3	Mi 4	Ma 42
Pe 6	BF 4	Bl 58	Ni 3	Ni 5	Bl 64

Xi-Punkte *(xi xue)*

Die 12 *Xi*- oder Spalt-Punkte werden nach traditionellen Angaben bei akuten Störungen eingesetzt. Allerdings handelt es sich nur zum Teil um häufig mit dieser Indikation benutzte Punkte oder überhaupt klinisch relevante Punkte.

***Xi*-Punkte**

Am Arm		**Am Bein**	
Lu 6	Di 7	Ma 34	Le 6
Pe 6	BF 7	Mi 8	Bl 63
He 6	Dü 6	Gb 36	Ni 5

8 Meisterpunkte oder 8 einflussreiche Punkte

Die 8 Meisterpunkte oder 8 einflussreichen Punkte sollen auf bestimmte Körperschichten oder Strukturen besonders gute Wirkung entfalten. Überwiegend handelt es sich um häufig eingesetzte Akupunkturpunkte, bei der Indikationsstellung sollte jedoch auch immer die Wirkrichtung des Punktes bedacht werden.

Meisterpunkt	Körperschicht	Meisterpunkt	Körperschicht
Bl 11	Knochen	Le 13	*Zang*-Organe
Ren 17	Thorax	Lu 9	Gefäße
Bl 17	Blut	Gb 34	Sehnen und Muskeln
Ren 12	*Fu*-Organe	Gb 39	Mark

5 Antike Punkte *(wu shu xue)*

Auf jeder der 12 Haupt-Leitbahnen finden sich die 5 Wandlungsphasen noch einmal „aufgerollt“ und in 5 distal der Mittelgelenke gelegenen Punkten repräsentiert. Der 1. Antike Punkt liegt immer an den Akren; unabhängig von der Verlaufsrichtung der Leitbahn; der 5. immer um Ellbogen oder Knie. Nicht jeder Punkt ist ein Antiker Punkt, allerdings entspricht – von distal nach proximal gezählt – der 2. Antike Punkt auch immer dem 2. Punkt auf der Leitbahn.

Antiker Punkt			Arm		Wandlungsphase		Bein	
Yin	1	Lu 11	Pe 9	H 9	Holz	Mi 1	Le 1	Ni 1
	2	Lu 10	Pe 8	H 8	Feuer	Mi 2	Le 2	Ni 2
	3	Lu 9	Pe 7	H 7	Erde	Mi 3	Le 3	Ni 3
	4	Lu 8	Pe 5	H 4	Metall	Mi 5	Le 4	Ni 7
	5	Lu 5	Pe 3	H 3	Wasser	Mi 9	Le 8	Ni 10
Yang	1	Di 1	BF 1	Dü 1	Metall	Ma 45	Gb 44	Bl 67
	2	Di 2	BF 2	Dü 2	Wasser	Ma 44	Gb 43	Bl 66
	3	Di 3	BF 3	Dü 3	Holz	Ma 43	Gb 41	Bl 65
	4	Di 5	BF 6	Dü 5	Feuer	Ma 41	Gb 38	Bl 60
	5	Di 11	BF 10	Dü 8	Erde	Ma 36	Gb 34	Bl 54

Tonisierungs- und Sedierungspunkte

Aus den Beziehungen der 5 Elemente zueinander und die fördernden und hemmenden Regelkreise können eine Reihe therapeutischer Regeln abgeleitet werden.

Fördernder Regelkreis	Hemmender Regelkreis
Wasser lässt **Holz** wachsen	**Wasser** löscht **Feuer**
Holz lässt **Feuer** brennen	**Wind** weht **Erde** weg
Feuer hinterlässt **Asche/Erde**	**Feuer** schmilzt **Metall**
Erde birgt **Metall**	Mit **Erde** kann man Brunnen (**Wasser**) zuschütten
Mit **Metall** fördert man **Wasser** zu Tage	Mit **Metall**(äxten) fällt man Bäume (**Holz**)

Das Konzept der Tonisierungs- und Sedierungspunkte leitet sich aus den 5 Wandlungsphasen ab:

- Wenn man die Mutter-Phase einer Leitbahn (z. B. den Erde-Punkt auf der Lungen-Leitbahn, der ja dem Metall entspricht) auffüllend nadelt, stärkt man nach der Mutter-Sohn-Regel diesen Funktionskreis. Darum ist Lu 9, der Erde-Punkt auf der Metall-Leitbahn, der **Tonisierungspunkt**.
- Wenn man aber die Sohn-Phase auf einer Leitbahn reduziert (z. B. den Erde-Punkt auf der Herz-Leitbahn, der dem Feuer entspricht), wird nach der gleichen Regel Energie aus der Leitbahn abgezogen. Daher ist He 7, der Erde-Punkt auf der Feuer-Leitbahn, der **Sedierungspunkt**.

> Das Konzept der Tonisierungs- und Sedierungspunkte ist in seiner klinischen Relevanz nicht unumstritten. Die Autorin ist der Ansicht, dass die Stimulationstechnik die entscheidende Rolle spielt und prinzipiell jeder Punkt zum „Auffüllen" oder „Ableiten" eingesetzt werden kann.

Tonisierungspunkt			**Sedierungspunkt**		
Lu 9	Le 8	Dü 3	Lu 5	Le 2	Dü 8
Pe 9	Ni 7	Ma 41	Pe 7	Ni 1	Ma 45
He 9	Di 11	Gb 43	He 7	Di 2	Gb 38
Mi 2	BF 3	Bl 67	Mi 5	BF 10	Bl 65

Die Behandlung exogener pathogener Faktoren mit den 5 Antiken Punkten

Für die Behandlung von Außen-Erkrankungen nutzt man in erster Linie den hemmenden Zyklus (die Großmutter-Regel). Dabei geht man so vor, dass man auf der *Yin*-Leitbahn den Punkt, der den pathogenen Faktor repräsentiert, z. B. den Feuer-Punkt, ableitend nadelt; auf der gekoppelten *Yang*-Leitbahn den „kontrollierenden" Faktor, in diesem Fall den Wasser-Punkt, theoretisch in auffüllender Technik (praktisch werden auch hier meist ableitende Techniken oder Mikroaderlass verwandt).

Bei diesem Beispiel handelt es sich um die 2. Antiken Punkte; die sowohl auf den *Yin*- als auch auf den *Yang*-Leitbahnen zur Ausleitung von Hitze recht gebräuchlich sind (Le 2, Ma 44, Gb 43, Lu 10, He 8 usw.).

> Die 5 Antiken Punkte werden bezüglich ihrer Bedeutung kontrovers diskutiert und von vielen modernen Autoren vernachlässigt. Bei der Behandlung exogener pathogener Faktoren haben sie aber eine gewisse Berechtigung; v. a. die zweiten Antiken Punkte werden häufig eingesetzt, um Hitze zu eliminieren.

Das Konzept der Transportpunkte

Auf genau dieselben Punkte bezieht sich die Vorstellung, dass das *Qi* der Leitbahn zunächst oberflächlich zu Tage tritt, und dann im Verlauf von distal nach proximal immer tiefer und breiter strömt, bis es in Höhe des Mittelgelenkes in die Tiefe tritt; ähnlich wie ein Flusslauf, der aus einer Quelle entspringt, zum Bach und schließlich zum Strom wird, bis er ins Meer mündet. Nach diesem Konzept werden die peripher gelegenen Punkte hauptsächlich zur Behandlung von Außen-Erkrankungen eingesetzt; und die *He*-Punkte v. a. zur Behandlung der zugehörigen Organe.

8 Schlüsselpunkte *(ba mai jiao hui xue)*

Die außerordentlichen Leitbahnen – mit Ausnahme von *Du mai* und *Ren mai* – können (außer über ihre Kreuzungspunkte) nur über ihre Schlüsselpunkte (auch: Kardinalpunkte oder Einschaltpunkte) erreicht werden.

Außerordentliche Leitbahn	**Schlüsselpunkt**	**Außerordentliche Leitbahn**	**Schlüsselpunkt**
Du mai	Dü 3	*Yin wei mai*	Pe 6
Yang qiao mai	Bl 62	*Chong mai*	Mi 4
Yang wei mai	3E 5	*Ren mai*	Lu 7
Dai mai	Gb 41	*Yin qiao mai*	Ni 6

Kreuzungspunkte *(jiao he xue)*

Es gibt rund 100 Kreuzungspunkte, an denen mehrere Leitbahnen zusammentreffen. Nadelt man Kreuzungspunkte, kann man also gleichzeitig auf mehrere Leitbahnen Einfluss nehmen.

Wichtige Kreuzungspunkte	
Du 14	Kreuzungspunkt aller *Yang*-Leitbahnen
Du 20	Kreuzungspunkt aller *Yang*-Leitbahnen und der Leber-Leitbahn
Mi 6	Kreuzungspunkt der drei *Yin* des Fußes
Ren 3, Ren 4	Kreuzungspunkte der drei *Yin* des Fußes mit dem *Ren mai*
Ma 8	Kreuzungspunkt mit der Gallenblasen-Leitbahn und dem *Yang qiao mai*

4.3 Die Leitbahnen und ihre Punkte

> Auch wenn jeder Akupunkturpunkt theoretisch die Fähigkeit hat, lokal im Verlauf seiner Leitbahn und im größeren oder kleineren Umfang auf „seinen Funktionskreis“ oder sogar systemisch zu wirken, so gibt es doch Punkte von übergeordneter Bedeutung und weniger wichtige bzw. lokal wirksame Punkte. Letztere treten daher in der Besprechung der Leitbahnen auch optisch in den Hintergrund.

4.3.1 Lungen-Leitbahn

Yin-Leitbahn

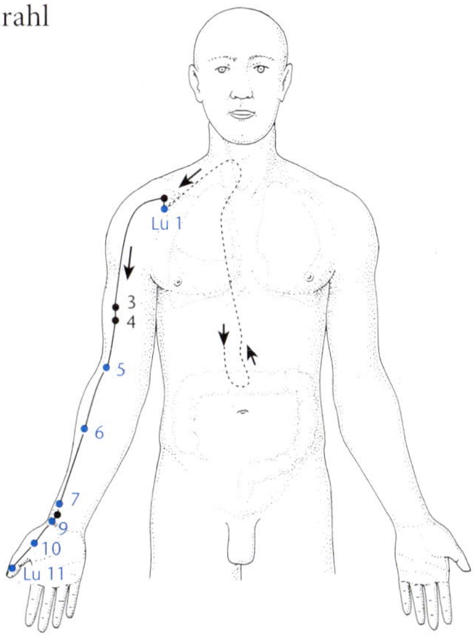

Metamere Anordnung: Hand-*tai yin*; 1./2. Strahl
Äußerer Verlauf: zentrifugal vom Thorax zum Daumen
Innerer Verlauf: entspringt im mittleren 3-Erwärmer, über Dickdarm und Magen zur Lunge, entlang der Luftwege zum Rachen und zu Lu 1.
Kollateralgefäße: von Lu 7 zur Dickdarm-Leitbahn
Segmentale Zuordnung: C5/C6
Steuerungspunkte:

Lu 1	*Mu*-Alarmpunkt
Lu 5	Sedierungspunkt
Lu 6	*Xi*-Spaltpunkt
Lu 7	*Luo*-Punkt
Lu 9	Quellpunkt
Lu 9	Tonisierungspunkt
Bl 13	*Shu*-Zustimmungspunkt

Die Punkte auf der Lungen-Leitbahn haben neben ihrer Wirkung auf die Atmungsorgane und die Abwehrlage auch Einfluss auf Schmerzen des Bewegungsapparates (vor allem im Schulter-/Nackenbereich) und, da die Lunge „die Wasserwege reguliert", auf Störungen der Schweißsekretion und sogar auf Miktionsstörungen oder Ödeme. Hauterkrankungen können gemäß Funktionskreis-Bezug mit Punkten auf der Lungen-Leitbahn behandelt werden; allerdings sind Hauterkrankungen nicht unbedingt die Domäne der Akupunktur. Verschiedene Punkte, vor allem Lu 7, zeigen erhebliche Wirkungen auf emotionale Störungen.

Lu 1 *Zhongfu*

Lage: 6 *cun* lateral der vorderen Medianlinie in Höhe des 2. ICR; gut 1 *cun* caudal von Lu 2 (unmittelbar unterhalb der Clavicula am typischen Zugang für die Subclavia-Punktion)
Punktion: Stichtiefe um 0,5 *cun*, Richtung möglichst nach lateral unter Anheben des M. pectoralis; nicht senkrecht nadeln! **Cave:** Pneumothorax!
Wirkrichtung: lokal, Schulter, Thorax, obere Luftwege
Indikation: Schmerzen in Bereich von oberer BWS/Thorax/Schulter, Asthma, akute und chronische Bronchitis, Erkrankungen der oberen Luftwege
Besonderheit: häufiger Triggerpunkt im M. pectoralis, *Mu*-Alarmpunkt: bei Störungen im zugeordneten Funktionskreis häufig druckdolent.
TCM: senkt und reguliert das Lungen-*Qi*

Lu 2 *Yunmen*

Lage: 6 *cun* lateral der Medianlinie am Unterrand der Clavicula (unmittelbar unterhalb der Clavicula am typischen Zugang für die Subclavia-Punktion)
Indikation: Erkrankungen der Atemwege, Asthma, Pectoralisverkürzung

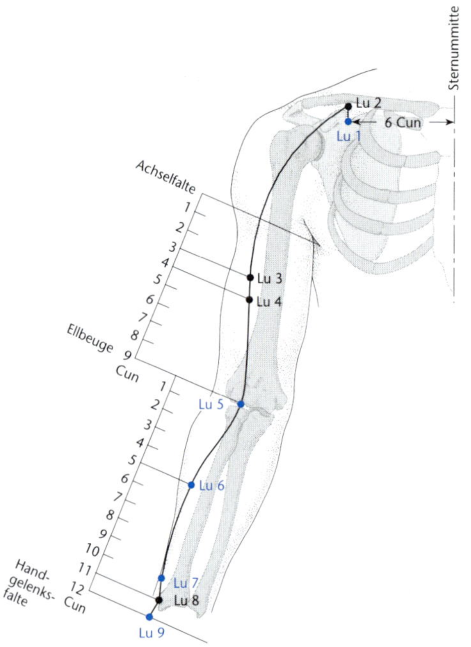

Lu 3 *Tianfu*

Lage: am medialen Rand des M. biceps 3 *cun* caudal der Achselfalte
Indikation: Asthma, Schulter-Arm-Syndrom, depressive Störungen

Lu 4 *Xiabai*

Lage: 1 *cun* distal von Lu 3
Indikation: Husten, Asthma, Schulter-Arm-Syndrom

Lu 5 *Chize*

Lage: in der Mitte der Ellenbogenbeugefalte, unmittelbar radial der Bizepssehne
Punktion: bei leicht flektiertem Ellenbogen 0,5 – 1 *cun* senkrecht
Wirkrichtung: entlang des Leitbahn-Verlaufs; Thorax, obere Luftwege, Oberbauch, systemisch Hitze reduzierend
Indikation: lokal (Epicondylitis), Asthma, akute und chronische Bronchitis, fieberhafte Erkrankungen, Hitze-Erkrankungen im Sinne der TCM, Erkrankungen der oberen Luftwege, Allergien
Besonderheit: Sedierungspunkt, *He*-Punkt (5. Antiker Punkt, somit besonders gute Wirkung auf die Lunge); nach den 5 Elementen: Wasser-Punkt
TCM: kühlt Hitze, stärkt das *Yin*, reguliert das Lungen-*Qi*

Lu 6 *Kongzui*

Lage: 7 *cun* proximal Lu 8 oder 5 *cun* distal Lu 5
Punktion: 0,5 – 1 *cun* senkrecht
Wirkrichtung: lokal, obere Luftwege und Thorax
Indikation: Asthma (v. a. im Anfall), (akute) Erkrankungen der oberen Luftwege
Besonderheit: *Xi*-Spaltpunkt
TCM: kühlt Hitze, reguliert und senkt das Lungen-*Qi*

Lu 7 *Lieque*

Lage: proximal des Processus styloideus radii in einer V-förmigen Vertiefung, die durch den Ansatz der Sehnen des M. extensor carpi radialis entsteht; an der Grenze zwischen „rotem und weißem Fleisch", eigentlich auf der *Yang*-Seite
Punktion: 0,2 – 0,5 *cun* schräg nach proximal, im Winkel von ca. 30°
Wirkrichtung: entlang des Leitbahn-Verlaufs; Thorax, Schulter, Hinterkopf, Nacken, Schläfe, obere Luftwege, Rachen, Unterbauch
Indikation: lokal, Schulterbeschwerden, Asthma, akute/chronische Bronchitis, Erkrankungen und Schmerzen im Thoraxbereich, Erkrankungen der oberen Luft-

wege, HWS-Syndrom, Spannungskopfschmerz, Migräne, Neuralgien/Paresen im Gesichtsbereich, fieberhafte Erkrankungen, Erkrankungen des Urogenitaltraktes

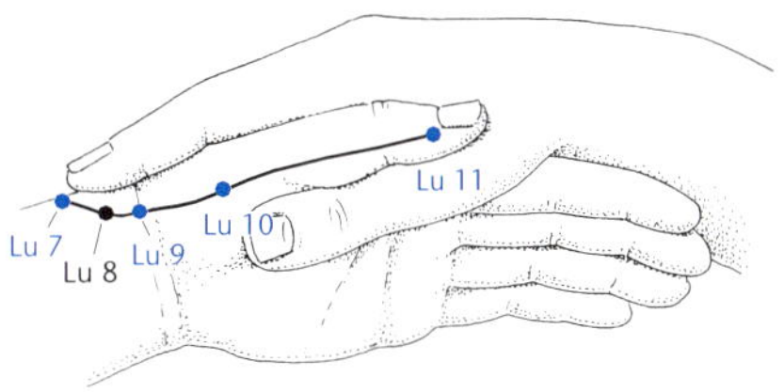

Besonderheit: *Luo*-Punkt, Hauptpunkt für den Nacken, Öffnungspunkt *Ren mai*
TCM: wichtiger Punkt zur Stärkung und Regulierung des Lungen-*Qi* bzw. Abwehr-*Qi*, macht die Leitbahn durchgängig, vertreibt pathogene Faktoren

Lu 8 *Jingqu*

Lage: 1 *cun* proximal Lu 9
Indikation: Erkrankungen der Atemwege

Lu 9 *Taiyuan*

Lage: in der deutlichsten (distalen) Handgelenksfalte, radial der A. radialis
Punktion: 0,3 – 0,5 *cun* senkrecht, Nadel sollte sanft pulsieren. Moxibustion wegen Gefäßnähe nicht ungefährlich. **Cave:** A. radialis!
Wirkrichtung: lokal und im Leitbahn-Verlauf, Thorax, Rachen
Indikation: chronische Lungenerkrankungen, Erkrankungen der oberen Luftwege, Schulterbeschwerden; M. Raynaud
Besonderheit: *Yuan*-Quellpunkt, Tonisierungspunkt, 3. Antiker Punkt; nach den 5 Elementen: Erde-Punkt. Meisterpunkt der Gefäße
TCM: klärt Hitze, wandelt Schleim um, löst Husten

Lu 10 *Yuji*

Lage: am Os metacarpale 1, Mitte der Strecke zwischen distalem und proximalem Köpfchen, an der Grenze zwischen „rotem und weißem Fleisch" in einer Vertiefung
Punktion: senkrecht zum Knochen, 0,5 – 1 *cun* tief
Wirkrichtung: Lunge, Rachen, systemisch Hitze reduzierend
Indikation: fieberhafte Atemwegserkrankungen, Asthma, Laryngitis, Pharyngitis
Besonderheit: 2. Antiker Punkt, nach den 5 Elementen: Feuer-Punkt
TCM: klärt Hitze

Lu 11 *Shaoshang*

Lage: radialer und proximaler Nagelfalzwinkel des Daumens
Punktion: 0,1 *cun* senkrecht
Wirkrichtung: Lunge, Rachen, systemisch (Hitze reduzierend), psychovegetative Wirkung
Indikation: (hohes) Fieber, Asthma, akute Erkrankungen des Respirationstraktes, Bewusstlosigkeit, Apoplex, Hitzschlag, Unruhezustände, Fieberkrämpfe
Besonderheit: 1. Antiker Punkt, nach den 5 Elementen: Holz-Punkt. Als „Notfallpunkt" traditionell vor allem bei schwerwiegenden Störungen (s. o.). Häufig Mikroaderlass.
TCM: öffnet die Sinne, klärt Hitze; eines der 13 „Dämonenlöcher".

4.3.2 Dickdarm-Leitbahn

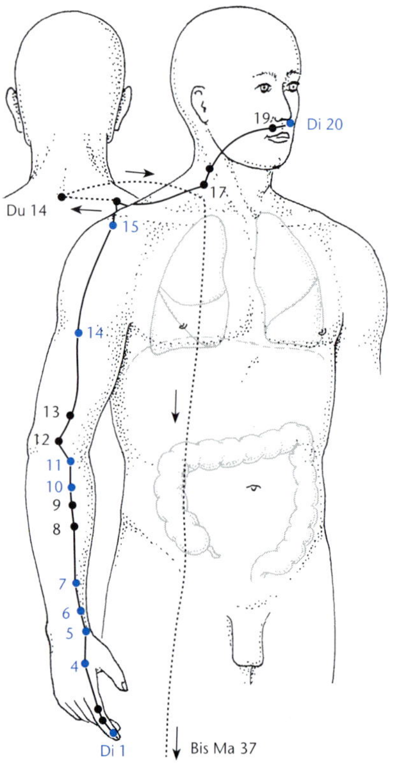

Metamere Anordnung: Streckseite des 2. Strahls der Hand
Äußerer Verlauf: zentripetal vom Zeigefinger zur kontralateralen Nasolabialfalte; von Di 16 aus geht ein Ast zum Du 14, wo sich die 3 *Yang*-Leitbahnen der Hand treffen.
Innerer Verlauf: von Du 14 über die Lunge zum Dickdarm
Kollateralgefäße: zur Lungen-Leitbahn, Magen-Leitbahn, zu den Zähnen
Segmentale Zuordnung: C5/C6
Steuerungspunkte:
Di 4 *Yuan*-Quellpunkt
Di 6 *Luo*-Punkt
Di 7 *Xi*-Spaltpunkt
Ma 25 *Mu*-Alarmpunkt
Bl 25 *Shu*-Zustimmungspunkt
Die Punkte auf der Dickdarm-Leitbahn werden kaum einmal bei Erkrankungen von Dickdarm oder Dünndarm im westlichen Sinne eingesetzt, sondern vor allem bei Erkrankungen der Lunge und der oberen Luftwege sowie bei Erkran kungen, die im Sinne der TCM mit Hitze oder Wind-Hitze assoziiert werden; somit also auch bei Allergien oder Infekten. Darüber hinaus werden sie natürlich eingesetzt bei Schmerzen und Erkrankungen im Leitbahn-Verlauf.

Di 1 *Shangyang*

Lage: 0,1 *cun* vom radialen und proximalen Nagelfalzwinkel des Zeigefingers
Punktion: 0,1 *cun* senkrecht
Wirkrichtung: entlang der Leitbahn; Lunge, obere Luftwege, Gesicht, Zähne, systemisch (Hitze reduzierend), psychovegetativ
Indikation: akute Erkrankungen der oberen Luftwege, Zahnschmerzen, fieberhafte Erkrankungen, Entzündungen im Gesichts-, Mund- und Rachenbereich, Kollapszustände
Besonderheit: 1. Antiker Punkt, nach den 5 Elementen: Metall-Punkt. Als „Notfallpunkt" eher bei schwer wiegenderen Störungen. Häufig Mikroaderlass.
TCM: vertreibt Hitze und Wind, öffnet und befreit die Sinne; ähnliche Funktion wie Lu 11.

Di 2 *Erjian*

Lage: radial am Zeigefinger unmittelbar distal des Grundgelenkes

Indikation: Entzündungen und Schmerzen im Mund-Kiefer-Gesichts-Bereich (MKG-Bereich), Augenerkrankungen (Hitze reduzierend)

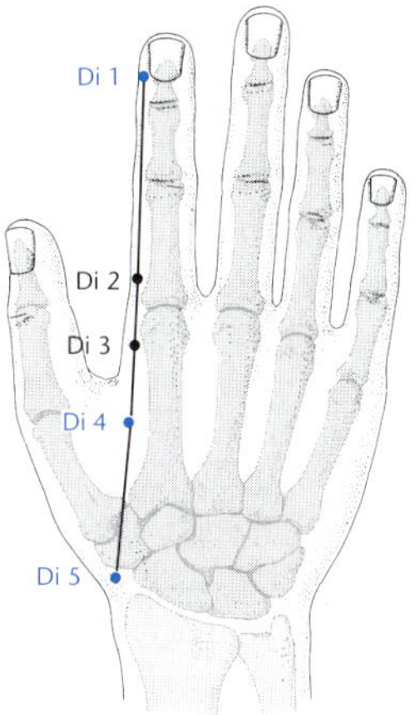

Di 3 *Sanjian*

Lage: unmittelbar proximal des Zeigefingergrundgelenkes
Indikation: Entzündungen und Schmerzen im MKG-Bereich

Di 4 *Hegu*

Lage: zwischen Os metacarpale 1 und 2, etwa in Höhe der Mitte des Metacarpale 2. Auf der Winkelhalbierenden im Zentrum des Dreiecks, das beim Abspreizen des Daumens entsteht, in einer Vertiefung
Punktion: 0,5 – 1 *cun* senkrecht
Wirkrichtung: entlang der Leitbahn, Gesicht (Hauptpunkt), obere Luftwege und Lunge, systemisch (analgetisch, Hitze reduzierend)
Indikation: Erkrankungen des Respirationstraktes und der Nebenhöhlen, akute Infekte, fieberhafte Erkrankungen, Allergien, Störungen der Schweißsekretion, (frontale) Kopfschmerzen, Gesichtsschmerzen/-neuralgie, Facialisparese, Apoplex, Tics, Schmerzen und Paresen im Verlauf der Leitbahn, Weheninduktion, Amenorrhö, lokale Störungen
Besonderheit: Sehr häufig genadelter Punkt bei Schmerzsyndromen. *Yuan*-Quellpunkt. **Cave:** Stimulation am Di 4 kann Wehen auslösen, daher Vorsicht im 1. Trimenon – nach vielen Autoren hier kontraindiziert!
TCM: leitet pathogene Faktoren aus, macht Leitbahnen durchgängig und beseitigt Obstruktionen, klärt die Sinnesorgane.

Di 5 *Yangxi*

Lage: in der Tabatière
Wirkrichtung: lokal
Indikation: Erkrankungen im MKG-Bereich, Schulter-Arm-Syndrom

Di 6 *Pianli*

Lage: 3 *cun* proximal Di 5
Indikation: Schulter-Arm-Syndrom, Erkrankungen im MKG-Bereich, Conjunctivitis, Ohrenerkrankungen
Besonderheit: *Luo*-Punkt

Di 7 *Wenliu*

Lage: 2 *cun* proximal Di 6
Indikation: Schulter-Arm-Syndrom, „frozen shoulder", entzündliche Erkrankungen im MKG-Bereich, Nasenbluten, Kopfschmerzen und Zahnschmerzen
Besonderheit: *Xi*-Spaltpunkt

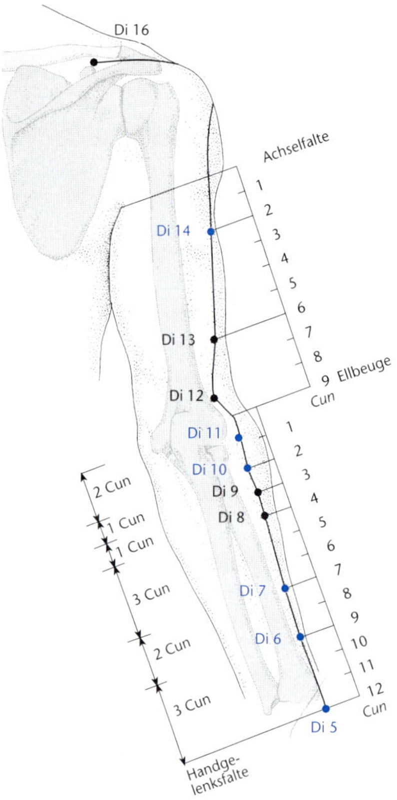

Di 8 *Xialian*

Lage: 2 *cun* distal von Di 10
Indikation: Schmerzen in Unterarm und Ellenbogen, Kopfschmerzen, Schwindel

Di 9 *Shanglian*

Lage: 1 *cun* proximal Di 8, 1 *cun* distal Di 10
Indikation: Kopfschmerzen, Atemwegserkrankungen, lokal am Unterarm

Di 10 *Shousanli*

Lage: an der Verbindungslinie Di 5 – Di 11, 2 *cun* proximal von Di 11
Punktion: 0,5 – 1 *cun* senkrecht
Wirkrichtung: lokal und im Leitbahnverlauf, Arm, Schulter, Oberbauch, Luftwege
Indikation: Schmerzen und Paresen vor allem im Bereich von Arm und Schulter, Epicondylitis, Oberbauchbeschwerden, Diarrhö, Obstipation, Atemwegserkrankungen, (juckende) Hauterkrankungen, Allergien
TCM: macht Leitbahnen und Netzgefäße durchgängig.

Di 11 *Quchi*

Lage: in einer gut tastbaren Vertiefung etwas lateral vom radialen Ende der Ellenbogenbeugefalte, getastet bei 90°-Beugung des Ellenbogengelenks
Punktion: senkrecht bis leicht tangential 0,5 – 1,5 *cun*
Wirkrichtung: lokal und im Leitbahn-Verlauf, Schulter, Respirationstrakt, Oberbauch, psychovegetativ, systemisch Hitze, Wind und Feuchtigkeit ableitend
Indikation: Epicondylitis, Schmerzen und Paresen im Verlauf der Leitbahn, Erkrankungen der oberen Luftwege, Asthma, Bronchitis, fieberhafte Erkrankungen, Allergien, Pruritus, Urtica, Diarrhö, Obstipation, funktionelle Erkrankungen des Magen-Darm-Traktes, Kopfschmerzen, Hypertonus, Unruhezustände/psychovegetative Erkrankungen
Besonderheit: 5. Antiker Punkt, nach den 5 Elementen: Erde-Punkt; einer der wichtigsten Punkte bei Wind-Hitze-Erkrankungen
TCM: vertreibt äußere pathogene Faktoren, kühlt Hitze und Blut-Hitze, macht die Leitbahn durchgängig.

Di 12 *Zhouliao*

Lage: 1 *cun* proximal von Di 11 am Rand des Humerus
Wirkrichtung: lokal

Di 13 *Shouwuli*
Lage: 2 *cun* proximal Di 12
Wirkrichtung: lokal

Di 14 *Binao*
Lage: in der Mitte des Oberarmes am Ansatz des M. deltoideus, 7 *cun* proximal von Di 11 (Abb. 4.10)
Punktion: 0,5 – 1 *cun* senkrecht oder bis zu 1,5 *cun* tangential nach oben
Wirkrichtung: lokal, Oberarm/Schulter/Nacken, Augen
Indikation: Schmerzen und Paresen im Bereich von Nacken, Arm und Schulter, lokale Triggerpunktsyndrome, Conjunctivitis, Störungen des Tränenflusses, Sehstörungen
TCM: macht Leitbahn durchgängig, klärt die Augen.

Di 15 *Jianyu*
Lage: bei horizontal abduziertem Arm im vorderen Schultergrübchen, bei hängendem Arm in der Vertiefung unterhalb und ventral des Acromions im vorderen Anteil des M. deltoideus, radial der Bizepssehne
Punktion: 0,5 – 1 *cun* senkrecht oder schräg aufs Schultergelenk zu. **Cave:** Schultergelenks-Punktion vermeiden!
Wirkrichtung: lokal
Indikation: Schmerzen und Paresen im Bereich von Oberarm und Schulter; lokale Triggerpunktsyndrome
Besonderheit: Kreuzungspunkt mit dem außerordentlicher Leitbahn *Yang qiao mai*

Di 16 *Jugu*
Lage: schräg dorsal von Di 15 in einer Vertiefung zwischen Clavicula und Spina scapulae
Indikation: Schulterbeschwerden

Di 17 *Tianding*
Lage: 1 *cun* caudal von Di 18 am Hinterrand des M. sternocleidomastoideus
Indikation: Entzündungen im Hals und Rachen, Thoracic-outlet-Syndrom

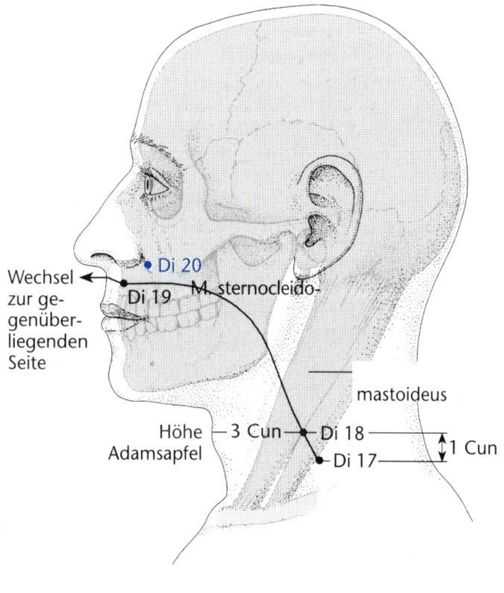

Di 18 *Futu*
Lage: auf dem M. sternocleidomastoideus; 3 *cun* lateral der Mitte, Höhe von Ma 9 (Oberkante des Schildknorpels)
Indikation: Entzündungen in Hals und Rachen, Thoracic-outlet-Syndrom

Di 19 *Kouheliao*
Lage: in Höhe von Du 26 unter dem lateralen Rand der Nase
Indikation: Facialisparese, Rhinitis

Di 20 *Yingxiang*
Nach traditionellen Angaben kreuzt die Leitbahn zwischen Di 19 und Di 20 auf die Gegenseite!
Lage: im Schnittpunkt zwischen Nasolabialfalte und der Horizontalen unterhalb des Septumansatzes
Punktion: 0,2 *cun* senkrecht oder 0,2 – 0,5 *cun* nach cranial. **Cave:** schmerzhafter Punkt, Moxibustion kontraindiziert!
Wirkrichtung: lokal auf Nase und Gesicht
Indikation: Rhinitis, Sinusitis, Facialisparese, Trigeminusneuralgie, atypischer Gesichtsschmerz
TCM: vertreibt Wind und Hitze, macht Leitbahnen durchgängig.

4.3.3 Magen-Leitbahn

Metamere Anordnung: streckseitig am 2. Strahl des Fußes
Äußerer Verlauf: von der Nase zum Augenwinkel und Orbita-Unterrand, vom Mundwinkel hoch zum Haaransatz, über den M. sternocleidomastoideus zur Fossa supraclavicularis, dann über Thorax und frontales Abdomen zur Leiste und mediolateral über Oberschenkel und Wade zum Nagelfalzwinkel der 2. Zehe
Innerer Verlauf: von der Fossa supraclavicularis durch das Zwerchfell zum Magen und zur Milz
Kollateralgefäße: zur Milz-Leitbahn, zur Blasen-Leitbahn, zum Lenkergefäß und Konzeptionsgefäß
Steuerungspunkte:
Ma 34 *Xi*-Spaltpunkt
Ma 40 *Luo*-Punkt
Ma 42 *Yuan*-Quellpunkt
Ren 12 *Mu*-Alarmpunkt
Bl 21 *Shu*-Zustimmungspunkt
Der Magen ist bezüglich seiner systemischen Einflüsse eines der bedeutendsten *Yang*-Organe. Zusammen mit der Milz ist er von entscheidender Bedeutung für die Versorgung unseres Körpers mit *Qi*. Das *Yang ming* gleicht zwischen oben und unten aus (daher werden Punkte an der Magen- und Dickdarm-Leitbahn häufig bei Hypertonus oder Migräne eingesetzt); es kontrolliert die Vorderseite des Körpers und vor allem das Gesicht sowie die Schulter. Neben den typischen Indikationen bei Schmerzen des Bewegungsapparates finden sich viele Punkte auf der Magen-Leitbahn mit systemischer Wirkung; z. B. auf den Energiehaushalt, die Feuchtigkeitstransformation oder auf geistige und vegetative Funktionen.

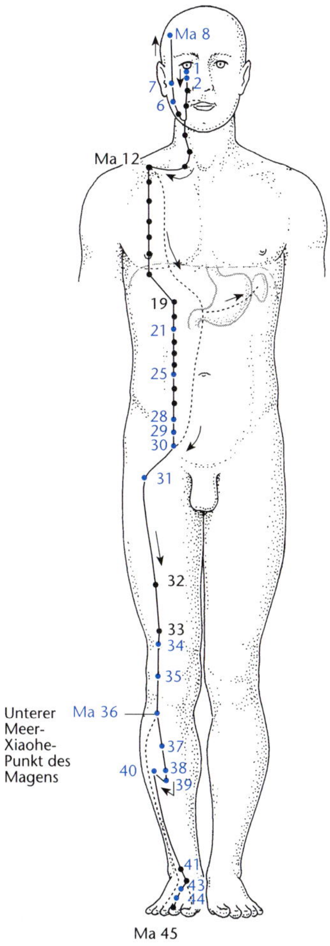

Abb. 4.12 Magen-Leitbahn

Ma 1 *Chengqi*

Lage: zwischen Orbitarand und Augapfel cranial des Foramen infraorbitale
Indikation: Augenerkrankungen
Cave: gefährliche Punktion!

Ma 2 *Sibai*

Lage: in der Vertiefung des Foramen infraorbitale, bei Geradeausblick in der Senkrechten unter der Pupille

Punktion: 0,1–0,3 *cun* senkrecht. **Cave:** N. infraorbitalis! Moxibustion kontraindiziert!
Wirkrichtung: lokal: Nase, Nasennebenhöhlen/Gesicht/Auge
Indikation: Sinusitis maxillaris, (allergische) Rhinitis, Conjunctivitis, Facialisparesen, Tics, atypischer Gesichtsschmerz, Trigeminusneuralgie
TCM: leitet Wind aus und klärt das Auge.

Ma 3 *Juliao*

Lage: caudal von Ma 2 an der Jochbeinuntergrenze
Indikation: Gesichtsschmerzen, Facialisparese

Ma 4 *Dicang*

Lage: senkrecht unter Ma 3 in Höhe des Mundwinkels
Indikation: Facialisparese, Gesichtsschmerzen

Ma 5 *Daying*

Lage: vor dem Kieferwinkel am ventralen Masseter-Rand
Indikation: Facialisparese, Zahnschmerzen, Gesichtsschmerzen

Ma 6 *Jiache*

Lage: bei zusammengebissenen Zähnen in einer deutlich tastbaren Vertiefung zwischen den Zügen des M. masseter, ca. 1 *cun* cranial und ventral des Unterkieferwinkels
Punktion: 0,3–0,5 *cun* senkrecht, tangential in den Muskel oder Richtung Ma 4 (indikationsabhängig)
Wirkrichtung: lokal
Indikation: atypischer Gesichtsschmerz, lokales Triggerpunktsyndrom, Trigeminusneuralgie, Facialisparese, Erkrankungen des Kiefergelenks, Zahnschmerzen, Trismus
TCM: leitet Wind und Hitze aus, macht die Netzgefäße durchgängig.

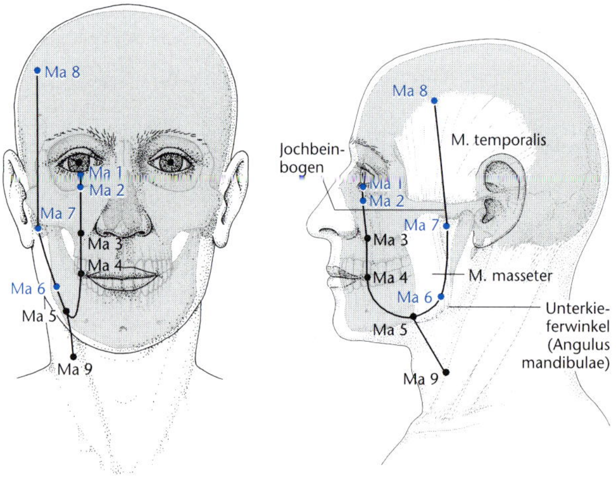

Ma 7 *Xiaguan*

Lage: am Hinterrand des M. masseter, in der Mitte zwischen Processus coronoideus und Processus condylaris mandibulae unterhalb des Arcus zygomaticus. Typische Punktionsstelle für Blockaden des N. mandibularis
Punktion: 0,2 – 0,5 *cun* senkrecht oder tangential
Wirkrichtung: lokal
Indikation: Zahnschmerzen (Oberkiefer), Kiefergelenkserkrankungen, Facialisparese, Trigeminusneuralgie, atypischer Gesichtsschmerz, Ohrenerkrankungen, Hörstörungen, Tinnitus
TCM: leitet Wind und Hitze aus, schärft das Gehör.

Ma 8 *Touwei*

Lage: in einer Vertiefung am oberen und vorderen Rand des M. temporalis, 0,5 *cun* oberhalb des Haaransatzes und in der Senkrechten über Ma 7 und dem hinteren Orbitarand, 4,5 *cun* lateral der Medianlinie, in Höhe von Du 24
Punktion: 0,5 – 1 *cun* (zart!) subcutan nach occipital. **Cave:** Moxibustion kontraindiziert
Wirkrichtung: Kopf und Auge, zentral
Indikation: Kopfschmerzen, Migräne, Augenerkrankungen, Schwindel
Besonderheit: Kreuzungspunkt mit der außerordentlichen Leitbahn *Yang wei mai* und der Gallenblasen-Leitbahn
TCM: leitet Wind und Hitze aus.

Ma 9 *Renying*

Lage: am Vorderrand des M. sternocleidomastoideus in Höhe der Schildknorpeloberkante; medial der A. carotis communis
Indikation: Hypertonus, Asthma, lokale Störungen. **Cave:** Moxibustion kontraindiziert.

Ma 10 *Shuitu*

Lage: am Vorderrand des M. sternocleidomastoideus, auf der Hälfte der Strecke zwischen Ma 9 und Ma 11
Indikation: Asthma, lokale Störungen

Ma 11 *Qishe*

Lage: am Oberrand der Clavicula zwischen den Ansätzen des M. sternocleidomastoideus
Indikation: Asthma, lokale Störungen

> Die Magen-Leitbahn verläuft nun in der Medioclavicularlinie (4 *cun* lateral der Medianlinie) über den Thorax. Die Punkte Ma 12 – M 18 werden bei lokalen Störungen eingesetzt, v. a. bei Atemwegserkrankungen.

Ma 12 *Quepen*
Lage: 4 *cun* lateral der Medianlinie in der Fossa supraclavicularis
Indikation: Atemwegserkrankungen

Ma 13 *Qihu*
Lage: 4 *cun* lateral der Medianlinie am Unterrand der Fossa supraclavicularis
Indikation: Atemwegserkrankungen

Ma 14 *Kufang*
Lage: 4 *cun* lateral der Medianlinie im 1. ICR
Indikation: Atemwegserkrankungen

Ma 15 *Wuyi*
Lage: 4 *cun* lateral der Medianlinie im 2. ICR
Indikation: Atemwegserkrankungen, Mastitis

Ma 16 *Yingchuang*
Lage: 4 *cun* lateral der Medianlinie im 3. ICR
Indikation: Atemwegserkrankungen, Mastitis

Ma 17 *Ruzhong*
Lage: auf der Mamille im 4. ICR
Besonderheit: keine Akupunktur, keine Moxibustion (gelegentlich Akupressur, aber nicht in therapeutischen Beziehungen)

Ma 18 *Rugen*
Lage: 4 *cun* lateral der Medianlinie im 5. ICR
Indikation: Atemwegserkrankungen, Mastitis

> Nun macht die Magen-Leitbahn einen Knick nach innen und verläuft 2 *cun* lateral der Medianlinie über das Abdomen; d. h. in der Mitte zwischen Medianlinie und Medioclavicularlinie. Die Punkte sind jeweils im Abstand von 1 *cun* verteilt; zur Orientierung können die Punkte auf dem Konzeptionsgefäß dienen. Die Punkte Ma 19 – Ma 22 haben rein lokale Wirkung auf den Magen und den Oberbauch; die Punkte Ma 23 und Ma 24 haben nach der Lehre der TCM außerdem eine beruhigende Wirkung auf den Geist.

Ma 19 *Burong*
Lage: 2 *cun* lateral von Ren 14
Indikation: Oberbauchbeschwerden

Ma 20 *Chengman*
Lage: 2 *cun* lateral von Ren 13
Indikation: Oberbauchbeschwerden

Ma 21 *Liangmen*

Lage: in Höhe von Ren 12, 4 *cun* oberhalb und 2 *cun* lateral des Nabels
Punktion: 0,5 – 1 *cun* senkrecht
Wirkrichtung: Oberbauch
Indikation: funktionelle Erkrankungen des Magen-Darm-Traktes
Besonderheit: wird häufig mit Ren 11, Ren 12 und Ren 13 kombiniert
TCM: reguliert Magen und Darm.

Ma 22 *Guanmen*

Lage: 2 *cun* lateral von Ren 11
Indikation: Oberbauchbeschwerden

Ma 23 *Taiyi*

Lage: 2 *cun* lateral von Ren 10
Indikation: Oberbauchbeschwerden, vegetativ ausgleichend

Ma 24 *Huaroumen*

Lage: 2 *cun* lateral von Ren 9
Indikation: Oberbauchbeschwerden, vegetativ ausgleichend

Ma 25 *Tianshu*

Lage: in Höhe des Nabels 2 *cun* lateral der Medianlinie
Punktion: 0,7 – 1 *cun* senkrecht
Wirkrichtung: Magen-Darm-Trakt, Urogenitaltrakt
Indikation: Colon irritabile, Diarrhö, Obstipation, Dysenterien, Dysmenorrhö
Besonderheit: *Mu*-Alarmpunkt des Dickdarms. Steht in Verbindung mit der außerordentlichen Leitbahn *Chong mai*. Vorsicht mit Punkten am Unterbauch in der Schwangerschaft!
TCM: reguliert den Dickdarm, beseitigt Nahrungstagnation.

Ma 26 *Wailing*

Lage: 2 *cun* lateral und 1 *cun* caudal vom Nabel
Indikation: Dysmenorrhö, Bauchschmerzen

Ma 27 *Daju*

Lage: 2 *cun* lateral von Ren 5
Indikation: Erkrankungen des Urogenitaltraktes

Ma 28 *Shuidao*

Lage: 2 *cun* oberhalb der Symphyse und 2 *cun* lateral von Ren 4
Punktion: 0,5 – 1 *cun* senkrecht
Wirkrichtung: Unterbauch
Indikation: Dysmenorrhö, Obstipation, Dysurie, Harnverhalt
Besonderheit: Vorsicht mit Punkten am Unterbauch in der Schwangerschaft!
TCM: reguliert die Menstruation, unterstützt den Harnfluss.

Ma 29 *Guilai*

Lage: 1 *cun* oberhalb der Symphyse und 2 *cun* lateral von Ren 3
Punktion: 0,5 – 1 *cun* senkrecht
Wirkrichtung: Unterbauch
Indikation: Dysmenorrhö, Amenorrhö
Besonderheit: Vorsicht mit Punkten am Unterbauch in der Schwangerschaft!
TCM: reguliert die Menstruation.

Ma 30 *Qichong*

Lage: 2 *cun* lateral von Ren 2 am Symphysen-Oberrand, 5 *cun* unterhalb des Nabels
Punktion: 0,5 – 1 *cun* senkrecht
Wirkrichtung: Unterbauch
Indikation: Erkrankungen der äußeren Genitalorgane, Menstruationsstörungen, Fertilitätsstörungen, Impotenz, Placentaretention
Besonderheit: Steht in Verbindung mit der außerordentlichen Leitbahn *Chong mai.* Vorsicht mit Punkten am Unterbauch in der Schwangerschaft!
TCM: reguliert die Menstruation, füllt den *Chong mai* auf, fördert die Essenz.

Ma 31 *Biguan*

Lage: Kreuzungspunkt der Senkrechten durch den Vorderrand der Spina iliaca anterior superior mit der Horizontalen entlang des Unterrandes der Symphyse; am lateralen Rand des M. sartorius im M. rectus femoris
Punktion: 0,5 – 1,5 *cun* senkrecht
Wirkrichtung: Oberschenkel bis zum Knie
Indikation: Schmerzen und Paresen der unteren Extremität, Coxarthrose, lokale Triggerpunktsyndrome
TCM: macht die Leitbahn und ihre Netzgefäße durchgängig.

Ma 32 *Futu*

Lage: 6 *cun* oberhalb des lateralen oberen Patellarandes
Indikation: Schmerzen in Hüfte und Oberschenkel

Ma 33 *Yinshi*

Lage: 3 *cun* caudal von Ma 32
Indikation: Schmerzen in der Hüfte und Oberschenkel

Ma 34 *Liangqiu*

Lage: 2 *cun* oberhalb des Knies; senkrecht über dem lateralen oberen Patellawinkel, zwischen M. vastus lateralis und M. rectus femoris. Symmetrisch angeordnet zu Mi 10
Punktion: 0,5 – 1 *cun* senkrecht
Wirkrichtung: entlang des Leitbahn-Verlaufes, lokal: Knie; Oberbauch
Indikation: Schmerzen und Paresen in der unteren Extremität, Gonalgie/Gonarthrose, (akute) Magenschmerzen, Dysenterie
Besonderheit: *Xi*-Spaltpunkt
TCM: leitet Feuchtigkeit aus, reguliert den Magen.

Ma 35 *Dubi*

Lage: lateral des Ligamentum patellae, am Unterrand der Patella in einer Vertiefung
Punktion: 0,5 – 1 *cun* tangential auf das Gelenk zu. **Cave:** nicht ins Gelenk stechen!
Wirkrichtung: lokal
Indikation: Gonalgie/Gonarthrose
Besonderheit: wird häufig kombiniert mit Ex-LE 2 *Heding* und Ex-LE 4 *Neixiyan*.

Ma 36 *Zusanli*

Lage: 1 QF lateral der Tibiakante, 3 *cun* unterhalb Ma 35, ca. in Höhe der Tuberositas tibiae
Punktion: 0,5 – 1 *cun* senkrecht
Wirkrichtung: lokal, im Leitbahn-Verlauf, Oberbauch, psychovegetativ und systemisch stärkend
Indikation: lokal, Schmerzen und Paresen im Verlauf der Leitbahn, Erkrankungen des Verdauungstraktes, vor allem im Oberbauch, psychovegetative und mentale Störungen. Alle Erkrankungen, die einer Stärkung von *Qi* und Blut bedürfen.
Besonderheit: Unterer *(He-)* einflussreicher Punkt des Magens, 5. Antiker Punkt nach den 5 Elementen: Erde-Punkt. Sicher der am häufigsten genadelte Akupunkturpunkt, häufig Moxibustion.
TCM: stärkt und reguliert Magen und Milz, stärkt und bewegt *Qi* und Blut, macht die Leitbahnen und Netzgefäße durchgängig, wirkt allgemein roborierend.

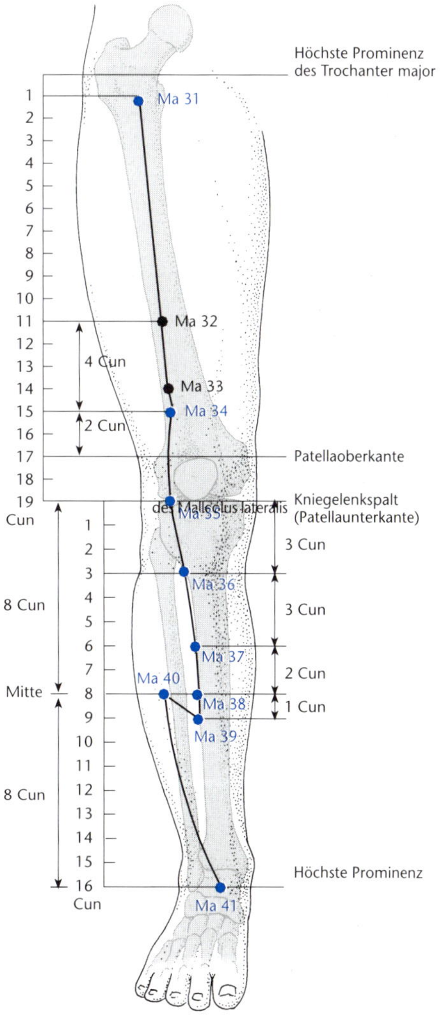

Ma 37 *Shangjuxu*

Lage: 3 *cun* unterhalb Ma 36, wie dieser 1 QF lateral der Tibiakante
Punktion: 0,5 – 1 *cun* senkrecht
Wirkrichtung: lokal, im Leitbahn-Verlauf, Magen-Darm-Trakt
Indikation: Schmerzen und Paresen im Unterschenkelbereich, Schulterbeschwerden, funktionelle Dickdarmerkrankungen
Besonderheit: Unterer einflussreicher Punkt des Dickdarms

Ma 38 *Tiaokou*

Lage: 2 *cun* distal von Ma 37 oder genau in der Unterschenkelmitte, 1 QF lateral der Tibiakante
Punktion: 1 – 1,5 *cun* senkrecht oder Richtung Bl 57
Wirkrichtung: lokal und im Leitbahn-Verlauf, Schulter, Oberbauch
Indikation: Periarthropathia humeroscapularis, Schmerzen und Paresen des Unterschenkels, Magenschmerzen
Besonderheit: empirisch eine Art „Meisterpunkt" für die Schulter

Ma 39 *Xiajuxu*

Lage: 1 *cun* distal von Ma 38, 1 QF lateral der Tibiakante
Punktion: 0,5 – 1 *cun* senkrecht
Wirkrichtung: lokal, im Leitbahn-Verlauf, Oberbauch
Indikation: Schmerzen und Paresen des Unterschenkels, funktionelle Oberbauchbeschwerden
Besonderheit: Unterer (*He*-) einflussreicher Punkt des Dünndarms

Ma 40 *Fenglong*

Lage: 8 *cun* unterhalb Ma 35 (auf der Hälfte der Strecke Patella-Außenknöchel), 1 *cun* neben Ma 38
Punktion: 0,5 – 1,5 *cun* senkrecht oder schräg auf die Tibia zu
Wirkrichtung: lokal und im Leitbahn-Verlauf, Oberbauch, Thorax, systemisch Hitze und Feuchtigkeit ausleitend
Indikation: Schmerzen und Paresen der unteren Extremität, funktionelle Erkrankungen des Magen-Darm-Traktes, Obstipation, Dysenterien, Asthma, chronische Bronchitis, Kopfschmerzen, mentale Störungen, Schwindel, Hypertonus
Besonderheit: *Luo*-Punkt. Stichwort: **Schleim**! Breite Anwendung bei allen Erkrankungen, die im Sinne der TCM mit Feuchtigkeit/Schleim/Hitze beschrieben werden.
TCM: harmonisiert den Magen, wandelt Feuchtigkeit und Schleim um, beruhigt und klärt den Geist.

Ma 41 *Jiexi*

Lage: in der Mitte der Sprunggelenksquerfalte am Fußrücken; in der Vertiefung zwischen den Sehnen von M. extensor hallucis longus und M. extensor digitorum longus
Punktion: 0,5 – 0,7 *cun* senkrecht
Wirkrichtung: lokal, Oberbauch, Kopf, systemisch Hitze reduzierend
Indikation: Schmerzen und Paresen an Fuß und Unterschenkel, Magenerkrankungen, Obstipation, Dysenterien, Kopfschmerzen, Schwindel, nervöse und agitierte psychische Störungen, symptomatisch bei Fieber
Besonderheit: 4. Antiker (*Jing*-Fluss-) Punkt; nach den 5 Elementen: Feuer-Punkt
TCM: klärt Magen-Hitze und Magen-Feuer, wandelt Schleim um, beruhigt und klärt den Geist.

Ma 42 *Chongyang*

Lage: am Fußrücken zwischen den Sehnen des M. extensor hallucis longus und digitorum; Taststelle der A. dorsalis pedis

Indikation: Kopf- und Gesichtsschmerzen, Facialisparese, Magenschmerzen

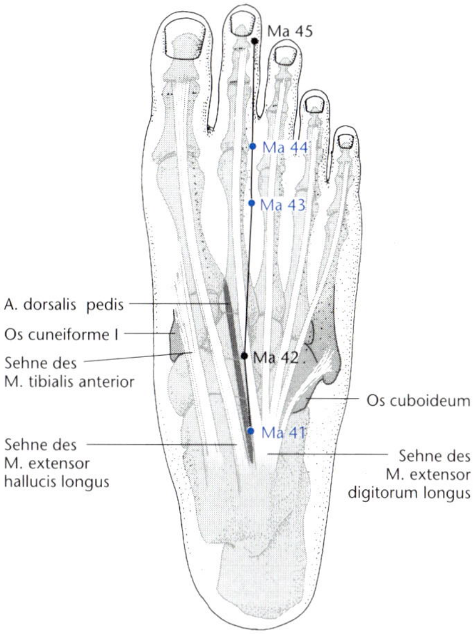

Ma 43 *Xiangu*

Lage: im proximalen Winkel zwischen Os metatarsale 2 und 3

Wirkrichtung: lokal

Indikation: Bauchschmerzen, Oberlidptosis; traditionell: lokale Störungen

Ma 44 *Neiting*

Lage: distal der Grundgelenke von 2. und 3. Zehe, in der „Schwimmhautfalte"

Punktion: 0,3 – 0,5 *cun* senkrecht; häufig Mikroaderlass

Wirkrichtung: lokal, im Leitbahn-Verlauf; Oberbauch, Kopf, Zähne, systemisch Hitze reduzierend

Indikation: Oberbauchbeschwerden, Dysenterie, Zahnschmerzen, Parodontose, Entzündungen im Mund-Rachen-Bereich, Facialisparese, Trigeminusneuralgie, Kopfschmerzen

Besonderheit: 2. Antiker (*Ying*-Quellen-)Punkt; nach den 5 Elementen: Wasser-Punkt

TCM: beseitigt Hitze, Wind und Feuchtigkeit, reguliert Magen und Darm.

Ma 45 *Lidui*

Lage: lateraler Nagelfalzwinkel 2. Zehe

Indikation: Kopf-, Gesichts- und Zahnschmerzen, Fieber (wirkt sedierend)

4.3.4 Milz-Leitbahn

Metamere Anordnung: Fuß-*tai yin*; 1./2. Strahl
Äußerer Verlauf: zentripetal von der Großzehe zum 6. ICR am Thorax
Innerer Verlauf: beginnt in der Leistenbeuge, tritt dort ins untere Abdomen ein und läuft über die Milz zum Magen; von dort entlang des Ösophagus zur Zunge; ein weiterer innerer Ast geht zum Herzen.
Kollateralgefäße: zur Magen-Leitbahn, Magen und Dickdarm
Steuerungspunkte:
Mi 3 *Yuan*-Quellpunkt
Mi 4 *Luo*-Punkt
Mi 8 *Xi*-Spaltpunkt
Le 13 *Mu*-Alarmpunkt
Bl 20 *Shu*-Zustimmungspunkt
Die Milz, entscheidend für die Versorgung des Körpers mit *Qi* und Blut, nimmt wesentliche Funktionen für den Verdauungsprozess wahr. Sie ist überdies verantwortlich für die Feuchtigkeitstransformation. Besondere Bedeutung hat die Milz als Residenz unseres Denkens.
Akupunkturpunkte auf der Milz-Leitbahn werden also bei energetischen Störungen, Oberbaucherkrankungen, Verdauungsstörungen, Schleim- und Feuchtigkeits-Erkrankungen sowie bei psychovegetativen Störungen, vor allem bei Depressionen, Konzentrationsstörungen und Müdigkeit eingesetzt. Wegen des Verlaufes der Milz-Leitbahn über den Unterbauch und der engen Beziehung der Milz zum Blut haben viele Punkte auch gynäkologische Indikationen.

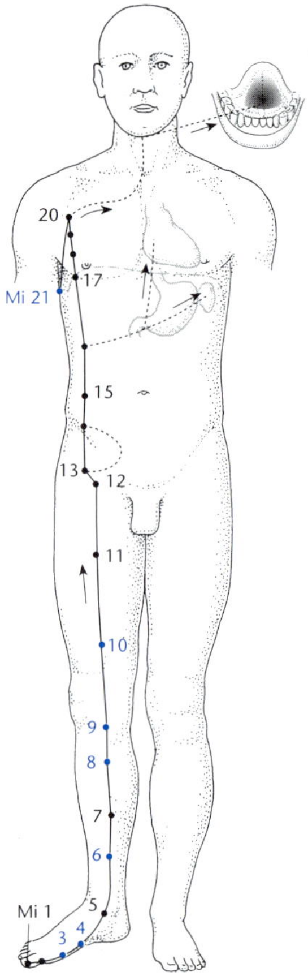

Mi 1 *Yinbai*

Lage: medialer Nagelfalzwinkel der Großzehe
Indikation: thorakale und abdominelle Beschwerden; menstruationsassoziierte Störungen

Mi 2 *Dadu*

Lage: distal des Großzehengrundgelenks, an der Grenze zwischen „rotem und weißem Fleisch"
Indikation: Gastroenteritis, Dyspepsie, Völlegefühl im Thorax

Mi 3 *Taibai*

Lage: in einer Vertiefung proximal und etwas plantar des distalen Köpfchens von Os metatarsale 1, an der Grenze zwischen „rotem und weißem Fleisch"

Punktion: 0,5 – 0,8 *cun* senkrecht zum Knochen
Wirkrichtung: lokal, Oberbauch
Indikation: Dysenterie, Diarrhö, Obstipation, Dyspepsie
Besonderheit: *Yuan*-Quellpunkt, 3. Antiker (*Shu*-Bach-) Punkt; nach den 5 Elementen: Erde-Punkt
TCM: stärkt die Milz, harmonisiert den Magen, wandelt Feuchtigkeit um.

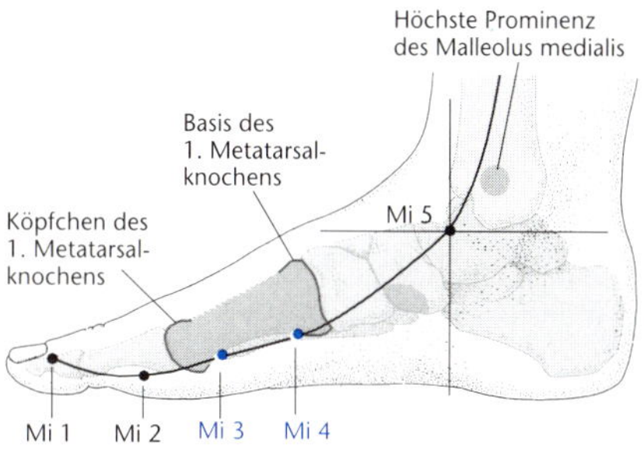

Mi 4 *Gongsun*

Lage: in einer Vertiefung etwas distal und unterhalb des proximalen Köpfchens von Os metatarsale 1, an der Grenze zwischen „rotem und weißem Fleisch"
Punktion: 0,5 *cun* senkrecht oder leicht tangential auf das Köpfchen des Os metatarsale 1 zu
Wirkrichtung: vor allem Oberbauch
Indikation: Oberbauchbeschwerden, Dysenterien, Dyspepsie, Menstruationsstörungen
Besonderheit: *Luo*-Punkt; Öffnungspunkt für die außerordentlichen Leitbahn *Chong mai*, wird häufig mit Pe 6 kombiniert
TCM: stärkt die Milz, harmonisiert den Magen, wandelt Feuchtigkeit um. Reguliert den *Chong mai.*

Mi 5 *Shangqiu*

Lage: ca. in Höhe von Ni 6; in einer Vertiefung ventral des Malleolus medialis
Indikation: Gastroenteritis, Dyspepsie, Kniebeschwerden

Mi 6 *Sanyinjiao*

Lage: 3 *cun* proximal der höchsten Erhebung des Malleolus medialis, in einer Vertiefung an der Hinterkante der Tibia
Punktion: 0,5 – 1 *cun* senkrecht zur Tibia
Wirkrichtung: entlang des Leitbahn-Verlaufs, Oberbauch, Unterbauch (Hauptpunkt), systemisch wirksam
Indikation: Schmerzen und Paresen der unteren Extremität, Oberbaucherkrankungen wie Dysenterien und Dyspepsie, gynäkologische Erkrankungen wie Dysmenorrhö, Störungen von Libido und Fertilität, Geburtshilfe (Geburtsvorbereitung, Dystokie, Weheninduktion), urologische Erkrankungen wie Zystitis, Reizblase und Sexualstörungen des Mannes; entsprechend seiner TCM-Funktionen
Besonderheit: Hier treffen alle drei *Yin*-Leitbahnen des Fußes zusammen. Einer der wichtigsten Akupunkturpunkte überhaupt, fehlt bei kaum einer Behandlung! Hauptpunkt für den Unterbauch. **Cave:** starke Stimulation kann Wehen auslösen, daher bei vielen Autoren in der Schwangerschaft (vor allem im 1. Trimenenon) kontraindiziert.

TCM: stärkt die Milz und die Niere, leitet Feuchtigkeit aus, reguliert die Leber und ihren *Qi*-Fluss, nährt Blut und *Yin*, reguliert den Uterus und die Menstruation.

Mi 7 *Lougu*

Lage: 3 *cun* proximal von Mi 6
Indikation: Unterbauchbeschwerden, Dysurie

Mi 8 *Diji*

Lage: 3 *cun* distal von Mi 9 oder 9 *cun* proximal von Mi 6 an der Tibia-Hinterkante (Abb. 4.18)
Punktion: 0,5 *cun* – 1 *cun* senkrecht zur Tibia
Wirkrichtung: Magen-Darm-Trakt, Unterbauch
Indikation: Dysenterien und Dyspepsie, gynäkologische und urologische Erkrankungen
Besonderheit: *Xi*-Spaltpunkt
TCM: stärkt die Milz, leitet Feuchtigkeit aus, reguliert die Menstruation.

Mi 9 *Yinlingquan*

Lage: in einer Vertiefung am unteren hinteren Rand des medialen Condylus tibiae
Punktion: 0,5 – 1 *cun* senkrecht oder tangential auf den medialen Condylus tibiae zu
Wirkrichtung: lokal, im Leitbahn-Verlauf, Magen-Darm-Trakt, Unterbauch, LWS
Indikation: Schmerzen, Schwellungen und Paresen der unteren Extremität, Gonalgie/Gonarthrose, Lumbalgie, Dysenterie, Diarrhö, Ödeme, Erkrankungen des Urogenitaltraktes wie Zystitis, Dysmenorrhö, Menstruationsstörungen
Besonderheit: 5. Antiker (*He*-Zusammenfluss-) Punkt; nach den 5 Elementen: Wasser-Punkt. Wird sehr häufig mit Gb 34 kombiniert.
TCM: beseitigt Feuchtigkeit, reguliert die Körperflüssigkeiten, bewegt das *Qi*.

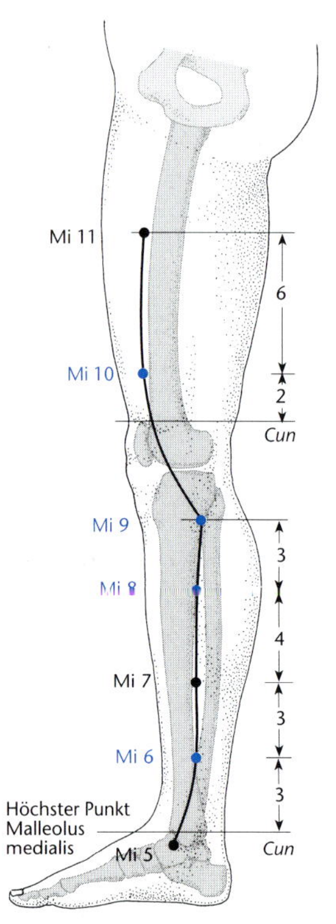

Mi 10 *Xuehai*

Lage: ca. 2 *cun* proximal des oberen inneren Patellarandes, symmetrisch zu Ma 34, in einer Vertiefung des M. vastus medialis
Punktion: 0,5 – 1,5 *cun* senkrecht oder tangential in den Muskel
Wirkrichtung: lokal, im Leitbahn-Verlauf, Unterbauch, systemisch wirksam
Indikation: Gonarthrose/Gonalgie, Coxarthrose, Dysmenorrhö, Menstruationsstörungen, allergische Erkrankungen, Urtica, juckende Ekzeme

Besonderheit: wichtiger Punkt bei Menstruationsstörungen, wegen seiner blutkühlenden Eigenschaften einer der wichtigsten Punkte bei (juckenden) Allergien. Die Lage entspricht einem häufigen Triggerpunkt im M. vastus medialis.
TCM: reguliert das Blut und die Menstruation, beseitigt Blut-Hitze.

Mi 11 *Jimen*

Lage: 6 *cun* proximal Mi 10 am Rand des M. vastus medialis
Indikation: Dysurie, Adduktorenverkürzung bei Coxarthrose

Mi 12 *Chongmen*

Lage: direkt lateral der A. iliaca externa, am Rand der Leiste
Indikation: Hüftbeschwerden, Unterbaucherkrankungen, Dysurie.

> Die Milz-Leitbahn verläuft nun im Abstand von 4 *cun* lateral der Medianlinie – und somit *lateral* der Magen-Leitbahn über das Abdomen. Es folgen die Punkte Mi 13 – Mi 16, die ihre Bedeutung in der Behandlung lokaler Störungen haben.

Mi 13 *Fushe*

Lage: 0,7 *cun* cranial von Mi 12
Indikation: Bauchschmerzen, Dysenterien, Obstipation

Mi 14 *Fujie*

Lage: 1,3 *cun* caudal des Nabels
Indikation: Bauchschmerzen, Dysenterien, Obstipation

Mi 15 *Daheng*

Lage: in Höhe von Ma 25
Indikation: Bauchschmerzen, Dysenterien, Obstipation

Mi 16 *Fuai*

Lage: in Höhe von Ren 11
Indikation: Bauchschmerzen, Dysenterien, Obstipation

> Die Milz-Leitbahn macht nun einen Knick und verläuft 6 *cun* lateral der Medianlinie über den Thorax. Dort liegen folgende Punkte, die bei thorakalen Beschwerden eingesetzt werden.

Mi 17 *Shidou*

Lage: im 5. ICR
Indikation: Thoraxschmerz, Intercostalneuralgie

Mi 18 *Tianxi*

Lage: im 4. ICR

Indikation: Thoraxschmerz, Intercostalneuralgie, Mastitis/Mastodynie/Lactationsstörungen

Mi 19 *Xiongxiang*

Lage: im 3. ICR
Indikation: Thoraxschmerz, Intercostalneuralgie

Mi 20 *Zhourong*

Lage: im 2. ICR
Indikation: Thoraxschmerz, Intercostalneuralgie

Mi 21 *Dabao*

Lage: in der mittleren Axillarlinie in Höhe des 6. ICR
Punktion: 0,5 *cun* schräg subcutan (auf die Störung zu).
Wirkrichtung: Thorax und Flankenregion
Indikation: Schmerzen im Thoraxbereich, allgemeine Schmerzen, Schwächezustände, Schwellungen der Gelenke (Fibromyalgie)
Besonderheit: großer *Luo*-Punkt der Milz
TCM: reguliert und bewegt das Blut.

> Für die Punkte Mi 14 bis Mi 21 gilt: Cave Pneumothorax

4.3.5 Herz-Leitbahn

Metamere Anordnung: Hand-*shao yin*; 5. Strahl
Äußerer Verlauf: zentrifugal vom Thorax über die Beugeseite des Unterarms zum Kleinfinger
Innerer Verlauf: entspringt im Herzen und steigt ab zum Dünndarm, hat über das „Herz-System" Kontakt zu allen anderen inneren Organen; ein weiterer innerer Ast erreicht über die Zunge das „Augen-System und das Gehirn.
Kollateralgefäße: zur Dünndarm-Leitbahn, zur Zunge und zum Auge
Segmentale Zuordnung: C7/C8
Steuerungspunkte:

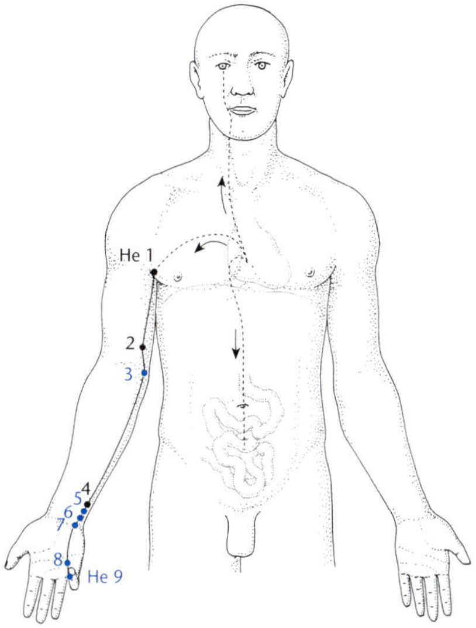

He 5 *Luo*-Punkt
He 6 *Xi*-Spaltpunkt
He 7 *Yuan*-Quellpunkt
Ren 14 *Mu*-Alarmpunkt
Bl 15 *Shu*-Zustimmungspunkt

Die Punkte auf der Herz-Leitbahn sind überwiegend systemisch wirksam. Sie werden nicht nur bei Erkrankungen des Organs Herz eingesetzt, sondern sogar bevorzugt bei psychischen und psychosomatischen Störungen, Schlafstörungen oder Sprachstörungen wie Stottern oder Aphasie.

He 1 *Jiquan*

Lage: in der Axilla über der A. axillaris (vgl. Punktionsstelle bei Blockade des Plexus brachialis)
Indikation: funktionelle Herzbeschwerden, Angina pectoris, armbetonte Hemiparese

He 2 *Qingling*

Lage: 3 *cun* proximal von He 3 an der Innenseite des Oberarmes
Wirkrichtung: lokal

He 3 *Shaohai*

Lage: in einer kleinen Vertiefung zwischen medialem Ende der Ellenbogenbeugefalte und dem Epicondylus ulnaris, lokalisieren bei 90°-Beugung des Ellenbogens
Punktion: 0,5 – 1 *cun* senkrecht
Wirkrichtung: lokal, Thorax, Psyche
Indikation: Epicondylitis ulnaris, funktionelle Herzbeschwerden, Thoraxschmerzen, Nervosität, agitierte Depression, Unruhezustände, Gedächtnis- und Konzentrationsstörungen

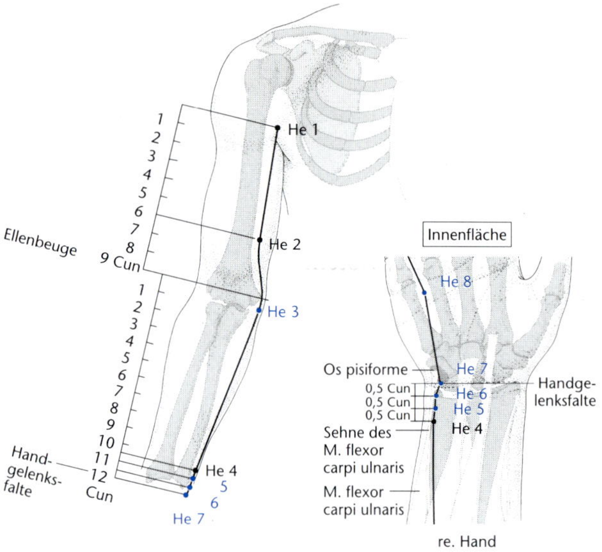

Besonderheit: 5. Antiker (*He*-Zusammenfluss-) Punkt; nach den 5 Elementen: Wasser-Punkt
TCM: reguliert das Herz, beseitigt *Qi*-Stagnation, beruhigt den Geist.

He 4 *Lingdao*

Lage: 0,5 *cun* proximal von *He* 5
Indikation: funktionelle Herzbeschwerden, Unruhezustände, Aphasie

He 5 *Tongli*

Lage: 1 *cun* proximal der (deutlichsten) Handgelenksquerfalte, radial der Sehne des M. flexor carpi ulnaris
Punktion: 0,2–0,5 *cun* senkrecht. **Cave:** A. und N. ulnaris. Moxibustion prinzipiell möglich, aber wegen Gefäß- und Nervennähe nicht unproblematisch
Wirkrichtung: Thorax, Psyche, Zunge
Indikation: funktionelle Herzbeschwerden, Depression, psychovegetative Dystonie, Sprachstörung, Stottern
Besonderheit: *Luo*-Punkt, Hauptpunkt zur Stärkung des Herz-*Qi*. Wirkt stimmungsaufhellend.
TCM: stärkt und reguliert das Herz-*Qi*, öffnet die Sinne und die Zunge, beruhigt den Geist.

He 6 *Yinxi*

Lage: 0,5 *cun* distal von *He* 5
Indikation: Angina pectoris, funktionelle Herzbeschwerden, Schwindel, Unruhe
Besonderheit: *Xi*-Spaltpunkt
TCM: Leere-Hitze beim *Yin*-Mangel

He 7 *Shenmen*

Lage: in der Handgelenksbeugefalte proximal des Os pisiforme und radial der Sehne des M. flexor carpi ulnaris
Punktion: 0,3 – 0,5 *cun* senkrecht bzw. tangential hinter die Sehne, Punktion auch von ulnar her möglich. Moxibustion prinzipiell möglich, aber wegen Gefäß- und Nervennähe nicht unproblematisch. Nicht vergessen: Vor der Prüfung Akupressur am *Shenmen*!
Wirkrichtung: Thorax, Psyche, systemisch wirksam
Indikation: funktionelle Herzbeschwerden, Thoraxschmerzen, psychovegetative Dystonie, Depression, Unruhezustände, Schlafstörungen, Prüfungsangst
Besonderheit: *Yuan*-Quellpunkt, Sedierungspunkt, 3. Antiker (*Shu*-Bach-) Punkt; nach den 5 Elementen: Erde-Punkt. Einer der wichtigsten Punkte bei nervösen und emotionalen Störungen.
TCM: beruhigt den Geist, unterstützt und reguliert das Herz.

He 8 *Shaofu*

Lage: in der Handfläche zwischen Os metacarpale 4 und 5, bzw. dort, wo der Kleinfinger bei Faustschluß die Handinnenfläche berührt
Punktion: 0,3 – 0,5 *cun* senkrecht. **Cave:** sehr schmerzhafte Punktion!
Wirkrichtung: lokal, Thorax, Psyche, (äußeres) Genitale, systemisch wirksam
Indikation: funktionelle Herzbeschwerden, Thoraxschmerzen, agitierte und nervöse psychovegetative Störungen, Erkrankungen des Urogenitaltraktes wie Zystitis, Kolpitis, Pruritus vulvae
Besonderheit: 2. Antiker (*Ying*-Quellen-) Punkt; nach den 5 Elementen: Feuer-Punkt
TCM: beseitigt Feuer, beruhigt das Herz, beruhigt den Geist.

He 9 *Shaochong*

Lage: ca. radialer Nagelfalzwinkel des Kleinfingers
Punktion: 0,1 *cun* senkrecht
Wirkrichtung: Thorax, Psyche, systemisch wirksam
Indikation: funktionelle Herzbeschwerden, Unruhezustände, Agitation, symptomatisch bei hohem Fieber
Besonderheit: 1. Antiker (*Jing*-Brunnen-) Punkt; nach den 5 Elementen: Holz-Punkt, Tonisierungspunkt. Wird als „Notfallpunkt“ bei Kollaps oder Bewusstseinsverlust eingesetzt.
TCM: klärt Hitze, beruhigt den Geist, stellt das Bewusstsein wieder her.

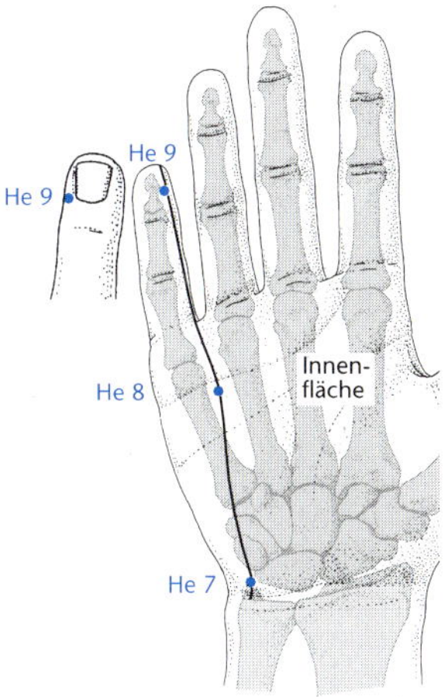

re. Hand

4.3.6 Dünndarm-Leitbahn

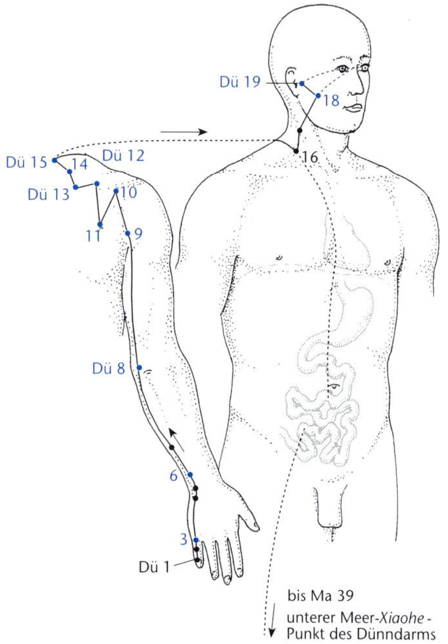

Metamere Anordnung: Hand-*tai yang*; 4./5. Strahl
Äußerer Verlauf: vom Kleinfinger über die Streckseite des Armes zur Schulter, breit über die Scapula und den Nacken mit einer Abzweigung zu Du 14, dann über den Hals und die Wange zum Ohr, ein weiterer Ast erreicht die Blasen-Leitbahn im inneren Augenwinkel.
Innerer Verlauf: beginnt in der Fossa supraclavicularis, zieht zum Herzen, dann entlang des Ösophagus über den Magen zum Dünndarm.
Kollateralgefäße: zur Herz-Leitbahn und zur Dickdarm-Leitbahn (Schulter)
Steuerungspunkte:
Dü 4 *Yuan*-Quellpunkt
Dü 6 *Xi*-Spaltpunkt
Dü 7 *Luo*-Punkt
Ren 4 *Mu*-Alarmpunkt
Bl 27 *Shu*-Zustimmungspunkt
Die Punkte auf der Dünndarm-Leitbahn werden vorwiegend bei Erkrankungen des Bewegungsapparates eingesetzt. Die distalen Punkte haben darüber hinaus eine Wirkung auf Kopf und Sinnesorgane, vor allem auf das Ohr. Wegen der funktionellen Koppelung mit der Herz-Leitbahn wären auch psychosomatische Wirkungen der Punkte auf der Leitbahn denkbar; allerdings werden nur wenige der Punkte wegen ihrer psychischen Funktionen hervorgehoben und eingesetzt.

Dü 1 *Shaoze*
Lage: lateraler Nagelfalzwinkel des 5. Fingers
Indikation: Kollaps, Fieber, Pharyngitis, Otitis, Husten, Mastitis

Dü 2 *Qiangu*
Lage: distal des Grundgelenkes an der ulnaren Handkante, an der Grenze zwischen „rotem und weißem Fleisch"
Indikation: Otitis, Laryngitis, Pharyngitis (wirkt Hitze ausleitend und geistig beruhigend)

Dü 3 *Houxi*
Lage: am unteren Pol der halbmondförmigen Falte, die an der Handkante bei lockerem Faustschluß entsteht, an der Grenze zwischen „rotem und weißem Fleisch", auf einer Höhe mit Di 4i
Punktion: 0,3 – 0,5 *cun* senkrecht zum Os metacarpale 5

Wirkrichtung: lokal, im Leitbahn-Verlauf, Hinterkopf, Nacken, LWS, Auge, zentral wirksam
Indikation: Schmerzen und Paresen der oberen Extremität, HWS-Beschwerden, Lumbalgie, occipitale Kopfschmerzen, Tinnitus, Hörstörungen, Conjunctivitis, Zystitis, Reizblase, Schlafstörungen, nervöse Unruhe
Besonderheit: Öffnungspunkt für die außerordentliche Leitbahn Lenkergefäß; 3. Antiker (*Shu*-Bach-) Punkt; nach den 5 Elementen: Holz-Punkt. Tonisierungspunkt
TCM: beruhigt den Geist, vertreibt pathogene Faktoren.

Dü 4 *Wangu*

Lage: ulnare Handkante zwischen Os metacarpale 5 und Os hamatum
Indikation: Handgelenksschmerzen, Ohrenerkrankungen, Trismus

Dü 5 *Yanggu*

Lage: zwischen Processus styloideus ulnae und Os triquetrum
Indikation: Zahnschmerzen im Oberkiefer, Entzündungen im MKG-Bereich, lokale Störungen

Dü 6 *Yanglao*

Lage: in einer Vertiefung proximal und etwas radial des Processus styloideus ulnae, am besten zu tasten in angedeuteter Supinationsstellung bzw. wenn der Patient mit gebeugtem Ellenbogen die Handfläche an die Brust legt
Punktion: 0,3 – 0,5 *cun* senkrecht. **Cave:** schmerzhafte Punktion der Sehne des M. extensor carpi ulnaris!
Wirkrichtung: lokal, im Leitbahn-Verlauf, LWS, Augen
Indikation: Schmerzen und Paresen der oberen Extremität, Lumbalgie, Schulter- und Nackenschmerzen, seltener bei Augenerkrankungen (Conjunctivitis, Sehstörungen)
Besonderheit: *Xi*-Spaltpunkt
TCM: macht Leitbahnen und Netzgefäße durchgängig.

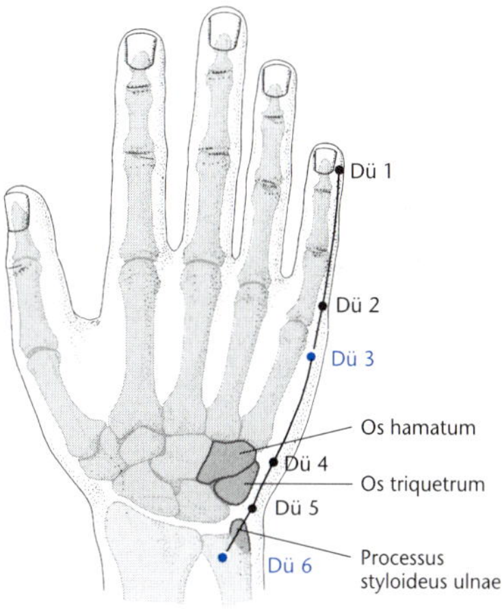

Dü 7 *Zhizheng*

Lage: auf der Verbindungslinie Dü 5/Dü 8 5 *cun* proximal des Handgelenks
Indikation: Schmerzen in Arm und Schulter, Nackensteife

Dü 8 *Xiaohai*

Lage: zwischen Olecranon und Epicondylus ulnaris

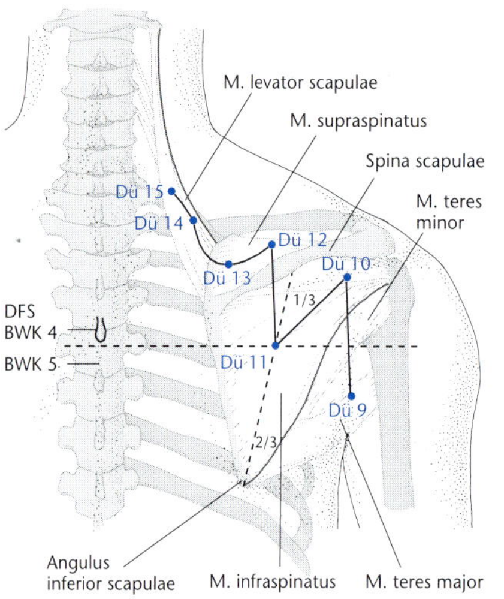

Wirkrichtung: lokal
Indikation: lokale Störungen, Schulterschmerzen (wirkt psychisch beruhigend)

Dü 9 *Jianzhen*

Lage: ca. 1 *cun* oberhalb dem Ende der dorsalen Achselfalte
Punktion: 0,5 – 1,5 *cun* senkrecht oder tangential in die Muskulatur
Wirkrichtung: lokal, Schulter, Oberarm
Indikation: Schulter/Nackenschmerzen
Besonderheit: Häufig Dry needling-Stimulation. Es werden Triggerpunkte in folgenden Muskeln erreicht: M. deltoideus, M. teres major/minor, M. triceps brachii, M. infraspinatus.

Dü 10 *Naoshu*

Lage: in der Vertiefung unterhalb der Spina scapulae senkrecht über dem Ende der dorsalen Achselfalte, ca. 3 *cun* oberhalb von Dü 9
Punktion: 0,5 – 1,5 *cun* senkrecht oder tangential in die Muskulatur. Dry needling-Stimulation
Wirkrichtung: lokal, Oberarm, Schulter
Indikation: Schmerzen im Schulter/Nackenbereich
Besonderheit: Kreuzungspunkt mit den außerordentlichen Leitbahnen *Yang qiao mai* und *Yang wei mai*. Häufiger Triggerpunkt im M. deltoideus bzw. M. teres major.

Dü 11 *Tianzong*

Lage: auf der Senkrechten durch den Angulus inferior scapulae genau in der Mitte der Scapula, ca. in Höhe von BWK 4
Punktion: 0,5 – 1 *cun* senkrecht oder tangential in die Muskulatur
Wirkrichtung: lokal, Schulter, Thorax
Indikation: Nacken/Schulterschmerzen, funktionelle Herzbeschwerden, Thoraxschmerzen, Asthma, chronische Bronchitis
Besonderheit: **Cave:** bei alten Patienten Scapulaperforation möglich! Häufiger Triggerpunkt im M. infraspinatus
TCM: leitet pathogene Faktoren aus, macht Leitbahnen durchgängig.

Dü 12 *Bingfeng*

Lage: senkrecht über Dü 11 in der Fossa supraspinata
Wirkrichtung: lokal
Indikation: Schulterbeschwerden
Besonderheit: häufig Triggerpunkte im M. trapezius bzw. supraspinatus. **Cave:** Pneumothorax!

Dü 13 *Quyuan*
Lage: in der Fossa supraspinata, auf halber Strecke zwischen Dü 10 und dem Dornfortsatz von BWK 2
Punktion: 0,5 – 1 *cun* tangential in die Muskulatur. **Cave:** Pneumothorax!
Wirkrichtung: lokal
Indikation: Nacken/Schulterbeschwerden
Besonderheit: häufig hier Triggerpunkte im M. trapezius bzw. supraspinatus, Dry needling-Stimulation. Wird häufig geschröpft.

Dü 14 *Jianwaishu*
Lage: 3 *cun* lateral von Du 13 am medialen Scapularand
Wirkrichtung: lokal
Indikation: Nacken-/Schulterschmerzen
Besonderheit: Häufig hier Triggerpunkt im M. trapezius bzw. Mm. rhomboidei. **Cave:** Pneumothorax!

Dü 15 *Jianzhongshu*
Lage: 2 *cun* lateral von Du 14
Wirkrichtung: lokal
Indikation: Nacken- Schulterschmerzen
Besonderheit: Häufig hier Triggerpunkt im M. trapezius bzw. Mm. rhomboidei. **Cave:** Pneumothorax!

Dü 16 *Tianchuang*
Lage: auf Höhe des Adamsapfels am Hinterrand des M. sternocleidomastoideus, etwa in Höhe Di 18 und etwas cranial von Ma 9
Indikation: Nackenbeschwerden, Thoracic outlet-Syndrom

Dü 17 *Tianrong*
Lage: am Vorderrand des M. sternocleidomastoideus, senkrecht unter dem Kieferwinkel
Indikation: Nackenbeschwerden, Tinnitus, Globusgefühl, Halsschmerzen

Dü 18 *Quanliao*
Lage: am Vorderrand des M. masseter caudal der Jochbeinunterkante, auf der Senkrechten entlang des äußeren Augenwinkels
Punktion: 0,5 – 0,8 *cun* senkrecht oder tangential. **Cave:** Nach einigen Quellen Moxibustion kontraindiziert
Wirkrichtung: lokal
Indikation: Trigeminusneuralgie, atypischer Gesichtsschmerz, Facialisparese, Tics, Zahnschmerzen, Kiefergelenkserkrankungen

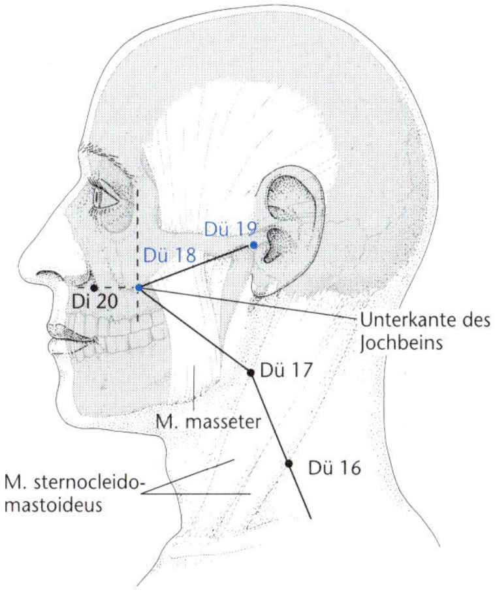

Besonderheit: Kreuzungspunkt mit der 3-Erwärmer-Leitbahn
TCM: vertreibt Wind und macht die Leitbahnen durchgängig.

Dü 19 *Tinggong*

Lage: vor dem Ohr in der Gesichtshaut, in der Vertiefung, die beim Öffnen des Mundes zwischen Tragus und Caput mandibulae entsteht
Punktion: 0,1 – 0,5 *cun* senkrecht bei geöffnetem Mund. **Cave:** sehr schmerzhafte Punktion! Kiefergelenks-Punktion vermeiden!
Wirkrichtung: lokal: Ohr und Kiefergelenk
Indikation: Kiefergelenksbeschwerden, Trigeminusneuralgie, Ohrenerkrankungen, Tinnitus, Hörstörungen
Besonderheit: Kreuzungspunkt mit der Gallenblasen- und der Blasen-Leitbahn
TCM: macht Leitbahnen durchgängig und öffnet das Ohr.

4.3.7 Blasen-Leitbahn

Metamere Anordnung: Fuß-*tai yang*; 4./5. Strahl
Äußerer Verlauf: zieht vom inneren Augenwinkel über die Stirn, verbindet sich auf der Stirn und dem Scheitel mit dem Lenkergefäß und zieht dann zum Nacken. Dort spaltet sich die Leitbahn in einen inneren (1,5 *cun* längs der Medianlinie) und einen äußeren Ast (3 *cun* längs der Medianlinie), die parallel zur Medianlinie über den Rücken, dann über Glutealregion bzw. Sacrum ziehen, danach über die Medianlinie des dorsalen Oberschenkels weiter nach unten bis zu Bl 40 in der Kniekehle, wo sie sich wieder treffen. Über die Medianlinie verläuft die Leitbahn von der Wade bis zum Malleolus lateralis, dann über die Fußaußenseite zur Kleinzehe
Innerer Verlauf: ein innerer Ast zweigt in der Lendenregion ab und erreicht zunächst die Niere, dann die Blase; ein weiterer innerer Ast zweigt vom Scheitel zum Gehirn ab.
Kollateralgefäße: zur Nieren-Leitbahn
Steuerungspunkte:

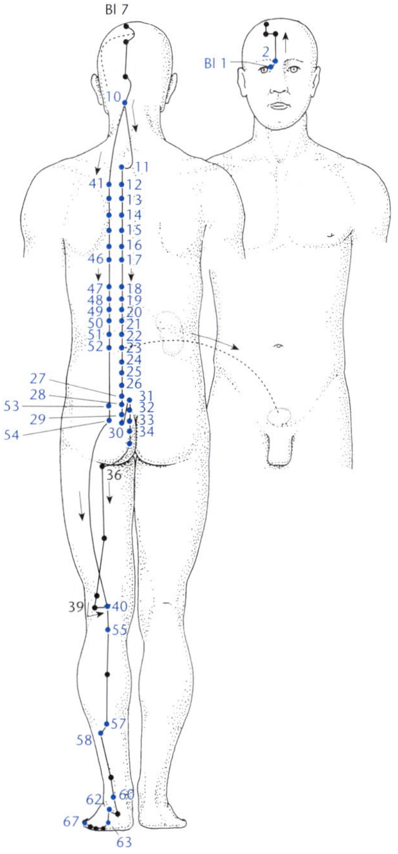

Bl 40	Unterer (*He*-) einflussreicher Punkt
Bl 58	*Luo*-Punkt
Bl 63	*Xi*-Spaltpunkt
Bl 64	*Yuan*-Quellpunkt
Ren 3	*Mu*-Alarmpunkt
Bl 28	*Shu*-Zustimmungspunkt

Die ersten Punkte der Blasen-Leitbahn, die 1,5 *cun* lateral der Medianlinie auf dem Kopf liegen, werden hauptsächlich bei Kopfschmerzen oder Schwindel eingesetzt, haben aber, entsprechend dem Verlauf der Leitbahn, auch eine Wirkung auf Nase und Augen. Sie finden daher auch Anwendung bei Sinusitis, Rhinitis, Nasenbluten sowie Conjunctivitis oder Sehstörungen. Die Punkte am Stamm spielen nicht nur bei Dorsalgien eine Rolle, sie werden segmental bei Störungen der inneren Organe eingesetzt. Die Punkte an der unteren Extremität werden bei Schmerzen und Störungen im Verlauf der Leitbahn eingesetzt.

Bl 1 *Jingming*

Lage: im medialen Augenwinkel
Punktion: **Cave:** gefährliche Punktion!
Indikation: Augenerkrankungen

Bl 2 *Zanzhu*

Lage: am medialen Ansatz der Augenbraue, in der Incisura frontalis
Punktion: 0,2 – 0,5 *cun* schräg subcutan auf die Störung zu. **Cave:** Ramus lateralis N. supraorbitalis
Wirkrichtung: lokal auf Auge und Stirn
Indikation: Augenerkrankungen, Sinusitis frontalis, Rhinitis, Stirnkopfschmerzen, Schwindel, Tics
TCM: vertreibt Wind und Hitze, stärkt die Augen.

Bl 3 *Meichong*

Lage: 0,5 *cun* hinter dem Haaransatz cranial von Bl 2 (auf einer Linie mit Du 24) (Abb. 4.27)
Indikation: Kopfschmerzen

Bl 4 *Qucha*

Lage: 0,5 *cun* lateral von Bl 3, 1,5 *cun* lateral der Medianlinie
Indikation: Kopfschmerzen, Rhinitis

Bl 5 *Wuchu*

Lage: 0,5 *cun* dorsal Bl 4
Indikation: Kopfschmerzen, Schwindel und Erkrankungen der Nase

Bl 6 *Chengguang*

Lage: 1,5 *cun* dorsal Bl 5
Indikation: Kopfschmerzen, Schwindel und Erkrankungen der Nase

Bl 7 *Tongtian*

Lage: 1,5 *cun* dorsal Bl 6
Indikation: Kopfschmerzen, Schwindel und Erkrankungen der Nase

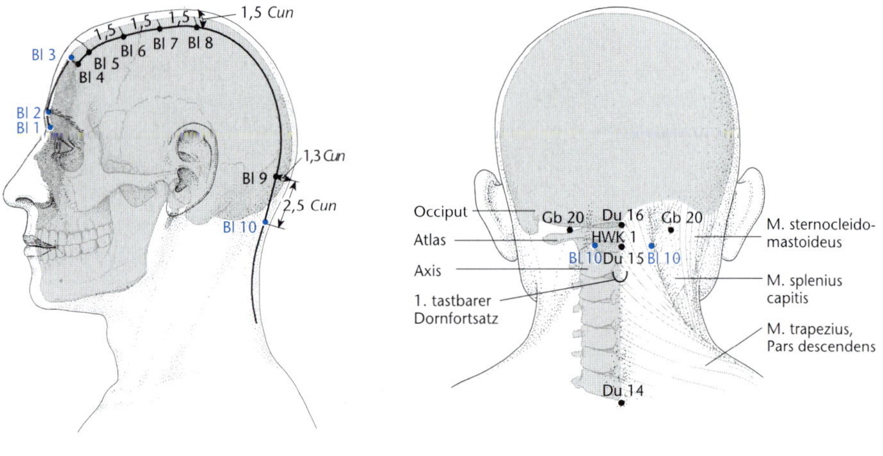

Bl 8 *Luoque*

Lage: 1,5 *cun* dorsal Bl 7
Indikation: Kopfschmerzen, Schwindel und Erkrankungen der Nase, auch bei Augenerkrankungen

Bl 9 *Yuzhen*

Lage: 1,3 *cun* lateral der Medianlinie, 2,5 *cun* oberhalb des nuchalen Haaransatzes
Indikation: Kopfschmerzen, Schwindel und Erkrankungen der Nase, auch bei Augenerkrankungen

Bl 10 *Tianzhu*

Lage: 1,3 *cun* lateral von Du 15 in der Medianlinie des hinteren Haaransatzes, in einer Vertiefung am Rand des M. trapezius (ca. in Höhe des Dornfortsatzes HWK 2)
Punktion: 0,5 – 1 *cun* senkrecht oder schräg medial in den Muskel
Wirkrichtung: Kopf, Nacken, psychovegetativ
Indikation: Kopf- und Nackenschmerzen, (vertebragener) Schwindel, Schlafstörungen, Augenerkrankungen, Sehstörungen, Rhinitis, Sinusitis
Besonderheit: wichtiger Nahpunkt für die HWS. Häufig hier Triggerpunkt im M. trapezius, Dry needling-Stimulation.
TCM: öffnet die Sinne, vertreibt Wind und andere pathogene Faktoren, macht Leitbahnen und Netzgefäße frei.

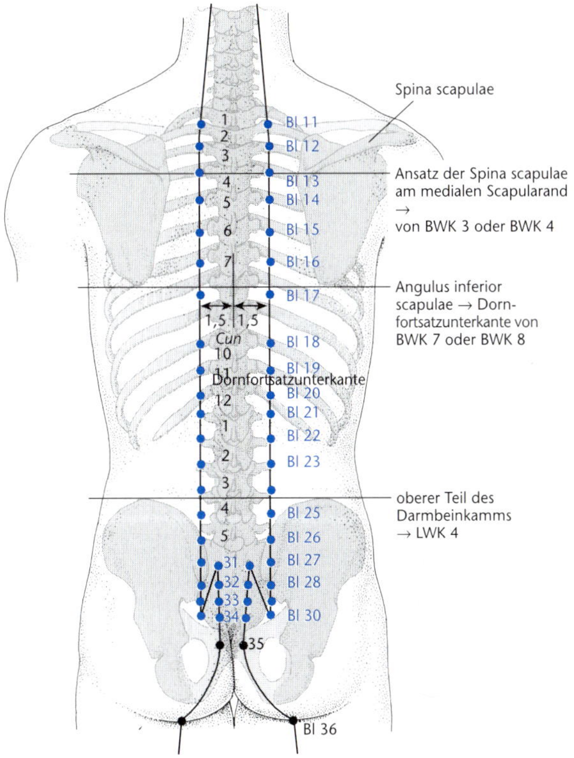

Bl 11 *Dazhu*
Lage: in Höhe des Unterrandes von Dornfortsatz BWK 1, 1,5 *cun* lateral der Medianlinie
Punktion: 0,5 – 1 *cun* tangential Richtung Wirbelsäule. **Cave:** Pneumothorax!
Wirkrichtung: lokal auf HWS und obere BWS, Respirationstrakt
Indikation: HWS/BWS/Schulterbeschwerden, Infekte der oberen Luftwege, Bronchitis, Asthma
Besonderheit: Meisterpunkt der Knochen
TCM: vertreibt Wind und Hitze, stärkt die Knochen.

Bl 12 *Fengmen*
Lage: 1,5 *cun* lateral der Medianlinie in Höhe des Unterrandes von BWK 2
Indikation: Bronchitis, Asthma
Besonderheit: **Cave:** Pneumothorax!

Die Rücken-*Shu*- (Zustimmungs-) Punkte

Lage: Auf dem inneren Ast der Blasen-Leitbahn, 1,5 *cun* lateral der Medianlinie, Orientierung jeweils am Unterrand des Dornfortsatzes
Orientierungshilfe:
BWK 3 = Höhe der Spina scapulae;
BWK 7 = Höhe des Angulus inferior scapulae;
Zwischenwirbelraum LWK 4/5 = Höhe der Spina iliaca
Die Punkte am inneren Ast der Blasen-Leitbahn werden eingesetzt bei **Erkrankungen des zugehörigen Organs, segmentalen Störungen** und **lokalen Schmerzsyndromen** (Dorsalgien, Intercostalneuralgien). Sie werden kombiniert:

- mit den frontal gelegenen *Mu*-Alarmpunkten (*shu mu*-Technik; häufig Injektionsakupunktur mit Homöopathika oder Aqua dest. bei akuten Störungen)
- bei Behandlung von *Yin*-Organen bzw. Funktionskreisen mit dem jeweiligen *Yuan*-Quellpunkt
- im Rahmen der Kettenschloss-Technik (Reizsummations-Technik) mit weiteren Punkten im Verlauf der Blasen-Leitbahn

Sie werden auch diagnostisch eingesetzt und mittels Strichpalpation sowie Kibler-Falte untersucht auf:

- Veränderungen der Schweißsekretion
- Veränderung der Hauttemperatur
- Leere- bzw. Fülle-Gelosen

Bei entsprechendem Befund wird geschröpft (z.B. Bl 13 bei Asthma oder Bl 28 bei Dysmenorrhö) oder Moxibustion eingesetzt (Bl 23 bei Lumbalgie wegen Nieren-*Qi*-Schwäche).

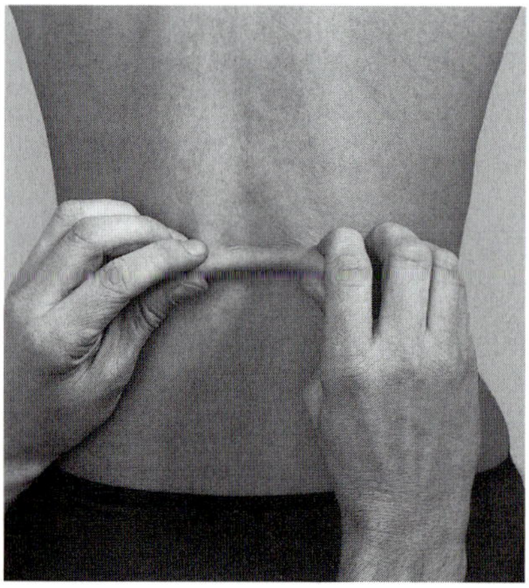

Kibler-Falte (Foto: Moll Foto-Design)

Bl 13 – Bl 28

Punkt	Organ	Lage (Unterkante des Dornfortsatzes	Indikation	Besonderheiten
Bl 13 *Feishu*	Lunge	BWK 3	lokal, BWS-Syndrom Asthma, Bronchitis	**Cave:** Pneumothorax!
Bl 14 *Jueyinshu*	Pericard	BWK 4	Asthma, Bronchitis, funktionelle Thoraxschmerzen, vegetative Dystonie	
Bl 15 *Xinshu*	Herz	BWK 5	Funktionelle Herzbeschwerden, Asthma, Bronchitis, psychovegetative Erkrankungen	
Bl 16 *Dushu*		BWK 6	Thorax- und Oberbauchschmerzen	
Bl 17 *Geshu*	Zwerchfell	BWK 7	Singultus, funktionelle Thoraxschmerzen, Oberbaucherkrankungen; Meisterpunkt des Blutes!	
Bl 18 *Ganshu*	Leber	BWK 9	Oberbaucherkrankungen, psychosomatische und psychovegetative Störungen, Dysmenorrhö, Augenerkrankungen	
Bl 19 *Danshu*	Gallenblase	BWK 10	Oberbaucherkrankungen, besonders der Galle, Oberbaucherkrankungen, vor allem Dysenteritis, Gastritis	
Bl 20 *Pishu*	Milz	BWK 11	Dyspepsie, epigastrische Beschwerden	
Bl 21 *Weishu*	Magen	BWK 12	Gastritis	
Bl 22 *Sanjiaoshu*	3-Erwärmer	LWK 1	Diarrhö, Dyspepsie, Dysurie, Ödeme	
Bl 23 *Shenshu*	Niere	LWK 2	Lumbalgie, Urogenitalerkrankungen, Sexual- und Fertilitätsstörungen	Wichtiger Punkt zur Stärkung der Niere, oft Moxa
Bl 24 *Qihaishu*		LWK 3	Lumbalgie, Unterbauchbeschwerden	Vorsicht in der Schwangerschaft!
Bl 25 *Dachangshu*	Dickdarm	LWK 4	Lumbalgie, Dickdarmerkrankungen	
Bl 26 *Guanyuanshu*		LWK 5	Lumbalgie, Urogenitalerkrankungen	
Bl 27 *Xiaochangshu*	Dünndarm	Foramen sacrale 1	Lumbalgie, Unterbauchbeschwerden	
Bl 28 *Pangguangshu*	Blase	Foramen sacrale 2	Lumbalgie, Urogenitalerkrankungen	

> An dieser Stelle wird die chronologische Systematik der Leitbahnpunkte unterbrochen, da es für den Lernenden einfacher ist, der anatomischen Systematik zu folgen – zumal in China die Punkte traditionell ohnehin nicht nummeriert, sondern mit Eigennamen gekennzeichnet wurden.

Die Punkte auf dem äußeren Ast der Blasen-Leitbahn

Neben den Punkten auf dem inneren Ast liegen ebenfalls segmental den entsprechenden Organen zugeordnete Punkte auf dem äußeren Ast. Sie werden hier entsprechend ihrer Bedeutung und ihrer anatomischen Lage beschrieben.

Diese Punkte werden – neben der Anwendung bei lokalen Schmerzsyndromen – hauptsächlich bei chronischen Erkrankungen eingesetzt und wirken nach traditioneller Ansicht stark in den psychosomatischen Bereich, worauf auch die chinesischen Punktnamen hinweisen (*Pohu* = Tor der Körperseele; *Shentang* = Halle des Geistes; *Hunmen* = Tor der Wanderseele; *Yishe* = Sitz der Vorstellungskraft, *Zhishi* = Raum des Willens).

Viele der thorakal gelegenen Punkte auf dem äußeren Ast der Blasen-Leitbahn spielen als muskuläre Triggerpunkte eine Rolle bei Patienten, die infolge von Atemstörungen (COLD, paradoxe Atmung bei Angststörungen) unter BWS-Dorsalgien und rezidivierenden Rippenblockierungen leiden. Bei allen diesen Akupunkturpunkten erfolgt die Punktion flach tangential, da die Gefahr des Pneumothorax noch größer ist als auf dem inneren Ast.

> Die Punkte auf dem 2. Ast der Blasen-Leitbahn Bl 42 – Bl 53 werden meist mit ähnlichen Indikationen wie die auf gleicher Höhe auf dem ersten Ast gelegenen *Shu*-Punkte eingesetzt.

Bl 42 – Bl 53

Punkt	Lage	Indikation	Besonderheiten
Bl 42 *Pohu*	neben Bl 13	Lokale Schmerzsyndrome, chronische Erkrankungen, psychosomatische Störungen, ähnlich wie die *Shu*-Zustimmungspunkte am ersten Ast	**Cave:** Pneumothorax
Bl 43 *Gaohuang*	neben Bl 14	Chronische Atemwegserkrankungen, lokale Schmerzsyndrome	Häufiger Triggerpunkt im M. serratus posterior superior
Bl 44 *Shentang*	neben Bl 15	Chronische Atemwegserkrankungen, lokale Schmerzsyndrome, Schlafstörungen	
Bl 47 *Hunmen*	neben Bl 18	Oberbaucherkrankungen	
Bl 48 *Yanggang*	neben Bl 19	Gastroenteritis, gallenassoziierte Beschwerden	

Punkt	Lage	Indikation	Besonderheiten
Bl 49 *Yishe*	neben Bl 20	Gastroenteritis, Schmerzen im thorakolumbalen Übergangsbereich	
Bl 50 *Weicang*	neben Bl 21	Gastroenteritis, Schmerzen im thorakolumbalen Übergangsbereich, dyspeptische Beschwerden v. a. bei Kindern	
Bl 51 *Huangmen*	neben Bl 22	Oberbauchbeschwerden, Obstipation	
Bl 52 *Zhishi*	neben Bl 23	Chronische Lumbalgie, Unterbauchbeschwerden, sexuelle Störungen	häufiger Triggerpunkt im M. quadratus lumborum
Bl 53 *Baohuang*	neben Bl 28	Schmerzen im lumbosakralen Übergangsbereich, Erkrankungen des Urogenitaltraktes, Obstipation	

Die Punkte Bl 41, Bl 45 und Bl 46 werden überwiegend bei BWS-Dorsalgien eingesetzt.

Bl 41 *Fufen*

Lage: neben Bl 12
Indikation: BWS-Dorsalgie
Besonderheiten: Häufiger Triggerpunkt im Levatoransatz bzw. in den Mm. rhomboidei; **Cave:** Pneumothorax

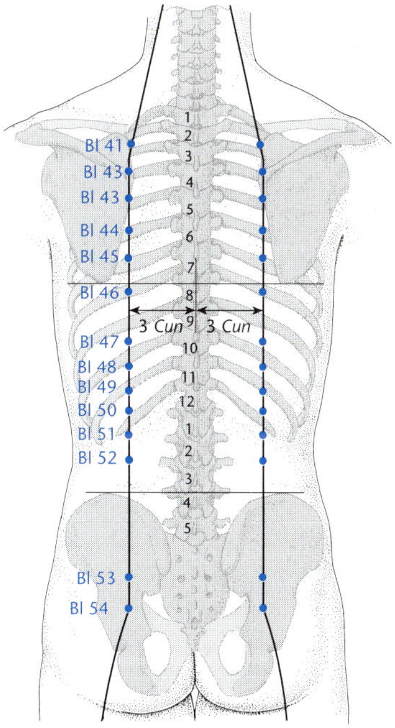

Bl 45 *Yixi*

Lage: neben Bl 16
Indikation: BWS-Dorsalgie
Besonderheiten: „*Yixi*" bedeutet „Aua, das tut weh!", da dort häufig ein sehr schmerzhafter Triggerpunkt in den Mm. rhomboidei bzw. im M. iliocostalis zu finden ist und weil beim Sprechen des Zischlautes [ischi] ein deutlicher Fremitus gespürt werden kann

Bl 46 *Geguan*

Lage: neben Bl 17
Indikation: BWS-Dorsalgie, Oberbauchschmerzen, Singultus, Refluxkrankheit

Bl 54 *Zhibian*

Lage: auf Höhe des 4. Foramen sacrale, 3 *cun* lateral der Medianlinie
Punktion: 1–2 *cun* senkrecht oder schräg nach cranial
Wirkrichtung: lokal auf Leitbahn-Region und Unterbauch

Indikation: Lumbalgie, Lumboischialgie
Besonderheit: von Bl 53 aus erreicht man 2 häufige Triggerpunkte, die bei der Behandlung von Lumboischialgien bedeutsam sind: im M. gluteus medius und im oberen Ansatz des M. piriformis. Sehr wichtiger lokaler Punkt! **Cave:** Vorsicht in der Schwangerschaft! Potentiell wehenauslösender Punkt.

Die 17 so genannten *Huatuo*-Punkte *(jia ji xue)*

Die *Huatuo*-Punkte

- gehen auf einen Vorschlag des berühmten chinesischen Arztes *Hua tuo* zurück, wegen der Pneumothorax-Gefahr bei der Punktion von Akupunkturpunkten auf der Blasen-Leitbahn auf sicherere Punkte auszuweichen
- liegen parallel zu den Punkten auf dem inneren bzw. äußeren Ast der Blasen-Leitbahn 0,5 *cun* lateral der Medianlinie; jeweils in Höhe des Unterrandes der Dornfortsätze von BWK 1 – LWK 5
- werden 0,5 – 1 *cun* senkrecht oder schräg auf den Wirbelkörper zu punktiert
- werden anhand ihrer segmentalen Zuordnung bei Schmerzen und Störungen im jeweiligen Körperabschnitt eingesetzt: BWK 1 – 7 im Thoraxbereich, BWK 7 – 12 Oberbauch und LWK 1 und LWK 2 Niere, LWK 3 – 5 für das kleine Becken.

Die *Huatuo*-Punkte nehmen relativ großen Einfluss auf das Vegetativum. Wird über einen längeren Abschnitt der Wirbelsäule genadelt, ist der Patient unter Umständen eingeschränkt verkehrstüchtig und sollte entsprechend aufgeklärt werden. Wegen der starken vegetativen Wirksamkeit sollte man in der Schwangerschaft vorsichtig mit den Punkten im Beckenbereich sein. **Cave** auch bei den *Huatuo*-Punkten: Pneumothorax im Thoraxbereich! Daher Stichrichtung nach medial.

> **Beachte: Je chronischer oder je „psychosomatischer" die Erkrankung, desto weiter außen wird genadelt.**

Bl 29 *Zhonglüshu*

Lage: 1,5 *cun* lateral der Medianlinie; in Höhe des Foramen sacrale 3
Indikation: Schmerzen im Lumbosacralbereich
Besonderheit: Vorsicht in der Schwangerschaft!

Bl 30 *Baihuanshu*

Lage: 1,5 *cun* lateral der Medianlinie, in Höhe des Foramen sacrale 4
Indikation: Schmerzen im Lumbosacralbereich, Dysmenorrhö
Besonderheit: Vorsicht in der Schwangerschaft!

Die *Baliao*-Punkte

Die Punkte **Bl 31 – 34** liegen jeweils in den Foramina sacralia 1 – 4. Sie werden vorwiegend bei Schmerzen in der Lumbosacralregion, Coccygodynie und Urogenitalerkrankungen eingesetzt. Auch hier gilt: Vorsicht in der Schwangerschaft!

Bl 31 – Bl 34

Punkt	Lage	Indikation	Besonderheiten
Bl 31 *Shangliao*	Foramen sacrale 1	Schmerzen in der Lumbosacralregion, Coccygodynie, Urogenitalerkrankungen	**Cave:** Vorsicht in der Schwangerschaft!
Bl 32 *Ciliao*	Foramen sacrale 2		
Bl 33 *Zhongliao*	Foramen sacrale 3		
Bl 34 *Xialiao*	Foramen sacrale 4		

Bl 35 *Huiyang*

Lage: 0,5 *cun* lateral der Steißbeinspitze
Indikation: Coccygodynie, Erkrankungen am äußeren Genitale, am Perineum, Dysmenorrhö

Bl 36 *Chengfu*

Lage: in der Mitte der Glutealfalte
Indikation: Lumbalgie, Schmerzen im Lumbosacralbereich

Bl 37 *Yinmen*

Lage: 6 *cun* senkrecht caudal unter Bl 36
Indikation: Lumbalgie, Lumboischialgie

Bl 38 *Fuxi*

Lage: 1 *cun* senkrecht über Bl 39
Indikation: lokal

Bl 39 *Weiyang*

Lage: 1 *cun* lateral Bl 40 in der dorsalen Kniebeugefalte
Indikation: Blasenerkrankungen, Lumbalgie, lokale Störungen

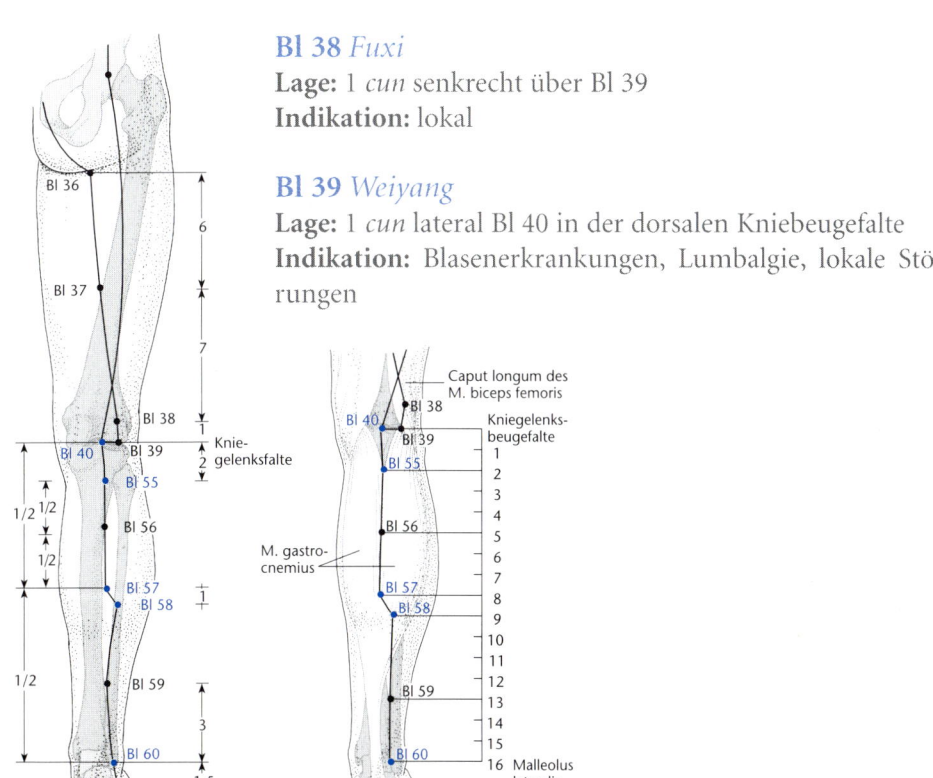

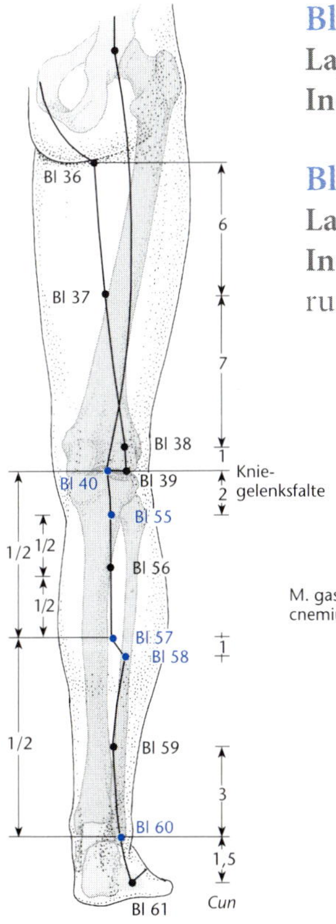

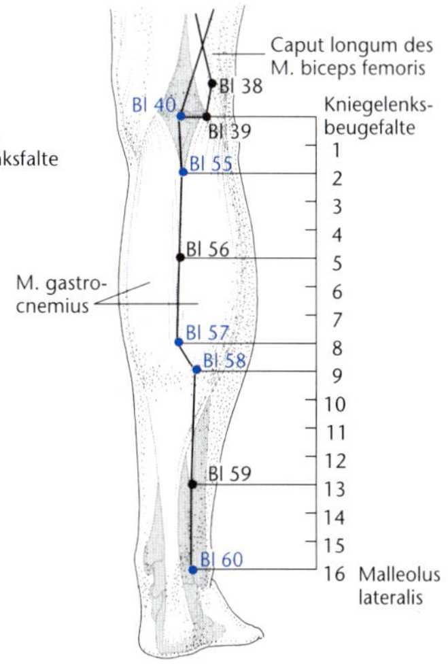

Bl 40 *Weizhong*

Lage: in der Mitte der Kniebeugefalte, zwischen den Sehnen der Mm. biceps femoris und semitendinosus
Punktion: 0,5 – 1,5 *cun* senkrecht
Wirkrichtung: LWS (Hauptpunkt), Urogenitaltrakt, systemisch wirksam
Indikation: Schmerzen und Paresen der unteren Extremität, Lumbalgie, Lumboischialgie, Dysurie, Zystitis, Gastroenteritis, (juckende) Dermatosen
Besonderheit: 5. Antiker (*He*-Zusammenfluss-) Punkt; nach den 5 Elementen: Erde-Punkt. Unterer einflussreicher Punkt der Blase. Mikroaderlass am Punkt Bl 40 wird nicht nur bei Störungen im Leitbahn-Verlauf eingesetzt, sondern auch zur Wiederherstellung des Bewusstseins bei Hitzschlag oder Apoplex.
TCM: klärt Hitze, macht Leitbahn und Netzgefäße frei, kühlt das Blut und aktiviert den Blutfluss.

Bl 55 *Heyang*

Lage: 2 *cun* distal von Bl 40
Wirkrichtung: lokal
Indikation: Lumbalgie, Unterbauchschmerzen

Bl 56 *Chengjin*

Lage: 3 *cun* distal von Bl 55
Indikation: Lumbalgie, Lumboischialgie, Hämorrhoiden

Bl 57 *Chengshan*

Lage: in der Mitte des Unterschenkels 8 *cun* senkrecht unter Bl 40; zwischen den Gastrocnemiusköpfen
Punktion: 1 – 1,5 *cun* senkrecht
Wirkrichtung: lokal, im Leitbahn-Verlauf, LWS, Gastrointestinaltrakt
Indikation: LWS-Beschwerden, Wadenkrämpfe, Schmerzen und Paresen der unteren Extremität, empirisch auch bei Hämorrhoiden und Obstipation
TCM: klärt Hitze, beseitigt Leitbahn-Obstruktionen.

Bl 58 *Feiyang*

Lage: 1 *cun* caudal und lateral von Bl 57; 7 *cun* senkrecht über Bl 60
Punktion: 1 – 1,5 *cun* senkrecht
Wirkrichtung: im Leitbahn-Verlauf, Nacken und Kopf
Indikation: Schmerzen und Paresen der unteren Extremität, Lumbalgie, Nacken und Kopfschmerzen, Schwindel, Hämorrhoiden
Besonderheit: *Luo*-Punkt
TCM: macht die Leitbahn durchgängig, leitet Wind und Hitze aus.

Bl 59 *Fuyang*

Lage: 3 *cun* senkrecht cranial von Bl 60
Indikation: Lumboischialgie, Schulterschmerzen, occipitale Kopfschmerzen

Bl 60 *Kunlun*

Lage: in der Mitte zwischen Achillessehne und höchstem Punkt am Malleolus lateralis, symmetrisch zu Ni 3
Punktion: 0,5 *cun* senkrecht
Wirkrichtung: LWS, Hinterkopf, Nacken, Urogenitaltrakt
Indikation: Lumbalgie, Zervikocephalgie, Dystokie, Placentaretention
Besonderheit: 4. Antiker (*Jing*-Fluss-) Punkt; nach den 5 Elementen: Feuer-Punkt. Einer der wichtigsten Punkte beim occipitalen Kopfschmerz, wird häufig mit Dü 3 kombiniert. **Cave:** Nach einigen Autoren in der Schwangerschaft kontraindiziert.
TCM: leitet Wind und Hitze aus, macht die Leitbahn durchgängig.

Bl 61 *Pucan*

Lage: 1,5 *cun* caudal von Bl 60 am seitlichen Rand des Calcaneus, an der Grenze zwischen „rotem und weißem Fleisch"
Wirkrichtung: in erster Linie lokal

Bl 62 *Shenmai*

Lage: in einer Vertiefung distal des Malleolus lateralis, ca. 0,5 *cun* unterhalb des Unterrandes; symmetrisch zu Ni 6
Punktion: 0,2 – 0,5 *cun* senkrecht
Wirkrichtung: lokal, Hinterkopf/Nacken, Auge, psychovegetativ
Indikation: LWS-Syndrom, Zervikocephalgie, Schwindel, Schlafstörungen, Conjunctivitis
Besonderheit: Öffnungspunkt für den außerordentlichen Leitbahn *Yang qiao mai*
TCM: beruhigt den Geist, leitet Wind aus, macht die Leitbahnen durchgängig, entspannt die Sehnen.

Bl 63 *Jinmen*

Lage: in einer Vertiefung zwischen Calcaneus und Cuboid
Indikation: Schmerzen von LWS und Bein
Besonderheit: *Xi*-Spaltpunkt

Bl 64 *Jinggu*

Lage: an der Fußkante distal des proximalen Köpfchens von Metatarsale 5
Indikation: Kopfschmerzen, HWS-Syndrom, Lumbalgie

Bl 65 *Shugu*

Lage: proximal des distalen Köpfchens von Metatarsale 5 an der Fußkante
Indikation: Kopf- und Nackenschmerzen, akute Lumbago (wirkt beruhigend)

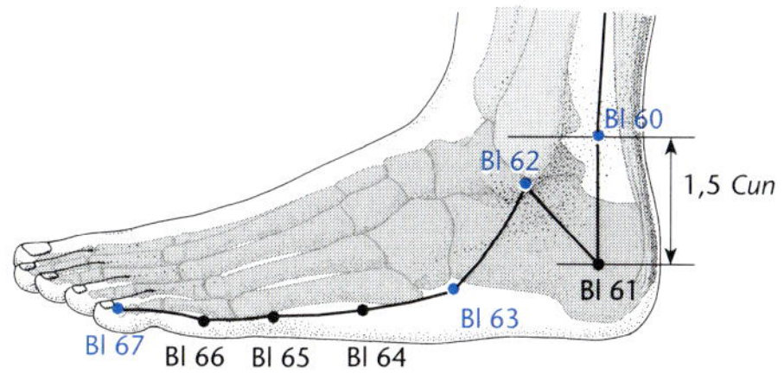

Bl 66 *Zutonggu*

Lage: distal des 5. Grundgelenkes, an der Grenze zwischen „rotem und weißem Fleisch“
Indikation: Kopf- und Nackenschmerzen; Schwindel (wirkt beruhigend)

Bl 67 *Zhiyin*

Lage: lateraler Nagelfalzwinkel der kleinen Zehe (Abb. 4.32)
Punktion: 0,1 *cun* senkrecht
Wirkrichtung: Kopf, Auge, Nase, Unterbauch
Indikation: Kopfschmerzen, Rhinitis, Sinusitis, Epistaxis, empirisch auch bei Dystokie, Placentaretention und Kindsfehllage (Moxibustion)
Besonderheit: 1. Antiker (*Jing*-Brunnen-) Punkt; nach den 5 Elementen: Metall-Punkt. Vorsicht im ersten Trimenon der Schwangerschaft, da weheninduzierend!
TCM: beseitigt Wind, macht die Leitbahn durchgängig.

4.3.8 Nieren-Leitbahn

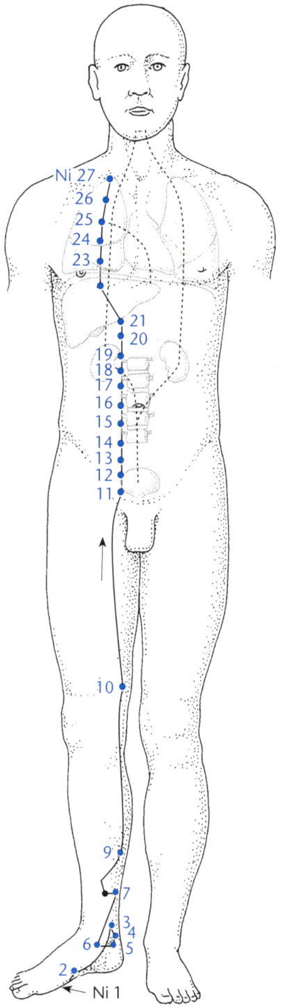

Metamere Anordnung: Fuß-*shao yin*; 4./5. Strahl
Verlaufsrichtung: beginnt unter der Kleinzehe, zieht vom Punkt Ni 1 unter der Fußsohle zum Innenknöchel, vollführt neben dem Innenknöchel eine kleine Schleife und verläuft parallel zur Hinterkante der Tibia über die Kniekehle und über die Innenseite des Oberschenkels zur Leiste; dann parallel zur Medianlinie über das Abdomen zum Thorax; wo er am Sternoclaviculargelenk endet
Innerer Verlauf: ein innerer Ast zweigt in der Leistengegend ab und erreicht nach einem kurzen Verlauf über die LWS zunächst die Niere, dann die Blase; weitere Äste erreichen die Leber, die Lunge, das Herz, die Pericard- und 3-Erwärmer-Leitbahn sowie die Kehle und die Zungenwurzel
Kollateralgefäße: zur Blasen-Leitbahn, zur LWS und zum Thorax
Steuerungspunkte:
Ni 3 *Yuan*-Quellpunkt
Ni 4 *Luo*-Punkt
Ni 5 *Xi*-Spaltpunkt
Gb 25 *Mu*-Alarmpunkt
Bl 23 *Shu*-Zustimmungspunkt
Die Niere, Sitz von Vitalität und Willenskraft und entscheidend für Konstitution und Gesamtverfassung, hat vielfältige Funktionen im Körper wahrzunehmen. Sie reguliert nicht nur den Wassermetabolismus und kontrolliert die unteren Körperöffnungen, sondern sie nimmt bei der Einatmung das „reine *Qi*" aus der Lunge entgegen. Als entscheidendes Gegengewicht zum Feuer des Herzens sorgt sie für Stabilität und Ausgleich. Akupunkturpunkte auf der Nieren-Leitbahn werden also bei energetischen Störungen und schwacher Konstitution, Erkrankungen des Respirationstraktes, vor allem Asthma, Erkrankungen des Unterbauches und der ableitenden Harnwege sowie einer Fülle verschiedenster psychovegetativer und psychosomatischer Erkrankungen eingesetzt; vor allem bei agitiert-neurasthenischen Patienten oder Angststörungen.

Ni 1 *Yongquan*

Lage: in der Mitte der Plantarfalte, proximal der Köpfchen der Ossa metatarsale 2 und 3 (s. S. 168)
Indikation: Kopfschmerz, Lumbalgie
TCM: Nieren-*Yin*-stärkend; Wind-ausleitend; traditionell: Epilepsie (v. a. im Kindesalter)

Ni 2 *Rangu*

Lage: am Os naviculare, an der Grenze zwischen „rotem und weißem Fleisch"
Indikation: Urogenital-Erkrankungen, Neurasthenie, Pharyngitis
Besonderheit: 2. Antiker Punkt, nach den 5 Elementen: Feuer-Punkt
TCM: beseitigt Leere-Hitze beim Yin-Mangel.

Ni 3 *Taixi*

Lage: in der Vertiefung zwischen höchstem Punkt des Malleolus medialis und der Achillessehne, gegenüber von Bl 60
Punktion: 0,3 – 0,5 *cun* senkrecht. **Cave:** A. tibialis
Wirkrichtung: LWS, Urogenitaltrakt, Thorax, Rachen, systemisch psychovegetativ wirksam
Indikation: Auffüllen der Niere und des *Yuan-Qi*, LWS-Beschwerden, Kopfschmerzen, Schwindel, klimakterische Beschwerden; Störungen von Fertilität und Libido, Erkrankungen des Urogenitaltraktes, Schlafstörungen, labiler Hypertonus, Asthma
Besonderheit: 3. Antiker (*Shu*-Bach-) Punkt; nach den 5 Elementen: Erde-Punkt; *Yuan*-Quellpunkt
TCM: stärkt die Niere, füllt das *Yin* und die Essenz auf, senkt überaktives Leber-*Yang* ab.

Ni 4 *Dazhong*

Lage: 0,5 *cun* schräg distal Ni 3; unmittelbar vor der Achillessehne
Indikation: urologische Erkrankungen, Asthma, Lumbago
Besonderheit: *Luo*-Punkt

Ni 5 *Shuiquan*

Lage: 1 *cun* caudal Ni 3
Indikation: Erkrankungen des Urogenitaltraktes
Besonderheit: *Xi*-Spaltpunkt

Ni 6 *Zhaohai*

Lage: ca. 0,5 *cun* unterhalb der Spitze des Malleolus medialis in einer Vertiefung, symmetrisch zu Bl 62
Punktion: 0,3 – 0,8 *cun* senkrecht
Wirkrichtung: Urogenitaltrakt, Thorax, Rachen, Auge, systemisch und psychovegetativ wirksam

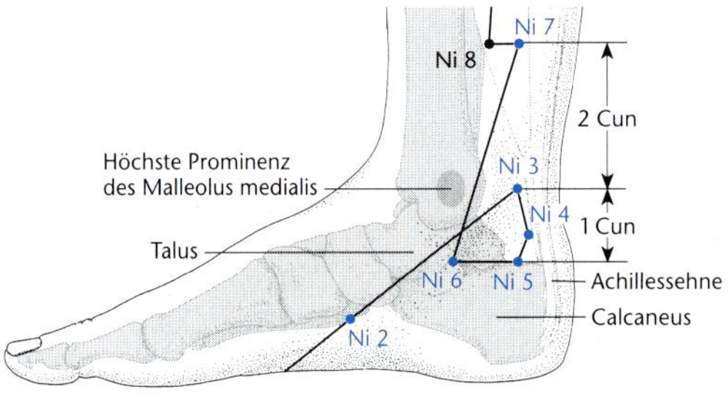

Indikation: Schlafstörungen, Epilepsie, Absencen, Depression, Asthma, Bronchitis, Laryngitis, Zystitis, Menstruationsstörungen, klimakterische Beschwerden
Besonderheit: Öffnungspunkt für die außerordentliche Leit-

bahn *Yin qiao mai*. Wird häufig mit Lu 7 kombiniert, vor allem bei Erkrankungen von Thorax und oberen Luftwegen.
TCM: nährt das *Yin*, beruhigt den Geist.

Ni 7 *Fuliu*

Lage: 2 *cun* proximal von Ni 3; 1 *cun* distal und dorsal von Mi 6
Punktion: 0,5 – 1 *cun* senkrecht
Wirkrichtung: Urogenitaltrakt, Thorax, systemisch wirksam
Indikation: Asthma, Fieber, Störungen der Schweißsekretion, LWS-Beschwerden, Inkontinenz, Enuresis, Harnverhalt
Besonderheit: 4. Antiker (*Jing*-Fluss-) Punkt; nach den 5 Elementen: Metall-Punkt. Tonisierungspunkt
TCM: füllt die Niere auf, reguliert die Wasserwege, das Schwitzen und die Körperflüssigkeiten.

Ni 8 *Jiaoxin*

Lage: 0,5 *cun* ventral von Ni 7
Indikation: Erkrankungen des Urogenitaltraktes

Ni 9 *Zhubin*

Lage: 3 *cun* cranial von Ni 7
Indikation: psychische Störungen
TCM: traditionell bei Dian-Kuang-Erkrankungen (entspricht z. B. bipolarer affektiver Psychose)

Ni 10 *Yingu*

Lage: am medialen Ende der Kniekehle, bei gebeugtem Knie zwischen den Sehnen von M. semimembranosus und semitendinosus; auf der Hälfte der Strecke zwischen Le 8 und Bl 40
Punktion: 1 – 1,5 *cun* senkrecht
Wirkrichtung: Urogenitaltrakt, im Leitbahn-Verlauf
Indikation: Erkrankungen des Urogenitaltraktes, Fertilitätsstörungen, Kniebeschwerden
Besonderheit: 5. Antiker (*He*-Zusammenfluss-) Punkt; nach den 5 Elementen: Wasser-Punkt
TCM: füllt die Niere auf, leitet Hitze aus, beseitigt Feuchtigkeit aus dem unteren 3-Erwärmer.

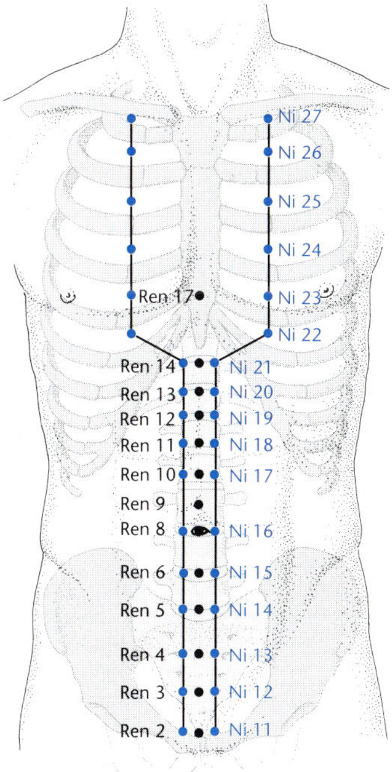

> Die nachfolgend beschriebenen Punkte Ni 11 – Ni 15 haben einen einheitlichen Indikationsbereich und werden daher gemeinsam besprochen.

Ni 11 – Ni 15

Punkt	Lage	Indikation	Besonderheiten
Ni 11 *Henggu*	5 *cun* unterhalb des Nabels am Oberrand der Symphyse; 0,5 *cun* lateral der vorderen Medianlinie	lokale Wirkung auf den Unterbauch	Vorsicht in der Schwangerschaft
Ni 12 *Dahe*	1 *cun* oberhalb Ni 11 oder 4 *cun* unterhalb des Nabels und 0,5 *cun* lateral der vorderen Medianlinie		
Ni 13 *Qixue*	3 *cun* unterhalb des Nabels und 0,5 *cun* lateral der vorderen Medianlinie		
Ni 14 *Siman*	2 *cun* unterhalb des Nabels und 0,5 *cun* lateral der vorderen Medianlinie		
Ni 15 *Zhongzhu*	1 *cun* unterhalb des Nabels und 0,5 *cun* lateral der vorderen Medianlinie		

Ni 16 *Huangshu*

Lage: 0,5 *cun* lateral des Nabels
Punktion: 1 – 1,5 *cun* senkrecht
Wirkrichtung: Abdomen und Becken
Indikation: Erkrankungen des Gastrointestinaltraktes, Placentaretention
Besonderheit: Kreuzungspunkt mit der außerordentlichen Leitbahn *Chong mai*. Vorsicht mit Punkten am Unterbauch in der Schwangerschaft!

> Ni 17 – Ni 21 sind von lokaler Bedeutung und werden anhand ihrer anatomischen Gegebenheiten und evtl. Druckdolenz bei Erkrankungen des Oberbauches eingesetzt.

Ni 17 – Ni 21

Punkt	Lage	Indikation	Besonderheiten
Ni 17 *Shangqu*	2 *cun* oberhalb des Bauchnabels und 0,5 *cun* lateral der vorderen Medianlinie; im Abstand von 1 *cun* neben den Punkten Ren 9 – Ren 14	lokale Wirkung auf den Oberbauch	keine
Ni 18 *Shiguan*	3 *cun* oberhalb des Bauchnabels und 0,5 *cun* lateral der vorderen Medianlinie; im Abstand von 1 *cun* neben den Punkten Ren 9 – Ren 14		
Ni 19 *Yindu*	4 *cun* oberhalb des Bauchnabels und 0,5 *cun* lateral der vorderen Medianlinie; im Abstand von 1 *cun* neben den Punkten Ren 9 – Ren 14		
Ni 20 *Futonggu*	5 *cun* oberhalb des Bauchnabels und 0,5 *cun* lateral der vorderen Medianlinie; im Abstand von 1 *cun* neben den Punkten Ren 9 – Ren 14		
Ni 21 *Youmen*	6 *cun* oberhalb des Bauchnabels und 0,5 *cun* lateral der vorderen Medianlinie; im Abstand von 1 *cun* neben den Punkten Ren 9 – Ren 14		

Ni 22 – Ni 26 sind von lokaler Bedeutung und wirken lokal auf den Thorax.

Ni 22 – Ni 26

Punkt	Lage	Indikation	Besonderheiten
Ni 22 *Boulang*	im 5. ICR 2 *cun* lateral der vorderen Medianlinie	Thoraxschmerzen, Bronchitis und Asthma	**Cave:** Pneumothorax
Ni 23 *Shenfeng*	im 4. ICR 2 *cun* lateral der vorderen Medianlinie		
Ni 24 *Lingxu*	im 3. ICR 2 *cun* lateral der vorderen Medianlinie		
Ni 25 *Shencang*	im 2. ICR 2 *cun* lateral der vorderen Medianlinie		
Ni 26 *Yuzhong*	im 1. ICR 2 *cun* lateral der vorderen Medianlinie		

Ni 27 *Shufu*

Lage: 2 *cun* lateral der Medianlinie, in einer Vertiefung am Unterrand der Clavicula
Punktion: 0,5 *cun* tangential subcutan Richtung Sternum. **Cave:** Pneumothorax!
Wirkrichtung: Thorax
Indikation: Asthma, Thoraxschmerzen

4.3.9 Pericard-Leitbahn

Synonym: Kreislauf-Sexualitäts-Leitbahn

***Yin*-Leitbahn**

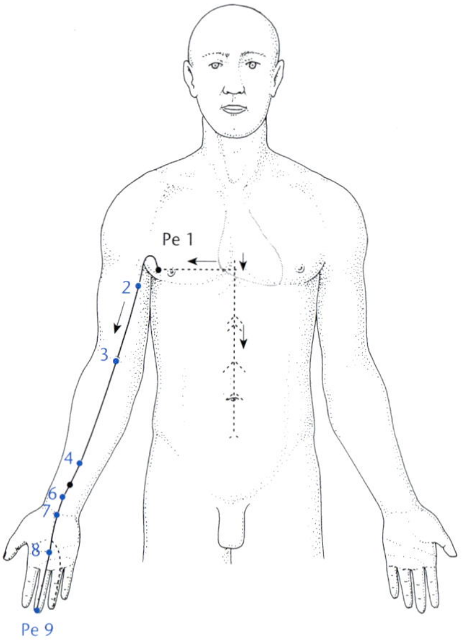

Metamere Anordnung: Hand-*jue yin*; 3. Strahl

Verlaufsrichtung: beginnt im 4. ICR 1 *cun* lateral der Mamille, läuft hoch zur Axilla, dann über die Innenseite des Oberarms und Unterarms zum Mittelfinger (s. Verlauf des N. medianus)

Innerer Verlauf: beginnt am Thorax und erreicht zunächst das Pericard, steigt dann durch das Zwerchfell ab und nimmt Kontakt mit dem oberen, mittleren und unteren 3-Erwärmer auf.

Kollateralgefäße: zur 3-Erwärmer-Leitbahn, zum Pericard und Herz

Steuerungspunkte:

Pe 7	*Yuan*-Quellpunkt
Pe 6	*Luo*-Punkt
Pe 4	*Xi*-Spaltpunkt
Ren 17	*Mu*-Alarmpunkt
Bl 14	*Shu*-Zustimmungspunkt

Die Punkte auf der Pericard-Leitbahn haben ähnliche Funktionen wie die Punkte auf der Herz-Leitbahn und werden zum Beispiel bei Erkrankungen von Thorax und Oberbauch sowie bei depressiven Störungen, Unruhe und Schlaflosigkeit eingesetzt.

Die alte Bezeichnung „Kreislauf-Sexualitäts-Leitbahn" bezieht sich auf eine Stelle im *Nei Jing*, nach der vom Perikard „Lust und Freude" ihren Ursprung nehmen. Dies ist jedoch nicht klinisch relevant. Als libidosteigernde Punkte haben sich die Punkte jedoch nicht bewährt.

Pe 1 *Tianchi*

Lage: im 4. ICR 1 *cun* lateral der Mamille
Indikation: Thoraxschmerzen, Asthma

Pe 2 *Tianquan*

Lage: auf der Vorderseite des Oberarms, 2 *cun* distal der Achselfalte
Wirkrichtung: lokal
Indikation: Thoraxschmerzen, Lokale Störungen

Pe 3 *Quze*

Lage: in der Mitte der Ellenbogenbeugefalte, ulnar der Sehne des M. biceps brachii
Punktion: 0,5 – 1 *cun* senkrecht. Zum Ableiten von Hitze: Mikroaderlass
Wirkrichtung: Thorax, oberes Abdomen, systemisch wirksam
Indikation: funktionelle Herzbeschwerden, Thoraxschmerz, Stenocardie, Asthma, Bronchitis, Fieber, Gastritis, Übelkeit, Erbrechen
Besonderheit: 5. Antiker (*He*-Zusammenfluss) Punkt; nach den 5 Elementen: Wasser-Punkt
TCM: leitet Hitze aus, senkt gegenläufiges *Qi* ab, beruhigt den Magen.

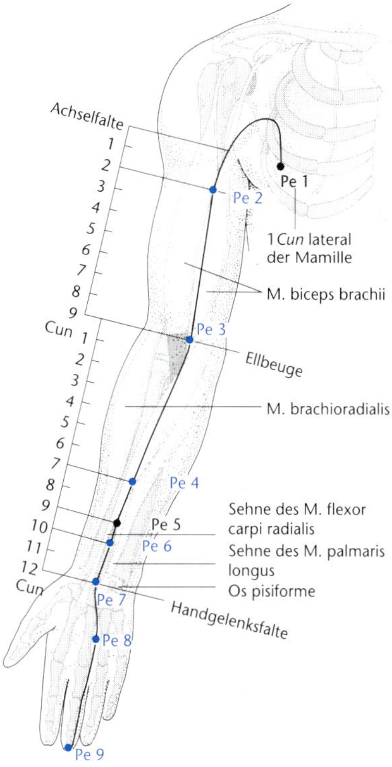

Pe 4 *Ximen*

Lage: 5 *cun* proximal der Handgelenk-Falte in der Medianlinie
Indikation: Angina pectoris, Palpitationen, Unruhezustände, wirkt besonders auf Blut/Blut-Stase
Besonderheit: wird traditionell bei akuten und chronischen pectangiösen Beschwerden bevorzugt eingesetzt.

Pe 5 *Jianshi*

Lage: 1 *cun* proximal Pe 6
Indikation: nervöse Unruhe, Thoraxschmerzen, Magenschmerzen

Pe 6 *Neiguan*

Lage: 2 *cun* proximal der (deutlichsten) Handgelenksbeugefalte. Zwischen den Sehnen der Mm. palmaris longus und flexor carpi radialis
Punktion: 0,5 – 1 *cun* senkrecht. **Cave:** N. medianus
Wirkrichtung: Thorax, Oberbauch, Psyche, systemisch wirksam
Indikation: Migräne, Schwindel, Depression, Schlaflosigkeit, funktionelle Herzbeschwerden, Thoraxschmerz, Palpitationen, Gastritis, Übelkeit, Erbrechen (postoperativ, Gravidität und Chemotherapie), Menstruationsstörungen, Dysmenorrhö
Besonderheit: *Luo*-Punkt. Öffnungspunkt für die außerordentliche Leitbahn *Yin wei mai*. Einer der Hauptpunkte bei Übelkeit und Erbrechen, zu dieser Anwendung existieren bereits einige Studien (s. Kap. 1).
TCM: klärt und beruhigt den Geist, reguliert und aktiviert *Qi* und Blut im Thorax, wirkt auf gegenläufiges *Qi*, macht die Leitbahn und die Netzgefäße frei, beseitigt Hitze, entspannt das Leber-*Qi*.

Pe 7 *Daling*

Lage: in der Mitte der (deutlichsten) Handgelenksfalte zwischen den Sehnen der Mm. palmaris longus und flexor carpi radialis
Punktion: 0,5 – 0,8 *cun* senkrecht
Wirkrichtung: Thorax, ZNS
Indikation: funktionelle Herzbeschwerden, Palpitationen, Depressionen, Affektlabilität, vegetative Dystonie
Besonderheit: 3. Antiker (*Shu*-Bach) Punkt, nach den 5 Elementen: Erde-Punkt. *Yuan*-Quellpunkt
TCM: beruhigt den Geist, reguliert das Herz, beseitigt Hitze.

Pe 8 *Laogong*

Lage: etwa in der „Mongolenfalte" zwischen Metacarpale 2 und 3
Indikation: Unruhe, Schlafstörungen, Angina pectoris
TCM: Hitze-ausleitend

Pe 9 *Zhongchong*

Lage: im Zentrum der Mittelfingerspitze; nach anderen Angaben: radialer Nagelfalzwinkel des Mittelfingers
Punktion: 0,1 *cun* senkrecht. Mikroaderlass zum Ableiten von Hitze
Indikation: Kollaps, Hitzschlag, Apoplex, hohes Fieber, Fieberkrämpfe
Besonderheit: 1. Antiker (*Jing*-Brunnen-) Punkt, nach den 5 Elementen: Holz-Punkt; wird eher als „Notfallpunkt" eingesetzt.
TCM: vertreibt Wind und Hitze, öffnet die Sinne.

4.3.10 3-Erwärmer (*Sanjiao*)

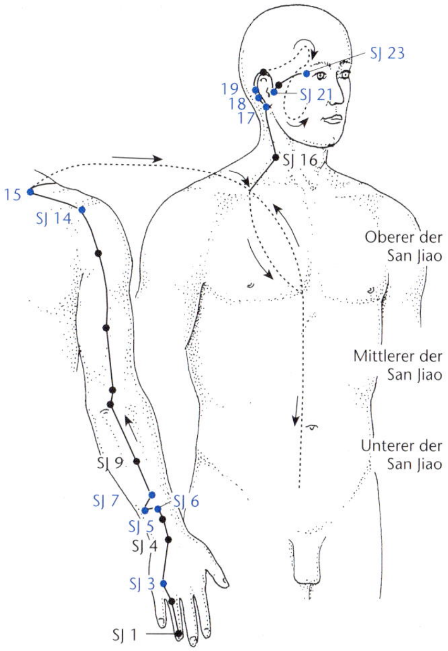

Metamere Anordnung: Hand-*shao yang*; 4./5. Strahl
Verlaufsrichtung: beginnt am ulnaren Nagelfalzwinkel des Kleinfingers, verläuft über Handrücken und Streckseite des Unterarmes zum Ellenbogen; über die Dorsalseite des Oberarmes zur Schulter und über den M. trapezius nach Abstechern zu Gb 21 und Du 14 am Hinterrand des M. sternocleidomastoideus zum Kieferwinkel, vollzieht eine Schleife ums Ohr und endet am oberen äußeren Orbitarand, wo er die Gallenblasen-Leitbahn trifft.
Innerer Verlauf: ein innerer Ast zweigt in der Fossa supraclavicularis ab zum Pericard, von dort dann abwärts durch alle drei Abschnitte seines zugehörigen Organs, des 3-Erwärmers
Kollateralgefäße: zur Pericard-Leitbahn
Steuerungspunkte:

SJ 4	*Yuan*-Quellpunkt
SJ 5	*Luo*-Punkt
SJ 7	*Xi*-Spaltpunkt
SJ Ren 5	*Mu*-Alarmpunkt
SJ Bl 22	*Shu*-Zustimmungspunkt

Die Punkte auf dem 3-Erwärmer werden bevorzugt bei Schmerzen und Erkrankungen im Leitbahn-Verlauf eingesetzt; also bei Nacken-/Schulter-/Kopfschmerzen; aber auch bei Ohren- oder Augenerkrankungen. Gemäß der Funktion des 3-Erwärmers werden einige Punkte auch zum Ausleiten pathogener bioklimatischer Faktoren eingesetzt.

SJ 1 *Guanchong*

Lage: im lateralen Nagelfalzwinkel des Ringfingers
Indikation: Kopfschmerzen, akute Erkältungen, Kollaps

SJ 2 *Yemen*

Lage: in der „Schwimmhautfalte" zwischen 4. und 5. Finger
Indikation: Kopfschmerzen, Ohrenerkrankungen

SJ 3 *Zhongzhu*

Lage: in einer Vertiefung proximal der distalen Köpfchen von Os metacarpale 4 und 5
Punktion: 0,3 – 0,5 *cun* senkrecht

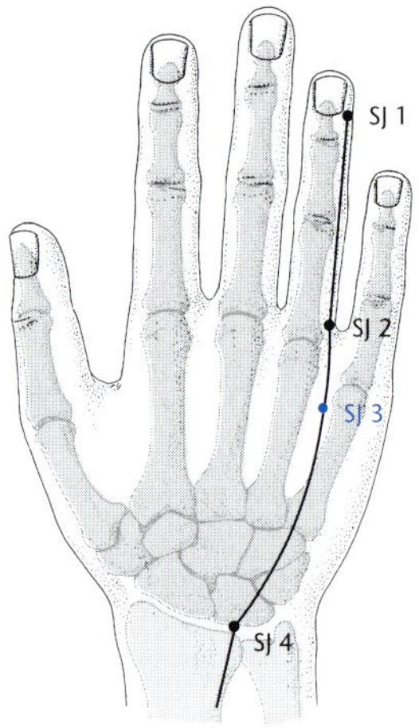

Wirkrichtung: im Leitbahn-Verlauf, lokal, Kopf, Auge, Ohr
Indikation: Schmerzen und Bewegungseinschränkungen der Hand, Hörstörungen, Tinnitus, Otitis media, fieberhafte Infekte, Conjunctivitis, Schwindel, Kopfschmerzen, Migräne
Besonderheit: 3. Antiker (*Shu*-Bach)-Punkt; nach den 5 Elementen: Holz-Punkt
TCM: vertreibt Wind und Hitze, macht die Leitbahn und die Netzgefäße durchgängig.

SJ 4 *Yangchi*

Lage: in der Mitte des Handgelenkspaltes
Indikation: Schmerzen im Leitbahn-Verlauf, lokale Störungen

SJ 5 *Waiguan*

Lage: 2 *cun* proximal der dorsalen Handgelenksfalte in der Mitte zwischen Radius und Ulna in einer deutlich tastbaren Vertiefung
Punktion: 0,5 – 1 *cun* senkrecht
Wirkrichtung: seitlicher oberer Quadrant des Körpers, Auge, Ohr, systemisch
Indikation: Infektionen der oberen Luftwege, Otitis, Allergien, Kopfschmerzen, Migräne, Nacken-/Schulter-/obere BWS-Beschwerden, Conjunctivitis, Hörstörungen, Tinnitus, Apoplex, Tics
Besonderheit: *Luo*-Punkt; Öffnungspunkt für den *Yang wei mai*
TCM: vertreibt pathogene Faktoren (Wind und Hitze), befreit die Oberfläche; macht Leitbahnen und Netzgefäße durchgängig, unterdrückt aufsteigendes Leber-*Yang*.

SJ 6 *Zhigou*

Lage: 1 *cun* proximal von SJ 5, in einer deutlich tastbaren Vertiefung
Punktion: 0,5 – 1 *cun* senkrecht
Wirkrichtung: im Leitbahn-Verlauf, Oberbauch/unterer Thorax
Indikation: Schmerzen und Paresen der oberen Extremität, Intercostalneuralgie, Gallenwegserkrankungen, Dysmenorrhö
Besonderheit: 4. Antiker (*Jing*-Fluss)-Punkt; nach den 5 Elementen: Feuer-Punkt
TCM: vertreibt Wind und Hitze, macht die Leitbahn durchgängig.

SJ 7 *Huizong*

Lage: 1 *cun* ulnar von SJ 6
Indikation: Ohrenerkrankungen, Kopfschmerzen, lokale Störungen
Besonderheit: *Xi*-Spaltpunkt

SJ 8 *Sanyangluo*

Lage: 1 *cun* proximal SJ 6
Indikation: Ohrenerkrankungen, Kopfschmerzen, Heiserkeit

SJ 9 *Sidu*

Lage: 1 *cun* proximal SJ 8

Indikation: Kopfschmerzen, Ohrenerkrankungen, Heiserkeit, lokale Störungen

SJ 10 *Tianjing*

Lage: bei gebeugtem Ellenbogen 1 *cun* proximal der Olecranonspitze

Indikation: Schulterschmerzen, entzündliche Prozesse an Kopf und Hals

SJ 11 *Quinglengyuan*

Lage: bei gebeugtem Ellenbogen 1 *cun* proximal SJ 10

Indikation: „frozen shoulder"

SJ 12 *Xiaoluo*

Lage: in der Mitte des Oberarms, auf der Hälfte der Strecke von SJ 11 – SJ 13

Wirkrichtung: lokal

SJ 13 *Naohui*

Lage: am Hinterrand des M. deltoideus, 3 *cun* distal SJ 14

Indikation: Schulter-Arm-Syndrom

SJ 14 *Jianliao*

Lage: 2 *cun* caudal vom Hinterrand des Acromioclaviculargelenks in einer Vertiefung, bei abduziertem Arm im hinteren Schultergrübchen

Punktion: 0,5 – 1,5 *cun* senkrecht auf das Schultergelenk zu; **Cave:** Schultergelenkspunktion vermeiden!

Wirkrichtung: lokal

Indikation: Schulterschmerzen, Periarthritis humeroscapularis

SJ 15 *Tianliao*

Lage: auf halber Strecke zwischen Du 14 und Acromion am M. trapezius, 1 *cun* caudal von Gb 21 und 1 *cun* cranial von Dü 13

Punktion: 0,5 – 1 *cun* senkrecht zum M. trapezius, bei angehobenem Muskel. Dry-needling, Schröpfen, Schröpfmassage; Stichrichtung caudal vermeiden **Cave:** Pneumothorax!

Indikation: lokal bei Schmerzen im Bereich HWS/Schulter/obere BWS. Häufig hier Triggerpunkt im M. levator oder M. trapezius.

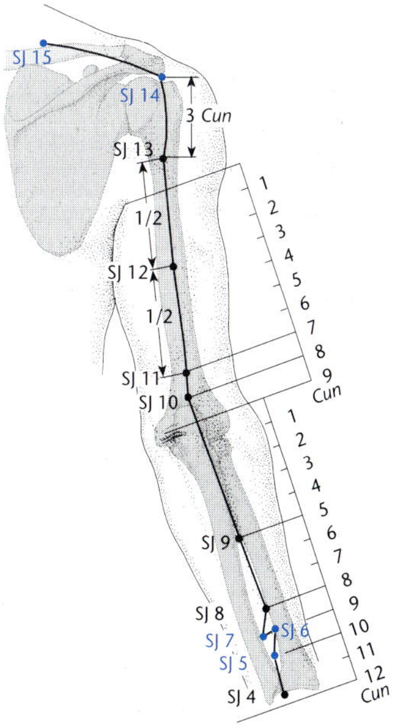

SJ 16 *Tianyou*

Lage: auf Höhe des Kieferwinkels am Hinterrand des M. sternocleidomastoideus

Indikation: Nackenschmerzen, Ohrenerkrankungen

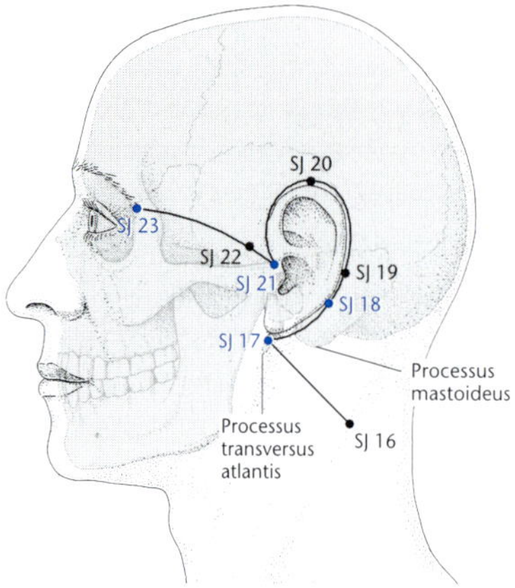

SJ 17 *Yifeng*

Lage: im Winkel zwischen aufsteigendem Ast der Mandibula und Processus mastoideus hinter dem Ohrläppchen
Punktion: 0,5 – 0,8 *cun* senkrecht; schmerzhafte Punktion, nahe bei N. auricularis magnus und N. facialis
Wirkrichtung: Ohr, Auge, Mund-Kiefer-Gesichtsregion
Indikation: Schmerzen und Tics im Gesichtsbereich, Facialisparese, Ohrenerkrankungen, Tinnitus, Parotitis, Trismus, Zahnschmerzen
Besonderheit: Kreuzungspunkt mit der Gallenblasen-Leitbahn
TCM: vertreibt Wind und Hitze, macht Leitbahn und Netzgefäße frei, befreit die 5 Sinnesorgane.

SJ 18 *Qimai*

Lage: hinter dem Ohr mitten auf dem Mastoid
Wirkrichtung: lokal
TCM: Krampfanfälle bei Kindern und lokale Störungen

SJ 19 *Luxi*

Lage: hinter dem Ohr, ca. in Höhe von SJ 21
Wirkrichtung: lokal

SJ 20 *Jiaosun*

Lage: über der Ohrspitze
Wirkrichtung: lokal

SJ 21 *Ermen*

Lage: vor der Incisura supratragica in der Gesichtshaut, in einer Vertiefung
Punktion: 0,5 *cun* senkrecht bei leicht geöffnetem Mund
Wirkrichtung: lokal
Indikation: Hörstörungen, Tinnitus, Facialisparese, Trigeminusneuralgie, Schwindel

SJ 22 *Erheliao*

Lage: 0,5 *cun* schräg cranionasal zu SJ 21
Indikation: Hörstörungen

SJ 23 *Sizhukong*

Lage: in einer Vertiefung am oberen äußeren Rand der Orbita
Punktion: 0,3 – 0,5 *cun* subcutan, keine Moxibustion
Indikation: lokaler Punkt, Schläfenkopfschmerz, Augenerkrankungen, Tics, Facialisparese, Trigeminusneuralgie

4.3.11 Gallenblasen-Leitbahn

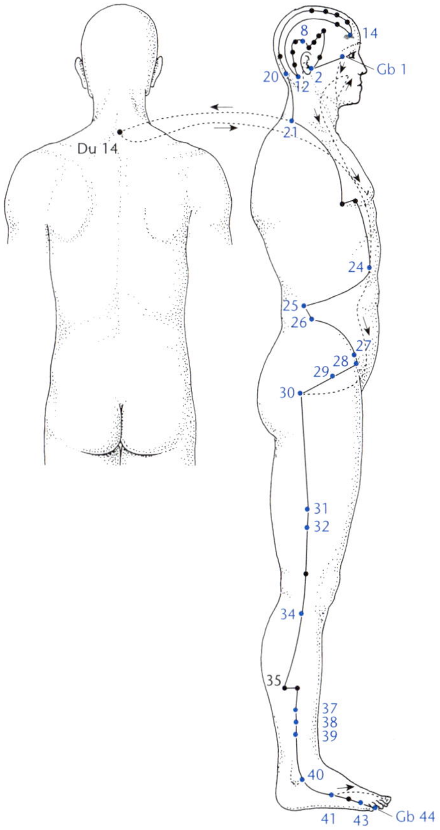

Metamere Anordnung: Fuß-*shao yang*; 4./5. Strahl
Verlaufsrichtung: beginnt am Orbitarand, läuft zunächst zum Ohr, das sie nach einem Abstecher zur Schläfe umläuft bis zum Mastoid; weiter in einem großen Bogen über den Schädel bis zur Stirn und wieder zurück über den Hinterkopf zum Nacken; Seitenäste laufen zur 3-Erwärmer-, Magen- und Dünndarm-Leitbahn; der Hauptast passiert Du 14, läuft über den Trapezius zur Thoraxvorderwand und dann im Zickzack über die Flanke bis zur Hüfte; anschließend über die Außenseite des Oberschenkels und der Wade zum Fuß, wo sie am lateralen Nagelfalzwinkel der 4. Zehe endet.
Innerer Verlauf: ein innerer Ast zweigt in der Fossa supraclavicularis ab und erreicht über die Leber die Gallenblase, um bei Gb 30 wieder den oberflächlichen Verlauf zu treffen.
Kollateralgefäße: zur Leber-Leitbahn
Steuerungspunkte:
Gb 40 *Yuan*-Quellpunkt
Gb 37 *Luo*-Punkt
Gb 36 *Xi*-Spaltpunkt
Gb 24 *Mu*-Alarmpunkt
Bl 19 *Shu*-Zustimmungspunkt
Die Gallenblasen-Leitbahn hat einen breiten Verlauf über den Körper; sie steht über die Kreuzungspunkte oder Verbindungsgefäße in Kontakt mit fast allen anderen *Yang*-Leitbahnen. Entsprechend dem Funktionskreis-Bezug haben viele Punkte Wind ausleitende Funktion. Die Akupunkturpunkte auf der Gallenblasen-Leitbahn werden demnach bevorzugt bei Schmerzen und Paresen des Bewegungsapparates eingesetzt; darüber hinaus auch bei Kopfschmerzen, neurologischen Erkrankungen (→ Wind!), Oberbaucherkrankungen sowie verschiedenen gynäkologischen Störungen; nicht nur wegen der segmentalen Zuordnung, sondern auch aufgrund des Leitbahn-Verlaufs sowie spezifischer Punkteigenschaften.

Gb 1 *Tongziliao*

Lage: in einer Vertiefung am Hinterrand der Orbita in Höhe des äußeren Augenwinkels

Punktion: 0,2 – 0,5 *cun* schräg subcutan nach außen. Mikroaderlass bei Conjunctivitis
Wirkrichtung: lokal
Indikation: Augenerkrankungen, Sehstörungen, Schläfenkopfschmerz, Facialisparese

Gb 2 *Tinghui*

Lage: in der Gesichtshaut vor der Incisura intertragica (Höhe Antiagressionspunkt) in einer Vertiefung hinter dem Processus condylaris mandibulae
Punktion: 0,5 – 0,8 *cun* senkrecht bei leicht geöffnetem Mund. **Cave:** Kiefergelenk; schmerzhafte Punktion!
Wirkrichtung: lokal
Indikation: Ohrenerkrankungen, Hörstörungen, Tinnitus, Facialisparese, Trigeminusneuralgie, Kiefergelenks- und Zahnschmerzen

> Die am Kopf gelegenen Punkte der Gallenblasen-Leitbahn, Gb 3 – Gb 20, werden mit unterschiedlicher Gewichtung bei Kopf-, Gesichts- und Zahnschmerzen, bei Ohrenerkrankungen und Sehstörungen sowie bei sog. „Wind-Erkrankungen" des Kopfes (Paresen, Schwindel, Tics) und traditionell auch bei Epilepsie eingesetzt. Einige werden auch bei psychischen Störungen angewendet.

Gb 3 *Shangguan*

Lage: am Oberrand des Jochbogens senkrecht über Ma 7
Indikation: Tinnitus, Ohrenerkrankungen, Gesichts- und Zahnschmerzen

Gb 4 *Hanyan*

Lage: 0,5 *cun* hinter der Haaransatzlinie, 1 *cun* caudal von Ma 8; auf einem Viertel der Strecke von Ma 8 – Gb 7
Indikation: Migräne, Gesichtsschmerzen, Facialisparese, Benommenheit

Gb 5 *Xuanlu*

Lage: auf der Hälfte der Strecke von Ma 8 – Gb 7
Indikation: Migräne, Gesichts- und Zahnschmerzen

Gb 6 *Xuanli*

Lage: auf drei Viertel der Strecke von Ma 8 – Gb 7
Indikation: Migräne, Gesichts- und Zahnschmerzen, traditionell: Epilepsie

Gb 7 *Qubin*

Lage: in Höhe der Ohrspitze an der Schläfenhaargrenze
Indikation: Migräne, Facialisparese, Entzündungen im Gesichtsbereich

Gb 8 *Shuaigu*

Lage: senkrecht über der Ohrspitze; 1,5 *cun* oberhalb des Haaransatzes
Punktion: 0,5 – 1 *cun* subcutan nach dorsal

Indikation: lokal; Migräne, atypischer Gesichtsschmerz, Schwindel, Tinnitus, Hörstörungen, Hypertonus, Apoplex
Besonderheit: Kreuzungspunkt mit der Blasen-Leitbahn
TCM: beseitigt Schleim und Wind, macht die Leitbahnen durchgängig, beruhigt die Leber.

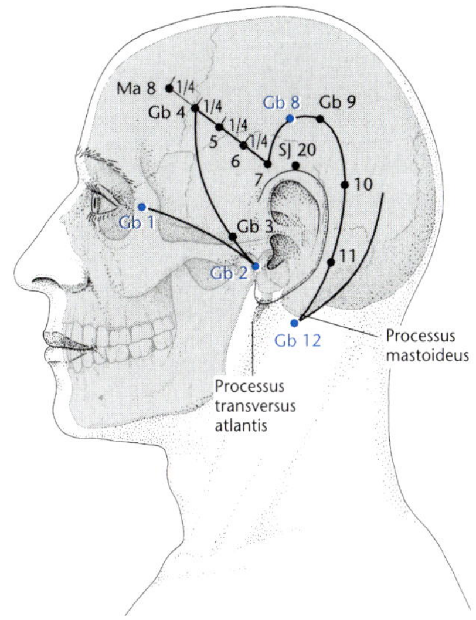

Gb 9 *Tianchong*

Lage: 0,5 *cun* dorsal von Gb 8; 2 *cun* cranial der Haargrenze
Indikation: Kopfschmerzen, Zahnschmerzen, depressive Störungen, traditionell: Epilepsie

Gb 10 *Fubai*

Lage: auf einem Drittel der Strecke Gb 9 – Gb 12 hinter dem Ohr
Indikation: Nackensteifigkeit, Kopfschmerzen, Zahnschmerzen, Tinnitus

Gb 11 *Touqiaoyin*

Lage: auf zwei Drittel der Strecke Gb 9 – Gb 12 dorsal über dem Processus mastoideus
Indikation: Erkrankungen von Augen und Ohren, Nackensteifigkeit

Gb 12 *Wangu*

Lage: in einer Vertiefung dorsal und caudal des Processus mastoideus
Punktion: 0,5 – 0,8 *cun* schräg nach caudal
Wirkrichtung: Kopf, Sinnesorgane
Indikation: Kopfschmerzen, Schwindel, Schlafstörungen, Nackenschmerzen, Tinnitus, Hörstörungen, Facialisparese
Besonderheit: die Punkte an der Schädelbasis wirken sympathicolytisch
TCM: vertreibt Wind, macht die Leitbahn durchgängig.

Gb 13 *Benshen*

Lage: 0,5 *cun* dorsal der Stirnhaargrenze, 3 *cun* lateral Du 24 bzw. der Medianlinie
Indikation: Kopfschmerz, Schwindel, Benommenheit, Depressionen, traditionell: Epilepsie

Gb 14 *Yangbai*

Lage: 1 *cun* cranial der Augenbraue senkrecht über der Pupille bei Geradeausblick
Punktion: 0,5 – 0,8 *cun* schräg subcutan (Richtung nach Indikation)
Wirkrichtung: Kopf, Sinnesorgane

Indikation: Kopfschmerzen, Augenerkrankungen, Trigeminusneuralgie, Tics, Facialisparese
Besonderheit: Kreuzungspunkt mit der außerordentlichen Leitbahn *Yang wei mai*

Gb 15 *Toulinqui*

Lage: 0,5 *cun* hinter der Stirnhaargrenze, auf Hälfte der Strecke von Ma 8 – Du 24 und auf einer Höhe mit Bl 3, Bl 4 und Gb 13
Indikation: Kopfschmerzen, Augenerkrankungen, Rhinitis, traditionell: Epilepsie

Gb 16 *Muchuang*

Lage: 1 *cun* direkt dorsal von Gb 15
Indikation: Kopfschmerzen, Zahnschmerzen, Schwindel, Augenerkrankungen

Gb 17 *Zhengying*

Lage: 1 *cun* direkt dorsal von Gb 16, in Höhe von Bl 6
Indikation: Kopfschmerzen, Schwindel, Zahnschmerzen

Gb 18 *Chengling*

Lage: 4 *cun* dorsal der Stirnhaargrenze; 2,25 *cun* lateral der Medianlinie; Höhe Bl 7
Indikation: Kopfschmerzen, Augenerkrankungen, Rhinitis

Gb 19 *Naokong*

Lage: 2,5 *cun* über dem hinteren Haaransatz; 2,25 *cun* lateral der Medianlinie; in Höhe von Du 17 und Bl 9
Indikation: Kopf- und Nackenschmerzen, Augenerkrankungen, Depression

Gb 20 *Fengchi*

Lage: in der Vertiefung zwischen dem Hinterrand des M. sternocleidomastoideus und dem M. trapezius unterhalb des Os occipitale; auf Höhe von Du 16

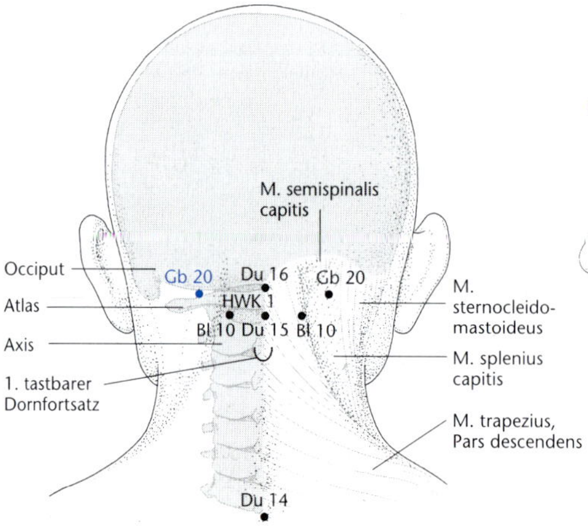

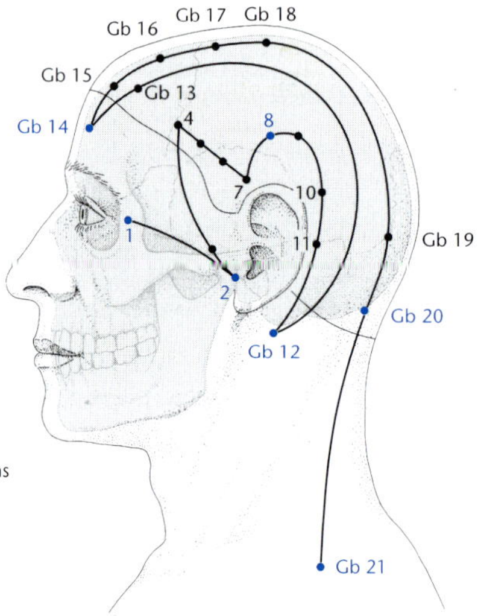

Punktion: 0,5–1 *cun* schräg Richtung Nasenspitze (vgl. Injektionsort bei Blockade des N. occipitalis minor). **Cave:** A. vertebralis; Gefahr der Duraperforation bei tiefer Punktion und Nadelführung nach cranial!
Wirkrichtung: Kopf, Nacken, Sinnesorgane, zentral wirksam
Indikation: HWS-Syndrom, Kopfschmerzen, Trigeminusneuralgie, Schwindel, Facialisparese, Apoplex, Hypertonus, Schlafstörungen, Tinnitus, Augenerkrankungen, Sehstörungen, akute Erkältungen
Besonderheit: Kreuzungspunkt mit den außerordentlichen Leitbahnen *Yang wei mai* und *Yang qiao mai* sowie der 3-Erwärmer-Leitbahn. Wichtiger Punkt bei „Wind-Erkrankungen" im Bereich von Kopf und Nacken; wirkt sympathicolytisch.
TCM: vertreibt Wind und andere pathogene Faktoren, befreit die Oberfläche, beruhigt die Leber, macht Leitbahnen und Netzgefäße durchgängig.

Gb 21 *Jianjing*

Lage: auf dem M. trapezius auf der Hälfte der Strecke zwischen Du 14 und Acromion
Punktion: entweder vorsichtig senkrecht bei angehobenem Trapezius oder horizontal in die Muskulatur; Dry needling-Stimulation, Schröpfen. **Cave:** Pneumothorax! Nach manchen Autoren in der Schwangerschaft kontraindiziert, da potentiell wehenauslösend!
Indikation: Schmerzen im oberen Thorax-, Schulter- und Nackenbereich; lokale Triggerpunkte, Mastitis; empirisch auch bei protrahiertem Geburtsverlauf, Placentaretention
Besonderheit: Kreuzungspunkt mit 3-Erwärmer-Leitbahn und der außerordentlichen Leitbahn *Yang Wei Mai*
TCM: entfernt Wind und andere pathogene Faktoren, macht die Leitbahnen durchgängig.

Gb 22 *Yuanye*

Lage: im 4. ICR in der mittleren Axillarlinie
Wirkrichtung: lokal bei Intercostal- oder Postzosterneuralgie

Gb 23 *Zhejin*

Lage: im 4. ICR auf Höhe der Mamille, 1 *cun* ventral von Gb 22
Indikation: Asthma, als lokaler Punkt bei Intercostal- oder Postzosterneuralgie

Gb 24 *Riyue*

Lage: im 7. ICR in der Medioclavicularlinie
Punktion: 0,5–0,8 *cun* schräg subcutan (Richtung nach Indikation)
Wirkrichtung: Oberbauch und unterer Thorax
Indikation: Intercostalneuralgie, Gallenbeschwerden, Gastritis
Besonderheit: *Mu*-Alarmpunkt der Gallenblase; Kreuzungspunkt mit der Milz-Leitbahn. Wichtiger Punkt bei Leber-*Qi*-Stagnation mit epigastrischen Beschwerden.
TCM: beseitigt Feuchtigkeit, beruhigt die Leber, beseitigt *Qi*-Stagnation und gegenläufiges *Qi*, unterstützt die Gallenblase.

Gb 25 *Jingmen*

Lage: unten am freien Ende der 12. Rippe
Punktion: 0,5 – 1 *cun* senkrecht. Injektionsakupunktur; z. B. Aquapunktur bei Nierenkolik!
Wirkrichtung: unterer Thorax, Abdomen, LWS
Indikation: Intercostalneuralgie, Lumbago, Oberbauchbeschwerden
Besonderheit: *Mu*-Alarmpunkt der Niere

Gb 26 *Daimai*

Lage: ca. 1,8 *cun* unterhalb Le 13; also in Nabelhöhe auf der Senkrechten durch das freie Ende der 11. Rippe
Punktion: 1 – 1,5 *cun* senkrecht
Wirkrichtung: LWS, Unterbauch
Indikation: LWS-/Hüftbeschwerden, Dysmenorrhö
Besonderheit: Kreuzungspunkt mit der außerordentlichen Leitbahn *Dai mai*

Gb 27 *Wushu*

Lage: 3 *cun* unterhalb des Nabels vor dem Unterrand der Spina iliaca anterior superior
Indikation: Coxarthrose, Regeltempo-Störung, Uterusprolaps, Unterbauchschmerz

Gb 28 *Weidao*

Lage: vor der Spina iliaca anterior superior; 0,5 *cun* schräg ventral unter Gb 27
Indikation: Coxarthrose, Unterbauchschmerzen

Gb 29 *Juliao*

Lage: auf der Hälfte der Strecke zwischen Trochanter und höchstem Punkt der Spina iliaca anterior superior
Indikation: Schmerzen in Hüft- und Lumbalregion; Ischialgie

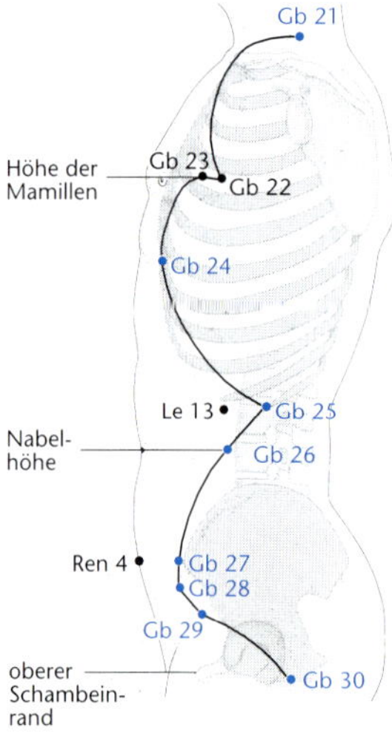

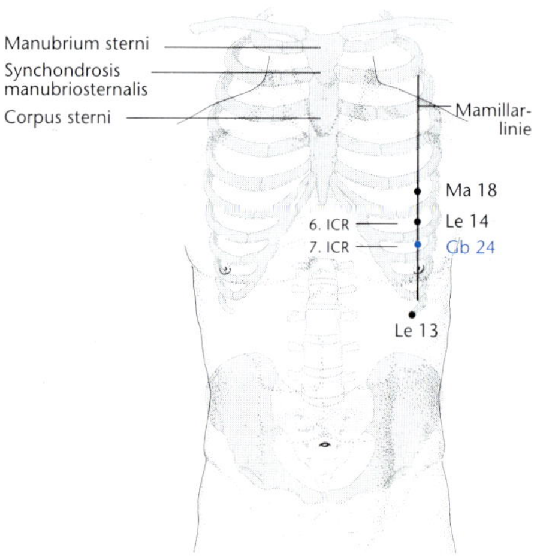

Gb 30 *Huantiao*

Lage: auf der Verbindungslinie vom Hiatus sacralis zur höchsten Erhebung des Trochanter major; Übergang vom lateralen zum mittleren Drittel; auf der „Piriformislinie“
Punktion: 2 – 3 *cun* senkrecht; Punktion erfolgt in Seitenlage mit angewinkeltem Bein (vgl. Ischiadicusblockade).
Indikation: lokoregional bei Lumbalgie und Lumboischialgie, Schmerzen und Paresen im Bereich der unteren Extremitäten, Coxarthrose; besonders Piriformissyndrom
Besonderheit: Kreuzungspunkt mit der Blasen-Leitbahn; wird sehr häufig bei Lumbalgien und Lumboischialgien eingesetzt.
TCM: macht Leitbahnen und Netzgefäße durchgängig; vertreibt Wind, Kälte und Feuchtigkeit.

Gb 31 *Fengshi*

Lage: 7 *cun* oberhalb des äußeren Kniegelenkspaltes am Tractus iliotibialis; wenn der Patient mit locker herabhängenden Armen steht, liegt der Punkt unterhalb der Mittelfingerspitze.
Punktion: 1 – 2 *cun* senkrecht
Indikation: lokoregional bei Schmerzen und Paresen der unteren Extremität, Lumboischialgie, Coxarthrose; empirisch auch bei Pruritus
TCM: macht die Leitbahn durchgängig und vertreibt Wind.

Gb 32 *Zhongdu*

Lage: 2 *cun* dorsal von Gb 31 zwischen Mm. vastus lateralis und biceps femoris
Indikation: Schmerzen und Bewegungsstörungen der unteren Extremität

Gb 33 *Xiyangguan*

Lage: 3 *cun* proximal Gb 34 in einer Vertiefung über dem lateralen Femurepicondylus
Indikation: Schmerzen im Kniegelenk

Gb 34 *Yanglingquan*

Lage: in der Vertiefung ventral und caudal des Fibulaköpfchens; symmetrisch zu Mi 9 bzw. 1 *cun* cranial und lateral von Ma 36
Punktion: 0,5 – 1,5 *cun* senkrecht
Wirkrichtung: lokoregional, Hypochondrium, Unterbauch, LWS, systemisch wirksam
Indikation: Schmerzen und Bewegungsstörungen der unteren Extremität, Lumbalgie, Lumboischialgie, Gonarthrose, Gallenbeschwerden, Gastritis, Intercostalneuralgie, Dysmenorrhö, Regeltempo-Störungen
Besonderheit: 5. Antiker (*He*-Zusammenfluss) Punkt; nach den 5 Elementen: Erde-Punkt; Unterer einflussreicher Punkt der Gallenblase; Meisterpunkt der Sehnen. Sehr wichtiger Punkt bei Leber-*Qi*-Stagnation und einer der am häufigsten genadelten Punkte überhaupt.

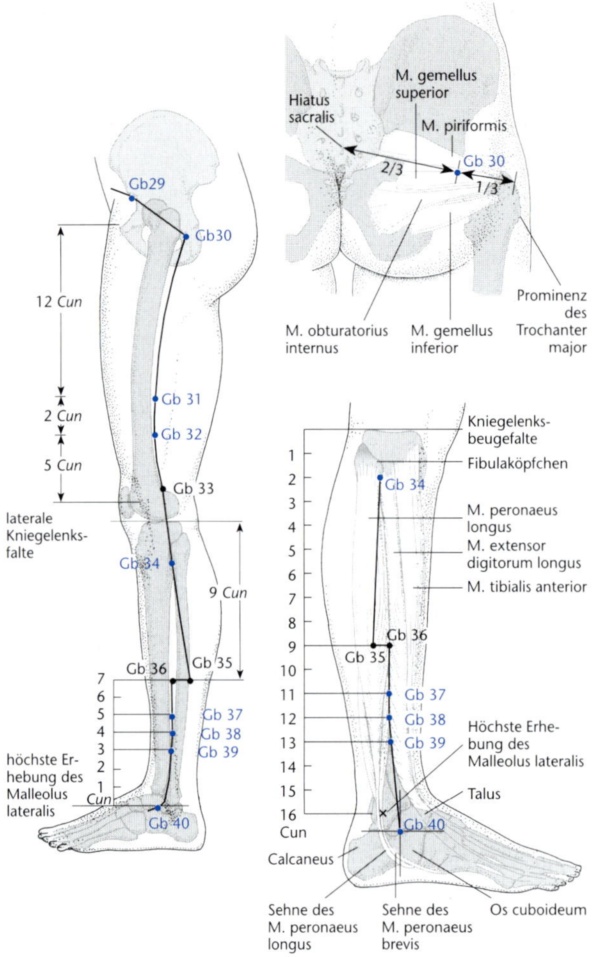

TCM: vertreibt Wind, Hitze und Feuchtigkeit; reguliert und harmonisiert die Leber, entspannt die Sehnen, macht die Leitbahnen durchgängig.

Gb 35 *Yangjiao*

Lage: 7 *cun* über der Malleolusspitze an der Fibulahinterkante; neben Gb 36
Indikation: Schmerzen und Bewegungsstörungen im Unterschenkel, Schmerzen im Hypochondrium, Depression, Unruhezustände

Gb 36 *Waiqui*

Lage: 7 *cun* über der Malleolusspitze an der Fibulavorderkante; neben Gb 35
Indikation: Schmerzen im seitlichen Thorax und im Hypochondrium, Depressionen

Gb 37 *Guangming*

Lage: 5 *cun* oberhalb der Spitze des Außenknöchels, an der Vorderkante der Fibula
Punktion: 1 – 1,5 *cun* senkrecht

Indikation: Schmerzen und Paresen des Unterschenkels, Augenerkrankungen und Sehstörungen
Besonderheit: *Luo*-Punkt
TCM: reguliert die Leber, vertreibt Wind, erhellt das Auge.

Gb 38 *Yangfu*

Lage: 1 *cun* cranial von Gb 39 an der vorderen Fibulakante
Indikation: im Leitbahn-Verlauf, Migräne, Intercostalneuralgie
TCM: Hitze-reduzierender Punkt

Gb 39 *Xuanzhong*

Lage: 3 *cun* über der Spitze des Malleolus lateralis an der Vorderkante der Fibula; gegenüber von Mi 6
Punktion: 1 – 1,5 *cun* senkrecht
Indikation: Schmerzen und Paresen der unteren Extremität; Lumbalgie, Lumboischialgie, HWS- Syndrom, akuter muskulärer Schiefhals, Intercostalneuralgie, Schmerzen im Hypochondrium
Besonderheit: Meisterpunkt des Marks, Kreuzungspunkt der drei *Yang*-Leitbahnen des Fußes; bevorzugter Punkt bei HWS-Beschwerden mit Bewegungseinschränkung
TCM: macht die Leitbahn und Netzgefäße frei.

Gb 40 *Qiuxu*

Lage: ventrocaudal vom Rand des Malleolus lateralis in einer Vertiefung
Punktion: 0,5 *cun* senkrecht
Wirkrichtung: lokoregional, Hypochondrium, Thorax, Nacken, Schläfe, Auge
Indikation: Schläfenkopfschmerz, Augenerkrankungen, Sehstörungen, HWS-Syndrom, Oberbauchbeschwerden
Besonderheit: *Yuan*-Quellpunkt
TCM: macht die Leitbahn durchgängig, reguliert Leber- und Gallenblasen-*Qi*.

Gb 41 *Zulinqi*

Lage: im proximalen Winkel zwischen Os metatarsale 4 und 5; lateral der Sehne des M. extensor digitorum; symmetrisch zu Le 3
Punktion: 0,5 *cun* senkrecht
Wirkrichtung: vorwiegend auf Schläfe, Auge, seitliche Körperregion
Indikation: Migräne, Kopfschmerzen, LWS-Beschwerden, Intercostalneuralgie, Dysmenorrhö

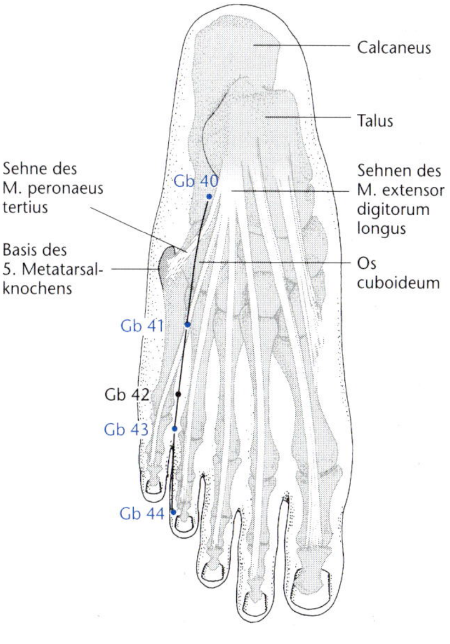

Besonderheit: 3. Antiker (*Shu*-Bach) Punkt; nach den 5 Elementen: Holz-Punkt; Öffnungspunkt für die außerordentliche Leitbahn *Dai mai*
TCM: macht die Leitbahnen durchgängig, harmonisiert den Fluss des Leber-*Qi*, beseitigt Feuchtigkeit und Hitze.

Gb 42 *Diwuhui*

Lage: im distalen Winkel zwischen Os metatarsale 4 und 5, medial der Sehne
Indikation: Conjunctivitis, Tinnitus, Migräne

Gb 43 *Xiaxi*

Lage: in der „Schwimmhautfalte" zwischen 4. und 5. Zehengrundgelenk
Punktion: 0,3 – 0,5 *cun* senkrecht oder schräg nach proximal
Wirkrichtung: vorwiegend auf Kopf und Sinnesorgane
Indikation: Hypertonus, Migräne, Augenerkrankungen, Tinnitus, Gallenbeschwerden
Besonderheit: 2. Antiker (*Ying*-Quellen) Punkt; nach den 5 Elementen: Wasser-Punkt
TCM: beseitigt Feuchtigkeit und Hitze, beruhigt den Geist und entspannt die Leber.

Gb 44 *Zuqiaoyin*

Lage: lateraler Nagelfalzwinkel der 4. Zehe
Indikation: entzündliche Augenerkrankungen, Tinnitus, Migräne, Unruhe, Schwindel, Schlafstörungen mit vielen Träumen, akute Mastitis
TCM: Hitze-reduzierender Punkt

4.3.12 Leber-Leitbahn

***Yin*-Leitbahn**

Metamere Anordnung: Fuß-*jue yin*; abweichend am 1. Strahl beginnend
Verlaufsrichtung: beginnt am lateralen Nagelfalzwinkel der Großzehe, verläuft über die Streckseite des Fußes zum Innenknöchel, dann ventral der Milz-Leitbahn nach cranial, kreuzt diese und läuft schließlich dorsal der Milz-Leitbahn über die Innenseite der Wade und des Oberschenkels zur Leiste, wo sie das Genitale umfährt und einen Abstecher in die Region zwischen den Punkten Ren 2 – Ren 4 macht, um dann zum Rippenbogen aufzusteigen und im 6. ICR unter der Mamille zu enden
Innerer Verlauf: ein Ast geht zur Leber und zur Gallenblase; von dort ins Epigastrium. Ein weiterer Ast führt zur Lunge. Außerdem gibt es einen inneren Verlauf über den Rachen und das Auge zum Kopf, der bei Du 20 endet
Kollateralgefäße: zur Gallenblasen-Leitbahn und zum Genitale
Steuerungspunkte:

Le 3	*Yuan*-Quellpunkt
Le 5	*Luo*-Punkt
Le 6	*Xi*-Spaltpunkt
Le 14	*Mu*-Alarmpunkt
Bl 18	*Shu*-Zustimmungspunkt

Akupunkturpunkte auf der Leber-Leitbahn, die durch einen inneren Ast den Kopf erreicht, werden bei Kopfschmerzen und neurologischen Erkrankungen – bevorzugt auch bei mentalen Störungen, Hyperaktivität oder Hypertonus – eingesetzt; des weiteren bei gynäkologischen Störungen sowie Oberbaucherkrankungen.

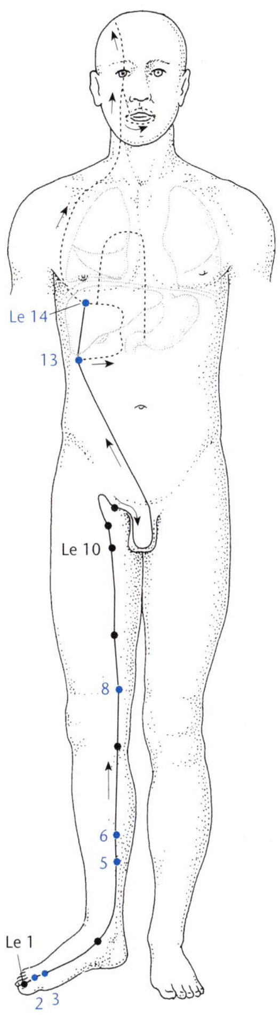

Le 1 *Dadun*

Lage: lateraler (!) Nagelfalzwinkel der Großzehe
Indikation: Erkrankungen des äußeren Genitale, Regeltempo-Störungen, Metrorrhagie, Dysurie, Reizblase

Le 2 *Xingjian*

Lage: in der „Schwimmhautfalte" zwischen den Grundgelenken der 1. und 2. Zehe
Punktion: 0,5 – 0,8 *cun* schräg proximal
Wirkrichtung: Urogenitaltrakt, Oberbauch, zentral wirksam
Indikation: Hypertonus, Schwindel, Apoplex, Kopfschmerzen, Dysmenorrhö, Zystitis, Erkrankungen des äußeren Genitale, Oberbauchbeschwerden

Besonderheit: 2. Antiker (*Ying*-Quellen) Punkt; nach den 5 Elementen: Feuer-Punkt; Sedierungspunkt. Wichtiger Punkt zur Beruhigung und Regulierung der Leber.
TCM: beseitigt Leber-Feuer, vertreibt Wind, Hitze und Feuchtigkeit, kühlt das Blut, senkt das Leber-*Yang*.

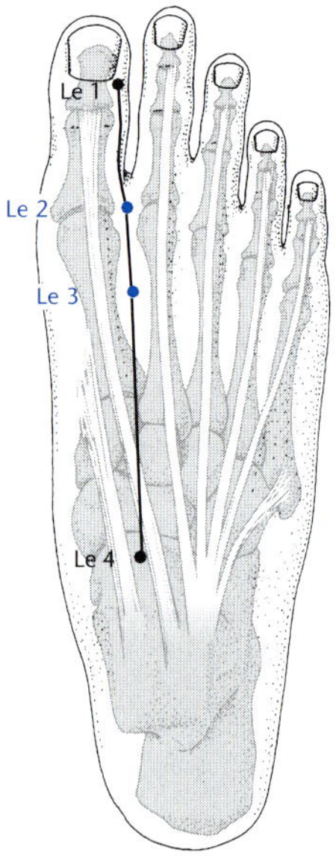

Le 3 *Taichong*

Lage: im proximalen Winkel zwischen Os metatarsale 1 und 2 auf dem Fußrücken
Punktion: 0,5 – 1 *cun* senkrecht
Wirkrichtung: sehr häufig genadelter Punkt bei einer Vielzahl von Störungen; wirkt auf den Urogenitaltrakt, auf das Hypochondrium, zentral und lokal.
Indikation: Hypertonus, vegetative Dystonie, agitierte Depression, Hysterie, Schlafstörungen, Kopfschmerzen, Schwindel, Augenerkrankungen, Dysurie, Enuresis, Erkrankungen des äußeren Genitale, Dysmenorrhö, Regeltempo-Störungen, Gastritis, Gallenbeschwerden
Besonderheit: 3. Antiker (*Shu*-Bach-) Punkt; nach den 5 Elementen: Erde-Punkt, *Yuan*-Quellpunkt
TCM: vertreibt Wind, Hitze und Feuchtigkeit, reguliert und harmonisiert die Leber, entspannt Leber-*Qi*, beruhigt den Geist.

Le 4 *Zhongfeng*

Lage: auf einer Linie mit Mi 5 und Ma 41 auf dem Fußspann, medial der Sehne des M. tibialis anterior
Indikation: Harnwegserkrankungen, Kopfschmerzen

Le 5 *Ligou*

Lage: 5 *cun* über der Spitze des Innenknöchels auf der medialen Tibiafläche
Indikation: Urogenitalerkrankungen, Oberbauchbeschwerden
Besonderheit: *Luo*-Punkt

Le 6 *Zhongdu*

Lage: 2 *cun* cranial von Le 5 auf der medialen Tibiafläche
Indikation: Oberbauchschmerzen, Regeltempo-Störungen
Besonderheit: *Xi* Spaltpunkt

Le 7 *Xiguan*

Lage: 1 *cun* dorsal von Mi 9 am medialen Epicondylus der Tibia
Wirkrichtung: lokal

Le 8 *Ququan*

Lage: bei gebeugtem Knie am medialen Ende der Kniegelenksbeugefalte, in etwa cranial des medialen Gelenkspaltes in einer Vertiefung oberhalb des Ansat-

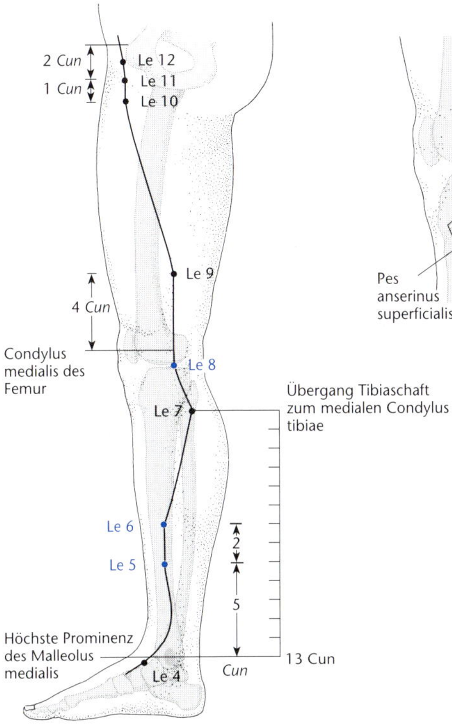

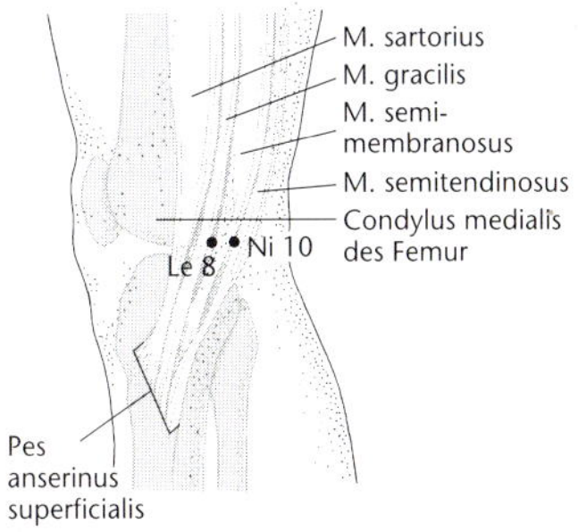

zes des M. semimembranosus zwischen den Sehnen der Mm. sartorius und gracilis
Punktion: 0,5 – 1 *cun* senkrecht
Wirkrichtung: vorwiegend auf den Urogenitaltrakt
Indikation: Störungen von Fertilität und Libido, Impotenz, Erkrankungen des äußeren Genitale, Pruritus vulvae, Dysmenorrhö, Regeltempo-Störungen, Kniebeschwerden
Besonderheit: 5. Antiker (*He-*) Zusammenfluss-Punkt, nach den 5 Elementen: Wasser-Punkt; Tonisierungspunkt (vor allem Unterstützung von Leber-Blut und Leber-*Yin*)
TCM: vertreibt Hitze und Feuchtigkeit, nährt das Leber-Blut, harmonisiert das Leber-*Qi* und unterstützt die Niere.

Le 9 *Yinbao*

Lage: 4 *cun* über dem Femurepicondylus zwischen Mm. vastus medialis u. sartorius
Indikation: Dysurie, Regeltempo-Störungen

Le 10 *Zuwuli*

Lage: 3 *cun* senkrecht unter Ma 30 am lateralen Rand des M. adductor longus
Indikation: Dysurie und Erkrankungen des äußeren Genitale

Le 11 *Yinlian*

Lage: 1 *cun* cranial von Le 10
Indikation: Regeltempo-Störungen, lokale Störungen

Le 12 *Jimai*

Lage: 0,5 *cun* lateral und etwas unter Ma 30; genau über der A. femoralis
Indikation: Erkrankungen des äußeren Genitale, Unterbauchschmerzen

Le 13 *Zhangmen*

Lage: am unteren Rand des freien Endes der 11. Rippe
Punktion: 0,5 – 1 *cun* senkrecht
Wirkrichtung: unterer Thorax und gesamtes Abdomen
Indikation: Gallenbeschwerden, Gastritis, Dyspepsie, Dysenterie, Meteorismus, chronische Diarrhö, Intercostalneuralgie, chronische Bronchitis
Besonderheit: *Mu*-Alarmpunkt der Milz, Meister-(*Hui*-)Punkt der *zang*-Organe
TCM: harmonisiert Leber-*Qi*, harmonisiert Leber und Milz, beseitigt Nahrungsstau.

Le 14 *Qimen*

Lage: unterhalb der Mamille im 6. ICR in der Medioclavicularlinie oder 4 *cun* lateral von Ren 14
Punktion: 0,5 – 0,8 *cun* schräg subcutan (auf die Störung zu, bei Oberbaucherkrankungen Richtung Hypochondrium). **Cave:** Pneumothorax!
Wirkrichtung: Oberbauch und unterer Thorax
Indikation: Gallenbeschwerden, Schmerzen im Hypochondrium, Gastritis, Intercostalneuralgie, chronische Bronchitis, Singultus
Besonderheit: *Mu*-Alarmpunkt der Leber
TCM: harmonisiert Leber-*Qi*, unterstützt Magen und Milz.

4.3.13 Konzeptionsgefäß (*Ren mai*)

Yin-Leitbahn

Verlaufsrichtung: vom Damm über die vordere Mittellinie bis zum Kinn
Innerer Verlauf: beginnt im Unterbauch, wo auch *Chong mai* und Lenkergefäß entspringen, hat Kontakt mit Niere und Lenkergefäß und zieht an der Innenseite der Wirbelsäule nach cranial. Ein innerer Ast läuft zum Damm; ein weiterer trifft im Kehlkopfbereich den *Chong mai* und zieht mit ihm zu den Augen
Kollateralgefäße: von Ren 15 in die Lunge und das Abdomen
Das Konzeptionsgefäß stellt für die TCM eine Art energetisches Reservoir für das *Yin* dar; ähnlich wie das Lenkergefäß hat es auch eine enge Beziehung zu Niere und Essenz. Wegen ihrer Wirkung auf die Reproduktionsorgane werden Akupunkturpunkte auf dem unteren Abschnitt des Konzeptionsgefäßes auch bevorzugt bei Störungen von Fertilität und Libido eingesetzt. **Cave:** Die Punkte Ren 1 – 10 gelten bei den meisten Autoren allerdings als kontraindiziert in der Schwangerschaft. Bei der Nadelung sollte auch bedacht werden, dass die Linea alba schnell perforiert und eine Verletzung des Peritoneums zu vermeiden ist. Die weiteren Punkte werden je nach Lage segmental zur Behandlung von abdominellen oder thorakalen Beschwerden eingesetzt. Auf dem Konzeptionsgefäß liegen die *Mu*-Alarmpunkte, die bei inneren Erkrankungen oft mit den *Shu*-Zustimmungspunkten auf der Blasen-Leitbahn (*shu-mu*-Technik) kombiniert werden.

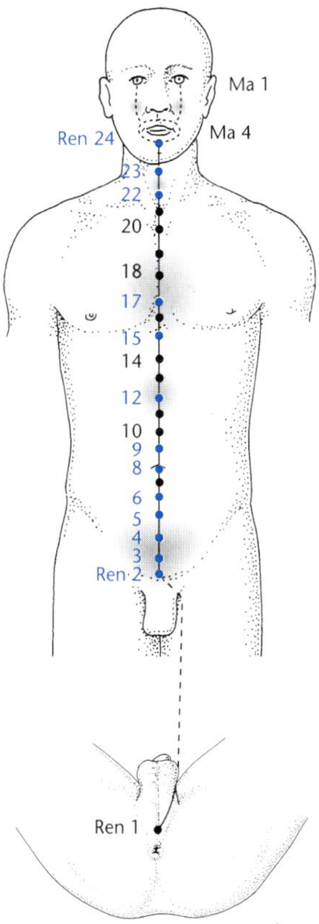

Ren 1 *Huiyin*

Lage: in der Mitte des Damms zwischen Anus und hinterer Kommissur oder Rand des Skrotums
Indikation: Erkrankungen des äußeren Genitale

Ren 2 *Qugu*

Lage: in der vorderen Medianlinie am oberen Rand der Symphyse
Punktion: 0,5 – 1 *cun* senkrecht. **Cave:** Blasen-Punktion! Vorsicht auch in der Schwangerschaft mit Punkten am Unterbauch!
Indikation: Zystitis, Reizblase, Enuresis, Inkontinenz, Dysmenorrhö, Störungen von Potenz und Libido
Besonderheit: Kreuzungspunkt mit der Leber-Leitbahn

Ren 3 *Zhongji*

Lage: in der vorderen Medianlinie 1 *cun* oberhalb der Symphyse

Punktion: 0,5 – 1 *cun* senkrecht. **Cave:** Blasen-Punktion! Vorsicht in der Schwangerschaft mit Punkten am Unterbauch!

Indikation: wie Ren 2 bei verschiedenen Urogenitalerkrankungen

Besonderheit: Kreuzungspunkt mit den drei *Yin*-Leitbahnen des Fußes; *Mu*-Alarmpunkt der Blase

Ren 4 *Guanyuan*

Lage: in der vorderen Medianlinie 2 *cun* oberhalb der Symphyse, 3 *cun* caudal des Nabels

Punktion: 1 – 1,5 *cun* senkrecht. **Cave:** Nach einigen Autoren kontraindiziert in der Schwangerschaft!

Indikation: Zystitis, Reizblase, Inkontinenz, Enuresis, Impotenz (und andere sexuelle Störungen), Infertilität, Placentaretention, Dysmenorrhö, schwache Konstitution, Neurasthenie, Lumbalgie

Besonderheit: Kreuzungspunkt mit den drei *Yin*-Leitbahnen des Fußes; *Mu*-Alarmpunkt des Dünndarms. Einer der wichtigsten Punkte zur Tonisierung von *Yuan-Qi*, Nieren-*Yang* und Nieren-*Yin*!

TCM: stärkt *Yang* und Ursprungs-*Yuan-Qi* (Moxa!), nährt Blut und *Yin* der Niere.

Ren 5 *Shimen*

Lage: in der vorderen Medianlinie 2 *cun* unter dem Nabel, 1 *cun* cranial Ren 4

Punktion: 1 – 1,5 *cun* senkrecht. **Cave:** Vorsicht mit Punkten am Unterbauch in der Schwangerschaft! Nach einigen (älteren) chinesischen Quellen ist der Punkt bei Frauen generell kontraindiziert, da er zu Infertilität führen soll.

Wirkrichtung: Urogenitaltrakt und Darmtrakt

Indikation: Dysenterie, Harnwegsinfekte, Dysmenorrhö, Fertilitätsstörungen

Besonderheit: *Mu*-Alarmpunkt des 3-Erwärmers

Ren 6 *Qihai*

Lage: in der vorderen Medianlinie 1,5 *cun* unterhalb des Bauchnabels

Punktion: 1 – 2 *cun* senkrecht. Vorsicht in der Schwangerschaft!

Indikation: schwache Konstitution, Neurasthenie, Leistungsminderung, Konzentrationsstörungen, unspezifischer Schwindel, Störungen von Fertilität und Libido, Oberbaucherkrankungen (vor allem Milzerkrankungen im Sinne der TCM)

TCM: Wichtiger Punkt zur Stärkung des *Yuan-Qi* und des Milz-*Yang*; Moxa!

Ren 7 *Yinjiao*

Lage: 1 *cun* unterhalb des Nabels in der Medianlinie

Indikation: Dysmenorrhö, Bauchschmerzen, Diarrhö

Ren 8 *Shenque*

Lage: im Bauchnabel

Punktion: keine; nur Moxibustion erlaubt; z. B. durch Salz/Ingwer-Isolation

Indikation: Schwächezustände, Müdigkeit, chronische Diarrhö, Senkungsbeschwerden
TCM: stärkt das *Yang*, vor allem der Milz; stärkt das *Yuan-Qi*.

Ren 9 *Shuifen*

Lage: 1 *cun* cranial des Nabels in der Medianlinie
Indikation: Gastroenteritis, Dyspepsie
TCM: leitet Feuchtigkeit aus.

Ren 10 *Xiawan*

Lage: 2 *cun* cranial des Nabels in der Medianlinie
Indikation: Gastroenteritis, dyspeptische Beschwerden

Ren 11 *Jianli*

Lage: 3 *cun* cranial des Nabels in der Medianlinie
Indikation: Oberbauchbeschwerden

Ren 12 *Zhongwan*

Lage: in der vorderen Medianlinie 4 *cun* oberhalb des Bauchnabels, genau in der Mitte des Epigastriums
Punktion: 0,5 – 1,5 *cun* senkrecht
Indikation: akute und chronische Gastritis, Sodbrennen, Ulcusleiden, Gallenbeschwerden, Übelkeit, Erbrechen, Singultus
Besonderheit: Kreuzungspunkt mit den drei *Yang*-Leitbahnen der Hand; *Mu*-Alarmpunkt des Magens. *Hui*-Meisterpunkt der *fu*-Organe
TCM: harmonisiert Milz und Magen, senkt gegenläufiges *Qi* ab, vertreibt Feuchtigkeit.

Ren 13 *Shangwan*

Lage: 5 *cun* oberhalb des Nabels in der Medianlinie
Indikation: Oberbauchbeschwerden

Ren 14 *Juque*

Lage: in der vorderen Medianlinie 6 *cun* oberhalb des Bauchnabels
Punktion: 0,5 – 0,8 *cun* schräg nach caudal; **Cave:** Stichrichtung nach oben kontraindiziert!
Wirkrichtung: Thorax und Oberbauch
Indikation: Gastritis, Übelkeit, Erbrechen, Palpitationen, funktionelle Herzbeschwerden, Depression, Schlafstörungen, Unruhezustände
Besonderheit: *Mu*-Alarmpunkt des Herzens
TCM: beruhigt das Herz und den Geist, senkt gegenläufiges Magen-*Qi*.

Ren 15 *Jiuwei*

Lage: 7 *cun* oberhalb des Nabels, 1 *cun* caudal des Xiphoidansatzes
Indikation: Schmerzen und Beschwerden in Thorax und Oberbauch

Besonderheit: *Luo*-Punkt
TCM: beruhigt den Geist; traditionell: Epilepsie

Ren 16 *Zhongting*

Lage: über der Synchondrose des Xiphoids, 8 *cun* oberhalb des Nabels
Indikation: Schmerzen in Thorax und Oberbauch, Übelkeit, Reflux

Ren 17 *Danzhong/Shanzhong*

Lage: in der vorderen Medianlinie auf dem Sternum; Höhe des 4. ICR
Punktion: 0,5 – 0,8 *cun* flach subcutan nach oben. **Cave:** Sternumperforation!
Indikation: Asthma, akute und chronische Bronchitis, Singultus, Mastitis, Lactationsstörungen, Palpitationen, funktionelle Herzschmerzen, vegetative Dystonie
Besonderheit: *Mu*-Alarmpunkt der Pericard-Leitbahn, *Hui*-Meisterpunkt des *Qi*; Kreuzungspunkt mit Nieren-, Milz-, Dünndarm-, 3-Erwärmer-Leitbahn. Einer der Hauptpunkte für den Thorax!
TCM: reguliert das *Qi* im Thorax und öffnet ihn, beseitigt gegenläufiges *Qi*.

Ren 18 *Yutang*

Lage: auf der Höhe des 3. ICR in der Medianlinie
Indikation: Angina pectoris, Asthma, Thoraxschmerz

Ren 19 *Zigong*

Lage: auf der Höhe des 2. ICR in der Medianlinie
Indikation: Asthma, Ösophagitis, Reflux, Thoraxschmerz

Ren 20 *Huagai*

Lage: auf der Höhe des 1. ICR in der Medianlinie
Indikation: Angina pectoris, Asthma, Thoraxschmerz

Ren 21 *Xuanji*

Lage: 1 *cun* caudal von Ren 22
Indikation: Asthma, Thoraxschmerz, Erkrankungen im Hals- und Rachenbereich

Ren 22 *Tiantu*

Lage: im Zentrum der Fossa suprasternalis
Punktion: 0,5 – 0,8 *cun* bei stark rekliniertem Kopf vorsichtig nach caudal. **Cave:** Verletzung von Mediastinum und Trachea!
Indikation: Asthma, Bronchitis, Infektionen oberer Luftwege, Globusgefühl, Schleim!
Besonderheit: Kreuzungspunkt mit der außerordentlichen Leitbahn *Yin wei mai*
TCM: senkt gegenläufiges Lungen-*Qi*, löst Schleim, macht die Kehle frei.

Ren 23 *Lianquan*

Lage: unmittelbar über dem Hyoid in der Medianlinie
Wirkrichtung: lokal
Indikation: Sprachstörungen

Ren 24 *Chengjiang*

Lage: in der Mitte der Mentolabialfalte
Punktion: 0,3 – 0,5 *cun* senkrecht
Indikation: Facialisparese, Sprachstörungen, Hypersalivation, Erkrankungen im Rachenraum
Besonderheit: Kreuzungspunkt mit der außerordentlichen Leitbahn *Yin wei mai.* Kann hervorragend zur Unterdrückung des Würgereflexes bei Untersuchungen oder Zahnbehandlungen eingesetzt werden!

4.3.14 Lenkergefäß (*Du mai*)

Äußerer Verlauf: der äußere Verlauf beginnt am Damm, zieht über die Steißbeinspitze über die hintere Mittellinie entlang der Wirbelsäule nach cranial; über den Schädel und das Gesicht zur Oberlippe, wo er innen am Frenulum endet.

Innerer Verlauf: entspringt wie Konzeptionsgefäß und *Chong mai* im Unterbauch, hat Kontakt zu Niere und Blase und steigt entlang der Innenseite der Wirbelsäule zum Gehirn auf. Ein zweiter innerer Ast verläuft vom Unterbauch über Thorax, Herz und Rachenraum zum Auge; ein dritter von Du 16 zum Gehirn.

Kollateralgefäße: zahlreich entlang der Wirbelsäule und zur Blasen-Leitbahn

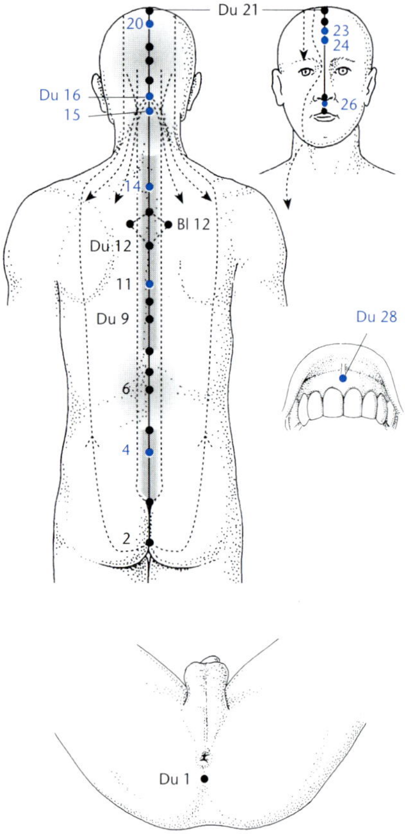

Das Lenkergefäß stellt eine Art energetisches Reservoir für das *Yang* dar; es hat eine enge Beziehung zur Niere und zur Essenz. Seine wesentliche Funktion besteht darin, die Wirbelsäule zu stärken und Rückenmark und Gehirn mit Essenz aus der Niere zu versorgen. Außerdem hat es die Aufgabe, das Abwehr-*Qi* zu stärken und pathogene Faktoren, vor allem Wind, auszuleiten.

Dies spiegelt sich in den Indikationen der Punkte wieder, die nicht nur segmental eingesetzt werden, sondern zum Teil auch explizit zentralnervöse bzw. psychische Wirkungen verzeichnen. Die Punkte entlang der Wirbelsäule haben Indikationen, die sich durch ihre segmentale Zuordnung erklären und die oft parallel den entsprechenden *Shu*-Zustimmungspunkten im gleichen Segment liegen. Darüber hinaus haben die Punkte auf dem Lenkergefäß häufig Wind und Hitze ausleitende Funktionen; außerdem haben die meisten Punkte zentralnervöse oder psychische (beruhigende) Wirkung.

Die Punkte Du 1 – Du 4 beziehen sich auf den Urogenitaltrakt und Lumbosacralbereich; Du 5 – Du 9 auf den Oberbauch. Du 10 – 13 werden vorwiegend bei Erkrankungen des Respirationstraktes eingesetzt. Die Punkte am Schädel haben fast ausschließlich neurologische und psychosomatische Indikationen.

Du 1 *Changqiang*

Lage: am Damm zwischen Anus und Steißbein

Indikation: Erkrankungen des äußeren Genitale, Coccygodynie, Hämorrhoiden

Du 2 *Yaoshu*
Lage: im Hiatus sacralis
Indikation: Coccygodynie, Schmerzen im Lumbosacralbereich

Du 3 *Yaoyangguan*
Lage: in der Medianlinie im Zwischenwirbelraum LWK 4/5
Indikation: Schmerzen im Lumbal- und Lumbosacralbereich, Urogenitalerkrankungen

Du 4 *Mingmen*
Lage: in der Medianlinie unterhalb des Dornfortsatzes von LWK 2
Punktion: 0,5 – 1 *cun* schräg nach cranial; keine Duraperforation erforderlich! Häufig Moxibustion
Wirkrichtung: Lumbosacralregion, Urogenitaltrakt,
Indikation: breite Anwendung bei urologischen und gynäkologischen Erkrankungen sowie Störungen von Libido, Potenz und Fertilität; Lumbalgie; konstitutionell zur Stärkung des Nieren-*Yang*
Besonderheit: Vorsicht in der Schwangerschaft mit Punkten im Bereich des Beckens!
TCM: stärkt das Nieren-*Yang* und das *Yuan-Qi*, vertreibt Wind und Kälte.

Du 5 *Xuanshu*
Lage: in der Medianlinie unterhalb des Dornfortsatzes von LWK 1
Indikation: Dorsalgie, abdominelle Beschwerden

Du 6 *Jizhong*
Lage: in der Medianlinie unterhalb des Dornfortsatzes von BWK 11
Indikation: abdominelle Beschwerden, Hämorrhoiden

Du 7 *Zhongshu*
Lage: in der Medianlinie unterhalb des Dornfortsatzes von BWK 10
Indikation: abdominelle Beschwerden, Dorsalgie

Du 8 *Jinsuo*
Lage: in der Medianlinie unterhalb des Dornfortsatzes von BWK 9
Indikation: Schmerzen und Steifigkeit der Wirbelsäule

Du 9 *Zhiyang*
Lage: in der Medianlinie unterhalb des Dornfortsatzes von BWK 7
Indikation: Schmerzen in Thorax und Oberbauch, Pruritus; traditionell: bei Hepatitis

Du 10 *Lingtai*
Lage: in der Medianlinie unterhalb des Dornfortsatzes von BWK 6
Indikation: Asthma, Bronchitis, Fieber, Pruritus, Dorsalgie

Du 11 *Shendao*

Lage: in der Medianlinie unterhalb des Dornfortsatzes von BWK 5
Indikation: Atemwegserkrankungen, Fieber, psychovegetative Störungen
TCM: „herzstärkend“, bei Schlafstörungen, Vergesslichkeit, Hysterie

Du 12 *Shenzu*

Lage: in der Medianlinie unterhalb des Dornfortsatzes von BWK 3
Indikation: Atemwegserkrankungen (wirkt geistig beruhigend)

Du 13 *Taodao*

Lage: in der Medianlinie unterhalb des Dornfortsatzes von BWK 1
Indikation: Schmerzen und Bewegungseinschränkungen im Nacken, fieberhafte Erkältungskrankheiten, Unruhe

Du 14 *Dazhui*

Lage: in der Medianlinie unterhalb des Dornfortsatzes von HWK 7 (vgl. Hormon- oder Witwenbuckel der westlichen Naturheilverfahren)
Punktion: 0,5 – 1 *cun* schräg nach cranial, nicht in den Periduralraum!
Wirkrichtung: Kopf, Nacken, Respirationstrakt; systemisch wirksam
Indikation: Migräne, Zervikocephalgie, Hypertonus, Hitzewallungen, Allergien, Asthma, Bronchitis, akute fieberhafte Erkrankungen
Besonderheit: Kreuzungspunkt mit allen *Yang*-Leitbahnen
TCM: vertreibt Wind und Hitze, macht die Leitbahnen und Netzgefäße durchgängig, stärkt das *Yang*, beruhigt den Geist.

Du 15 *Yamen*

Lage: auf Höhe von Bl 10 oberhalb des Dornfortsatzes von HWK 2; 0,5 *cun* über der hinteren Haaransatzlinie
Punktion: 0,3 bis maximal 0,5 *cun* senkrecht; **Cave:** die Richtung nach cranial ist verboten! (Gefahr der Hirnstammverletzung: *Yamen* bedeutet Tor des Schweigens!)
Indikation: Schwindel, Kopfschmerzen, Sprachstörungen, Apoplex
Besonderheit: Kreuzungspunkt mit der außerordentlichen Leitbahn *Yang wei mai*
TCM: vertreibt Wind und Hitze, klärt den Geist.

Du 16 *Fengfu*

Lage: in der Medianlinie unterhalb der Protuberantia occipitalis; 1 *cun* über der hinteren Haaransatzlinie, auf Höhe von Gb 20
Punktion: 0,3 – 0,5 *cun* senkrecht oder schräg nach caudal; **Cave:** Punktionsrichtung nach oben verboten: Gefahr der Hirnstammverletzung!
Indikation: Schwindel, Kopfschmerzen, Nackenschmerzen, Apoplex, Schlafstörungen, agitierte Depression, Unruhezustände
Besonderheit: Kreuzungspunkt mit der außerordentlichen Leitbahn *Yang wei mai*
TCM: vertreibt Wind, öffnet die Sinne, beruhigt und klärt den Geist.

Du 17 *Naohu*

Lage: 2,5 *cun* über der hinteren Haaransatzlinie
Indikation: Kopfschmerz, Schwindel, Benommenheit, Konzentrationsstörungen, Depression, Angststörungen

Du 18 *Quiangjian*

Lage: 4 *cun* über der hinteren Haaransatzlinie, ca. 1,5 *cun* cranial Du 17
Indikation: Kopfschmerz, Benommenheit, Nackensteifigkeit, Unruhe

Du 19 *Houding*

Lage: 5,5 *cun* über der hinteren Haaransatzlinie, ca. 1,5 *cun* dorsal von Du 20
Indikation: Migräne, Schwindel, Unruhe, Schlafstörungen, traditionell: Epilepsie

Du 20 *Baihui*

Lage: in der Medianlinie, auf der Verbindungslinie der beiden Ohrspitzen; **nicht** auf der höchsten Erhebung des Scheitels
Punktion: 0,3 – 0,5 *cun* schräg subcutan nach dorsal
Indikation: Schwindel, Kopfschmerzen, Migräne, Apoplex, vegetative Dystonie, Schlafstörungen, Depression, Hämorrhoiden, Analprolaps, Uterusprolaps, Senkungsbeschwerden
Besonderheit: Kreuzungspunkt mit den drei *Yang*-Leitbahnen des Fußes und der Leber-Leitbahn; wird breit eingesetzt, hat aber je nach Nadelung bzw. Stimulationstechnik unterschiedlichste Wirkungen.
TCM: öffnet die Sinne, klärt und beruhigt den Geist, beruhigt die Leber, senkt aufsteigendes Leber-*Yang* (ableitende Techniken); hebt das *Yang* (bei auffüllender Technik bzw. Moxibustion).

Du 21 *Qianding*

Lage: 1,5 *cun* ventral von Du 20 in der Medianlinie
Indikation: Schwindel, Hypertonus, traditionell: Epilepsie (wirkt sedierend)

Du 22 *Xinhui*

Lage: 3 *cun* ventral von Du 20 oder 1 *cun* dorsal von Du 23
Indikation: Kopfschmerzen, Schwindel, Hypertonus; traditionell: Epilepsie

Du 23 *Shangxing*

Lage: in der Medianlinie; 1 *cun* cranial der vorderen Haaransatzlinie
Punktion: 0,5 – 1 *cun* flach subcutan nach dorsal
Wirkrichtung: Kopf und Sinnesorgane
Indikation: Schwindel, Kopfschmerzen, Apoplex, Depression, Rhinitis, Epistaxis, Sinusitis

Du 24 *Shenting*

Lage: 0, 5 *cun* oberhalb der vorderen Haaransatzlinie in der Medianlinie; auf einer Linie mit Bl 4, Gb 13 und Ma 8

Punktion: 0,5 – 0,8 *cun* flach subcutan nach dorsal
Indikation: Schwindel, Kopfschmerzen, Schlafstörungen, vegetative Dystonie, Depression
Besonderheit: Kreuzungspunkt mit Blasen- und Magen-Leitbahn
TCM: vertreibt Wind, beruhigt den Geist.

Du 25 *Suliao*

Lage: mitten auf der Nasenspitze
Indikation: Kollaps – wird selten genadelt.

Du 26 *Renzhong*

Lage: in der „Wasserrinne" unterhalb der Nase; am Übergang vom oberen zum mittleren Drittel der Entfernung Lippenrot/Septumansatz
Punktion: 0,3 – 0,5 *cun* schräg nach cranial. **Cave:** sehr schmerzhafte Punktion! Bei Krampfanfällen auch Akupressur mit Daumennagel möglich.
Indikation: wichtiger Fernpunkt bei der schweren Lumbalgie; Apoplex, Facialisparese, schwere Depression, Agitation.
Besonderheit: Kreuzungspunkt mit Magen- und Dickdarm-Leitbahn; wird als „Notfallpunkt" zur „Wiederbelebung" auch bei Kollaps, Krampfanfällen (oder Narkosemittelüberdosierung) eingesetzt; in unserem medizinischen Kontext natürlich stets ergänzend zu den üblichen Maßnahmen.
TCM: vertreibt Wind, öffnet die Sinne, befreit den Geist und stellt das Bewusstsein wieder her.

Du 27 *Duiduan*

Lage: in der Medianlinie an der Grenze zwischen Oberlippe und Philtrum
Indikation: Stomatitis, Mundgeruch, schmerzhaftes Zahnfleisch, diabetische Symptomatik mit Durst, Schwellung der Lippen, anhaltende Epistaxis, Nasenobstruktion, Manie, Epilepsie, spärlicher, dunkler Urin

Du 28 *Yinjiao*

Lage: in der Medianlinie, innerhalb der Oberlippe in der Falte zwischen Kiefer und Lippe
Indikation: Zahnfleischschwellung, -schmerzen und -rötung, Parodontose, Zahnfleischbluten, Nasenpolypen, Nasenobstruktion, Stirnkopfschmerzen, tränende Augen, Conjunctivitis, Augenschmerzen, Nackensteifigkeit, Ikterus
Besonderheit: Kreuzungspunkt mit *Ren mai* und der Magen-Leitbahn

4.4 Punkte außerhalb der Leitbahnen

4.4.1 Punkte an Kopf und Hals

Ex-HN 1 *Sishencong*

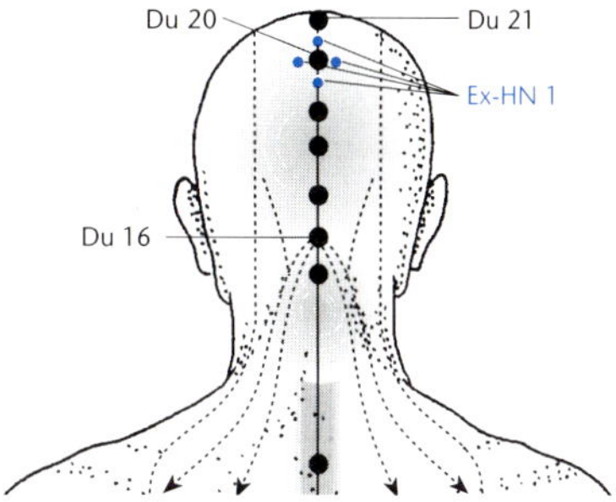

Lage: 4 Punkte auf dem Scheitel; jeweils im Abstand von 1 cun frontal, dorsal, und zu beiden Seiten vom Punkt LG 20 *Baihui*
Punktion: flach subcutan (0,5 – 0,8 cun tief) in Richtung auf LG 20 zu
Indikation: Kopfschmerzen, Schwindel, Sehstörungen, Tinnitus, Schlafstörungen; psychische Störungen (v. a. bei agitierten Störungen, die Punkte wirken sedierend), Apoplex, nach TCM auch bei Epilepsie.

Ex-HN 2 *Dangyang*

Lage: 1 cun cranial der vorderen Haaransatzlinie auf der frontalen Seite des Kopfes, bei Geradeausblick senkrecht über der Pupille (oder 0,5 cun cranial von Gb 15)
Punktion: 0,5 – 0,8 cun flach subcutan nach dorsal
Indikation: Kopfschmerzen, (akute) Augenerkrankungen, (akute) Erkältungskrankheiten und Rhinitiden

Ex-HN 3 *Yintang*

Lage: auf der ventralen Medianlinie der Stirn in Höhe der Augenbrauen (vgl.: Stirn-Chakra)
Punktion: 0,3 – 0,5 cun subcutan nach cranial oder caudal
Indikation: (Stirn-)Kopf- und Gesichtsschmerzen, Rhinitis, Sinusitis frontalis, Nasenbluten, Schwindel, Benommenheit, depressive Störungen
Besonderheit: Cave: N. supratrochlearis!

Ex-HN 4 *Yuyao*

Lage: in der Augenbraue bei Geradeausblick direkt cranial der Pupille (Abb. 4.54)
Punktion: 0,5 cun subcutan nach lateral oder auf Bl 2 zu
Indikation: Augenentzündungen, trockene Augen und andere Augenerkrankungen, Lidzucken, Fazialisparese, Sehstörungen
Besonderheit: Cave: Austrittsstelle des R. lateralis des N. frontalis!

Ex-HN 5 *Taiyang*

Lage: an der Schläfe, auf der Mitte der Verbindungslinie zwischen Augenbrauenunterrand und äußerem Augenwinkel, in einer Vertiefung ca. 1 cun nach dorsal (auf $\frac{1}{3}$ der Strecke zum Haaransatz)
Punktion: 0,3 – 0,5 cun schräg oder senkrecht
Indikation: Kopf- und Gesichtsschmerzen, Augenerkrankungen, Fazialisparese
Besonderheit: Cave: A. und N. temporalis; Moxibustion ist kontraindiziert!

Ex-HN 6 *Erjian*

Lage: auf der Ohrspitze; wird bei gefaltetem Ohr lokalisiert
Punktion: 0,1 – 0,2 cun schräg nach caudal
Indikation: Kopfschmerzen, Augenentzündungen, Entzündungen im Hals- und Rachenbereich

Ex-HN 7 *Qiuhou*

Lage: am unteren Orbitarand, ca. $^1/_4$ der Strecke vom äußeren Augenwinkel zum inneren Augenwinkel
Punktion: 0,5 – 1 cun entlang des Orbitarandes; klassisch: bis hinter das Auge (*Qiuhou* = hinter dem Auge)
Indikation: Augenerkrankungen, Sehstörungen
Besonderheit: Gefährliche Punktion! Strenge Indikationsstellung!

Ex-HN 8 *Shangyingxiang* oder *Bitong*

Lage: am oberen Ende der Nasolabialfalte am Übergang zwischen Concha und Nasenflügelknorpel
Punktion: 0,3 – 0,5 cun schräg nach cranial
Indikation: Rhinitis, Nasenobstruktion, Konjunktivitis

Ex-HN 9 *Neiyingxiang*

Lage: spiegelbildlich zu Ex-KH 8 im Inneren der Nasenmuschel am Übergang zwischen Concha und Nasenflügelknorpel
Punktion: keine Punktion, keine Moxibustion, nur Mikroaderlass
Indikation: Kollaps, Schwindel, Hitzschlag
Besonderheit: schmerzhafte Punktion

Ex-HN 10 *Juquan*

Lage: auf dem Mittelpunkt des Zungenrückens in der Medianlinie
Punktion: 0,1 – 0,2 cun senkrecht
Indikation: Sprachstörungen im Rahmen eines Apoplex, Zungenlähmung; Asthma bronchiale, Diabetes mellitus

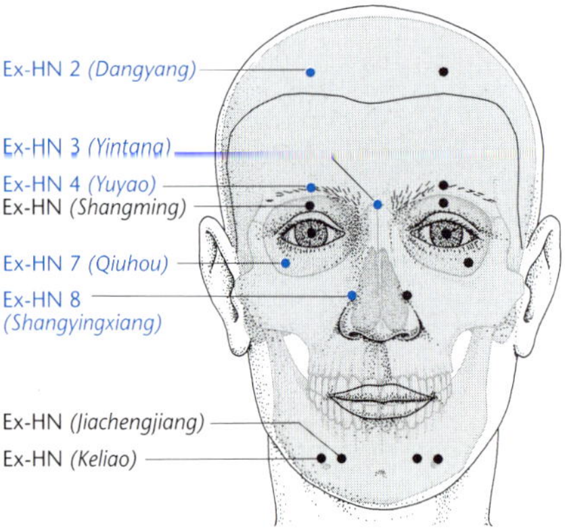

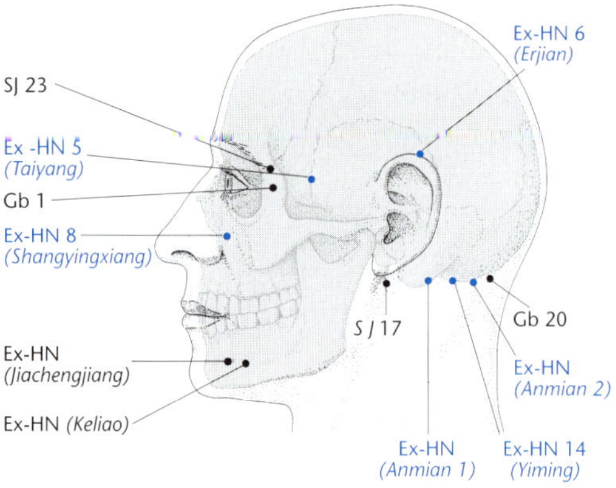

Besonderheit: schmerzhafte Punktion, Nadel nicht liegen lassen; Moxibustion kontraindiziert.

Ex-HN 11 *Haiquan*

Lage: in der Mitte des Zungenfrenulums
Punktion: 0,1 – 0,2 cun senkrecht oder Mikroaderlass
Indikation: Entzündungen im Mund- und Rachenraum, Schluckauf, Diabetes mellitus
Besonderheit: schmerzhafte Punktion, Nadel nach kurzer Stimulation sofort entfernen! Moxibustion kontraindiziert.

Ex-HN 12 *Jinjin*

Lage: auf der Zungenunterseite links von Ex-KH 11 auf der Vene
Punktion: nur Mikroaderlass
Indikation: Entzündungen im Mund- und Rachenbereich, Sprachstörungen im Rahmen eines Apoplex

Ex-HN 13 *Yuye*

Lage: auf der Zungenunterseite rechts von Ex-KH 11 auf der Vene
Punktion: nur Mikroaderlass
Indikation: Entzündungen im Mund- und Rachenbereich, Sprachstörungen im Rahmen eines Apoplex

Ex-HN 14 *Yiming*

Lage: auf dem Mastoid 1 cun dorsal von 3E 17
Punktion: 0,5 – 1 cun senkrecht
Indikation: Augenerkrankungen, Schwindel, Tinnitus, Schlafstörungen

Ex-HN 15 *Jingbailiao*

Lage: 2 cun cranial und 1 cun lateral des Punktes LG 14 am Nacken (s. S. 163)
Punktion: 0,5 – 1 cun senkrecht
Indikation: Nackenschmerzen, Halsschmerzen, Asthma, Bronchitis

Ex-HN *Anmian*

Lage: Angaben wechseln: 1. auf halber Strecke zwischen 3E 17 und Gb 20; 2. auf halber Strecke zwischen 3E 17 und Ex-KH 14; 3. auf halber Strecke zwischen Ex-KH 14 und Gb 20
Punktion: 0,5 – 0,8 cun schräg nach cranial oder senkrecht
Indikationen: Schlafstörungen, Unruhe

4.4.2 Punkte an Brust und Bauch

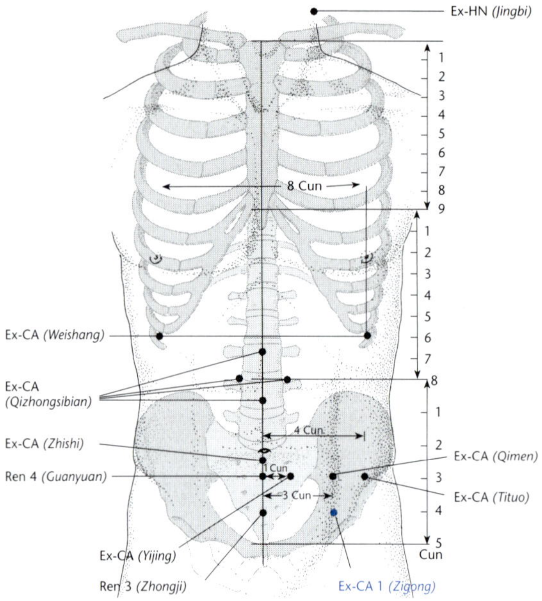

Ex-CA 1 *Zigong*

Lage: 4 cun lateral von Ren 3 (Abb. 4.55)

Punktion: 0,8 – 1,2 cun senkrecht

Indikation: Dysmenorrhö, Regeltempostörungen, Fertilitätsstörungen

4.4.3 Punkte am Rücken

Ex-B 1 *Dingchuan*

Lage: 0,5 cun lateral von LG 14

Punktion: 0,5 – 1 cun senkrecht

Indikation: Asthma bronchiale, akute und chronische Bronchitis

Ex-B 2 *Huatuojiaji*

Lage: von BWK 1 – LWK 5 beidseits jeweils 17 Punkte 0,5 cun lateral der hinteren Medianlinie in Höhe der Zwischenwirbelräume

Punktion: 0,5 – 1 cun senkrecht (im Lumbalbereich u. U. auch tiefer); im Bereich des Thorax leicht schräg auf den Dornfortsatz zu

Indikation: segmental bei Schmerzen und Störungen im jeweiligen Bereich (s. 4.3.7)

Besonderheiten: Cave: Pneumothorax!

Ex-B 3 *Weiwanxiashu*

Lage: in Höhe des Unterrandes von Dornfortsatz BWK 8 1,5 cun lateral der hinteren Medianlinie (dort fehlt ein *Shu*-Punkt auf der Blasenleitbahn)

Punktion: 0,3 – 0,5 cun tangential nach innen oder senkrecht

Indikation: Oberbauchbeschwerden, Diabetes mellitus

Besonderheit: Cave: Pneumothorax, vorsichtige Punktion!

Ex-B 4 *Pigen*

Lage: 3,5 cun lateral der hinteren Medianlinie in Höhe des Unterrandes vom Dornfortsatz LWK 1 (0,5 cun lateral von Bl 51)

Punktion: 0,5 – 1 cun senkrecht
Indikation: Schmerzen im thorakolumbalen Übergangsbereich, Oberbauchbeschwerden, traditionell „Massenansammlungen" im Oberbauch

Ex-B 5 *Xiajishu*

Lage: auf der dorsalen Medianlinie unterhalb des Dornfortsatzes von LWK 3
Punktion: 0,5 – 1 cun senkrecht
Indikation: Lumbalgie, Dysurie, (Unter-)Bauchschmerzen

Ex-B 6 *Yaoyi*

Lage: 3 cun lateral der hinteren Medianlinie in Höhe von LWK 4
Punktion: 0,5 – 1 cun senkrecht
Indikation: Lumbalgie, Meno-Metrorrhagien
Besonderheiten: nach einigen Autoren kontraindiziert im ersten Trimenon der Schwangerschaft!

Ex-B 7 *Yaoyan*

Lage: 0,5 cun lateral von Ex-R 6 *Yaoyi*
Punktion: 0,5 – 1,5 cun senkrecht
Indikation: Lumbalgie, gynäkologische Erkrankungen, Geburtserleichterung
Besonderheiten: nach einigen Autoren kontraindiziert im ersten Trimenon der Schwangerschaft!
Wichtiger Punkt in der Schmerztherapie: man erreicht Triggerpunkte in den Mm. Latissimus dorsi, ileocostalis und quadratus lumborum

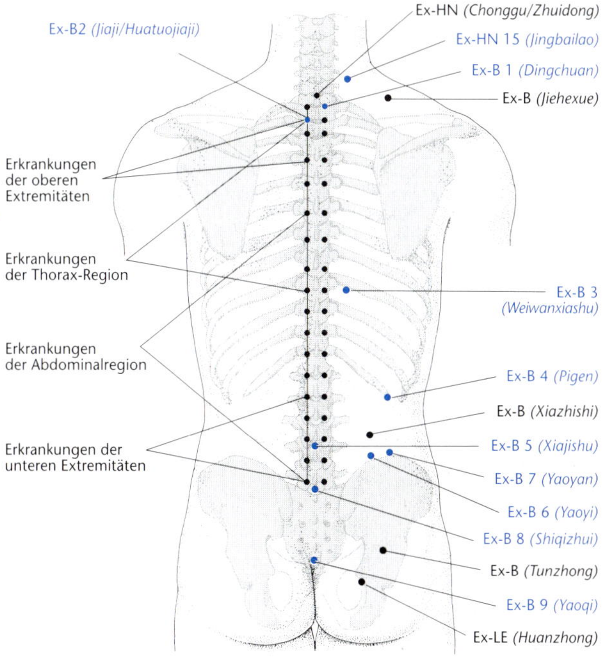

Ex-B 8 *Shiqizhui*

Lage: auf der hinteren Medianlinie unterhalb des Dornfortsatzes von LWK 5
Punktion: 1 – 1,5 cun senkrecht (Duraperforation vermeiden!)
Indikation: Schmerzen im lumbosakralen Übergangsbereich
Besonderheiten: wichtiger Punkt in der Schmerztherapie

Ex-B 9 *Yaoqi*

Lage: 2 cun oberhalb der Steißbeinspitze in der Medianlinie zwischen den Cornua sacralia (vgl.: Zugang bei der Caudalanästhesie)
Punktion: 1 – 1,5 cun schräg nach cranial
Indikation: Coccygodynie, Obstipation, traditionell auch bei Kopfschmerzen und Epilepsie
Besonderheiten: schmerzhafte Punktion!

4.4.4 Punkte an Arm und Hand

Ex-UE 1 *Zhoujian*

Lage: bei gebeugtem Ellbogen auf der Olecranonspitze
Punktion: nur Moxibustion!
Indikation: lokale Beschwerden; traditionell auch bei cutaner TBC in der oberen Körperhälfte sowie bei akuter Appendizitis oder perityphlitischem Abszess

Ex-UE 2 *Erbai*

Lage: 4 cun proximal der (deutlichsten) Handgelenksbeugefalte beidseits 0,5 cun lateral der Sehne des M. flexor carpi radialis
Punktion: 0,5 – 0,8 cun senkrecht
Indikation: lokale Beschwerden, Hämorrhoiden, Analprolaps

Ex-UE 3 *Zhongquan*

Lage: in der dorsalen Handgelenksfalte radial der Sehne des M. extensor digitorum communis in einer Vertiefung (oder: Mitte der Verbindungslinie zwischen Di 5 und 3E 4)
Punktion: 0,3 – 0,5 cun senkrecht
Indikation: Schmerzen im Radioulnargelenk, Schmerzen in Thorax und Oberbauch

Ex-UE 4 *Zhongkui*

Lage: auf dem Rücken des Mittelfingers in der Mitte des proximalen Interphalangealgelenkes
Punktion: nur Moxibustion
Indikation: Übelkeit, Erbrechen

Ex-UE 5 *Dagukong*

Lage: auf dem Daumenrücken in der Mitte des Interphalangealgelenkes
Punktion: nur Moxibustion
Indikation: Gastroenteritis, Augenerkrankungen

Ex-UE 6 *Xiaogukong*
Lage: auf dem Rücken des Kleinfingers in der Mitte des proximalen Interphalangealgelenkes
Punktion: nur Moxibustion
Indikation: Augenerkrankungen

Ex-UE 7 *Yaotongdian*
Lage: zwei Punkte, die immer zusammen genadelt werden; im proximalen Winkel zwischen Metacarpale 2 und 3 bzw. 4 und 5 in einer Vertiefung
Punktion: 0,5 – 0,8 cun senkrecht
Indikation: (akute) Rückenschmerzen, lokal

Ex-UE 8 *Wailaogong (Luozhen)*
Lage: zwischen Metacarpale 2 und 3 proximal der Grundgelenke in einer Vertiefung (auf einer Höhe mit 3E 3)
Punktion: 0,5 – 0,8 cun senkrecht
Indikation: (akute) Nackenschmerzen, lokal

Ex-UE 9 *Baxie*
Lage: vier Punkte, die immer zusammen genadelt werden; auf dem Handrücken in der Mitte der Schwimmhautfalten, etwas distal der Fingergrundgelenke an der Grenze zwischen rotem und weißem Fleisch
Punktion: 0,5 – 1 cun tangential oder parallel der Ossa metacarpalia
Indikation: Schmerzen und Bewegungsstörungen an der Hand; v. a. bei rheumatischen Erkrankungen und Arthrosen, sympathische Reflexdystrophie

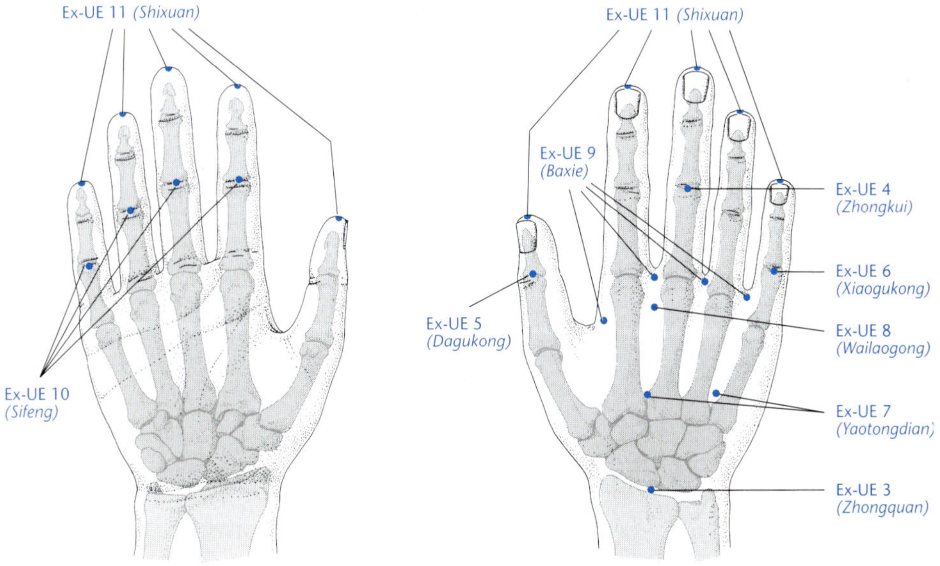

Ex-UE 10 *Sifeng*

Lage: vier Punkte, die immer zusammen genadelt werden; auf der Beugeseite des 2.–5. Fingers in Höhe der Mitte des proximalen Interphalangealgelenkes
Punktion: Mikroaderlass bzw. Exprimieren von etwas Gewebsflüssigkeit nach kurzer Punktion
Indikation: kindliche Gedeihstörungen

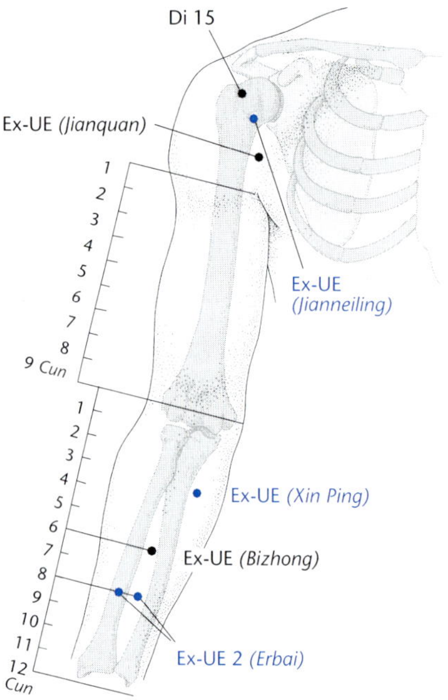

Ex-UE 11 *Shixuan*

Lage: 5 Punkte (beidseits 10) im Zentrum der Fingerspitzen
Punktion: 0,1–0,2 cun senkrecht oder Mikroaderlass
Indikation: Kollaps, hohes Fieber, Fieberkrämpfe
Besonderheiten: schmerzhafte Punktion

Ex-UE *Jianneiling*

Lage: Mitte zwischen Di 15 und vorderer Achselfalte
Punktion: 1–1,5 cun senkrecht oder tangential in die Muskulatur
Indikation: Schulterschmerzen

Ex-UE *Xin Ping*

Lage: auf der Herzleitbahn 3 cun caudal von He 3
Punktion: 0,5–1 cun tangential nach oben
Indikation: (akute) thorakale Schmerzen

4.4.5 Punkte an Bein und Fuß

Ex-LE 1 *Kuangu*

Lage: zwei Punkte, die zusammen genadelt werden; je 1,5 cun lateral bzw. ventral von Ma 34
Punktion: 0,5–1 cun senkrecht oder tangential in die Muskulatur
Indikation: Schmerzen in Knie und Oberschenkel, besonders bei Knieschmerzen im Rahmen einer Coxarthrose

Ex-LE 2 *Heding*

Lage: in einer Vertiefung mitten über dem oberen Patellarand
Punktion: 0,5–0,8 cun schräg nach unten
Indikation: Kniegelenksschmerzen
Besonderheiten: wird meistens zusammen mit Ex-BF 4 und Ex-BF 5 genadelt. **Cave:** Kniegelenkspunktion!

Ex-LE 3 *Baichongwo*

Lage: 1 cun cranial von Mi 10
Punktion: 0,5 – 1 cun senkrecht
Indikation: (juckende) Hauterkrankungen

Ex-LE 4 *Neixiyan*

Lage: symmetrisch zu *Xiyan* bzw. Ma 35 am inneren unteren Patellarand
Punktion: 0,5 – 1 cun schräg nach cranial und außen
Indikation: Kniegelenksbeschwerden
Besonderheiten: wird meist zusammen mit Ex-BF 2 und Ex-BF 5 genadelt. **Cave:** Kniegelenkspunktion!

Ex-LE 5 *Xiyan*

Lage: entspricht Ma 35
Punktion: 0,5 – 1 cun schräg nach cranial und innen
Indikation: Kniegelenksbeschwerden
Besonderheiten: wird meist zusammen mit Ex-BF 2 und Ex-BF 4 genadelt. **Cave:** Kniegelenkspunktion!

Ex-LE 6 *Dannang*

Lage: auf der Gallenblasenleitbahn ca. 1 – 2 cun distal von Gb 34; Lokalisation anhand der Empfindlichkeit
Punktion: 1 – 1,5 cun senkrecht
Indikation: Erkrankungen der Gallenblase, Oberbauchbeschwerden

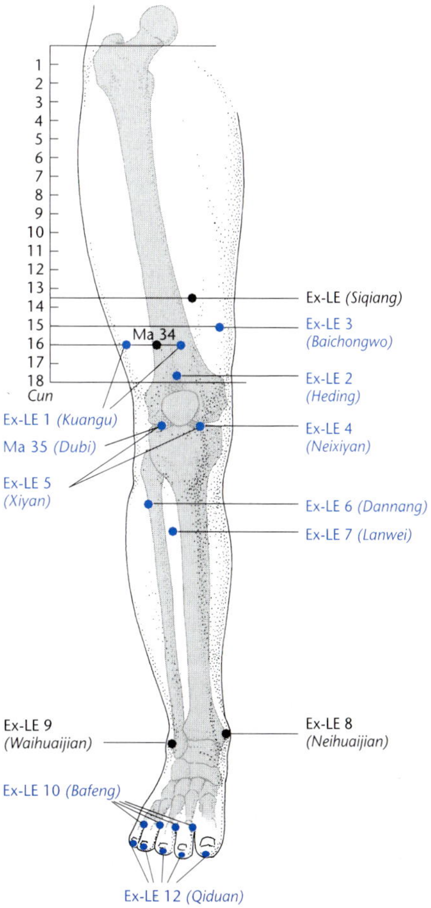

Ex-LE 7 *Lanwei*

Lage: auf der Magenleitbahn 2 cun distal Ma 36
Punktion: 0,5 – 1,5 cun senkrecht
Indikation: akute und chronische Appendizitis

Ex-LE 8 *Neihuaijian*

Lage: auf dem höchsten Punkt des Innenknöchels
Punktion: 0,1 cun senkrecht oder Moxibustion
Indikation: Zahnschmerzen, Wadenkrämpfe, lokal

Ex-LE 9 *Waihuaijian*

Lage: auf dem höchsten Punkt des Außenknöchels

Punktion: 0,1 cun senkrecht oder Moxibustion
Indikation: Zahnschmerzen, lokal

Ex-LE 10 *Bafeng*

Lage: 4 Punkte, die zusammen genadelt werden; in den Schwimmhautfalten zwischen den Zehengrundgelenken (entsprechen z. T. den 2. Antiken Punkten)
Punktion: 0,1 – 0,5 cun schräg nach unten oder Mikroaderlass
Indikation: Schmerzen, Schwellungen, Missempfindungen und Paresen an Fuß und Unterschenkel, sympathische Reflexdystrophie

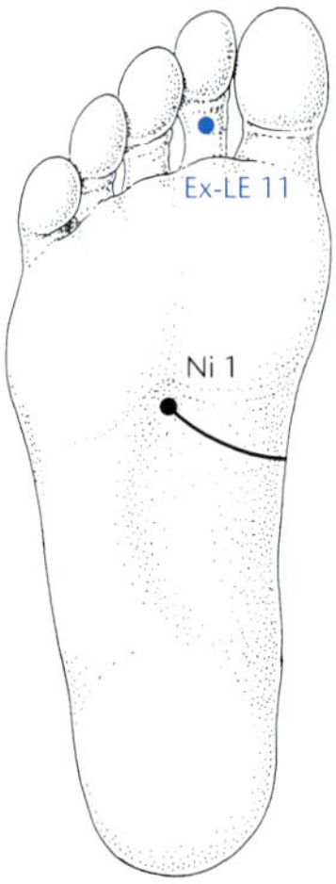

Ex-LE 11 *Duyin*

Lage: auf der Palmarseite der 2. Zehe über der Mitte des distalen Interphalangealgelenkes
Punktion: 0,1 – 0,2 cun senkrecht oder schräg nach unten
Indikation: Regeltempostörungen, protrahierter Geburtsverlauf, Geburtseinleitung, Plazentaretention, profuses Schwitzen
Besonderheiten: schmerzhafte Punktion!

Ex-LE 12 *Qiduan*

Lage: 5 Punkte auf den Spitzen der Zehen (vgl. Ex-AH 11)
Punktion: 0,1 – 0,2 cun senkrecht oder nur Mikroaderlass
Indikation: Kollaps, Schmerzen und Gefühlsstörungen in den Zehen
Besonderheiten: schmerzhafte Punktion!

4.5 Syndrome der Leitbahnen und außerordentlichen Leitbahnen

Die Leitbahn-Syndrome werden Dysfunktionen der *zang fu* bzw. regionalen Störungen in umschriebenen Körperabschnitten zugeordnet und in ihrer klinischen Relevanz heute sehr unterschiedlich bewertet. Eine differenziertere Einschätzung ergibt sich ohnehin aus der Syndromdiagnose, an der man sich für das Therapiekonzept orientieren sollte.

Leitbahn-Syndrom	Symptome
Syndrom der Lungen-Leitbahn	Spannungs- und Völlegefühl in der Brust, Husten, „rebellierendes" Thorax-*Qi*, spontanes Schwitzen, Abneigung gegen Kälte bei gleichzeitigen Hitzeempfindungen (das *Wei-Qi* kann nicht zirkulieren und pathogene Faktoren dringen in die oberen Leitbahnschichten ein), Schmerzen im Verlauf der Leitbahn
Syndrom der Dickdarm-Leitbahn	„Hitze-Erkrankungen" im Kopf- und Halsbereich wie Nasenbluten, Rhinitis, Pharyngitis, Laryngitis, Parotitis, Lymphadenitis, Zahnschmerzen und Schmerzen im Verlauf der Leitbahn sowie im Bereich der Schulter
Syndrom der Magen-Leitbahn	Spannungs- und Völlegefühl im Oberbauch, „Hitze-Erkrankungen" im Kopf- und Halsbereich wie Nasenbluten, Rhinitis, Pharyngitis, Laryngitis, Lymphadenitis, Parodontitis, Kopfschmerzen, manische Zustände, Schmerzen im Leitbahnverlauf
Syndrom der Milz-Leitbahn	Spannungs- und Völlegefühl im Oberbauch, Harnverhalt, Übelkeit, Erbrechen, Diarrhö, Gelbsucht, Kachexie, Schweregefühl im Körper, Schwellungen der Beine (innenseitig)
Syndrom der Herz-Leitbahn	Schmerzen in der Herzregion und im Oberbauch, sowie im Leitbahnverlauf, Hitzeempfindungen in den Handflächen, Durst, Mundtrockenheit
Syndrom der Dünndarm-Leitbahn	Schmerzen, Schwellungen und Entzündungen im Bereich von Ohr, Kiefer und Wange, Schmerzen im Leitbahnverlauf
Syndrom der Blasen-Leitbahn	Typische Außenerkrankungen, Kälte und Hitze wechseln: Rhinitis, Kopfschmerzen, Augenschmerzen; Schmerzen in Nacken, Rücken und Lumbosacralregion, sowie in Knien und Knöcheln
Syndrom der Nieren-Leitbahn	Zeichen des *Yin*-Mangels wie brennende Füße, Rachenbrennen, Mundtrockenheit, Unruhe, Herzschmerzen; Zeichen des *Yang*-Mangels wie Benommenheit, Kurzatmigkeit, Schlaffheit, Rückenschmerzen, Nierenschmerzen, Schmerzen an der Dorsalseite der Oberschenkel, Ängstlichkeit
Syndrom der Pericard-Leitbahn	Palpitationen, Herzschmerzen, Unruhe, manische Zustände, Schmerzen in Thorax, Oberbauch und Axilla, palmare Hitzeempfindungen

Leitbahn-Syndrom	Symptome
Syndrom der *Sanjiao*-Leitbahn	Schmerzen, Schwellungen und Erkrankungen von Ohr, Hals, Kiefer und Mastoid, Schmerzen und Bewegungsstörungen im Leitbahnverlauf an Schultern und Armen
Syndrom der Gallenblasen-Leitbahn	Fieber und Schüttelfrost, Schmerzen in Thorax und Oberbauch, Kopfschmerzen, bitterer Mundgeschmack, Bewegungsstörungen und Krämpfe in den lateralen Körperregionen, Knien und Schenkeln sowie in den ersten beiden Zehen
Syndrom der Leber-Leitbahn	Bauchschmerzen, Übelkeit, Erbrechen, Diarrhö, Harnverhalt, Schmerzen und Völlegefühl im Thorax
Syndrome des *Ren mai*	Bei Männern: rezidivierende Hernien; Bei Frauen: Fluor albus, Völlegefühl und Schwellungen im Unterbauch
Syndrome des *Du mai*	Bei Fülle: Opisthotonus, Steifigkeit in Rücken und Nacken; Bei Leere: Benommenheit und Denkstörungen
Syndrom des *Chong mai*	„rebellierendes“ *Qi* (z. B. als Übelkeit und Erbrechen), Bauchschmerzen
Syndrom des *Dai mai*	Spannungs- und Völlegefühl im oberen Bereich des Abdomens, Kälte und Schwächeempfindungen in der Lumbalregion
Syndrom des *Yang wei mai*	Schüttelfrost und Fieber im Wechsel
Syndrom des *Yin wei mai*	Herzschmerzen
Syndrom des *Yang qiao mai*	Schlafstörungen und Unruhezustände
Syndrom des *Yin qiao mai*	Kältegefühl in den Gliedern

Praktische Durchführung der Akupunktur

5

Mit gekennzeichnete Textabschnitte werden im Video auf der beigelegten Video-CD-ROM anschaulich dargestellt.

5.1 Lokalisierung und Auffinden der Akupunkturpunkte

Das *cun* als Orientierungshilfe

Viele Akupunkturpunkte lassen sich anhand bekannter anatomischer Strukturen ohne weiteres direkt lokalisieren. Sie liegen z. B. in Foramina am Schädel, an Nagelfalzwinkeln oder Beugefalten oder können Zwischenwirbelräumen zugeordnet werden.

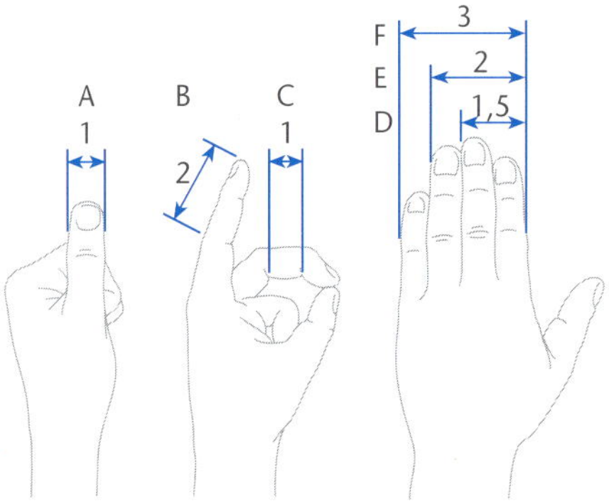

Abb. 5.1 Fingermaße *(cun)* (nach Focks/Hillenbrand 2002)

Für die Punkte, die nicht unmittelbar an markanten Strukturen liegen, verwendet die TCM eine individuelle Maßeinheit, das ***cun*** (Abb. 5.1). Ein ***cun*** entspricht der Daumenbreite des Patienten, nicht des Behandlers. Das **Daumen-*cun*** ist allerdings nur eine grobe Orientierung, da man sich in verschiedenen Körperregionen einer abweichenden Einteilung, des sogenannten **Strecken-*cun*** bedient (Abb. 5.2).

Strecken-*cun* Kopf

- Stirn – Haaransatz (bei 20jährigen Männern bzw. Frauen; bei älteren Patienten am Rand der mimischen Muskulatur orientieren, die Punkte wandern nicht nach dorsal!) → 3 *cun*
- vordere bis nuchale Haaransatzlinie → 12 *cun*
- Orbitarand – Schläfenhaaransatz → 3 *cun*
- Ma 8 der einen Seite bis Ma 8 der Gegenseite (Querdurchmesser des Kopfes) → 9 *cun*
- hinterer Haaransatz – Du 14 → 3 *cun*

Strecken-*cun* an der Vorderseite des Rumpfes

- Abstand zwischen den Mamillen → 8 *cun*
- Entfernung Nabel bis Ansatz des Processus xiphoideus → 8 *cun*
- Entfernung vom Nabel bis zur Symphyse → 5 *cun*

Strecken-*cun* am Rücken

- Medianlinie – medialer Rand der Scapula → 3 *cun*

Strecken-*cun* an der oberen Extremität

- Achselfalte – Ellenbeuge → 9 *cun*
- Ellenbeuge – Handgelenksquerfalte → 12 *cun*

Strecken-*cun* an der unteren Extremität

- Oberrand der Symphyse – medialer Femurepicondylus → 18 *cun*
- medialer Tibiakopf – Fußquerfalte → 13 *cun*
- Trochanter major – Kniegelenksfalte → 19 *cun*
- lateraler Kniegelenksspalt – Außenknöchel → 16 *cun*

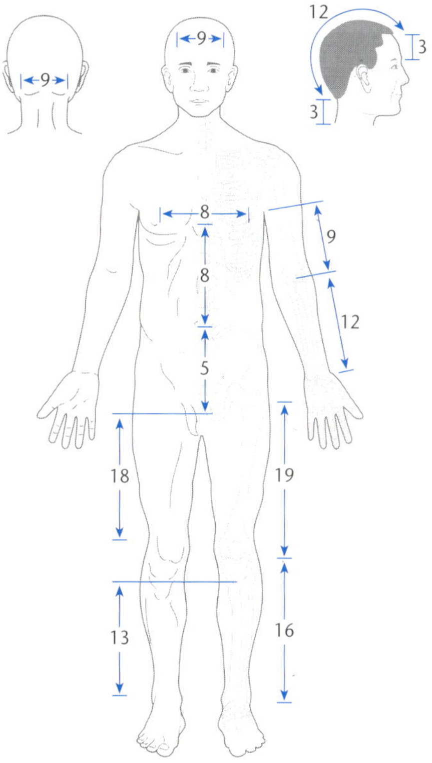

Abb. 5.2 Körper-*cun* (nach Focks/Hillenbrand 2002)

Das Auffinden des Punktes

Punktsuchgeräte sind zwar am Ohr sinnvoll, nach unserem Ermessen aber am Körper wenig hilfreich. Auch macht es auf den Patienten keinen sonderlich professionellen Eindruck, wenn der akupunktierende Arzt mühsam Daumenbreiten abzählt. Die Leitbahn ist besser entlang ihres Verlaufs sorgfältig mit sanftem Druck abzutasten. Das chinesische Wort für Akupunkturpunkt „*Xue*" bedeutet nicht Punkt, sondern Loch, d. h. viele Punkte liegen in tastbaren Vertiefungen. Sie können durch **veränderten Hautturgor**, kleine **Gelosen** oder **veränderte Schweißsekretion** auffallen und nützliche diagnostische Hinweise liefern.

Druckdolenz

Auch die vermehrte Druckdolenz eines Punktes ist ein gewisses Kriterium, jedoch nicht zwingend, da lange nicht jeder Akupunkturpunkt druckdolent ist. Druckdolente lokale Punkte, die in ihrer Lokalisation nicht klassischen Akupunkturpunkten entsprechen, werden häufig in die Behandlung regionaler Störungen einbezogen. Wir bezeichnen sie als ***Ashi-** oder **Locus dolendi**-***Punkte.**

5.2 Nadelmaterial

Am Körper sollten steril verpackte Einmalnadeln aus Stahl verwendet werden. Es ist darauf zu achten, dass für Moxibustion und Elektrostimulationstechniken nur unbeschichtete Nadeln mit Metallgriff zur Anwendung kommen (**Cave:** Ablösen der Beschichtung durch Elektrolyse oder Wärmeeinwirkung). Je nach Patent und Technik werden Nadeln mit einer Dicke von 0,15 – 0,35 mm und einer Länge von 15 – 100 mm verwendet.

5.3 Einstich und Stichtiefe

Der Einstich erfolgt schnell und atraumatisch. Das Spannen der Haut um den zu behandelnden Punkt, der Einstich gegen Daumendruck oder das Formieren einer Falte, die beim Einstich etwas gepresst wird, mindern den Punktionsschmerz.

Die Stabilisierung der Nadel beim Einstich kann durch ein Führungsröhrchen erfolgen; bei längeren Nadeln kann die Nadelführung mit dem Zeigefinger der akupunktierenden oder der freien Hand erfolgen. Dabei ist auf Sterilität zu achten (Alkoholtupfer zwischen die Finger nehmen!).

Stichtiefe und Einstichwinkel (Abb. 5.3) variieren. Es gibt Punkte, die sehr tief in der Muskulatur liegen und bei denen eine gewisse Einstichtiefe zwingend ist (z.B. Gb 30, Zielstruktur ist der M. piriformis, wird 6–10 cm tief genadelt). Der Einstich in die Muskulatur erfolgt meist senkrecht.

Die tiefe Nadelung in senkrechter Richtung verbietet sich überall dort, wo die Weichteilschicht unter der Haut dünner ist bzw. empfindliche Strukturen (z.B. Pleura) verletzt werden könnten. Dort, z.B. über Gelenken oder am Thorax, wird schräg subcutan im Winkel von ca. 30–45° genadelt; am Schädel sogar noch flacher.

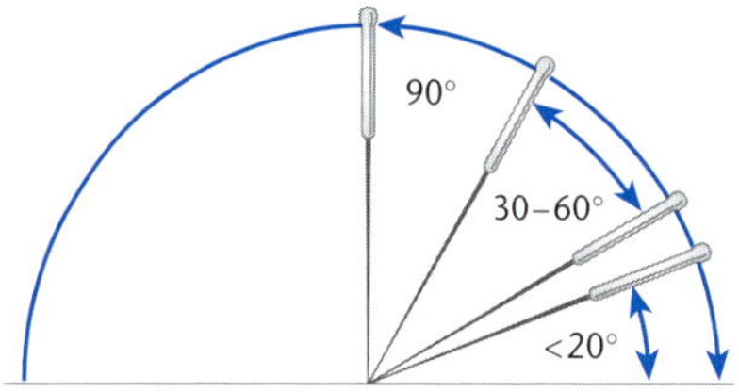

Abb. 5.3 Einstichwinkel
(nach Focks/Hillenbrand 2002)

Bei Patienten mit psychosomatischen Erkrankungen, bei sehr schmerzempfindlichen Patienten, bei konstitutionell schwachen (alten) Patienten oder bei Kindern verzichten wir meist auf eine tiefe Nadelung und starke Stimulationstechniken.

5.4 Das *De-qi*-Gefühl

Beim Vorschieben der Nadel tritt bei korrekter Lokalisation des Punktes das sog. **De-qi-Gefühl** auf (auch „propagated sensation along the channel“, **PSC** oder **Meridiangefühl**). Es kann empfunden werden wie ein dumpfer **Druck**, ein **Wärmegefühl** oder ein Gefühl der **Schwere**; manchmal auch wie ein **elektrischer Schlag** oder ein **Kribbeln**. Im Idealfall breitet es sich entlang des Meridians aus, häufig nach proximal. Das *De-qi* unterscheidet sich zwar deutlich vom Punktionsschmerz, ist selbst aber auch nicht in jedem Fall angenehm. Das *De-qi* lässt sich prinzipiell fast an allen Punkten provozieren, im Gesicht verzichtet man jedoch meist darauf, es auszulösen.

Ein weiteres Kriterium für die korrekte Punktion des Punktes besteht in **einer Empfindung des Akupunkteurs um die Nadel**. Wenn der Punkt richtig getroffen wurde, verändert sich der Tonus des umliegenden Gewebes und die Nadel wird plötzlich „festgehalten“.

Nach dem Auslösen des *De-qi* kann man die Nadeln entweder im Punkt ruhen lassen (neutrale Technik) oder sie noch mit variablen Techniken manipulieren. (Es sollen hier nur die wichtigsten Prinzipien kurz beschrieben werden; der interessierte Leser sei auf die beiliegende CD-ROM und auf das umfassendere Video der Autoren zum Thema verwiesen, das die Techniken anschaulicher zeigt).

5.5 Stimulationstechniken

5.5.1 Nadeltechniken

Nach dem Setzen der Nadel wird, zumeist durch vorsichtiges Heben und Senken, das *De-qi* ausgelöst. Danach kann auf unterschiedliche Weise eine weitere Stimulation durchgeführt werden:
- wiederholtes Vorschieben und Zurückziehen der Nadel (Heben und Senken)
- mehr oder weniger kräftige Rotation der Nadel im Punkt
- fächerförmige Sondierung der Umgebung des Punktes
- Beklopfen der Nadel oder Kratzen am Nadelgriff
- sanftes oder kräftiges Schwingenlassen der Nadel.

Es gibt auffüllende (chin.: *Bu fa*) und ableitende Nadeltechniken (chin.: *Xie fa*): **Auffüllende Nadeltechniken** werden dort angewandt, wo nach den Kriterien der chinesischen Medizin Leere-Zustände vorliegen.

Auffüllende Nadeltechniken
- kleine Nadeln
- wenig Nadeln
- sanfte Manipulation
- Rotation mit kleinem Drehmoment
- hohe Rotationsfrequenz
- bei der Technik „Heben und Senken" das Tiefergehen betonen
- Tiefergehen beim Ausatmen
- lange Liegezeit der Nadeln
- schnelles Ziehen.

Bei Fülle-Erkrankungen – und dazu gehören viele Schmerzerkrankungen – werden **ableitende Nadeltechniken** eingesetzt. Zu bedenken ist, dass ableitende Nadeltechniken häufig schmerzhaft sind und neben der chinesischen Diagnose auch die subjektive Schmerzempfindlichkeit des Patienten bedacht werden muss.

Gelegentlich werden zur Verstärkung des Effektes einer Nadel weitere Nadeln um den Punkt gesetzt (s. 4.4.1, Ex-HN 1 *Sishencong* und 4.3.14, Du 20 *Baihui*). Je nach Technik kann dies auffüllende oder ableitende Wirkung haben.

Ableitende Nadeltechniken
- dickere Nadeln
- mehr Nadeln
- kräftige Manipulation
- Rotation mit größerem Drehmoment
- langsamere Frequenz
- bei der Technik „Heben und Senken" das Zurückziehen betonen
- Tiefergehen beim Einatmen
- kurze Verweildauer der Nadeln
- langsames Ziehen unter Manipulation.

Nach Ansicht der Autoren ist vor allem die Intensität der Reizung dafür verantwortlich, ob eine Technik auffüllend, neutral oder ableitend wirkt; dies lässt sich auch z.T. neurophysiologisch nachvollziehen (1.1.5). Hingegen spielt es unseren Erachtens eine untergeordnete Rolle, ob die Nadeln mit oder gegen den Uhrzeigersinn gedreht werden.

5.5.2 Liegedauer der Nadeln

Die durchschnittliche Liegedauer der Nadeln variiert; im Normalfall beträgt sie 20–30 min, kann aber bis zu 50 min betragen. Während dieser Zeit werden die Nadeln entweder in den Punkten belassen oder diese in Abständen wieder stimuliert. An vegetativ stark eingreifenden Punkten wie den *Huatuo*-Punkten oder wenn ein eher ableitender Effekt gewünscht wird, ist die Liegedauer erheblich kürzer (10–15 min).

5.5.3 Spezielle Nadeltechniken

Aus Platzgründen muss hier leider auf eine eingehende Darstellung der Nadeltechniken verzichtet werden, zumal der Wert der klassischen Techniken durchaus kontrovers diskutiert wird. Beim Leser sollte aber nicht der Eindruck entstehen, dass es außer Heben, Senken und Drehen keine weiteren Stimulationsarten gibt. In der klassischen Akupunktur gibt es z.B. Techniken, die darauf abzielen, *Qi* oder Blut zu bewegen; andere differenziertere Nadeltechniken zielen darauf ab, beim Patienten in der behandelten Region ein Wärme- oder Kältegefühl zu erzeugen; wie z.B. die **„Methode des Waldbrandes“** (oder die „Methode der einströmenden Himmelskühle“), die hier beispielhaft skizziert wird (Abb. 5.4). Sie spielen vor allem in der Schmerztherapie eine Rolle.

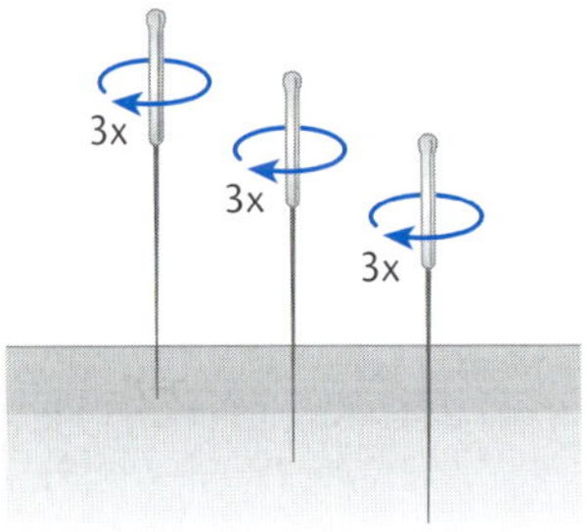

Abb. 5.4 Methode des Waldbrandes

Eine weitere wichtige Technik in der Schmerztherapie ist das sog. **Dry needling**, das an Triggerpunkten in der Muskulatur durchgeführt wird (Abb. 5.5). Die moderne Technik des „Dry needling“ hat Ähnlichkeit mit klassischen Techniken, die dem Bewegen des *Qi* dienen sollten. Der Muskel wird dabei sicher mit dem Pinzettengriff erfasst, dann wird die Nadel schnell fächerförmig in das Zentrum des Triggerpunktes geschoben und dort eine Muskelzuckung (local twitch) ausgelöst. Nach dem mehrfachen Auslösen des Effektes wird die Nadel sofort gezogen.

Nach der Nadelung sollte der Muskel gut gedehnt werden (Postisometrische Relaxation PIR oder passiv); nachfolgende Hyperämisierung durch eine heiße Rolle (Leere-Kälte-Schmerzen) oder durch Schröpfen (Fülle-*Qi*-Stagnation) steigert den Effekt.

Cave: Die Methode ist schmerzhaft, hinterher tritt recht häufig Muskelkater auf. Außerdem ist der Punktionsschmerz mitunter begleitet von vegetativen Reaktio-

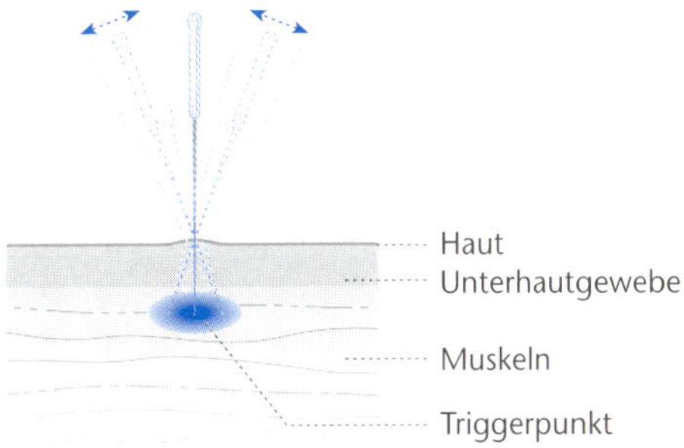

Abb. 5.5
a) Schematische Darstellung der Vorgehensweise bei Dry needling

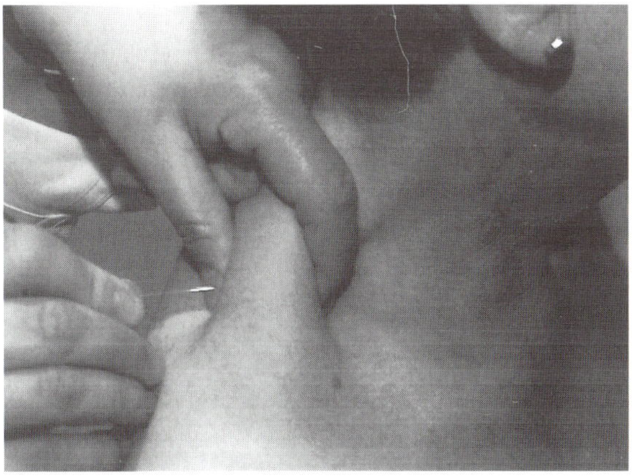

b) Dry needling eines Triggerpunktes im M. trapezius. Der Punkt wird mit dem Pinzettengriff fixiert

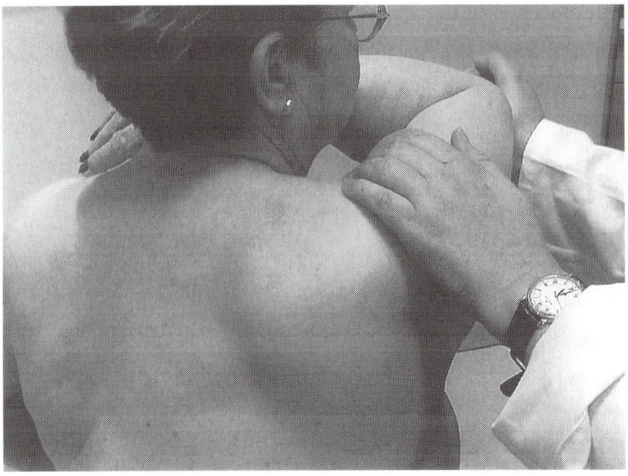

c) Muskeldehnung nach Nadelung eines Triggerpunktes im M. infraspinatus

nen (jumping sign); nach einer ausgedehnten Triggerpunktbehandlung kann die Verkehrstüchtigkeit eingeschränkt sein.

5.5.4 Einsatz von Dauernadeln

Dauernadeln im Bereich des Ohrs werden wegen der erhöhten Infektionsgefahr von den Autoren zurückhaltend beurteilt. Am Körper werden sie vor allem an den Rücken-*Shu*-Punkten eingesetzt. Diese Technik kommt aus Japan. Verwendet werden meist sehr feine, reißzweckenähnliche Nadeln, die mit einer Pinzette tangential intrakutan appliziert und anschließend unter einem Pflaster fixiert werden. Die Verweildauer beträgt bis zu 7 Tage; der Patient sollte angewiesen werden, die Nadel bei Anzeichen einer Entzündung oder unangenehmen Empfindungen sofort entfernen zu lassen.

Indikationen

- Diabetes mellitus (Bl 16, Extrapunkt *Yishu*)
- chronische Gastritis (Bl 20, Bl 21, Bl 18)
- Colon irritabile (Bl 20, Bl 22, Bl 25)
- andere chronische Erkrankungen

5.5.5 Mikroaderlass

Nach gründlicher Desinfektion wird mit einer größeren Kanüle oder einer Blutzuckerlanzette die Haut skarifiziert, bis es zum Blutaustritt kommt. Der Blutaustritt kann durch Massage noch verstärkt werden.

Der Mikroaderlass dient dazu, Hitze abzuleiten oder Blut-Stagnation in der Leitbahn zu behandeln. Er wird häufig an Leitbahn-Endpunkten, 2. Antiken Punkten oder anderen Hitze-ableitenden Punkten (z. B. Di 10, Di 11) durchgeführt (Fieber, entzündliche und allergische Erkrankungen); aber auch an Bl 40 (z. B. bei Lumbalgie durch Blut-Stagnation), *Taiyang* (Hypertonie, Augenerkrankungen, Kopfschmerzen) u. a.

5.5.6 Pflaumenblütenhämmerchen

Das Pflaumenblütenhämmerchen wird mit unterschiedlichen Indikationen eingesetzt und hat je nach Intensität der Stimulation *Qi*-auffüllende, *Qi*-bewegende oder sogar Wind und Hitze ableitende Wirkungen.

Ein sanftes Beklopfen über einige Minuten, bis es zu einer Rötung der Haut, nicht aber zum Blutaustritt kommt, wird zur Stärkung des *Qi* und zur Verbesserung des *Qi*- und Blutflusses in der Leitbahn eingesetzt (z. B. entlang des M. trapezius oder paravertebral bei *Qi*-Schwäche-Schmerzen).

Über gelotisch geschwollenen Rücken-*Shu*-Punkten, schmerzenden Myogelosen oder Triggerpunkten oder über chronisch-entzündlich oder degenerativ veränderten Gelenken (*Qi*-Stagnation, *Bi*-Syndrom) wird eine etwas weniger sanfte Technik angewandt. Hier wird die entsprechende Zone bzw. die Leitbahn kräftig beklopft, evtl. bis zum Blutaustritt. Anschließendes Schröpfen unterstützt den Effekt (Abb. 5.6).

5.5.7 Schröpfen

Das Schröpfen ist eine uralte Heilmethode, die in verschiedenen Kulturkreisen Anwendung fand und findet. In den westlichen Naturheilverfahren zählt es zu den ausleitenden Heilverfahren, allerdings kann das Schröpfen im Verständnis der chinesischen Medizin – je nach Technik – auffüllend oder unterschiedlich stark ableitend wirken.

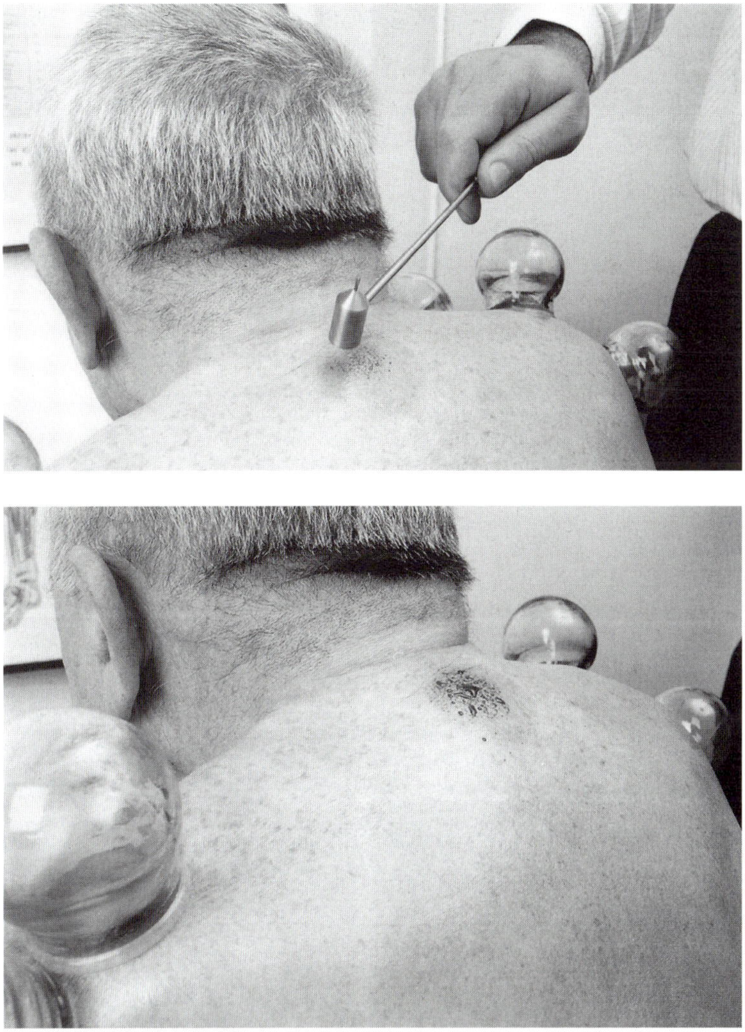

Abb. 5.6 Behandlung eines Akupunkturpunktes mit dem Pflaumenblütenhämmerchen und anschließende Schröpfbehandlung (aus Chirali 2002)

Das Schröpfen verbessert die Durchblutung und die Mikrozirkulation, es wirkt gut muskeldetonisierend; besonders blutiges Schröpfen bewirkt eine gewisse Nozizeptor-Degeneration und die Ausleitung von Schmerz- und Entzündungsmediatoren.

Schröpfen wirkt analgetisch im Sinne einer Gegenirritation und zeigt segmental-reflektorische Wirkung auf zugehörige Organe und Funktionskreise. Darüber hinaus wirkt es immunstimulierend, oder – wie die TCM es ausdrückt – es entfernt exogene pathogene Faktoren und entlastet lokale Fülle.

Da es beim Schröpfen zu Einblutungen ins Gewebe kommt und beim blutigem Schröpfen oberflächliche Wunden entstehen, müssen einige mögliche Nebenwirkungen beachtet und dem Patienten dezidiert vermittelt werden:

- Sugillationen, Hämatome (die mehrere Tage anhalten und ein ästhetisches Problem darstellen können)
- oberflächliche Entzündungen am Schröpfort
- Spannungsblasen, evtl. sogar mit Narbenbildung (**Cave:** Cortisoneinnahme; hier nur mit äußerster Vorsicht und kürzesten Verweilzeiten schröpfen!)
- leichte Blutdrucksteigerung bei Schröpfen oberhalb LWK 4
- leichte Blutdrucksenkung bei Schröpfen unterhalb LWK 4

Es müssen auch einige Kontraindikationen beachtet werden:

- Blutgerinnungsstörungen (absolute Kontraindikation)
- blutiges Schröpfen bei Immunsuppression, Herzklappenträgern
- offene Hautläsionen, über Stauungsödemen, vorgeschädigter Haut (Radiatio, Verbrennungen)
- Schröpfen unterhalb des Bauchnabels bei Schwangeren im 1. Trimenon
- blutiges Schröpfen bei energetischen Mangelzuständen

Durchführung

Verwendet werden sollten möglichst einfach zu sterilisierende Schröpfgläser. Wir verwenden meist einfache Glaskugeln in verschiedenen Größen ohne Gummiballon. Das Vakuum wird erzeugt, indem man für wenige Sekunden ein Feuerzeug oder einen brennenden Alkoholtupfer in das Glas hält und es dann blitzschnell auf die Haut aufsetzt. Nur die Luft erhitzen, nicht das Glas! Die abkühlende Luft erzeugt das Vakuum. Die Verweildauer des Schröpfkopfes beträgt zwischen 2 (energetisch sehr geschwächte Patienten, Cortisoneinnahme) und 15 oder 20 min (Abb. 5.6).

Trockenes Schröpfen

Eine kurze Schröpfdauer mit wenig Sog, bei der es nicht zu Einblutungen ins Gewebe kommt, wirkt *Qi*-auffüllend und -bewegend.

Petechiales Schröpfen mit mehr Sog und längerer Verweildauer des Schröpfkopfes leitet vor allem Wind und Kälte aus und löst *Qi*-Stagnationen.

Indikationen

- myofasziale Schmerzen
- Kopfschmerzen
- Dysmenorrhö
- Oberbauchbeschwerden und Verdauungsstörungen (Milz-*Qi*-Schwäche)
- Erkältungskrankheiten u. a.

An den Rücken-*Shu*-Punkten wird vor allem über sog. Leere-Gelosen, d. h. kalten, teigigen Verquellungen der Haut und der Subcutis, trocken geschröpft.

Schröpfmassage

Die Schröpfmassage wirkt ebenfalls dosisabhängig. Ihre Wirkung ist auffüllend und roborierend, wenn sie über gut eingeölter Haut, mit wenig Sog und ohne Sugillationen zu erzeugen durchgeführt wird (Abb. 5.7).

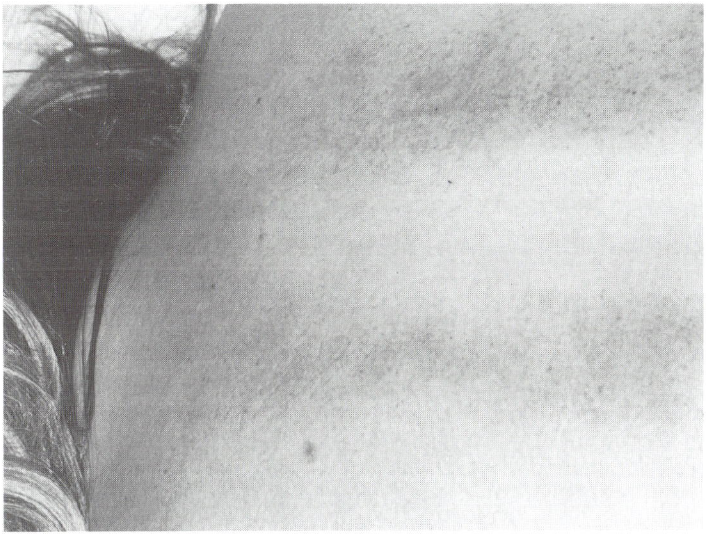

Abb. 5.7 Hämatombildung nach Schröpfmassage (aus Chirali 2002)

Indikationen

- myofasziale Schmerzen des Bewegungsapparates
- Spannungskopfschmerz (*Qi*-Leere)
- psychovegetative Dystonie

Blutiges Schröpfen

Das blutige Schröpfen wird an sog. Fülle-Gelosen, d. h. prall-elastischen, eher überwärmten Verquellungen von Cutis und Subcutis angewandt, nach TCM wirkt es stark reduzierend, leitet Hitze und Feuchtigkeit aus und löst Blut-Stagnationen. Die Haut wird nach gründlicher Desinfektion mehrfach skarifiziert (Blutlanzette, Pflaumenblütenhämmerchen), anschließend der Schröpfkopf aufgesetzt. Die Anzahl der Einstiche bestimmt neben dem Sog mit über die Stärke des ableitenden Effektes; es können durchaus einmal 40 ml Blut entzogen werden (z. B. Bl 18 beim Hypetoniker). Hinterher sollte die Schröpfzone steril verbunden werden (Abb. 5.8).

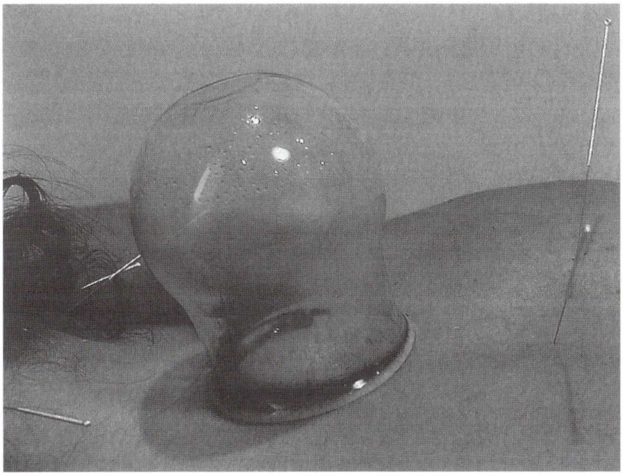

Abb. 5.8 Blutiges Schröpfen eines Akupunkturpunktes

Indikationen

- Asthma bronchiale
- chronische Gelenkbeschwerden
- Postzosterneuralgie
- pektanginöse Beschwerden

5.5.8 Moxibustion

Moxakraut (a.d. japanischen Wort *Mogusa* abgeleitet) heißt mit lateinischem Namen Artemisia vulgaris und wird mit unterschiedlicher Technik über Akupunkturpunkten verbrannt, um eine Erwärmung des Punktes herbeizuführen. Nach TCM stärkt es das *Yang* und vertreibt Feuchtigkeit und Kälte aus dem Körper. Da die Geruchsbildung erheblich ist, hat sich in den letzten Jahren ein Markt für Infrarot-Moxibustionsgeräte entwickelt, die den Effekt imitieren sollen.

Direkte Moxibustion

Eine kleine Menge glimmendes Moxakraut wird mit einer Pinzette auf die Haut aufgebracht und bei der ersten Schmerzäußerung des Patienten sofort entfernt. Die Erzeugung von Brandblasen, die vor allem in China durchaus gebräuchlich ist, ist als ableitendes Verfahren zu betrachten, ähnlich dem Setzen einer Fontanelle oder eines Cantharidenpflasters (Techniken der ausleitenden Verfahren; in beiden Fällen werden künstliche Wunden als Gegenirritationsmaßnahme gesetzt) in den westlichen Naturheilverfahren.

Indikationen

z.B. chronisch-degenerative Gelenkerkrankungen.

Indirekte Moxibustion

Moxazigarre

Der Punkt wird mit leicht tippenden Bewegungen erwärmt (Vogelpick-Methode); der Abstand bleibt immer so, dass ein angenehmes Wärmegefühl entsteht und kein Schmerz. Dies kann auch vom Patienten zu Hause durchgeführt werden, wenn die Punkte vom Arzt entsprechend markiert werden.

Indikationen

- Kindswendung (Bl 67)
- Enuresis (Ni 7, Du 4, Bl 23)
- Leistungssteigerung (Ren 6, Ma 36).

Feuernadel

Eine liegende Nadel (unbeschichtet und mit Metallgriff) wird mit einem Moxakegel guter Qualität bestückt und dieser dann entzündet. **Cave:** Während der Moxakegel brennt muss der Patient überwacht werden, da die Abstrahlungswärme er-

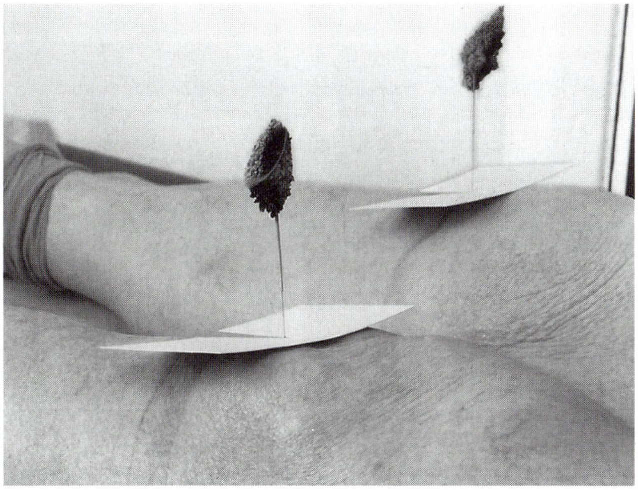

Abb. 5.9 Mit Moxakraut bestückte Akupunkturnadel. Die Haut des Patienten ist mit einer Folie abgedeckt, um Verbrennungen durch herabfallende Asche zu verhindern (aus Chirali 2002)

heblich sein und der Patient auch durch herabfallende Asche verletzt werden kann. Es empfiehlt sich, vor allem wenn mehrere Moxakegel in einer Region verwendet werden, die Haut um die Nadeln mit Alufolie abzudecken (Abb. 5.9). Außerdem sollte man Pinzetten zum Entfernen der Nadeln und Metallschalen zum Aufnehmen des brennenden Moxakrautes vorhalten. Diese Technik sollte nicht an Punkten in deutlicher Gefäß- oder Nervennähe angewendet werden (Bl 40, Lu 9 u. a.).

Indikationen

- zum Auffüllen von *Qi* oder *Yang* an entsprechenden Punkten (Ma 36, Ren 4, Ren 6, Bl 23, Du 4 u. a.)
- in der Schmerztherapie bei Leere-Schmerzen oder Feuchtigkeits-Kälte-*Bi*-Syndrom.

Moxakasten

In einem Holz- oder Metallkästchen mit perforiertem Boden wird in ca. 5 – 6 cm Abstand von der Haut Moxa abgebrannt und das Kästchen auf den zu behandelnden Körperteil aufgelegt.

Indikationen

meist am Stamm, z. B. bei:

- Milz-*Qi*-Schwäche
- Kälte-Gastritis
- Nieren-*Qi*-Schwäche mit Lumbago.

Moxakegel

Moxakegel werden vom Handel auf einer fixen, meist selbstklebenden Unterlage angeboten, auf den Punkt geklebt und dann abgebrannt. Auf den ersten Blick sind sie sehr praktisch, aber nicht alle Modelle produzieren ausreichend Wärme. Dafür brennen andere sehr schnell und intensiv ab, wenn sie etwas älter und trockener sind, was beim Patienten Brandblasen hervorrufen kann.

Moxibustion durch Ingwer-, Knoblauch- oder Salzisolation

Auf den Akupunkturpunkt wird eine ca. 0,5 – 1 cm dicke Ingwer- oder Knoblauchscheibe gelegt. Anschließend ein Moxakegel aufgesetzt und entzündet. Ingwer und Knoblauch unterstützen den *Yang*-auffüllenden und erwärmenden Effekt der Moxibustion. Zur Stärkung des Milz-*Yang* wird häufig das Bauchnabel-Moxen durchgeführt. Der Nabel wird mit Salz gefüllt, anschließend Ingwer aufgelegt und schließlich der Moxakegel (3 – 4 cm) appliziert.

Dieses Verfahren wird von den Autoren besonders häufig an Kursteilnehmern kurz nach der Mittagspause eingesetzt.

5.6 Injektionsakupunktur

Die Injektion von Flüssigkeiten in Akupunkturpunkte zur Steigerung des Therapieeffekts ist ebenfalls ein gutes und zeitsparendes adjuvantes Verfahren. Zur Injektion werden folgende Flüssigkeiten verwendet:

- NaCl
- Homöopathika
- Aqua dest.
- Lokalanästhetika u. a.

Injiziert werden kleine Mengen (0,1 – 0,2 ml/Punkt) intracutan in Triggerpunkte, segmental in sog. *Ashi*-Punkte, *Huatuo*-Punkte und natürlich in klassische Akupunkturpunkte.

Indikationen

- vor allem segmental bei akuten und chronischen Schmerzen

Die Auswahl der homöopathischen Mittel erfolgt anhand Konstitution und Beschwerdebild der Patienten.

Wir setzen die Aquapunktur (intrakutane Injektion von kleinen Mengen Aqua dest.), die ein starkes Gegenirritationsverfahren darstellt, gerne bei Koliken ein: bei Nierenkoliken Bl 23 und Gb 25; bei Gallenkoliken Le 14, Gb 24, Bl 18 und Bl 19.

Cave: Allergien und Kollaps bei oft erheblichem Injektionsschmerz.

5.7 Transkutane elektrische Nervenstimulation (TENS)

Wirkung und Anwendung

Bei der TENS wird eine Analgesie durch Stimulation markhaltiger Nerven, vor allem A-Beta- und A-Delta-Fasern erreicht. Sie wirkt vor allem über den Mechanismus der segmental-afferenten Hemmung und bietet den Vorteil, nicht invasiv, jederzeit verfügbar und überall durch den Patienten selbst anwendbar zu sein. Selbstklebende Elektroden werden im betreffenden Areal angebracht und mehrmals täglich über ein Stimulationsgerät aktiviert. Es werden Frequenzen zwischen 1 und 250 Hz eingesetzt; entweder **konventionell** mit gleicher Frequenz oder als **Burst**-Stimulation (akupunkturähnliche TENS), bei der eine niederfrequente Intervallstimulation mit hohen Frequenzen überlagert wird. Die Intensität wird vom Patienten eingestellt (10 – 50 mA). Sie muss mindestens 3mal 30 min/Tag durchgeführt werden; Wechsel des Stimulationsverfahrens und die Bevorzugung des Burst-Modus wirken der leider häufigen Toleranzentwicklung entgegen. TENS kann auch als sog. Pu-TENS an Akupunkturpunkten eingesetzt werden, was den Effekt erheblich potenzieren kann (da die Pu-TENS relativ schmerzhaft ist, treten hier leider gelegentlich Compliance-Probleme auf). Durchschnittlich profitieren auch nach 6 Monaten noch etwa 50% der Patienten von TENS. TENS-Geräte werden meist zunächst als Leih-Gerät für 1 – 3 Monate rezeptiert. Da im Rahmen dieses Buches das Thema nur kurz angerissen werden kann, sei der Interessierte hier auf die weiterführende Literatur verwiesen (Zens 1993).

Indikationen

Gute Indikationen:

- Cervikogener Kopfschmerz (+++)
- Myofasziale Schmerzsyndrome (+++)
- Postzosterneuralgie (+)
- Degenerative Arthralgien (++)
- Fibromyalgie (+)
- Myoarthropathie (+++)
- Degenerative Wirbelsäulenbeschwerden (++)
- Muskelstimulation nach Traumen (+)
- Periphere Durchblutungsstörungen

Weniger gute Indikationen:

- Migräne
- Zentrale Schmerzen
- Somatoforme Schmerzstörungen

Kontraindikationen

- Demand-Schrittmacher, Defibrillatoren
- Über Metallimplantaten
- Über anästhetischen Arealen

Nebenwirkungen

- Selten Verbrennungen
- Toleranzentwicklung

5.8 Elektrostimulationsakupunktur (ESA)

Wirkung und Anwendung

Bei der elektrischen Verstärkung der Akupunkturwirkung wird mit Frequenzen zwischen 1 und 1000 Hz gearbeitet. Die tiefen Frequenzen wirken sowohl am Rückenmark als auch zentral (PAG, Hypothalamus/Hypophyse) und erzielen ihre Wirkung hauptsächlich über die Ausschüttung von verschiedenen Endorphinen und ACTH; somit auch systemisch. Hochfrequente Stimulation wirkt hauptsächlich segmental über die Mechanismen der segmental-afferenten Hemmung (Serotonin, Noradrenalin, GABA, aber auch Dynorphin).

Geräte: Verwendet werden biphasische Geräte (mit MedGV-Zulassung und lesbarer Beschriftung, auch wenn die chinesischen Geräte billiger sind).

Anwendung: Je 2 Nadeln (mit Metallgriff und unbeschichtet) werden über einen Kanal miteinander verbunden und mit variabler Intensität, die für den Patienten unter der Schmerzgrenze liegen sollte, stimuliert. Eventuell wird die Intensität nach einigen Minuten nachreguliert. Die Stimulation darf erst begonnen werden, wenn beide Nadeln verkabelt sind und muss vor dem Entfernen der Nadeln beendet werden. Der Abstand zwischen 2 Elektroden sollte die Körpermitte nicht überbrücken, auch sollte über Metallimplantaten keine Elektrostimulation angewendet werden. Auch hier stellen Herzschrittmacher eine absolute Kontraindikation dar.

Die häufig nachzulesende Behauptung, dass niedrige Frequenzen immer tonisierend und hohe Frequenzen ableitend wirkten, ist nach unserer Erfahrung ebenso wenig Gesetz wie die Ansicht, dass bei akuten Schmerzen hohe und bei chronischen Schmerzen niedrige Frequenzen angewendet werden sollten. Für eine perioperative Akupunkturhypalgesie sollte zunächst für 1 h mit niedrigen Frequenzen vorstimuliert werden (z. B. Di 4), anschließend im regionalen Bereich für mindestens 20 min hochfrequent. Da dieses Vorgehen sehr zeitaufwendig ist und sich durch die Erfahrungen und Untersuchungen der letzten Jahre der Begriff „Akupunkturanästhesie“ in Richtung „Akupunkturhypalgesie“ relativiert hat, sind sicherlich die wesentlichen Indikationen in unserer Medizin chronische therapierefraktäre Schmerzen.

Punktauswahl: Die Punktauswahl erfolgt parallel zur Körperakupunktur; Punkte, die in deutlicher Nervennähe liegen oder deren Wirkung sich im Segment potenziert, werden bevorzugt (z. B. bei Lumboischialgie: Bl 23, Bl 25, Gb 30, Gb 31).

> Es sollte bedacht werden, dass die verschiedenen Stimulationsarten unterschiedlich störanfällig sind: während ein Patient, der bereits mit 500 mg Morphin/Tag eingestellt ist oder eine Opiatresistenz entwickelt hat, auf die niederfrequente Stimulation ähnlich schlecht ansprechen wird, wie ein Patient, der im Aufwachraum postoperativ mit Naloxon antagonisiert wurde, wird ein Patient, der unter Antidepressiva steht oder Serotoninantagonisten einnimmt, nicht uneingeschränkt positiv auf die hohen Frequenzen reagieren (s. 1.1.5). Von daher sind Stimulationsort und Stimulationsart genau abzuwägen – häufig muss man sich an ein individuelles Vorgehen herantasten.

Indikationen
- Chronische therapierefraktäre Schmerzen
- Postzosterneuralgie
- Trigeminusneuralgie
- Atypischer Gesichtsschmerz
- Ischialgien
- Periarthropathia humeroscapularis
- Intercostalneuralgien
- Radikuläre Schmerzen
- Paresen (Z. n. Apoplex, Fazialisparese)
- Muskelatrophien/muskuläre Dysbalancen
- Perioperative Analgetikaeinsparung

Kontraindikationen
- Herzschrittmacher
- Metallimplantate
- Ängstliche, schmerzempfindliche Patienten
- Überbrückung der Körpermitte

5.9 Laser

Anwendung

Eigenschaften des Laserlichts:
- Monochromasie, das heißt die Beschränkung auf Licht einer definierten Wellenlänge
- Kohärenz, d. h. die parallele Ausbreitung des Laser-Lichts
- Bündelung des Laserstrahls.

Gerätetypen:
- Gas-Laser (z. B. Helium-Neon-Laser, Argon-Laser, CO_2-Laser, Krypton-Laser)
- Dioden-(Halbleiter-)Laser
- Festkörper-Laser (z. B. Rubin).

Es gibt Dauerstrahllaser sowie in unterschiedlichen Frequenzen gepulste Laser, die vor allem in der Auriculomedizin eine Rolle spielen.

Wellenlängen:
- Rotlichtlaser (um 630 nm)
- Infrarotlaser (700–1000 nm)
- Blaulichtlaser (um 470 nm)

Leitungsstärken:
- Softlaser 1–100 mW/s
- Mid-Laser 101 mW/s bis 5 W
- Power-Laser über 5 W

Modus: Continuous wave (cw), gepulst (p)

Dosis: zwischen 100 mJ/Punkt (auffüllende Techniken, Kinder, Hyposensibilisierung) und 5–6 J pro Punkt (Schmerzerkrankungen, Verletzungen) häufig als flächige Bestrahlung. Die verabreichte Dosis errechnet sich aus Leistungsstärke und Applikationsdauer.

Eindringtiefe: Je nach Autor 5 mm bis maximal 2 cm; wahrscheinlich nicht wesentlich über 1 cm. Zum Teil wird daher Laserlicht über Kanülen geleitet, um tiefere Gewebeschichten zu erreichen.

> **Zu beachten ist, dass echte Laser mit einer Leistungsstärke von über 50 mW/s der Medizingeräteverordnung (MedGV) unterliegen und nur in speziell gekennzeichneten Räumen unter Verwendung von Schutzbrillen für Arzt und Patient zur Anwendung kommen dürfen, da es schon ab Dosen von 40 mJ zu Retina-Läsionen kommen kann. Geräte mit streuendem Strahl sind mit weniger Auflagen behaftet.**

Wirkung

Softlaser im Infrarot- und Rotlichtbereich wirken stoffwechselanregend, fördern Zellregeneration und Wundheilung sowie die Durchblutung im Behandlungsgebiet und regen evtl. auch die Tätigkeit der Mitochondrien an. Allerdings ist die Wirkung nicht der Akupunktur gleichzusetzen, wie auch jüngere Studien gezeigt haben. Sie entspricht eher der Moxibustion. Ein *De-qi*-Gefühl wird man kaum einmal mit einem Laser auslösen, auch scheint die Wirkung vorwiegend lokoregional zu sein.

Für die **Blaulaser** wird postuliert, dass sie auch *Qi*-bewegend oder ableitend wirken können. Sie können nach unseren Erfahrungen auch über aktivierten Arthrosen, adjuvant bei der sympathischen Reflexdystrophie oder an aktiven Triggerpunkten angewandt werden. Es gibt jedoch wenig wissenschaftliche Literatur zu diesem Punkt.

Mögliche Wirkmechanismen der Laserakupunktur sind:

- Anregung der Mitochondrientätigkeit und Steigerung von ATP (IR-Laser)
- Stimulation des Zellwachstums (Wellenlängen um 630 nm)
- Kurzzeitige Elektrolytverschiebungen im Gewebe und damit Änderung der elektrischen Gewebsverhältnisse
- Wirkungen auf die Biolumineszenz und die Eigenschwingungen der Zelle (Popp 1979)
- Anstieg der Stoffwechselrate und des Sauerstoffverbrauchs im Gewebe
- Anregung der Wundheilung
- Wirkungen auf verschiedene immunmodulierende Substanzen wie Histamin, Bradykinin, Komplement, IgM, IgG
- Hemmung der Prostaglandinsynthese

Indikationen

- Kinder
- Empfindliche Patienten
- lokale Anwendung über nicht-aktivierten Arthrosen
- Fibromyalgie
- Wundheilungsstörungen

- Verbrennungen
- Immunmodulation
- Enuresis (Nieren-*Qi*-Schwäche)
- Hauterkrankungen (Neurodermitis, Herpes simplex)
- Hyposensibilisierung (Abwehr-*Qi*-Schwäche)
- Schmerzen, die im Sinne der TCM mit Leere oder Kälte korrespondieren
- Vorwiegend an lokalen Punkten

Bei Migräne allerdings oder anderen Erkrankungen, die im Sinne der TCM eher einer Fülle entsprechen, sind sie selten so wirksam wie eine Nadelakupunktur.

Kontraindikationen

- Bestrahlung der Schädeldecke beim Kind unter 4 Jahren
- Direkte Bestrahlung des Auges
- R- oder IR-Laser bei akut entzündlichen Erkrankungen
- Einnahme photosensibilisierender Substanzen
- Hauttumoren
- Über den Gonaden

5.10 Grundregeln für die Kombination von Akupunkturpunkten

Punktauswahl (Abb. 5.10)

Im Normalfall achtet man in der Akupunktur auf Ausgewogenheit und trachtet danach, in der Punktwahl ein gutes Gleichgewicht zu wahren zwischen:

- Nahpunkten (lokoregionalen Punkten auf dem betroffenen Meridian oder sogenannte *Ashi-* oder Locus-dolendi-Punkten)
- Fernpunkten (distal von Ellbogen oder Knie)
- Punkten auf *Yin*-Leitbahnen
- Punkten auf *Yang*-Leitbahnen
- Punkten auf der oberen Körperhälfte
- Punkten auf der unteren Körperhälfte
- eher symptomatischen Punkten (Di 4 bei Schmerzen, He 7 bei Schlafstörungen, Pe 6 bei Übelkeit)
- konstitutionellen Punkten nach Diagnostik und Krankheitsanalyse
- adjuvanten Punkten aus den Mikrosystemen.

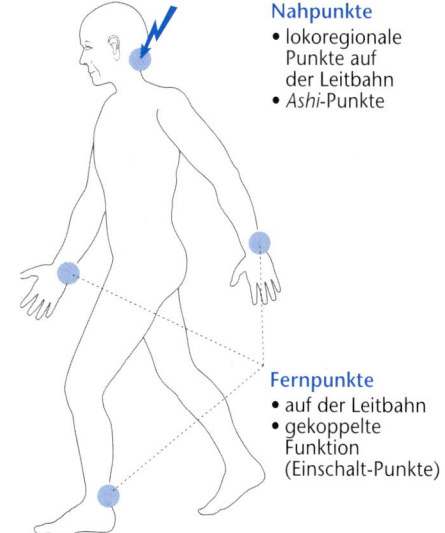

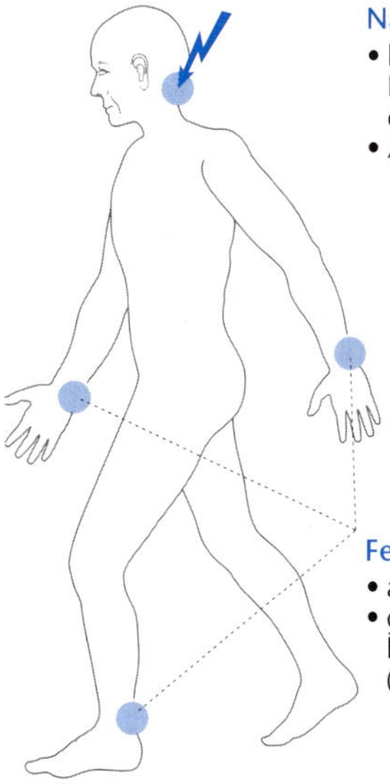

Abb. 5.10 Kombination von Akupunkturpunkten

Punkteschemata

Es ist zwar bei akuten Schmerzen durchaus einmal möglich, ohne lange TCM-Anamnese, Puls- und Zungendiagnostik zu arbeiten, doch sei für die inneren Erkrankungen und die chronischen Schmerzerkrankungen genau dieses Vorgehen empfohlen. Wir arbeiten eher wenig mit festen Punkteschemata und halten auch diese nicht immer für sinnvoll. Trotzdem seien einige Grundregeln und Besonderheiten hier kurz erwähnt:

- Basiskombination in der Behandlung eines *Yin*-Organes: *Yuan*-Punkt plus Rücken-*Shu*-Punkt
- Basiskombination in der Behandlung eines *Yang*-Organes: unterer *He*-Punkt plus Alarmpunkt
- Kontralateraltechnik (v.a. bei hyperakuten Schmerzen; z.B. Trigeminusneuralgie): keine Nahpunkte an akut gestörten oder schmerzenden Arealen, ausschließlich Fernpunkte und kontralaterale Nahpunkte, evtl. auch Fernpunkte kontralateral
- Kettenschloss-Technik: Reizpotenzierung im Segment durch Nadelung vieler aufeinander folgender Punkte in einem Segment, bei Radikulärsyndromen
- *Shu-mu*-Technik: Reizpotenzierung im Segment durch Setzen von mehreren Nadeln an *Shu*-, *Mu*- und weiteren Punkten in einem Segment; z.B. viscerale Schmerzen, Postzosterneuralgie

Sinnvolle Kombinationen von Akupunkturpunkten bei verschiedenen Störungen bzw. Erkrankungen werden in den Kapiteln 8 und 9 vorgestellt.

Nadelung in Abhängigkeit von der Lokalisation der Punkte

Wenn man sowohl an der Vorderseite wie auch am Rücken Punkte wählt, wird man nicht immer umhin kommen, den Patienten zweizeitig zu behandeln und ihn im Verlauf der Sitzung umdrehen. Manche Patienten können auch während der Nadelung auf die Seite gelegt werden, was jedoch nicht immer bequem ist und auch nicht immer Zugang zu allen erforderlichen Punkten ermöglicht. Prinzipiell ist es zwar auch möglich, Nadeln an Rücken-*Shu*-Punkten subcutan vorzuschieben, mit Pflaster zu fixieren und den Patienten dann auf den Rücken zu legen und wie üblich weiter zu behandeln, doch haben wir die Erfahrung gemacht, dass es viele Patienten ängstigt, auf den Nadeln zu liegen, selbst wenn sie nicht schmerzen.

Anzahl der Nadeln

Während bei Schmerzerkrankungen nicht immer jeder Punkt auf beiden Seiten gestochen wird, wird bei inneren Erkrankungen meist beiderseitig genadelt; ein normal konstitutionierter Patient verkraftet durchaus 20–25 Nadeln, ohne mit Müdigkeit oder gar Kollaps zu reagieren; ein Patient mit kräftiger Konstitution und einer Fülle-Erkrankung braucht gelegentlich 30 Nadeln und mehr. Bei Kindern, sehr alten oder energetisch schwachen Patienten hingegen arbeiten wir mit deutlich weniger Nadeln, manchmal nur an 3–6 Punkten. Mit genügend Erfahrung und Kenntnis entwickelt sich schnell ein Blick für das richtige Maß. Wir halten es für ebenso übertrieben, wenn behauptet wird, dass jede Akupunktur unter Verwendung von weniger als 12 Nadeln eine Placeboakupunktur sei, wie wenn man im Gegenteil darauf beharrt, dass der wahre Meister mit einer Nadel auskomme und jede Akupunktur mit mehr als 10 Nadeln Stümperei sei.

Reihenfolge der Punkte

Die Reihenfolge der Nadelung ist variabel, meist beginnen wir mit Fernpunkten an der oberen Extremität und arbeiten dann von oben nach unten. Es empfiehlt sich immer, wenn man Nahpunkte und Fernpunkte in einer Behandlung kombiniert, mit den Fernpunkten zu beginnen. Manchmal gehen wir so vor, dass wir zunächst einen Fernpunkt stechen, den Patienten unter Nadelstimulation bewegen lassen und erst dann weitere Punkte, lokal u. a., einsetzen. Beim Entfernen der Nadeln gehen wir meist ebenfalls von oben nach unten vor.

Abweichungen von diesem Vorgehen gibt es z. B. bei aufsteigendem *Yang*, wo man gelegentlich, um dieses abzusenken, nur an der unteren Körperhälfte nadelt, oder bei sinkendem *Yang* oder *Qi* (Prolapssymptome, Müdigkeit, Schwächezustände), wo man genau umgekehrt vorgeht, um das *Qi* oder *Yang* „nach oben zu locken“ (oder zumindest unten am Körper beginnt und dann die letzten Nadeln am Kopf setzt).

Man sollte nicht in jeder Behandlung dieselben Punkte wählen, da diese „ermüden“ können und dann eine gewisse Tachyphylaxie einsetzt, andererseits nicht in jeder Behandlung das ganze Konzept umwerfen; aber man kann durchaus in einer Behandlung einmal Ni 3 und Bl 23 moxen, um das Nieren-*Qi* aufzufüllen und in der nächsten Ni 7 und Ren 4 auffüllend nadeln.

Eine ganz wichtige Regel betrifft noch die Kombination von Körper- und Mikrosystemakupunkturen: man sollte prinzipiell mit dem Mikrosystem beginnen und anschließend erst Punkte am Körper nadeln.

Ohrakupunktur

6

6.1 Einleitung

6.1.1 Wirkmechanismen

Wirkung der Ohrakupunktur

Störungen im Organismus projizieren sich auf definierte Zonen am Ohr. Die betreffenden Punkte können dann anhand ihrer gesteigerten Reagibilität verifiziert werden. Umgekehrt wird über die Reizung des reagiblen Punktes den Autoregulationsmechanismen des Körpers ein Stimulus vermittelt, im betreffenden Areal die Störung auszugleichen.

Die Selbstregulationsmechanismen des Organismus haben immer die Tendenz, auf die Norm auszugleichen, Fehlfunktionen und Schmerzen zu kompensieren und Restfunktionen zu reaktivieren. Dies macht verständlich, dass z. B. bei Hyperazidität des Magens derselbe Punkt indiziert sein kann wie bei Anazidität.

Die Grenzen der Ohrakupunktur werden dort sichtbar, wo die Regulationsmechanismen nicht mehr ausgleichen, kompensieren und reaktivieren können (irreversible strukturelle Schädigung, Störfeldgeschehen, Regulationsstarre). Wirksamkeit und Wirkungsweise der Ohrakupunktur sind deutlich weniger wissenschaftlich abgesichert als die der Körperakupunktur. Es liegen aber hinreichend empirische Erkenntnisse über ihre Wirksamkeit vor. Da keine chinesische Diagnostik erfolgen muss und auch keine differenzierten Nadeltechniken erwogen werden müssen, ist die Behandlung einfach durchführbar und die westliche Diagnostik ausreichend.

Erklärungsmodelle

Neuronale Hypothese

Ohr und Körper sind miteinander z. B. über cutiviscerale und viscerocutane Bahnen reflektorisch verschaltet. Störungen eines Organs oder einer definierten Körperregion projizieren sich auf die Ohrmuschel als umschriebener, elektrisch und sensorisch reagibler Punkt, der durch seinen gegenüber der Umgebung veränderten Hautwiderstand, seine erhöhte Druckdolenz und evtl. auch durch eine geringfügige gelotische Schwellung identifiziert werden kann. Umgekehrt bewirkt die Reizung des Punktes eine Reaktion des Organismus im zugeordneten Körper- bzw. Organbereich. Die Autoregulationsmechanismen des Körpers, die in der Regel immer eine Normalisierung von Körperfunktionen anstreben, wirken durch die Reizung des Punktes im entsprechenden Bereich homöostatisch und ausgleichend. Dies beinhaltet, dass die Ohrakupunktur zu ihrer Wirkung einer intakten Autoregulation bedarf.

Energetische Hypothese

Eine andere Hypothese, die durch neuere Erkenntnisse aus Atomphysik und Chaostheorie wesentlich gestützt wird, geht von einem energetischen Informationsmodell aus. Dieses postuliert, dass außer den bekannten neuronalen und biochemischen Mechanismen auch weitere elektrische oder elektromagnetische Prozesse für die Informationsübertragung im Organismus verantwortlich sind. Hinweise dafür findet man in dem Umstand, dass Zellen in unterschiedlicher Weise Photonen abstrahlen und es erhebliche Spannungsdifferenzen zwischen verschiedenen Körperzellen und Gewebsschichten gibt. Bereits das Halten einer Akupunkturnadel über dem Hautniveau hat eine Wirkung auf das Spannungsfeld des Körpers und kann den Pulsreflex auslösen (auch die Allergietestung der Auriculomedizin bedient sich solcher Phänomene). Das Setzen einer Akupunkturnadel bedeutet die Eingabe von Information in das elektrische Feld des Körpers und bildet somit den Anstoß zu einer funktionellen Veränderung.

Mikrosysteme

Aus der Chaosphysik ist das Prinzip der Abbildung des Großen im Kleinen und der selbstähnlichen Wiederholungen durch das Apfelmännchen bekannt geworden. Auch das Konzept der Somatotopie, der reflektorischen (selbstähnlichen) Abbildung des Gesamtorganismus auf umschriebenen Arealen der Körperoberfläche kann in diesem Sinn verstanden werden und wurde mittlerweile für einige weitere Areale bestätigt. Unter dem Oberbegriff „Mikrosystem-Akupunkturen“ haben sich in den letzten Jahrzehnten etabliert:

- Handakupunktur, *Su Jok*
- Schädelakupunktur nach Yamamoto YNSA (s. Kap. 7), die chinesische Schädelakupunktur unterscheidet sich grundlegend von der YNSA und stellt strenggenommen kein vollständiges Mikrosystem dar
- punktuelle Schmerz- und Organtherapie nach Siener
- Mundakupunktur nach Gleditsch (die u. a. auf Volls Zuordnung der Zahnfächer zu den unterschiedlichen Leitbahnen zurückgeht)
- ECIWO-System nach Zhang (**E**mbryo **C**ontaining the **I**nformation of the **W**hole **O**rganism) auf vermutlich allen Langknochen.

Auch die Fußreflexzonenmassage kann im weitesten Sinne als Mikrosystemakupunkturform betrachtet werden. Sie geht vermutlich auf indianisches Wissen zurück und wurde vor allem in Amerika in den letzten 100 Jahren weiterentwickelt.

6.1.2 Geschichte der Ohrakupunktur

Ursprung der Ohrakupunktur

Die therapeutische Reizung von Punkten auf der Ohrmuschel war bereits in der Antike gebräuchlich – nicht nur in China, sondern auch im alten Ägypten oder im Griechenland des Hippokrates, der die Stimulation von Ohrpunkten als wirkungsvolle Methode zur Behandlung von Lumbalgien beschrieb. Im neuzeitlichen Europa finden sich ab dem 17. Jahrhundert einzelne Berichte über die therapeutische Kauterisation an der Ohrmuschel zur Behandlung der Lumbalgie. Dass die

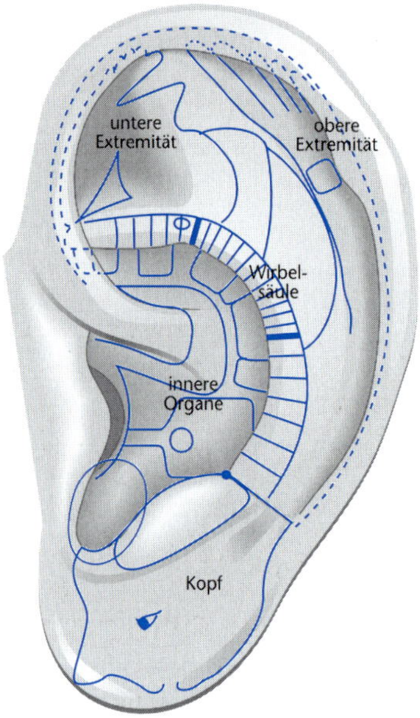

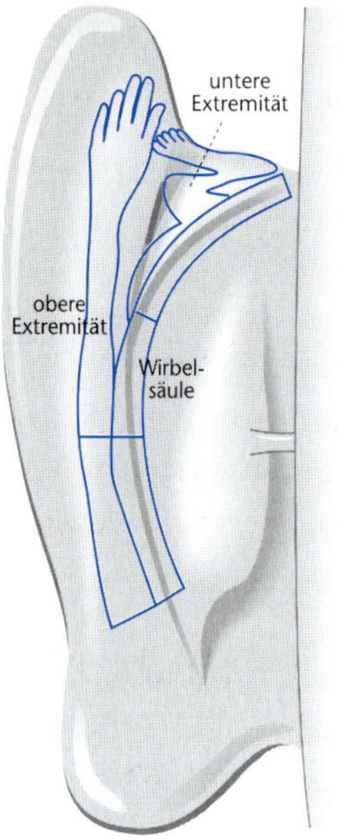

Ohrakupunktur seit 1950 systematisch erforscht und angewandt wird, ist im wesentlichen Werk und Verdienst des französischen Arztes Dr. Paul Nogier. Auf Nogier gehen – neben einer Vielzahl von Einzelpunktbeschreibungen – zurück:

- die Punktlokalisation anhand der Druckdolenz
- der Pulsreflex (Réflexe auriculocardiaque; RAC)
- die Verwendung von Akupunkturnadeln anstelle einer Kauterisation
- die Systematisierung der Punkte und das Postulat eines reflektorischen „Homunculus" in der Ohrmuschel (Abb.)

Abgesehen von der somatotopen Zuordnung der Punkte, die anhand der Projektion des Homunculus lokalisiert werden, gibt es am Ohr noch eine ganze Reihe funktionell ausgerichteter (analgetischer, sedierender etc.) oder psychotroper Punkte, für die keine anatomische Zuordnung möglich ist.

Nachdem die Ohrakupunktur 1956 über die „Deutsche Zeitschrift für Akupunktur" in China bekannt wurde, begann man auch dort mit einer systematischen Erforschung des Ohres und es entstand ein eigenes Konzept der chinesischen Ohrakupunktur, das nicht immer deckungsgleich mit der französischen Ohrakupunktur ist.

Schulen

Für die Ohrakupunkur gibt es 3 richtungsweisende Schulen:

- die **französische Schule** nach Nogier, die neben organotropen Punkten auch zahlreiche psychotrope Punkte postuliert
- die **chinesische Schule**, auf die ebenfalls viele der heute gebräuchlichen Punkte zurückgehen
- die **russische Schule**, die entscheidend an einem wissenschaftlichen Bezug der Ohrakupunktur arbeitete.

> In diesem Buch wird nach praktikablen Kriterien eine Synthese dieser Schulen dargestellt, ohne die einzelne Schule zu benennen.

6.1.3 Praktische Durchführung der Ohrakupunktur

Punktlokalisation

Die Somatotopieareale auf der Ohrmuschel haben eine fixe Lokalisation, die – entsprechend der anatomischen Varianz der Ohrmuschel – in engen Grenzen variieren kann. Diese Areale werden im Bedarfsfall sorgfältig nach auffälligen Punkten abgesucht.

Testung der Drucksensibilität mit gleichmäßigem Druck

Der Patient gibt an, welcher gedrückte Punkt (mit gefedertem Drucktaster, Knopfsonde o. ä.) besonders sensibel oder sogar schmerzhaft ist.

- **Vorteil:** einfach anzuwenden
- **Nachteil:** abhängig von subjektiven Angaben des Patienten

„Very Point Technik" nach Gleditsch

Hierbei wird das Hautareal mit der Akupunkturnadel im stumpfen Winkel betastet, um den sensiblen Punkt „herauszuklopfen". Dieser ist nicht nur besonders sensibel, häufig bleibt die Nadel auch „hängen" bzw. es treten Mikroblutungen auf, die die Vulnerabilität des gestörten Punktes anzeigen.

- **Vorteil:** in der Hand des Geübten eine sehr genaue, einfache und schnelle Technik
- **Nachteil:** hohe Störanfälligkeit; **Cave:** leicht falsch positive Ergebnisse, erfordert sehr viel Übung

Punktsuchgerät

Bei der elektrischen Punktdetektion registrieren Punktsuchgeräte elektrische Hautwiderstandsänderungen im Punkt. Man geht davon aus, dass gestörte Punkte einen veränderten Hautwiderstand gegenüber der Umgebung haben. Dabei wird das Gerät am Patientenohr in einem benachbarten Areal ähnlicher Hautbeschaffenheit geeicht, in dem keine Störung vermutet wird. Danach wird das mutmaßlich gestörte Areal sorgfältig mit dem Detektor untersucht. Der Messstrom wird entweder über eine Handelektrode zum Patienten geleitet oder über die Metallhülle des Messgriffels als integrierte Elektrode und Patientenkontakt (Anfassen der Ohrmuschel) weitergeleitet. Mit dem Aufsetzen der Messspitze auf die Haut wird der Stromkreis geschlossen, so dass eine elektrische Widerstandsmessung erfolgen kann. Hautwiderstandsveränderungen werden durch akustische oder optische Signale angezeigt. Die Drucksensibilität kann als weiteres Kriterium hinzugezogen werden.

- **Vorteil:** objektivierbares Ergebnis, Unabhängigkeit von der Kooperation des Patienten, relativ einfach zu erlernen

- **Nachteil:** regional unterschiedliche Hautwiderstände möglich, die gelegentlich mehrmaliges Eichen erforderlich machen (bei Schwierigkeiten mit der elektrischen Lokalisation an Drucksensibilität orientieren!)

Réflexe auriculocardiaque (RAC)

Der RAC (auch „vaskuläres autonomes Signal"; VAS), basiert auf dem Postulat, dass bereits die Berührung bzw. das Nähern einer Akupunkturnadel oder eines Diagnostikhämmerchens (3-Volt-, Gold-Silber-, Schwarz-Weiß-Hämmerchen) an den reagiblen Punkt eine Eingabe in das informative Feld des Körpers bedeutet und dies anhand einer Änderung des Radialispulses nachvollzogen werden kann, der dann „verspringt" (der sich nach distal bzw. proximal verlagert oder die Amplitude erhöht). Diese Technik wird vor allem in der Auriculomedizin gelehrt.

- **Vorteil:** sehr genau, auch zur Störfeld- und Unverträglichkeitsdiagnostik nutzbar
- **Nachteil:** sehr subjektiv, schwer zu erlernen, erfordert ein hohes Maß an Sensibilität

> **In der Ohrakupunktur stellt die exakte Punktlokalisation den wesentlichen Anteil der Behandlung dar, auch wenn dies ein sehr zeitintensives Vorgehen beinhaltet. Selbst bei chronischen Schmerzen oder Bewegungseinschränkungen lassen sich meist Sekundeneffekte am Ohr erzielen, wenn der Punkt korrekt lokalisiert wurde; ggf. wird die liegende Akupunkturnadel mehrfach im Punkt korrigiert, bis der gewünschte Effekt eingetreten ist. Dieses Vorgehen ist nur im Fall einer aktuell bestehenden oder auslösbaren Symptomatik durchführbar.**

Liegt im betreffenden Areal keine Störung vor, verhalten sich die zugehörigen Punkte unauffällig und sind nicht sicher zu orten. Hier liegt eine mögliche Erklärung dafür, dass Ohrakupunktur in der Prophylaxe – anders als in der Therapie akuter oder aktueller Symptomatik, wo die indizierten Punkte anhand ihrer Druckdolenz, elektrischen Widerstandsänderung oder des Pulsreflexes sehr exakt verifizierbar sind – nur begrenzte Erfolge zeigt.

Da sich auch Störungen der Befindlichkeit oder funktionelle Störungen im Punkt auswirken können, kann im Umkehrfall nicht automatisch vom Vorhandensein eines reagiblen Punktes auf eine Erkrankung in der abhängigen Körperregion geschlossen werden.

Nadelmaterial und Techniken

Stahlnadeln

Am Ohr sollten kurze, leichte, sterile Stahlnadeln mit einem Durchmesser von 0,3 – 1,0 mm Durchmesser verwendet werden (z. B. Seirin, Hwato, Asia-med u. a.). Die Verwendung von Gold- und Silbernadeln wird von einigen Schulen propagiert, ist nach Ansicht der Autoren jedoch in diesem Kontext verzichtbar und wird daher hier nicht weiter behandelt.

Die Nadel wird nach gründlicher Desinfektion der Ohrmuschel streng subkutan bis an den Knorpel (und niemals in den Knorpel) vorgeschoben und verbleibt dort, evtl. nach mehrmaliger Lagekorrektur bis zu 30 min. Wenn die Akupunkturnadel lange genug gelegen hat, lässt die Spannung des Gewebes nach und die Nadel ist leicht zu entfernen, wenn sie früher herausfällt, wird sie nicht noch einmal gesetzt.

- **Vorteil:** einfache Handhabung, Korrektur der Nadelposition möglich, geringe Infektionsgefahr
- **Nachteil:** schmerzhaft; zeitaufwändig

Dauernadeln

Die Anwendung von Dauernadeln ist nicht ganz unproblematisch, da sie mit einer erhöhten Infektionsgefahr für den Ohrknorpel verbunden ist. Wenn Dauernadeln länger als 3 oder 4 Tage liegen, können – vor allem, wenn durch die Abdeckung mit einem Pflaster eine feuchte Kammer entstanden ist – lokale Infektionen bis hin zur Chondritis mit konsekutiver Verunstaltung der Ohrmuschel entstehen. Da der Retardeffekt der Dauernadel meist geringer ist als erhofft (der Körper adaptiert an permanente Reize und „schaltet ab"), ist ein restriktiver Umgang mit Dauernadeln anzuraten.

Folgende Typen sind im Handel:

Die **Pyonex-Dauernadel**, ein spiralförmiger Nadeldraht wird wie eine kleine Heftzwecke in den Punkt gesetzt und mit einem kleinen Pflaster fixiert. Sie ist mit 0,3 mm dünn und daher wenig schmerzhaft, aber nur mit großer Mühe exakt im Punkt zu platzieren.

Die **ASP-Dauernadel**, geformt wie eine kegelförmige Pfeilspitze, wird über ein Führungsröhrchen appliziert und kann im Bedarfsfall mit einem kleinen Magneten stimuliert werden. Die Nadel ist mit ca. 0,7 – 3 mm Durchmesser recht dick (und recht schmerzhaft), lässt sich aber besser platzieren.

- **Vorteil:** Langzeitwirkung im Prinzip möglich, psychologische Wirkung
- **Nachteil:** keine Lagekorrektur möglich, Entzündungsgefahr!

Metallkügelchen oder Samenkörner

Bei Kindern, sehr schmerzempfindlichen Patienten oder Nadelphobikern können Metallkügelchen oder kleine Samenkörner auf den Punkt geklebt werden und bis zu 1 Woche belassen werden. Die Kügelchen werden mehrmals pro Tag vom Patienten gedrückt, nicht jedoch massiert, da dies traumatisieren könnte.

- **Vorteil:** schmerzlos, trotzdem oft guter Effekt
- **Nachteil:** nicht ganz einfach zu platzieren, verrutschen häufig

Laser

Eine weitere schmerzlose Alternative zur Nadelung sind Ultraviolett- oder Rotlicht-Laser. Eine Leistungsstärke von 5 mW/s ist am Ohr durchaus ausreichend. Verabreicht werden Dosen von 100 – 150 mW/Punkt. In der Auriculomedizin werden auch gepulste Laser mit Flimmerfrequenzen zwischen 1 Hz und 20 000 Hz eingesetzt, wobei die unterschiedlichen Frequenzen gezielt eingesetzt werden. Eine nähere Abhandlung würde den Rahmen dieses Buches sprengen, der Interessierte sei daher auf die weiterführende Literatur verwiesen.

- **Vorteil:** einfach, schmerzlos
- **Nachteil:** keine Punktgenauigkeit (Laserstrahl wesentlich dicker als Nadelspitze), zusätzlich Streuung im Gewebe, daher nicht immer genauso wirksam wie die Nadel

Weitere Techniken

Die Injektionsakupunktur (Procain, Aqua dest., Homöopathika), von einigen Schulen auch für das Ohr propagiert, wird wegen der gegenüber der einfachen Nadelung erhöhten Infektionsgefahr von den Autoren nicht empfohlen. Nach unserem Ermessen überwiegt der Nutzen der Behandlung das erhöhte Infektionsrisiko nicht.

Die **Elektrostimulationsakupunktur** (ESA) am Ohr zumeist mit niederfrequentem, gepulstem Gleichstrom, ist für die Akupunkturanalgesie in Rahmen von Operationen (z. B. im zahnärztlichen Bereich) sinnvoll und gebräuchlich. Für sonstige Behandlungen ist die Methode aber zumeist entbehrlich.

Reiztechniken wie Tonisierung und Dispergierung (Sedierung) oder Mikroaderlass werden zwar von einigen Autoren auch auf die Ohrakupunktur übertragen, sind jedoch nach Erfahrung der Autoren bei den Mikrosystemakupunkturen generell von untergeordneter Bedeutung.

> **Am Ohr ist Moxibustion nicht üblich!**

Indikationen (s. Indikationsliste im Anhang)

- **Schmerzen:** z. B. Kopfschmerzen, HWS-Syndrom, Lumbalgien und Lumboischialgien, Arthralgien
- **allergische Erkrankungen:** z. B. allergische Rhinitis, allergische Conjunctivitis, Nahrungsmittelunverträglichkeiten
- **funktionelle Störungen:** z. B. Palpitationen, Kinetosen, Hyperemesis gravidarum, klimakterische Beschwerden, Enuresis, Reizblase
- **psychosomatische Erkrankungen:** z. B. Schlafstörungen, vegetative Herzbeschwerden, Essstörungen, Suchterkrankungen
- **adjuvant** auch bei verschiedenen organischen Erkrankungen, z. B. bei Asthma, Hypertonus, Gastritiden

Während die Ohrakupunktur besonders bei Schmerzen des Bewegungsapparates und bei Allergien hocheffektiv ist, ist sie in der Behandlung innerer Erkrankungen meist der Körperakupunktur unterlegen.

> **Ohrakupunktur kann hervorragend mit Körperakupunktur kombiniert werden. Prinzipiell ist es vorteilhaft, Akupunktur in ein multimodales Therapiekonzept einzubinden um verschiedene Verfahren sinnvoll zu ergänzen (Regulationsmedizin).**

Kontraindikationen

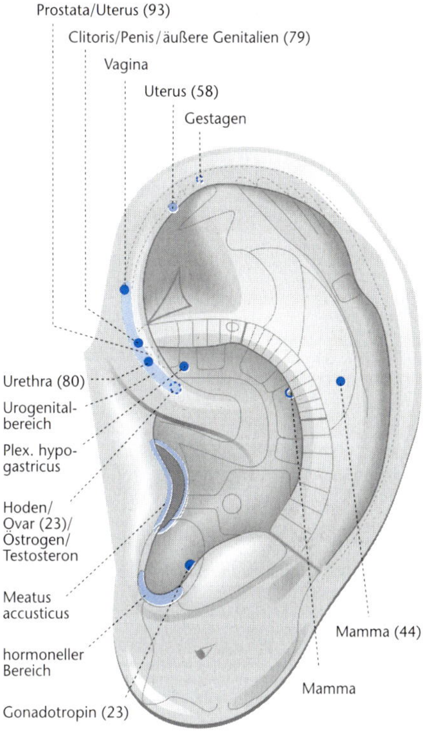

- Nadeln im Bereich des Meatus acusticus (absolute Kontraindikation!); in diesem Bereich ist der Vagusreiz zu stark und kann zum Herzstillstand führen
- lokale Entzündungen
- Immunschwäche oder Immunsuppression
- Herzklappenträger (relative Kontraindikation wegen Infektionsgefahr; niemals Dauernadeln verwenden!)
- Schwangerschaft: hier liegen widersprüchliche Angaben vor; im 1. Trimenon sollten generell starke vegetative Reize gemieden werden und nachfolgend aufgeführte Punkte – in erster Linie aus juristischen Gründen – nicht eingesetzt werden (Abb.):
  - Uterus (58)
  - Clitoris/Penis/äußeres Genitale (79)
  - Prostata/Uterus (93)
  - Hoden/Ovar (23)
  - Punkt Bosch
  - Plexus hypogastricus
  - Mamma
  - Mamma (44)
  - hormonelle Punkte (wie z.B. Gestagen, Östrogen/Testosteron, Gondaotorpin (23))
  - Punkte mit Wirkung auf den Urogenitaltrakt
- Blutgerinnungsstörungen oder Antikoagulation stellen eine relative Kontraindikation dar; allerdings treten bei der Ohrakupunktur wesentlich seltener Blutungskomplikationen auf als bei tiefer Nadelung am Körper, so dass es sich hier um eine Ermessenssache des Therapeuten in Absprache mit dem Patienten handelt.

Es versteht sich von selbst, dass Akupunktur bei lebensbedrohlichen Erkrankungen und bei absoluter Operationsindikation nicht an erster Stelle der Therapie stehen kann. Psychosen, schwerwiegende Immundefekte, multiple Sklerose oder Tumorerkrankungen stellen ebenfalls keine Indikation für die Ohrakupunktur dar.

Nebenwirkungen

- **Nadelkollaps:** Ohrakupunktur kann heftige vegetative Reaktionen auslösen, daher am liegenden (bestenfalls am seitlich auf der Liege sitzenden) Patienten

nadeln! Bei Nadelkollaps: Nadeln sofort entfernen, Beine hochlegen, Du 26 akupressieren (s. 4.3.14) ggf. kreislaufunterstützende Maßnahmen
- **unerträglicher Punktionsschmerz:** Nadel entfernen, auf anderes Verfahren ausweichen
- **Müdigkeit, Leistungsminderung, diffuses Unwohlsein nach der Behandlung:** selten; meist bei inadäquater Punktauswahl oder Überstimulation
- **temporäre Verschlechterung:** Schmerzen und Beschwerden können sich kurzzeitig verstärken (vgl. Erstverschlimmerung der Homöopathie)
- **lokale Entzündungen:** bei Verwendung von Einmalnadeln äußerst selten, Dauernadeln (s. 6.1.3, Dauernadeln)

Nonresponder

- Punktwahl und exakte Punktlokalisation überprüfen! Eine z. B. aus Zeitmangel nicht korrekt durchgeführte Akupunktur hat deutlich schlechtere Chancen auf eine Wirkung.
- Bei wiederholtem Versagen, gehäuften adversen Reaktionen und immer wieder auftretenden Symptomverschlimmerungen sollte an eine Regulationsstörung gedacht werden. Störfelder/Belastungen müssen gesucht und ggf. saniert werden (z. B. mit Auriculotherapie, Neuraltherapie, EAV, Regulationsthermographie, Elektroneuraltherapie nach Croon, Kinesiologie etc.).

Lateralität

Die Autoren gehen im Normalfall so vor, dass bei einseitigen Beschwerden zunächst das ipsilaterale Ohr genadelt wird und erst beim Ausbleiben des Sekundeneffekts nach Nadelkorrektur auch das andere Ohr einbezogen wird. Bei inneren oder psychosomatischen Erkrankungen werden beide Ohren behandelt.

Andere Schulen messen dem sog. Lateralitätsprinzip große Bedeutung in der Therapie zu. Ausgehend davon, dass die beiden Hirnhemisphären eine unterschiedliche Seitendominanz für Händigkeit, Sprachverständnis oder bestimmte Aspekte der Erinnerung haben können, wird auch am Ohr eine unterschiedlich ausgeprägte Reaktionsfähigkeit der Ohrreflexzonen vermutet. Beim Rechtshänder gilt auch das rechte Ohr als informativ dominant (und hat somit in der Therapie Vorrang), beim Linkshänder das linke. Gibt es Unsicherheiten oder Störungen in der Seitendominanz der Hirnhälften (z. B. umerzogene Linkshänder, psychische Traumata) sprechen wir von einer Lateralitätsstörung. Bei Verdacht auf eine Lateralitätsstörung wird mittels RAC-Testung die Seite identifiziert, auf der dann therapeutisch der sog. Lateralitätssteuerungs-Punkt genadelt wird.

Behandlung

- Auf bequeme und sichere Lagerung des Patienten achten.
- Ein Ohrakupunkteur braucht gute Sichtverhältnisse, daher für ausreichende Beleuchtung des Ohrs sorgen.

- Ohr gründlich inspizieren, auch kleine Gelosen, Rötungen oder Schuppungen geben Hinweise auf gestörte Areale.
- Die entsprechenden Areale sorgfältig absuchen, reagible Punkte ganz exakt lokalisieren.
- In Frage kommende Punkte zunächst durch leichten Druck markieren und vergleichen; die erste Nadel kommt in den empfindlichsten Punkt!
- Nach den Erfahrungen der Autoren kann durch die Korrektur der Nadel (zurückziehen und wieder vorschieben in eine andere Richtung) bei aktuellen Beschwerden einer akuten oder chronischen Erkrankung bzw. Schmerzen in den meisten Fällen ein Sekundeneffekt ausgelöst werden. Der Patient kann dann eine deutliche Besserung seiner Beschwerden angeben bzw. die schmerzhafte Bewegungseinschränkung ist dann wesentlich gebessert.
- Bei einer aktuellen Symptomatik Nadellage im Punkt mehrfach korrigieren, bis sich die Symptomatik deutlich bessert; erst wenn dieses Verfahren ausgeschöpft ist, werden die weiteren Nadeln gesetzt.
- Bei aktuellen Beschwerden mit sofortiger Besserung (Sekundeneffekt), evtl. nach Nadelkorrektur, ist einseitiges Nadeln ausreichend, ansonsten immer beide Ohren behandeln.
- Am Ohr ist weniger mehr; maximal werden 5 Nadeln pro Ohr verwendet!
- Nadeln 10 – 30 min (in der Regel 20 min) im Punkt belassen; der Patient sollte während dieser Zeit ruhen.
- In Kombination mit Körperakupunktur zuerst die Ohrakupunktur durchführen.
- Parallel zur Körperakupunktur mit Serien von 5 – 15 Behandlungen arbeiten; zunächst ein- bis zweimal wöchentlich, dann angepasst an das beschwerdefreie Intervall.
- Wichtig: Punkte, die nicht druckdolent und elektrosensibel sind, werden prinzipiell nicht genadelt, auch wenn sie theoretisch sinnvoll erscheinen!

Keine Überbehandlung, da Gefahr der Regression in das alte Beschwerdebild!

6.2 Anatomie der Ohrmuschel

Die Entwicklung der Ohrmuschel, die aus der ersten Kiemenspalte entsteht, beginnt beim Embryo schon sehr früh (6. Woche). Ihre individuelle Form bleibt im Lauf des Lebens nahezu unverändert. Angesichts der großen Varianz der Ohrmuschel nicht nur in der Größe, sondern auch in der Gestalt und Form ist die Orientierung an leicht zu identifizierenden topographischen Strukturen für die Ohrakupunktur unerlässlich (Abb.).

Der Gehörgang wird verdeckt vom **Tragus**. Dorsal und cranial des Meatus acusticus externus befindet sich das **Cavum conchae**, meist vereinfachend **Concha** genannt. Aus dem Cavum conchae heraus entspringt nach frontal die **Helix**, die Ohrkrempe, deren Anfangsbereich, die **Helixwurzel,** das Cavum conchae in 2 Ab-

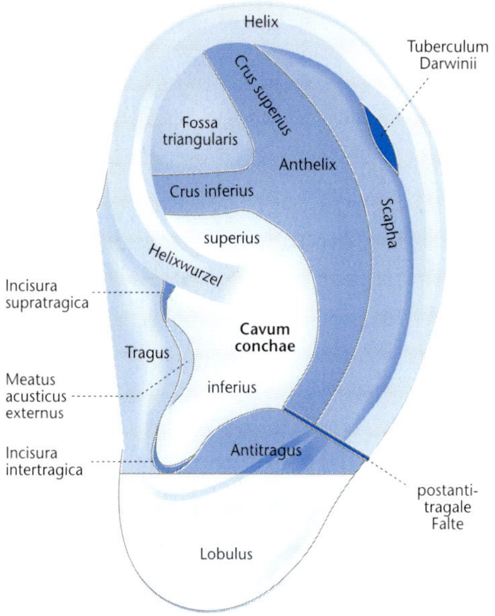

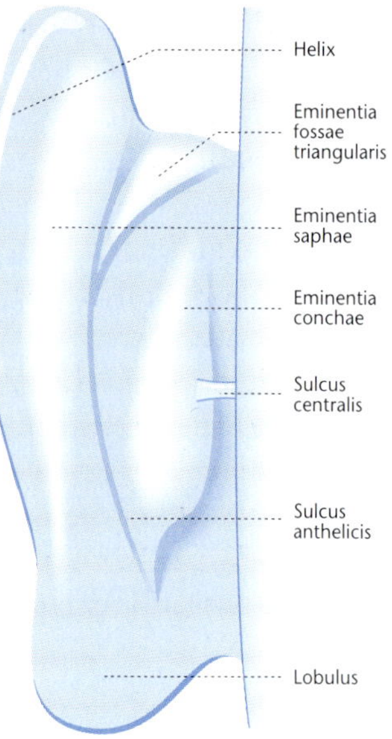

schnitte, das **Cavum conchae superius** und das **Cavum conchae inferius** teilt. Der caudale Teil der Ohrmuschel, das Ohrläppchen, wird **Lobulus** genannt. Dorsocaudal liegt dem Tragus der **Antitragus** gegenüber.

Dorsal und cranial wird die Concha von der **Anthelix** umrundet, die sich nach cranial in ein **Crus inferius anthelicis** und **Crus superius anthelicis** gabelt. Zwischen diesen beiden Schenkeln liegt die **Fossa triangularis**. Dorsal zwischen Anthelix und Helixkrempe erstreckt sich die **Fossa scaphoidea**, kurz **Scapha** genannt.

Das **Tuberculum Darwinii** ist an den meisten Ohren problemlos zu lokalisieren. Es liegt etwa auf Höhe der Spitze der Fossa triangularis auf der Helixkrempe. Die **Incisura supratragica** trennt den cranialen Pol des Tragus von der aufsteigenden Helix. Nach caudal zwischen Tragus und Antitragus liegt die **Incisura intertragica**.

Eine Fossa auf der Ohrvorderseite bildet hinter dem Ohr eine **Eminentia**, die Helixwurzel entspricht hinter dem Ohr den **Sulcus centralis**, die Vorwölbung der Anthelix erstreckt sich hinter dem Ohr als **Sulcus anthelicis** etc.

6.2.1 Orientierungspunkte am Ohr

Helixwurzel: ca. in Höhe des Punktes **Zwerchfell (82)** auf einer gedachten Verbindungslinie zum Helixrand (halbiert das Ohr gewissermaßen)
Nullpunkt: liegt in einer gut tastbaren Kerbe auf der Helixwurzel
Postantitragale Falte: verläuft zwischen Antitragus und Beginn der Anthelix schräg nach caudal und trennt den Lobulus (Projektion des Kopfes) von der Anthelix (Projektion der HWS). Bei den meisten Menschen ist die postantitragale Falte mit bloßem Auge wahrzunehmen, ansonsten kann sie durch Stauchung des Ohres provoziert werden

Sensorielle Linie: verläuft parallel zur Antitraguskante; stellt die Grenze des knorpeligen Antitragus zum Lobulus hin dar

Mitte des Lobulus: wird gebildet vom Punkt Auge (8)

Tragusgipfel: liegt in der Mitte des Tragus; beim zweigipfligen Tragus wählt man die geometrische Mitte

Tuberculum Darwinii: liegt etwa auf Höhe der Spitze der Fossa triangularis auf der Helixkrempe

Knie-Punkt (49 a): liegt im geometrischen Mittelpunkt der Fossa triangularis

Kerbe: Übergang von der Projektion der BWS zur LWS.

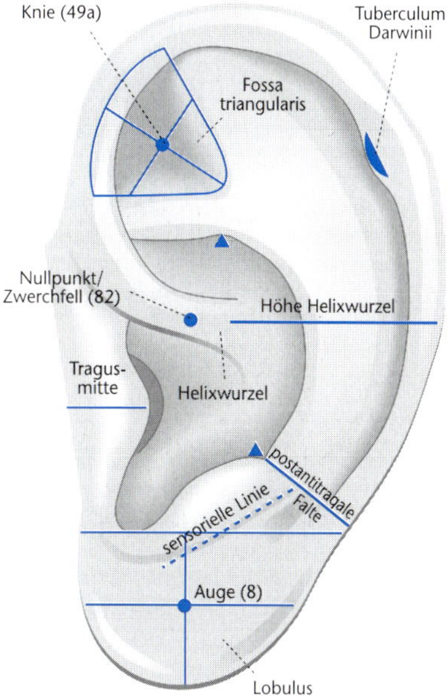

6.2.2 Innervation der Ohrmuschel

Die Angaben zur Innervation der Ohrmuschel variieren in der Literatur, zumal die Innervationsbereiche nur schwer voneinander abgegrenzt werden können und einige der Nerven, die in die Ohrmuschel eindringen, bereits gemischte Nerven sind.

Nach *Durinjan* sind folgende Nerven beteiligt:

- Äste von C2 und C3 aus dem Plexus cervicalis
- N. trigeminus (V)
- N. intermedius (facialis) (VII)
- N. glossopharyngeus (IX)
- N. vagus (X)

Ihre Innervationsgebiete überlappen sich in weiten Bereichen, nur der Bereich der Helix vom Lobulus bis zum Tuberculum Darwinii wird ausschließlich aus dem Plexus cervicalis innerviert.

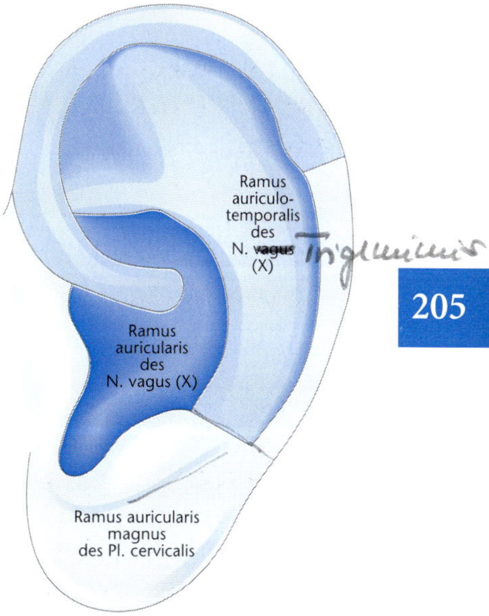

Eine grobe Einteilung der Ohrmuschel in 3 Bereiche führt zu einer etwas vereinfachenden, aber übersichtlicheren Darstellung:

- Gehörgang und Concha werden überwiegend vom **Ramus auricularis des N. vagus (X)** versorgt. Dies erklärt, dass die Concha v. a. das Projektionsgebiet der inneren Organe darstellt

- Tragus, Antitragus, Lobulus und Helix bis etwa zur Höhe des Tuberculum Darwinii werden weitgehend aus dem **Ramus auricularis des Plexus cervicalis superficialis** innerviert. Hier befindet sich das Projektionsareal des Kopfes und des Zentralnervensystems. Der übrige Anteil der Helix, die Anthelix, die Fossa triangularis und die Scapha, also der Projektionsbereich des Bewegungsapparates und des Urogenitaltraktes, werden vom **Ramus auriculotemporalis des N. mandibularis** (3. Ast des N. trigeminus [V]) versorgt
- Die posteriore Ohrmuschel wird überwiegend von motorischen Fasern des **Ramus auricularis magnus** aus dem **Plexus cervicalis superficialis** versorgt.

6.2.3 Gefäßversorgung der Ohrmuschel

Die Gefäßversorgung der Ohrmuschel aus den Ästen der A. carotis externa mit ihren periarteriellen Nervengeflechten und Gefäß-Nerven-Bündeln ist ebenfalls erwähnenswert. Vegetative und systemisch wirksame Akupunkturpunkte wie Allergie/Histamin (78), Sonne (35) etc. finden sich nämlich vor allem dort, wo ein größeres Gefäß-Nerven-Bündel in die Subcutis der Ohrmuschel eindringt. Die A. temporalis superficialis versorgt die frontalen Anteile der Ohrmuschel, die A. auricularis posterior den dorsalen Teil sowie Lobulus, Mittel- und Innenohr und die A. maxillaris den äußeren Gehörgang und zum Teil das Mittelohr.

6.2.4 Akupunkturpunkte

Nach Heine finden sich als anatomisches Substrat der Akupunkturpunkte im Ohr zwischen Corium und Subcutis **Kollagenkörperchen** mit einem Durchmesser von maximal 0,1 mm, die von **terminalen somatosensiblen, sympathischen und parasympathischen Axonen** innerviert werden.

6.3 Projektion, Lokalisation und Indikation der Punkte

Die Ziffern in Klammer beziehen sich auf die Nummerierung nach König/Wancura, die die Punkte auf den chinesischen Ohrtafeln mit Ziffern versehen haben; die französischen Ohrpunkte tragen keine Ziffern.

6.3.1 Bewegungsapparat einschließlich Rumpf und Kopf

Wirbelsäule

HWS (37)

Lage: vom Übergang Antitragus-Anthelix (postantitragale Furche) entlang der Anthelix bis etwa zur Höhe der Helixwurzel (gelegentlich findet sich hier auch eine kleine Kerbe)
Indikation: funktionelle Beschwerden und Schmerzen im Bereich der Wirbelsäule

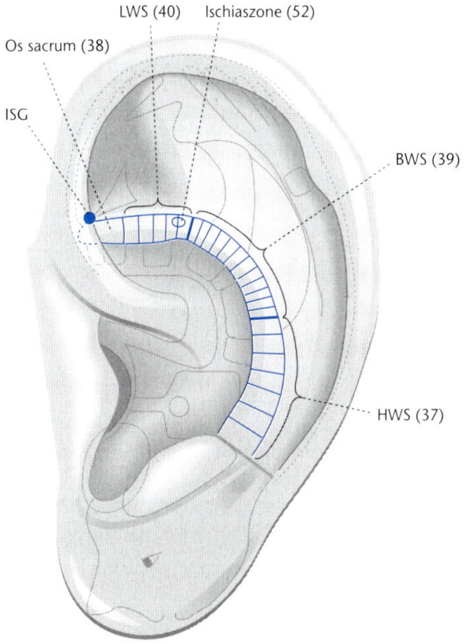

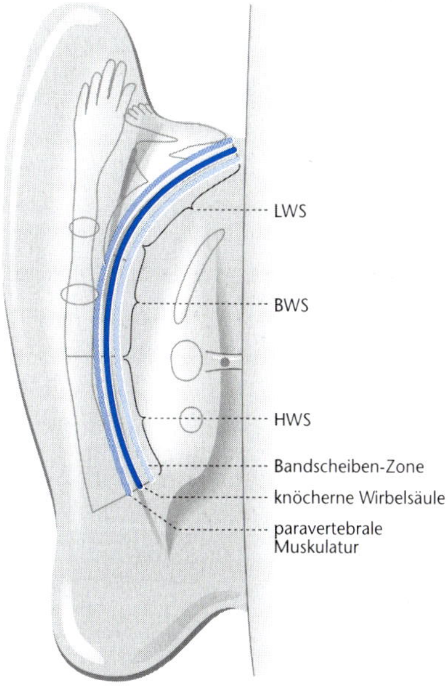

BWS (39)

Lage: schließt sich nach cranial bis etwa zur Aufgabelung der Anthelix an; dort ist meist eine deutliche Einkerbung zu sehen und zu tasten
Indikation: funktionelle Beschwerden und Schmerzen im Bereich der Wirbelsäule

LWS (40)

Lage: erstreckt sich weiter auf dem Crus inferius anthelicis
Indikation: funktionelle Beschwerden und Schmerzen im Bereich der Wirbelsäule

Ischias-Zone (52)

Lage: ca. in Höhe von L2/L3
Indikation: Ischialgie, radikuläre und pseudoradikuläre Schmerzen

Iliosacralgelenk (ISG)

Lage: am Schnittpunkt der Helixkrempe mit dem Oberrand des Crus inferius anthelicis (Angaben variieren; Lokalisation evtl. auch 1 – 2 mm weiter dorsal)
Indikation: ISG-Blockierung, Schmerzen im Bereich des ISG

Os sacrum und Os coccygis (38)

Lage: ebenfalls auf dem Crus inferius, aber bis unter die Helixkrempe reichend
Indikation: Schmerzen im Bereich des Os sacrum, Coccygodynie

HWS (Rückseite)

Lage: im Sulcus anthelicis der postantitragalen Falte bis auf Höhe des Sulcus centralis
Indikationen: funktionelle Beschwerden und Schmerzen im Bereich der Wirbelsäule

BWS (Rückseite)

Lage: weiter cranialwärts bis zur Höhe der caudalen Spitze der Eminentia fossae triangularis

Indikationen: funktionelle Beschwerden und Schmerzen im Bereich der Wirbelsäule

LWS/Os sacrum (Rückseite)

Lage: weiter nach cranial entlang des Sulcus anthelicis inferior bis zum Ansatz der Ohrmuschel am Schädel

Indikationen: funktionelle Beschwerden und Schmerzen im Bereich der Wirbelsäule

Paravertebrale Muskulatur (Rückseite)

Lage: lateraler Bereich der Eminentia scaphae (Richtung Eminentia scaphae)

Indikationen: funktionelle Beschwerden und Schmerzen im Bereich der Wirbelsäule

Knöcherne Wirbelsäule (Rückseite)

Lage: auf dem Boden des Sulcus anthelicis

Indikationen: funktionelle Beschwerden und Schmerzen im Bereich der Wirbelsäule, posttraumatischer Wirbelsäulenschmerz

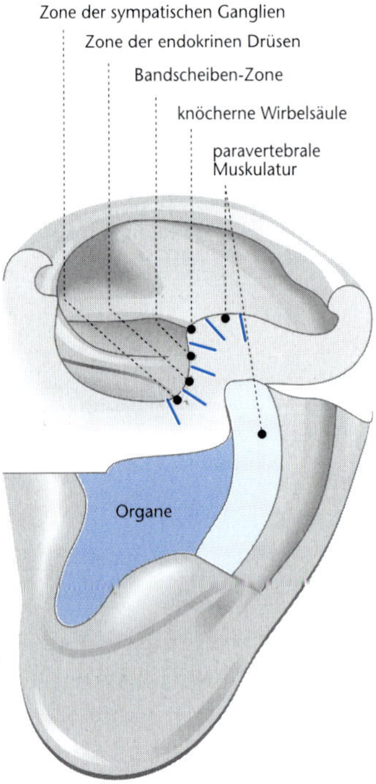

Bandscheiben-Zone (Rückseite)

Lage: medialer Bereich des Sulcus anthelicis (Richtung Eminentia conchae)

Indikationen: funktionelle Beschwerden und Schmerzen im Bereich der Wirbelsäule (immer mit berücksichtigen!)

Paravertebrale Muskulatur

Lage: auf der Außenseite der Anthelix

Indikation: funktionelle Beschwerden und Schmerzen im Bereich der Wirbelsäule

Knöcherne Wirbelsäule

Lage: direkt auf dem Grat der Anthelix am Knick zum Cavum conchae

Indikationen: funktionelle Beschwerden und Schmerzen im Bereich der Wirbelsäule, posttraumatischer Wirbelsäulenschmerz

Bandscheiben-Zone

Lage: schon auf der Seitenwand des Cavum conchae; ca. 1 mm unter dem Grat der Anthelix

Indikationen: funktionelle Beschwerden und Schmerzen im Bereich der Wirbelsäule, Irritation der Bandscheibe, posttraumatischer Wirbelsäulenschmerz

Zone der endokrinen Drüsen

Lage: unmittelbar unterhalb der Bandscheiben-Zone
Indikationen: funktionelle Beschwerden der Drüsen

Zone der sympathischen Ganglien

Lage: als unterste der 3 Zonen auf der Seitenwand des Cavum conchae am Knick zum Boden des Cavum conchae
Indikationen: funktionelle Beschwerden und Schmerzen im Bereich der Wirbelsäule (Segment) und im Versorgungsbereich des Ganglions

Vorgehen
- betroffenes Segment identifizieren
- alle Strukturen im betroffenen Wirbelsäulenabschnitt untersuchen (Muskulatur, knöcherne Wirbelsäule, Bandscheiben und v. a. bei chronischen Schmerzen auch an die paravertebralen Ganglien denken!)
- mit dem sensibelsten Punkt beginnen
- zusätzliche Nadeln erst nach wiederholter Lagekorrektur
- Ohrgeometrie einbeziehen (Behandlungsstrahl s. Abb. S. 240, 30°-Winkel)
- erst zum Schluss zusätzlich vegetative und psychotrope Punkte (nur reagible Punkte!) einsetzen

Praxistipp: Der lumbale Bandscheibenbereich ist auf der Ohrrückseite besser zugänglich und zu behandeln (schont den Rücken des Behandlers). Der „Zangengriff" erleichtert die Orientierung und das Auffinden der Retro-Punkte.

Obere Extremität

Schulter-Areal (63, 64, 65, ohne Nr.)

Lage: parallel zur HWS-Projektion auf dem Boden der Scapha vom Beginn der postantitragalen Falte bis etwa auf Höhe der Helixwurzel (vgl. Ausdehnung des M. trapezius)
Indikation: Schulter-Arm-Syndrom, Periarthritis humeroscapularis, Frozen shoulder, Omarthrose

Arm (ohne Nr.)

Lage: schließt sich unmittelbar der Schulterprojektion an; sein Projektionsareal reicht bis zur Höhe des Tuberculum Darwinii
Indikationen: Schmerzen und schmerzhafte Bewegungsstörungen des Armes

Ellbogen (66)

Lage: im geometrischen Mittelpunkt des Armareals
Indikationen: Epicondylitis, Supinatorlogensyndrom

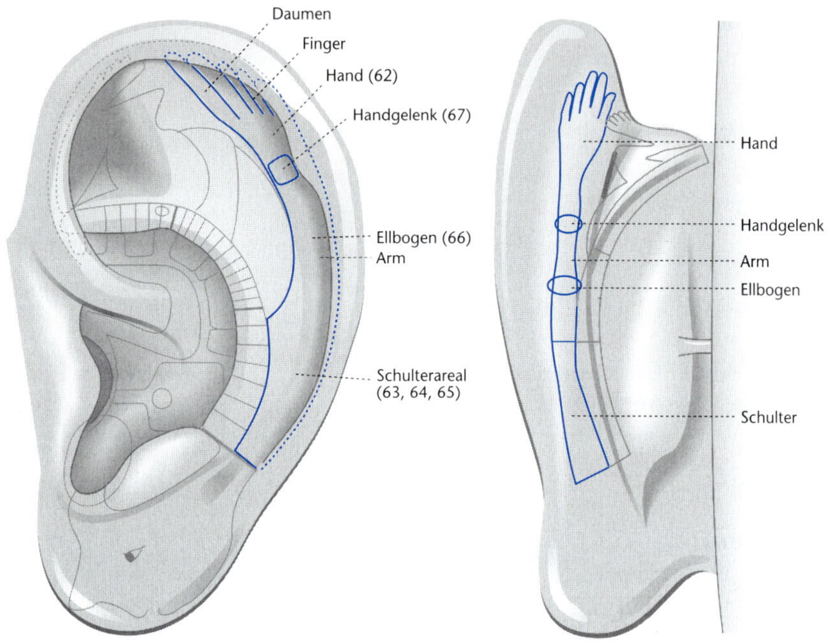

Handgelenk (67)

Lage: vor dem Tuberculum Darwinii
Indikationen: Carpaltunnelsyndrom im Frühstadium (oder in der Schwangerschaft), posttraumatischer Schmerz

Hand (62)

Lage: schließt sich nach cranial an das Handgelenk an und nimmt mit den einzelnen Fingern ein verhältnismäßig großes Areal ein. Der Daumen zeigt nasalwärts und liegt schon am Rand des Crus superius anthelicis
Indikationen: Rhizarthrose, schnellender Finge, Heberden-Arthrose

Daumen

Lage: im Projektionsbereich der Hand nahe des Crus superius anthelicis
Indikation: Schmerz und Funktionsstörungen des Daumens, Rhizarthrose

Finger

Lage: im Projektionsbereich der Hand zwischen Crus superius anthelicis und Helixkrempe
Indikation: Schmerz und Funktionsstörungen der Finger, schnellender Finger

Schulter (Rückseite)

Lage: auf der Eminentia scaphae zwischen Höhe der postantitragalen Furche und des Sulcus centralis
Indikationen: Schulter-Arm-Syndrom, Periarthritis humeroscapularis, Frozen shoulder, Omarthrose etc.

Arm (Rückseite)
Lage: schließt sich auf der Eminentia scaphae nach cranial an bis zur Höhe des Tuberculum Darwinii
Indikationen: Schmerzen und schmerzhafte Bewegungsstörungen des Armes

Ellbogen (Rückseite)
Lage: geometrisches Mittel der Strecke Schulter/Handgelenk (gegenüber von Punkt 66)
Indikationen: Epicondylitis

Handgelenk (Rückseite)
Lage: auf Höhe des Tuberculum Darwinii bzw. Spitze der Eminentia fossae triangularis
Indikationen: Carpaltunnelsyndrom im Frühstadium (oder in der Schwangerschaft)

Hand (Rückseite)
Lage: schließt sich nach cranial an, der Daumen zeigt nach medial
Indikationen: Rhizarthrose, Heberden-Arthrose, schnellender Finger

Vorgehen
- mit dem reagibelsten Punkt im betroffenen Areal beginnen, Lagekorrektur der Nadel
- Ohrgeometrie einbeziehen, vegetative Rinne!
- erst zum Schluss funktionelle Punkte (z. B. Punkt Jérome (29b), *shen men (55)*, ACTH (13), Interferon – wenn sensibel und indiziert)
- v. a. bei Bewegungseinschränkungen auch an die Ohrrückseite denken

Untere Extremität

Hüfte, Becken, Gesäß (56, 57, 53)
Lage: füllt breitflächig die Spitze der Fossa triangularis aus und reicht bis an die LWS-/Sacrum-Projektion heran
Indikationen: Coxalgie, Coxarthrose (symptomatisch)

Knie (49 a, 49 b)
Lage: in der Mitte der Fossa triangularis liegt der französische Knie-Punkt (49a); der chinesische Knie-Punkt (49b) liegt craniodorsal davon auf dem Crus superius anthelicis (im cranialen Drittel des Crus superius)
Indikationen: Gonalgie, Meniscopathie, Patellarsehnensyndrom, Gonarthrose

Fuß (46, 47, 48, ohne Nr.)
Lage: im cranialen Schenkel der Fossa triangularis; die **Zehen (46)** weisen cranial und weisen nach dorsal
Indikationen: Achillodynie, Fersensporn, Beschwerden im Bereich des oberen Sprunggelenks, Podagra etc.

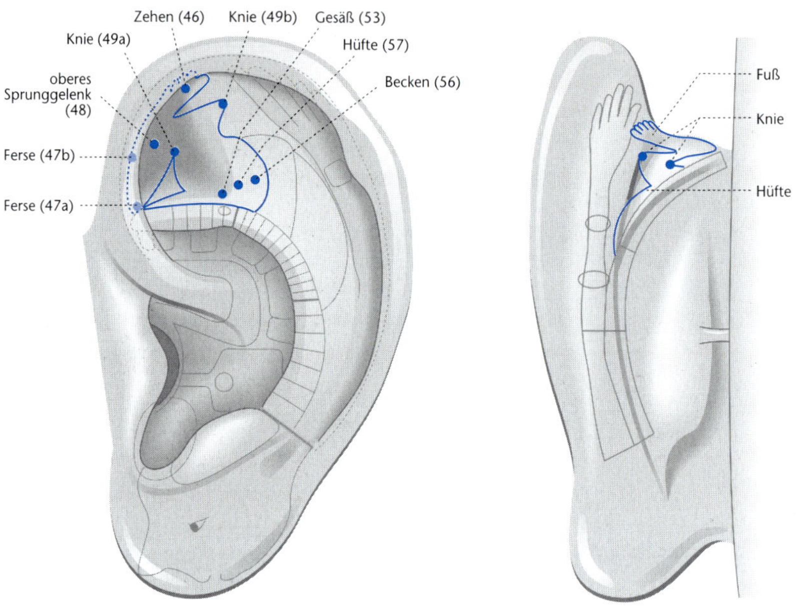

Ferse (47 a, 47 b)

Lage: am Übergang zum Crus inferius anthelicis und als zweite Projektion cranial ein Drittel der Strecke des Fußes
Indikationen: Fersensporn

Oberes Sprunggelenk (48)

Lage: im Projektionsbereich des Fußes
Indikationen: Beschwerden im Bereich des Fußgelenks

Hüfte (Rückseite)

Lage: reicht als großflächige Projektion vom caudalen Winkel der Eminentia fossae triangularis bis auf die Helixschenkel
Indikationen: Coxalgie, Coxarthrose (symptomatisch)

Knie (Rückseite)

Lage: im Zentrum der Eminentia fossae triangularis (frz.) und als zweite Projektion im Sulcus anthelicis superior (chin.)
Indikationen: Gonalgie, Meniscopathie, Patellarsehnensyndrom, Gonarthrose

Fuß (Rückseite)

Lage: am cranialen Rand der Eminentia fossa triangularis
Indikationen: Achillodynie, Fersensporn, Beschwerden im Bereich des oberen Sprunggelenks, Podagra etc.

Vorgehen
wie bei der oberen Extremität beschrieben

Knöcherner Schädel und Kiefergelenk

Schädel

Lage: Projektion auf dem Antitragus cranial der sensoriellen Linie

Indikationen: Kopfschmerzen, vor allem posttraumatischer Kopfschmerz

Kiefergelenk

Lage: in der Spitze eines gleichschenkligen Dreiecks gebildet aus den Punkten Polster (29) und Punkt Jérome (29b), frontal zur postantitragalen Furche

Indikationen: Myoarthropathie, Kiefergelenksknacken, atypischer Gesichtsschmerz

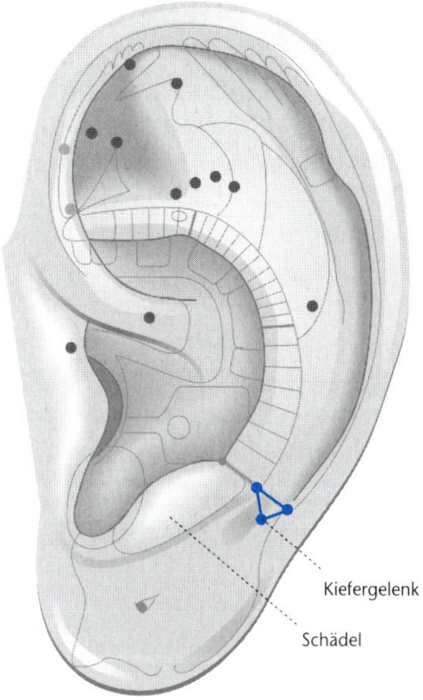

> **Vorgehen**
> mit organotropen Punkten beginnen

Thorax und Abdomen

Thorax (42)

Lage: zwischen den Projektionen der BWS und der des Arms im dorsalen Bereich der Anthelix

Indikationen: BWS-Dorsalgie, Intercostalneuralgie, Postzosterneuralgie am Stamm (v. a. bei dieser sollten Punkte auf der Thoraxprojektion mit Punkten aus dem Bereich der Paravertebralganglien kombiniert werden)

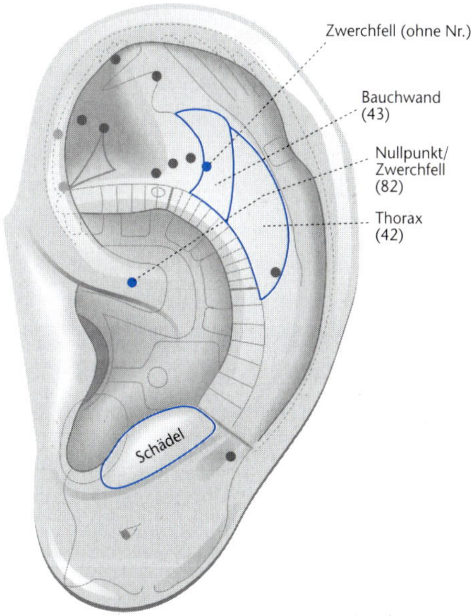

Bauchwand (43)

Lage: projiziert sich cranial davon bis zur Spitze der Fossa triangularis

Indikationen: BWS-Dorsalgie, Intercostalneuralgie, Postzosterneuralgie am Stamm (v. a. bei dieser sollten Punkte auf der Thoraxprojektion mit Punkten aus dem Bereich der Paravertebralganglien kombiniert werden)

> **Vorgehen**
> wie bei der oberen Extremität beschrieben

6.3.2 Innere Organe, autonomes Nervensystem und Endokrinum

Die Concha, die in einer breiten Kurve die Helixwurzel umzieht, sollte man sich zur besseren Orientierung in eine Innen- und Außenkurve unterteilen:

- In der Innenkurve verläuft der Magen-Darm-Trakt; die übrigen Organe liegen in der Außenkurve.
- Im Cavum conchae inferius projizieren sich die Thoraxorgane, im Cavum conchae superius die Organe von Abdomen und Becken.

Thoraxorgane

Nullpunkt/Zwerchfell (82)

Lage: auf der aufsteigenden Helixwurzel in einer Kerbe; Orientierungspunkt für die Ohrgeometrie
Indikationen: Singultus, Lateralitätsstörungen

Zwerchfell (ohne Nr.)

Lage: nach Nogier in der Spitze der Fossa triangularis, innerhalb des Projektionsbereichs der Hüfte
Indikationen: Singultus

Herz (100)

Lage: in der Mitte des Cavum conchae inferius
Indikationen: funktionelle Störungen des Herzens, pectanginöse Beschwerden, Tachykardie

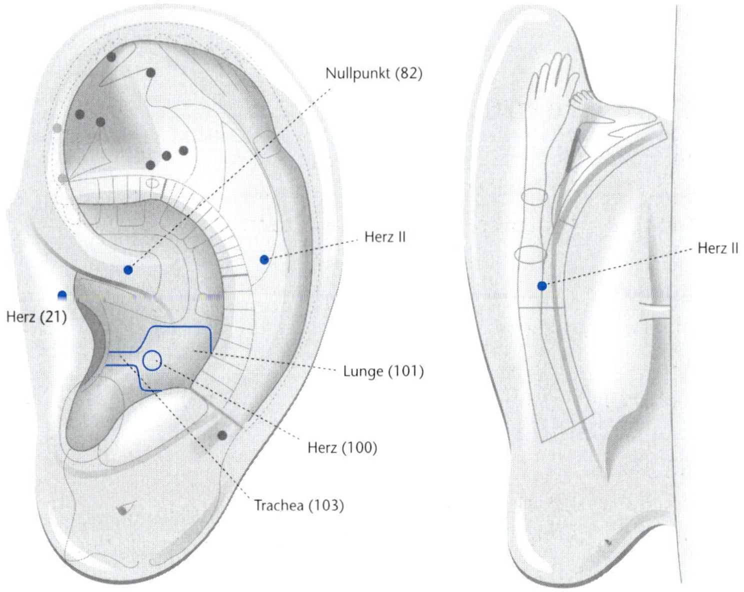

Herz
Lage: auf der Anthelix in der Projektion der Paravertebralmuskulatur (BWK 2–BWK 5)
Indikationen: funktionelle Störungen des Herzens, pectanginöse Beschwerden, Tachykardie

Herz (21)
Lage: vor der Incisura supratragica (zwischen Interferon-Punkt und Frustrations-Punkt)
Indikationen: funktionelle Störungen des Herzens, pectanginöse Beschwerden, Tachykardie

Herz II nach Nogier
Lage: auf der Ohrmuschelrückseite im Projektionsbereich der Paravertrebralmuskulatur im Sulcus anthelicis
Indikationen: funktionelle Störungen des Herzens, pectanginöse Beschwerden, Tachykardie

Lunge (101)
Lage: umgibt breitflächig das Herzareal und reicht relativ weit nach dorsal
Indikationen: Störungen und Erkrankungen der Lunge, Reizhusten

Trachea (103)
Lage: unmittelbar nasal vom Herzareal Richtung Gehörgang gelegen
Indikationen: Reizhusten, Heiserkeit

Vorgehen
- reagiblen organotropen Punkt stechen
- Korrektur der Nadel!

Organe des Verdauungstrakts

Mund/Schlund (84)
Lage: langgestrecktes Areal vor dem Gehörgang
Indikationen: funktionelle Störungen und Schmerzen im Mundbereich, Würgereiz

Ösophagus (85)
Lage: caudal der Helixwurzel in der Innenkurve des Cavum conchae, schließt sich unmittelbar an das Mundareal an
Indikationen: funktionelle Störungen und Schmerzen des Ösophagus

Magen (86, 87)
Lage: liegt sehr großflächig vor der Helixwurzel
Indikationen: funktionelle Störungen und Schmerzen des Magen-Darm-Traktes, Reizmagen, Gastritis, Ulcuskrankheit

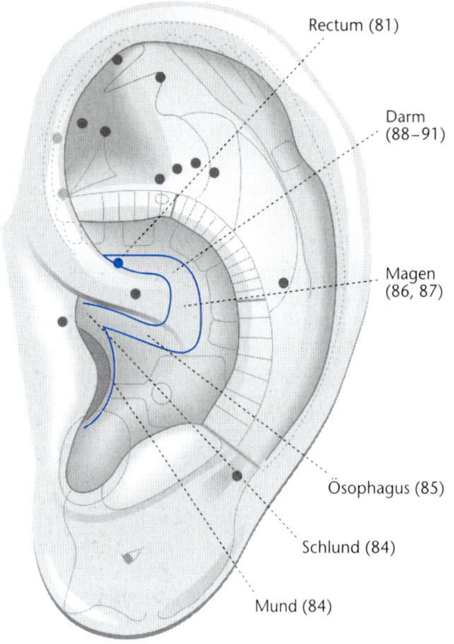

Duodenum, Dünn- und Dickdarm (88–91)

Lage: cranial der Helixwurzel in der Innenkurve

Indikationen: funktionelle Störungen und Schmerzen des Magen-Darm-Traktes

Rectum (81)/Hämorrhoiden

Lage: liegen bereits im „Schatten" der Helixkrempe, aber noch auf dem Boden der Concha

Indikationen: Hämorrhoidalschmerz

Vorgehen
- reagible organotrope Punkte stechen
- bei aktuellen Schmerzen Nadelkorrektur bis zum Sekundeneffekt.

Oberbauchorgane

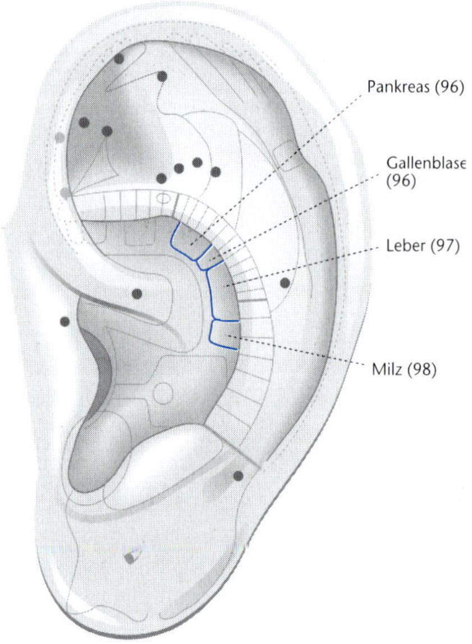

Vorgehen
reagiblen Punkt stechen

Milz (98)

Lage: caudal der Helixwurzel in der Außenkurve des im Cavum conchae inferius (gleichsam in den Thorax verlegt)

Indikationen: funktionelle Störungen

Leber (97)

Lage: auf Höhe der Helixwurzel in der Außenkurve; dorsal des Magen-Areals

Indikationen: funktionelle Störungen, Leber entsprechend Störungen des Funktionskreises (z. B. emotionale Störung)

Gallenblase (96)

Lage: cranial der Leber-Projektion streng in der Außenkurve

Indikationen: funktionelle Störungen, Gallenkolik

Pankreas (96)

Lage: liegt zwischen Niere und Galle

Indikationen: funktionelle Störungen

Urogenitalorgane

Cavum conchae superior

Niere (95)

Lage: nasal des thorakolumbalen Übergangs (LWK 1–LWK 3) in der Außenkurve
Indikationen: Funktionsstörungen und Schmerzen im Bereich der Niere

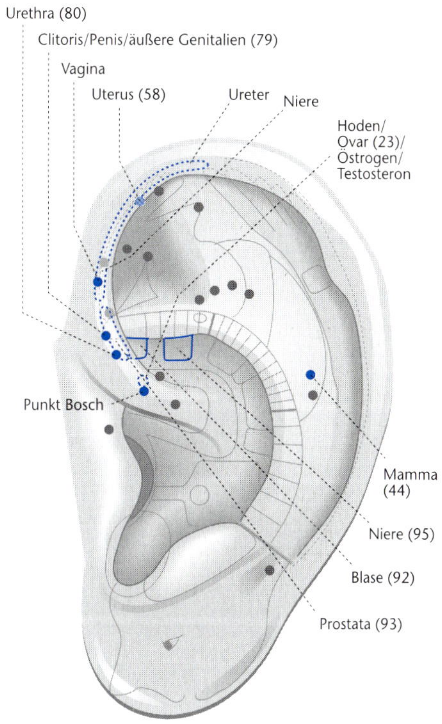

Blase (92)

Lage: in der Außenkurve nasal des Nierenareals
Indikationen: Funktionsstörungen und Schmerzen im Bereich der Blase, Cystitis, Reizblase

Prostata (93)

Lage: nasal des Blasenareals und cranial des Hämorrhoiden-Punktes, bereits unter der Helixkrempe
Indikationen: Schmerzen im Bereich der Prostata

Helixkrempe

Punkt Bosch (Genitalregion nach Nogier)

Lage: nasal des Nullpunktes auf der Helix senkrecht oberhalb des Tragus
Indikationen: libidosteigernder Punkt, bei Sexual- und Potenzstörungen

Clitoris/Penis/äußeres Genitale (79)

Lage: craniofrontal vom Punkt Bosch ca. in Höhe des Unterrandes des Crus inferius anthelicis
Indikationen: Urogenitalerkrankungen, Libidostörungen

Urethra (80)

Lage: etwas dorsal und caudal der Clitoris-/Penis-Zone, fast deckungsgleich mit dieser Zone
Indikationen: Enuresis nocturna, Harnverhalten, Urethritis (Schmerz)

Vagina

Lage: cranial des äußeren Genitale
Indikationen: Funktionsstörungen und Schmerzen im Bereich der Vagina

Unterseite der Helixkrempe

Hoden/Ovar (23)/Östrogen/Testosteron

Lage: etwa auf Höhe vom Punkt Bosch
Indikationen: Fertilitätsstörungen, Potenzstörung

Uterus/Prostata

Lage: in Höhe des Crus inferius anthelicis, auf Höhe des äußeren Genitale (79)
Indikationen: Dysmenorrhö, Fertilitätsstörungen; Schmerzen und Dysfunktionen von Prostata und Uterus

Niere

Lage: Projektion cranial des Schnittpunktes mit dem Crus superius anthelicis als langgestrecktes Areal
Indikationen: funktionelle Störungen der Niere

Ureter

Lage: ein Areal für den Ureter findet sich noch weiter cranial vom Nierenareal Richtung Ohrspitze
Indikationen: Nierenkolik

Fossa triangularis und Anthelix

Uterus (58)

Lage: craniod frontaler Rand der Fossa triangularis, bereits von der Helixkrempe verdeckt (Bereich des Vorfußes)
Indikationen: verkürzt die Austreibungsphase zusammen mit *shen men* (55), Dysmenorrhö, Metrorraghie, Fertilitätsstörungen; adjuvant bei Erkrankungen der ableitenden Harnwege

Mamma (44)

Lage: auf der Anthelix, kurz oberhalb der Höhe der Helixwurzel (LWK 4)
Indikationen: Schmerzen und Spannungsgefühl der Mamma, Laktationsstörung

> **Vorgehen**
> reagiblen Punkt stechen

Besonderheiten

Vorsicht in der Frühschwangerschaft! (s. Kontraindikationen Abb. s. S. 203)

Plexuspunkte und Paravertebralganglien (sympathischer Grenzstrang)

Plexuspunkte

Bei den Plexuspunkten handelt es sich um Punkte mit ausgeprägter Wirkung auf das Vegetativum, die überwiegend bei psychosomatischen und funktionellen Störungen und Schmerzen eingesetzt werden.

Plexus bronchopulmonalis

Lage: im Cavum conchae inferius zwischen Ösophagus und Trachea
Indikationen: Lungenerkrankungen, Raucherentwöhnung, Hustenreiz

Plexus cardiacus

Lage: dorsal vom Herzareal im Cavum conchae
Indikationen: funktionelle Herzbeschwerden, vegetative Dystonie, Tachykardie

Vagaler Herz-Punkt

Lage: am caudalen Rand des Gehörganges (**Cave:** RR-Abfall und Kollaps!)
Indikationen: funktionelle Herzbeschwerden, Nervosität, Unruhe

Plexus solaris (83)

Lage: auch „Punkt der Beklommenheit“, zwischen Magen und Nullpunkt auf der Helixwurzel
Indikationen: Reizmagen, Ulcuskrankheit; psychosomatische Störungen, die in den Oberbauch projiziert werden; leichtere Formen von Angststörungen (z. B. Prüfungsangst)

Plexus hypogastricus

Lage: nasales Cavum conchae superius, Mitte des Dreiecks aus Niere, Blase und Dickdarm
Indikationen: funktionelle Störungen und Schmerzen im Bereich des kleinen Beckens (Reizblase, Reizkolon, Dysmenorrhö)

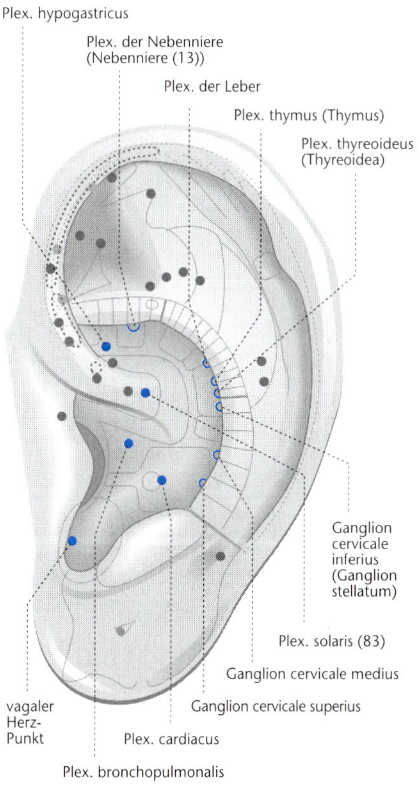

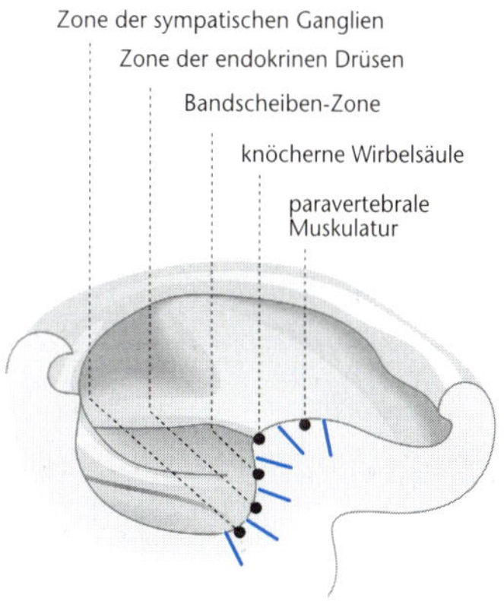

Vorgehen
- reagiblen Punkt stechen
- bei schmerzhaften Beschwerden Nadelkorrektur bis zum Sekundeneffekt

Paravertebralganglien (sympathischer Grenzstrang)

Punkte im Bereich der Paravertebralganglien werden sowohl bei Schmerzen und Funktionsstörungen im Versorgungsbereich als auch bei Schmerzen des Bewegungsapparates eingesetzt. Den sogenannten „nervalen Organpunkten" wird auch eine psychotrope Wirkung zugeschrieben.

Die Punkte liegen an der Seitenwand des Cavum conchae, unterhalb der endokrinen Zone. Die Orientierung erfolgt anhand der Wirbelsäulensegmente.

Ganglion cervicale superius

Lage: im Bereich der oberen HWS; ca. in Höhe von HWK 1 und HWK 2
Indikationen: Kopf- und Gesichtschmerzen, Augenerkrankungen

Ganglion cervicale medium

Lage: mittlere/untere HWS; ca. Höhe HWK 5
Indikationen: Kreislaufbeschwerden, Hypertonie, chronische HWS-Beschwerden, vertebragener Schwindel

Ganglion cervicale inferius (Ganglion stellatum)

Lage: etwa Höhe HWK 7/BWK 1
Indikationen: sehr wichtiger Punkt bei chronischen Schmerzen im oberen Quadranten: HWS-Syndrom, Kopf- und Gesichtsschmerz, Schulter-Arm-Syndrom, M. Raynaud, Schmerzen im Bereich der oberen BWS

Plexus thyreoideus („nervaler Schilddrüsen-Punkt")

Lage: im Bereich der oberen BWS (ca. BWK 2)
Indikationen: Raucherentwöhnung, Gewichtsabnahme, evtl. adjuvant bei Schilddrüsenerkrankungen, Symptomatik einer Hyperthyreose

Plexus thymus („nervaler Thymus-Punkt")

Lage: cranial des Plexus thyreoideus ca. in Höhe von BWK 3
Indikationen: allergische Erkrankungen, Immunmodulation

Plexus der Leber („nervaler Leber-Punkt")

Lage: etwa in Höhe von BWK 5/BWK 6, dorsal des Leberareals
Indikationen: psychotroper Punkt; Depression, reizbare Verstimmung

Plexus der Nebenniere („nervaler Nebennierenrinden-Punkt")

Lage: nasal des thorakolumbalen Übergangs ca. LWK 2
Indikationen: adjuvant bei chronischer Lumbalgie, Blutdruckdysregulation, Allergien, rheumatischer Formenkreis

Indikationen für alle Punkte
Bei Erkrankungen der zugehörigen Organe oder bei chronischen (vertebragenen) Schmerzen in der abhängigen Körperregion.

Vorgehen
reagiblen Punkt stechen

Endokrine Steuerungspunkte

Das Areal vor und in der Incisura intertragica gilt sowohl in der chinesischen als auch in der französischen Schule als endokrines Areal. Weitere endokrine Punkte befinden sich an der Seitenwand des Cavum conchae; zwischen der Bandscheiben-Zone und dem sympathischen Grenzstrang. Die Orientierung erfolgt anhand der Wirbelsäulensegmente. Weitere Punkte mit hormoneller Wirkung liegen vorwiegend auf der Helix oder an deren Unterseite.

Tragus/Antitragus

3-Erwärmer, Endokrinum (104, 22)

Lage: von der Incisura intertragica bis auf den Boden der Concha reichend
Indikationen: endokrin bedingte Störungen, den Funktionen einzelner Hormone entsprechend

TSH

Lage: auf der Kante ca. in Mitte der Incisura intertragica

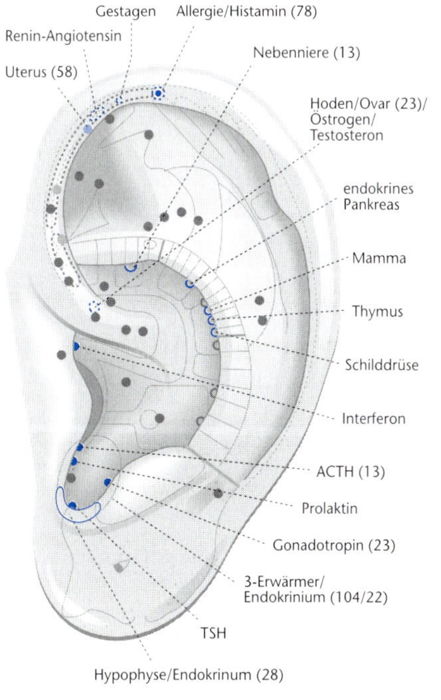

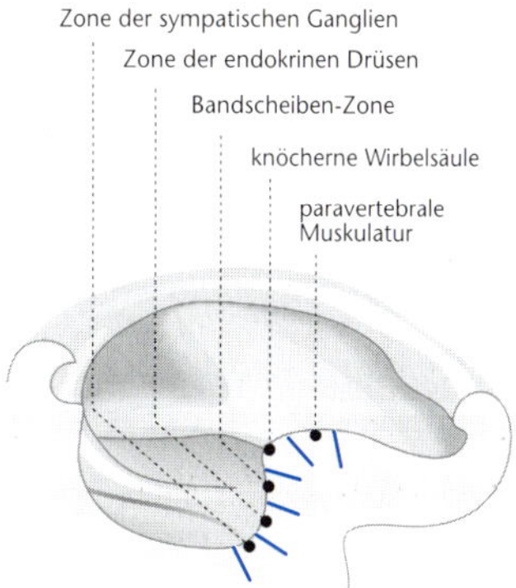

Indikationen: Raucherentwöhnung, Gewichtsabnahme, adjuvant bei Schilddrüsenerkrankungen, Symptomatik einer Hyperthyreose, Stress

ACTH (13)

Lage: auf der Kante gelegen im nasalen Abschnitt der Incisura intertragica
Indikationen: atopische Erkrankungen, Pollinosis, Asthma, Erkrankungen des rheumatischen Formenkreises

Prolaktin

Lage: etwas caudal des ACTH-Punktes im nasalen Abschnitt der Incisura intertragica
Indikationen: Lactationsstörungen, Mastopathie, Fertilitätsstörung

Gonadotropin (23), auch Ovar/Hoden

Lage: auf der Kante im dorsalen Abschnitt der Incisura intertragica
Indikationen: Dysmenorrhö, Fertilitätsstörungen, klimakterische Beschwerden

Hypophyse (28)

Lage: im caudalen Anteil der Antitraguskante
Indikationen: entsprechend der Funktion einzelner Hormone

Interferon

Lage: auf der Kante in der Incisura supratragica
Indikationen: Immunmodulation (z. B. beginnende Infekte), allergische Erkrankungen

Seitenwand des Cavum conchae (Vormauer der Anthelix)

Schilddrüse

Lage: etwa in Höhe von HWK 7
Indikationen: entsprechen den zugeordneten Plexuspunkten (Abb. S. 221)

Nebenschilddrüse

Lage: etwa in Höhe von HWK 6
Indikation: Störung des Kalziumstoffwechsels

Thymus

Lage: etwa in Höhe von BWK 2
Indikationen: entsprechen den zugeordneten Plexuspunkten (Abb. S. 221)

Mamma

Lage: (obwohl merokrine Drüse) in Höhe von BWK 4/BWK 5
Indikationen: Mastopathie, Laktationsstörung

Endokrines Pankreas

Lage: in Höhe von BWK 6
Indikationen: entsprechen den zugeordneten Plexuspunkten (Abb. S. 221)

Tonsillen

Lage: unmittelbar neben dem Parotis- und Kiefergelenks-Punkt
Indikationen: Schmerzen und funktionelle Störungen im Bereich der Tonsillen, adjuvant bei Tonsillitis

Tonsille (10)

Lage: senkrecht unter dem Augen-Punkt am unteren Rand des Lobulus. Außerdem gibt es nach chinesischen Angaben weitere Tonsillen-Punkte auf der Helixkremp
Indikationen: Schmerzen und funktionelle Störungen im Bereich der Tonsillen, adjuvant bei Tonsillitis

Vorgehen
- reagiblen Punkt stechen
- Korrektur der Nadel

Wichtig: finden sich bei anderen Schmerzerkrankungen sensible Punkte im Bereich Ober- und Unterkiefer oder Tonsille, kann dies evtl. auf ein Störfeldgeschehen hinweisen.

6.3.5 Übergeordnet wirksame Punkte

Schmerzpunkte

Auf der sensoriellen Linie (und in unmittelbarer Nachbarschaft) finden sich die wichtigsten Kopfschmerzpunkte. Man sollte nicht nur die klassischen Punkte, sondern stets den ganzen Bereich der sensoriellen Linie absuchen. Weitere funktionelle Punkte, denen eine analgetische oder analgesierende Wirkung zugesprochen wird, finden sich über das ganze Ohr verteilt. Sie sollten nur bei Reagibilität adjuvant eingesetzt werden.

Polster (29)

Lage: im Schnittpunkt der sensoriellen Linie mit der postantitragalen Falte
Indikationen: Kopfschmerz, vegetative Entspannung, schlafanstoßend

Sonne (35)

Lage: im Mittelpunkt der sensoriellen Linie
Indikationen: Kopfschmerz

Stirn (33)

Lage: am nasalen Ende der sensoriellen Linie
Indikationen: Kopfschmerz

Dach/Scheitel (36)

Lage: zwischen Polster (29) und Sonne (35)
Indikationen: Kopfschmerz

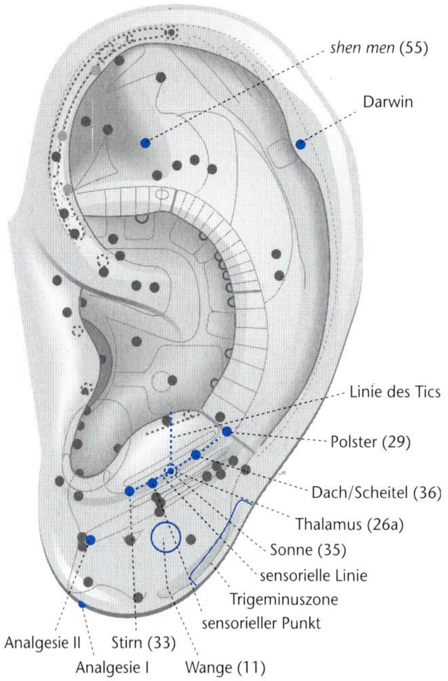

Sensorieller Punkt

Lage: zwischen Sonne (35) und Stirn (33)
Indikationen: Kopfschmerz

Thalamus (26a)

Lage: liegt genau gegenüber vom Punkt Sonne (35) auf der Innenseite des Antitragus
Indikationen: wichtiger Schmerzpunkt (nicht nur bei Kopfschmerzen)

Linie des Tics

Lage: vom Thalamus-Punkt nach cranial zieht sich bis zur Oberkante des Antitragus
Indikationen: hyperkinetische Störungen

Wange (11)

Lage: zwischen der Lobulusmitte (Augen (8)) und dem Punkt Innenohr
Indikationen: Schmerzen und funktionelle Störungen im Bereich der Wange

Trigeminus-Zone

Lage: liegt langstreckig an der dorsalen Kante des Lobulus (sie wird häufig mit der Siebtechnik behandelt)
Indikationen: Trigeminusneuralgie

Analgesie I

Lage: unterhalb des Nasen-Punktes an der Kante des Lobulus
Indikationen: Schmerzreduktion (symptomatisch)

Analgesie II

Lage: senkrecht darüber auf Höhe der Lobulusmitte
Indikationen: Schmerzreduktion (symptomatisch)

shen men (55) („Tor des Geistes", „Tor der Götter")

Lage: mitten im dorsalen Quadranten der Fossa triangularis
Indikationen: analgetische, antiphlogistische, vegetativ entkoppelnde und sedierende Wirkung (nach chinesischen Angaben verstärkt er die Wirkung der übrigen Akupunkturnadeln)

Darwin

Lage: auf dem Tuberculum Darwinii

Indikationen: arthrotische Beschwerden, insbesondere bei Erkrankungen der unteren Extremität

Vorgehen

- reagiblen Punkt stechen
- bei aktuellen Schmerzen Korrektur der Nadel bis zum Sekundeneffekt
- die organotropen Punkte sind in der Regel vorzuziehen, so dass die analgetischen Punkte, wie Analgesie, *shen men (55)* und Darwin als adjuvante Punkte hinzugenommen werden
- im akuten Migräneanfall sind die peripheren Punkte der Körperakupunktur vorzuziehen (S. 8.9.2)
- *shen men (55)* hat sehr stark sedierende und schlaffördernde Wirkung, so dass auf eine evtl. Beeinträchtigung der Verkehrstüchtigkeit hingewiesen werden sollte!

Vegetative Steuerungspunkte

Bei den vegetativen Steuerungspunkten handelt es sich um funktionelle Punkte mit systemischer vegetativ entkoppelnder Wirkung, die meist adjuvant eingesetzt werden.

Vegetativ I (51)

Lage: unter der Helixkrempe im Schnittpunkt des Crus inferius anthelicis mit der vegetativen Rinne (nach anderen Angaben: Schnittpunkt zwischen Helixkrempe und Crus inferius)

Indikationen: spasmolytisch, allgemein sedierend, leicht analgetisch und blutdrucksenkend

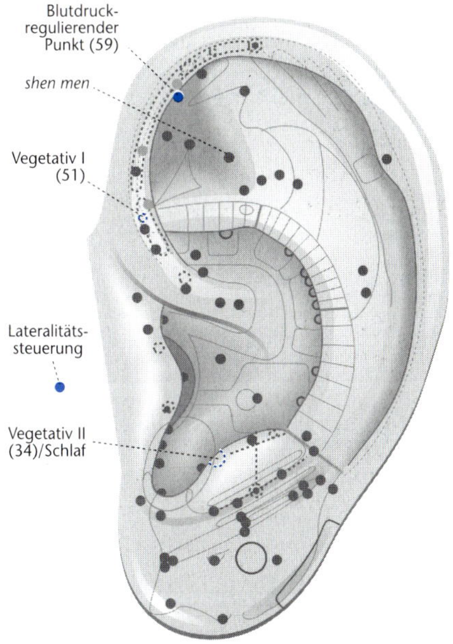

Vegetativ II (34) („Subcortex", „graue Substanz")

Lage: an der frontocranialen Innenseite des Antitragus craniofrontal vom Thalamus-Punkt

Indikationen: chronische Schmerzzustände; wirkt psychisch ausgleichend, beruhigend

Schlaf

Lage: an der Hinterseite des Antitragus, evtl. identisch mit Vegetativ II (34)

Indikationen: sedierend und schlaffördernd

Lateralitätssteuerung

Lage: vor der Tragusmitte in der Gesichtshaut, ca. 3 cm vor dem Tragusgipfel
Indikationen: in der Auriculomedizin bei chronischen Schmerzen oder Störungen, nach psychischen Traumata und bei umerzogenen Linkshändern zum Ausgleich einer Lateralitätsstörung (s. 6.1.3, Lateralität)

Blutdruck regulierender Punkt (59)

Lage: in der Fossa triangularis etwa in Höhe der Zehenprojektion
Indikationen: leichte Blutdrucksenkung

shen men (55) („Tor des Geistes", „Tor der Götter")

Lage: mitten im dorsalen Quadranten der Fossa triangularis
Indikationen: analgetische, antiphlogistische, vegetativ entkoppelnde und sedierende Wirkung (nach chinesischen Angaben verstärkt er die Wirkung der übrigen Akupunkturnadeln)

Vorgehen
- reagiblen Punkt stechen
- zur Blutdrucksenkung Korrektur der Nadel nach RR-Messung

Weitere funktionelle Punkte

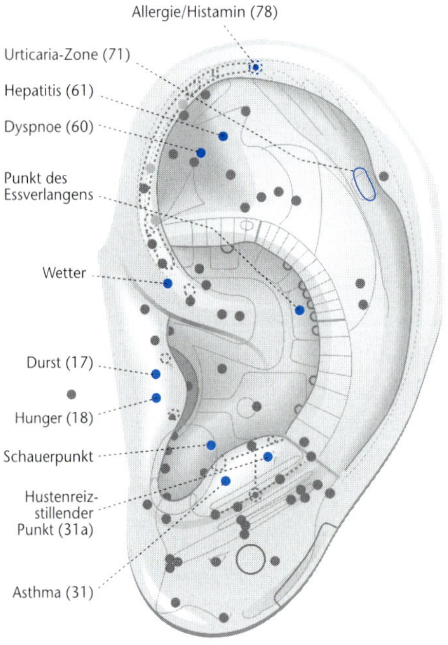

Allergie/Histamin (78)

Lage: liegt an der Ohrspitze und kann sowohl von unten als auch von der Seitenwand der Helixkrempe genadelt werden
Indikationen: wichtigster Punkt bei allergischen Erkrankungen; Nadelkorrektur bis zum Sekundeneffekt! Nicht selten auch bei chronischem Kopfschmerz indiziert (Nahrungsmittelunverträglichkeit). Adjuvant beim rheumatischen Formenkreis

Wetter

Lage: liegt auf der aufsteigenden Helix nasal von Punkt Bosch im frontalen Bereich der Helixkrempe
Indikationen: Rheuma bei Wetterwechsel, Föhn-Kopfschmerz

Asthma (31)

Lage: auf dem Antitragus frontocranial des Punktes **Sonne (35)**
Indikationen: adjuvant bei der Behandlung des Asthma bronchiale

Hustenreiz stillender Punkt (31a)

Lage: liegt ebenfalls auf dem Antitragus, einige Millimeter nasal vom **Nausea-Punkt (29a)**
Indikationen: Reizhusten

Dyspnoe (60, 31)

Lage: cranial vom französischen **Knie-Punkt (49a)**
Indikationen: Dyspnoe

Hepatitis (61)

Lage: 3–4 mm dorsal vom französischen Knie-Punkt (49a) am Unterrand des Crus superius anthelicis
Indikationen: Hepatitis, Hepathopathie

Urticaria-Zone (71)

Lage: in der Fossa scaphoidea in Höhe des Tuberculum Darwinii (in der Projektionszone des Handgelenks)
Indikationen: allergische Exantheme, Pruritus

Durst (17)

Lage: auf dem Tragus etwas cranial der Mitte
Indikationen: vermindertes Trinkbedürfnis

Hunger (18)

Lage: auf dem Tragus etwas caudal der Mitte
Indikationen: Essstörungen

Punkt des Essverlangens

Lage: im dorsalen Bereich der Leber-Projektion
Indikationen: Esssucht

Vorgehen

- Allergie/Histamin (78) und Wetter können primäre Punkte sein; ansonsten sind die funktionellen Punkte eher als adjuvante Punkte zu gebrauchen.

Punkte des Zentralnervensystems

Die Projektionen des Zentralnervensystems liegen überwiegend an der Innenseite des Antitragus bzw. im Bereich des Lobulus, doch werden von der französischen Schule Nogiers und der russischen Durinjans die Projektionen der einzelnen Hirnareale so unterschiedlich dargestellt, dass auf eine eingehende Beschreibung in diesem Kapitel verzichtet wird. Aus der chinesischen Ohrakupunktur stammen die nachfolgend aufgeführten Punkte, auf die an dieser Stelle nicht im Detail eingegangen wird.

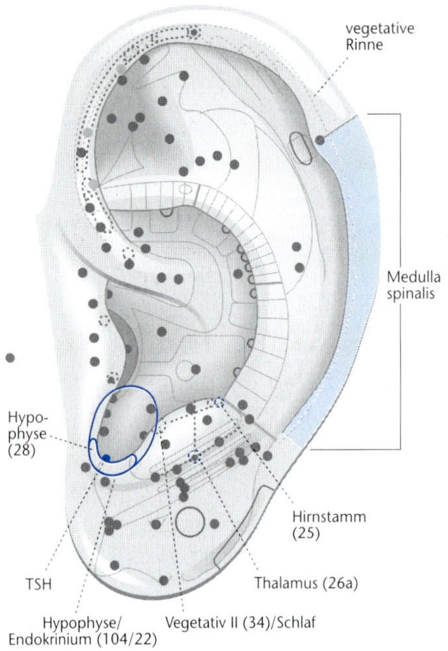

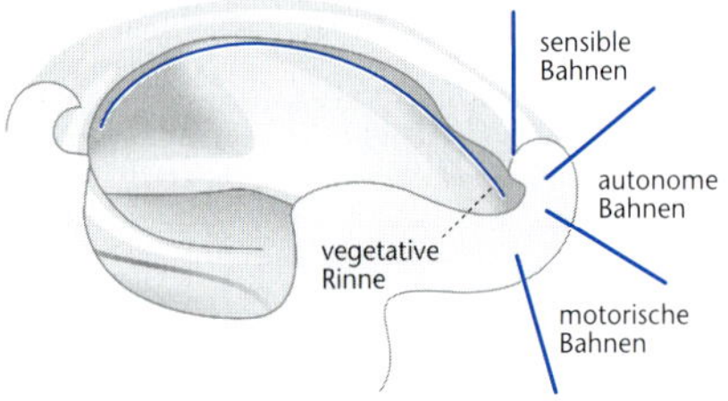

Thalamus (26a)

Lage: s. o.
Indikationen: Schmerz

Vegetativ II (34) („Subcortex", „graue Substanz")

Lage: an der frontocranialen Innenseite des Antitragus craniofrontal vom Thalamus-Punkt
Indikationen: Schmerz, psychovegetative Störungen

Hirnstamm (25)

Lage: gerade eben auf der Innenseite des Antitragus frontal der postantitragalen Falte
Indikationen: Erbrechen und Übelkeit (bei Chemotherapie)

Hypophyse (28)

Lage: fast deckungsgleich mit dem Hustenreiz stillenden Punkt (31a) auf dem Antitragus
Indikationen: Schlafstörung

Medulla spinalis

Lage: auf der Helix von der postantitragalen Falte bis zum Tuberculum Darwinii reichend
Indikationen: neurologische Erkrankungen und Schmerzen des Bewegungsapparates

Sensible Bahnen der Medulla spinalis

Lage: auf der Vorderseite der Helixkrempe
Indikationen: Schmerz

Motorische Bahnen der Medulla spinalis

Lage: auf der Retroseite
Indikationen: motorische Störungen

Autonome Anteile der Medulla spinalis

Lage: auf der dorsalen Kante der Helix
Indikationen: Schmerzen und Erkrankungen des Bewegungsapparates

Vegetative Rinne

Lage: vermutlich die Projektion der sympathischen Ursprungskerne, gehört zwar nicht zum ZNS, soll jedoch hier hervorgehoben werden. Sie erstreckt sich entlang der ganzen Helixkrempe als schmales Band unterhalb der Krempe (oft durch eine dünne Falte gekennzeichnet)

Indikationen: im Rahmen der Ohrgeometrie: Behandlungsstrahl vom Nullpunkt durch den gestochenen organotropen Punkt (z.B. LWS (40)) bis zum Rand des Ohrs, dort reflektiert der Strahl im 30°-Winkel. Auf dem Strahl liegen für das Krankheitsbild indizierte Punkte, insbesondere im weiteren Schnittpunkt mit der Vegetativen Rinne

Vorgehen
reagible Punkte stechen

Psychotrope Punkte

Während die Wirkung der Ohrakupunktur bei inneren Erkrankungen oft hinter der Körperakupunktur zurückbleibt, zeigt sie oft eine hervorragende Wirkung auf die Psyche. Die Autoren würden zwar nicht jedem der aufgeführten Punkte die postulierte Spezifität bescheinigen, vor allem den beiden psychotropen Arealen caudal der Incisura intertragica und caudal der postantitragalen Furche, jedoch eine harmonisierende und aus gleichende Wirkung zuschreiben.

Die Omega-Punkte liegen etwa auf einer Senkrechten durch die Tragusspitze.

Omega-Hauptpunkt

Lage: auf der Senkrechten schräg oberhalb des Analgesie-Punktes

Indikationen: psychische Harmonisierung, soll die geistige Problembearbeitung fördern (z.B. bei chronischen Schmerzen, Überforderungssyndrom)

Omega I

Lage: auf der oben beschriebenen Senkrechten auf der Kante der aufsteigenden Helix

Indikationen: psychovegetative Störungen, Nahrungsmittelunverträglichkeiten, Somatisierungstendenzen und Umwelterkrankungen

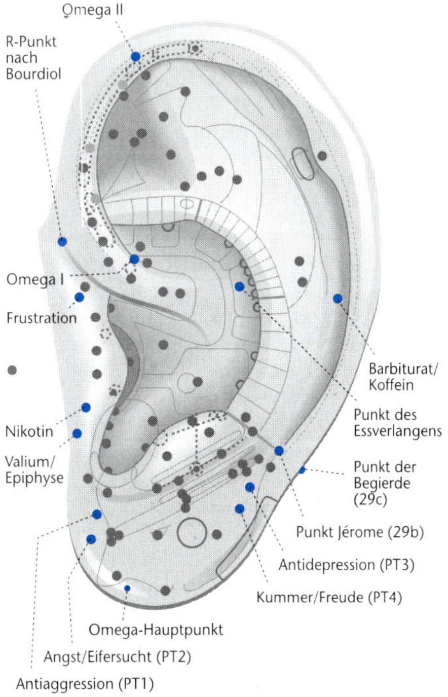

Omega II

Lage: auf der Senkrechten auf der Helixkrempe nasal des Allergie-Punktes
Indikationen: psychosoziale Konfliktanfälligkeit, rheumatische Erkrankungen (jedoch nicht im Schub)

Antiaggression (PT1)

Lage: etwa 3 mm unterhalb der Incisura intertragica
Indikationen: harmonisierend, entspannend; Suchttherapie

Angst/Eifersucht (PT2)

Lage: etwa 4 mm caudal unter PT1 (zum Teil wird hier nur ein Areal, zum Teil 2 fast deckungsgleiche Punkte angegeben)
Indikationen: Wirkung wie PT1

Antidepression (PT3)

Lage: etwas nasal vom Punkt Jérome (29b), fast auf gleicher Höhe mit dem Antiaggressions-Punkt
Indikationen: harmonisierend; stimmungsaufhellend

Kummer/Freude (PT4) („Ignatia-Punkt")

Lage: liegt einige Millimeter caudal vom Antidepressions-Punkt
Indikationen: wirkt wie das Homöopathikum Ignatia bei seelischen Kränkungen, ansonsten wie PT3

Punkt Jérome (29b)

Lage: im Schnittpunkt der postantitragalen Falte mit der auslaufenden vegetativen Rinne
Indikationen: seelisch wie muskulär entspannend

Punkt der Begierde (29c)

Lage: am Ende der postantitragalen Falte auf der dorsalen Kante des Ohres
Indikationen: Suchttherapie

Barbiturat/Koffein

Lage: etwa auf Höhe der Helixwurzel in der Fossa scaphoidea, nahe der vegetativen Rinne
Indikationen: analgetisch, psychisch harmonisierend; (soll nach der Auriculomedizin am dominanten Ohr aktivierend, am nichtdominanten Ohr sedierend wirken)

R-Punkt nach Bourdiol oder Hilfspunkt der Psychoanalyse

Lage: etwa in Höhe von Vegetativ I (51)am Rand der Helix an der Grenze zur Gesichtshaut
Indikationen: soll verdrängte seelische Traumata ins Bewusstsein zurückbringen und somit psychisch aufdeckend wirken

Frustration

Lage: etwa 3 mm vor und leicht cranial der Incisura supratragica
Indikationen: Depression, Suchttherapie

Nikotin

Lage: etwa in Höhe des ACTH-Punktes frontal der Incisura intertragica
Indikationen: Sucht

Valium/Epiphyse

Lage: etwa 2–3 mm cranial vom Nikotin-Punkt
Indikationen: Schlafstörungen, Medikamentenentzug

Punkt des Essverlangens

Lage: im dorsalen Bereich der Leber-Projektion
Indikationen: Esssucht

Schauer-Punkt (beim Stechen läuft es wie ein Schauer über den Rücken)

Lage: zwischen Lungenareal und Incisura intertragica
Indikation: Suchtbehandlung

Vorgehen
reagiblen Punkt stechen

Nach der chinesischen Medizin ist vor allem das Herz als Träger der Geisteskraft *shen* für unsere psychische Stabilität wichtig; die Leber unterhält den harmonischen Fluss der Emotionen und ist somit ebenfalls von entscheidender Bedeutung. Daher zählen das Areal Herz (100), das Leber-Areal (97) und der „nervale Leber-Punkt“ (Ganglion der Leber) zu den psychotropen Punkten. Die Punkte *shen men (55)* und Polster (29), die ebenfalls psychisch ausgleichend und sedierend wirken, wurden schon oben besprochen.

6.3.6 Weitere wichtige Retro-Punkte

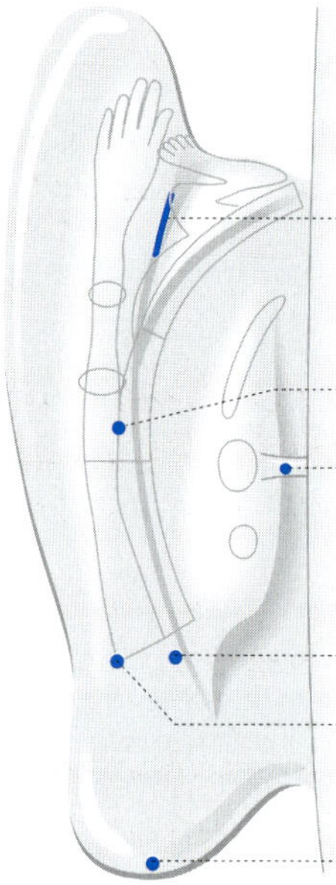

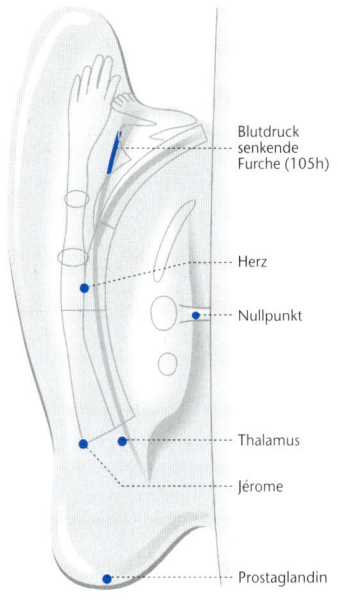

Blutdruck senkende Furche (105h)
Lage: im Sulcus anthelicis superior
Indikationen: Hypertonie

Retro-Herz
Lage: in Höhe der BWS-Projektion lateral des Sulcus anthelicis
Indikationen: pectanginöse Beschwerden

Retro-Thalamus
Lage: gegenüber vom Punkt Thalamus (26a)
Indikationen: allgemein analgetisch

Retro-Jérome
Lage: gegenüber vom Punkt Jérome (29b)
Indikationen: Durchschlafstörungen

Prostaglandin
Lage: am caudalen Unterrand des Lobulus
Indikationen: analgetisch

Vorgehen
reagiblen Punkt stechen

Hinter der Ohrmuschel werden in der Literatur weitere Punkte und Areale angegeben, deren Lokalisation zum Teil sich erheblich unterscheidet und deren Relevanz unsicher ist. Daher wird auf eine eingehende Darstellung verzichtet.

6.3.7 Punkte und Areale im Überblick

Siehe Übersichtsabbildung auf S. 258 – 259, am Ende des Kapitels.

6.4 Therapeutische Anwendung der Ohrakupunktur

Die Behandlungsempfehlungen beinhalten nicht alle mit Ohrakupunktur behandelbaren Erkrankungen, sondern stellen eine Auswahl erfolgversprechender Indikationen dar.

Allgemeines zur Punktauswahl

Die Ohrakupunktur ist ein zeitaufwändiges Verfahren, bei dem der Erfolg erheblich von der aufgewandten Sorgfalt abhängt. Folgende Regeln sollte man beachten:

- **Der erste Punkt** sollte in der Projektionszone des zu behandelnden Körperbereichs bzw. Organs liegen.
- An der Wirbelsäule sollte man **alle Strukturen im Segment ausmessen** – auch wenn der Patient eine pseudoradikuläre Symptomatik hat, kann der sensible Punkt im Bandscheibenareal liegen!
- Insbesondere bei der Behandlung von Schmerzen des Bewegungsapparates an die **Ohrgeometrie (s. u.)** denken (Behandlungsstrahl, vegetative Rinne, 30°-Winkel)!
- **Bei Organen, die mehrfach angelegt sind** (Niere, Uterus, Herz, Augen etc.) alle **Repräsentationszonen untersuchen**! Auch die zugehörigen vegetativen Ganglien können gelegentlich wirksamer sein als der Punkt in der Organprojektion!
- Am Ohr ist weniger mehr. Daher immer erst die Möglichkeiten der **Lagekorrektur der Nadel** ausschöpfen, bevor mit weiteren Nadeln gearbeitet wird!
- **Maximal 5 Punkte** pro Ohr nadeln!
- Punkte, die **nicht** sensibel oder elektrisch auffällig sind, werden **nicht** genadelt, auch wenn sie theoretisch indiziert und sinnvoll erscheinen.

Adjuvante Punkte

- Punkte, die sich auf die Kausalität des Krankheitsgeschehens beziehen (z. B. Allergie/Histamin (78) – kann auch primärer Punkt sein –, Thymus, Kummer/Freude (PT4) nach psychischen Traumata)
- Punkte, die sich auf Modalitäten oder Auslöser des Krankheitsgeschehens beziehen (z. B. Wetter bei Kopfschmerzen, Gestagen (23) oder Gonadotropin (23) bei perimenstrueller Migräne)
- Punkte, die funktionelle Zusammenhänge bei segmentalen Wirbelsäulenerkrankungen oder Wechselwirkungen mit inneren Organen einbeziehen (Kiefergelenk bei ISG-Beschwerden, NNH bei HWS-Syndrom, Lovett-Brothers, 5-Elemente-Lehre).
- Es gibt eine Reihe vegetativ entkoppelnder und allgemein analgetischer Punkte, die recht breite Verwendung finden (z. B. *shen men (55)*, Analgesie-Punkte, Vegetativ I (51) und II (34), Punkt Jérome (29b) etc.).
- Die psychotropen Punkte am Ohr sind sehr effektiv und sollten daher vorrangig in die Therapie mit einbezogen werden.

Am Ohr ist weniger mehr. Nicht reagible Punkte werden auch nicht genadelt!

Behandlungsstrahl und Ohrgeometrie
Der Behandlungsstrahl läuft als gedachte Linie vom Nullpunkt ausgehend durch den gestochenen organotropen Punkt bis an die Helixkrempe. Im Verlauf des Behandlungsstrahls können reagible Punkte gefunden werden, die auf das Krankheitsbild Einfluss haben.

An der Kante des Ohres reflektiert der Behandlungsstrahl mit einem Winkel von 30°; auch auf diesem Strahl lassen sich Punkte für das zu behandelnde Krankheitsbild finden. Besonders wirksame Punkte liegen im Schnittpunkt des Behandlungsstrahls mit der vegetativen Rinne (s. u.).

6.4.1 Erkrankungen des Bewegungsapparates

Erkrankungen im Bereich der Halswirbelsäule

Das hier beschriebene Vorgehen ist exemplarisch für den gesamten Bewegungsapparat und wird nicht bei jeder weiteren Indikation im Detail beschrieben.

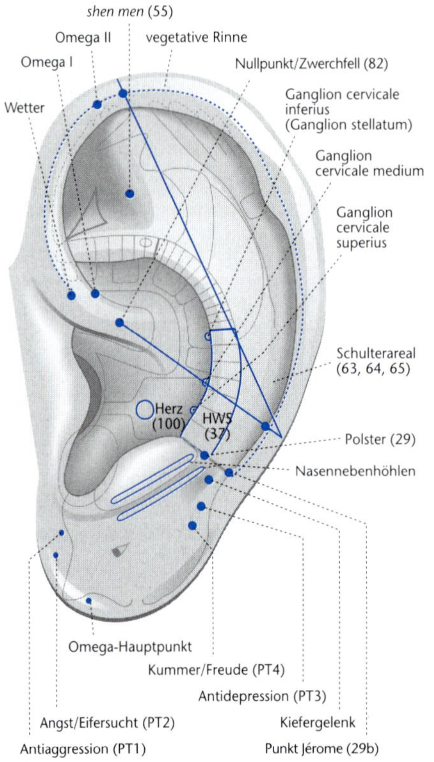

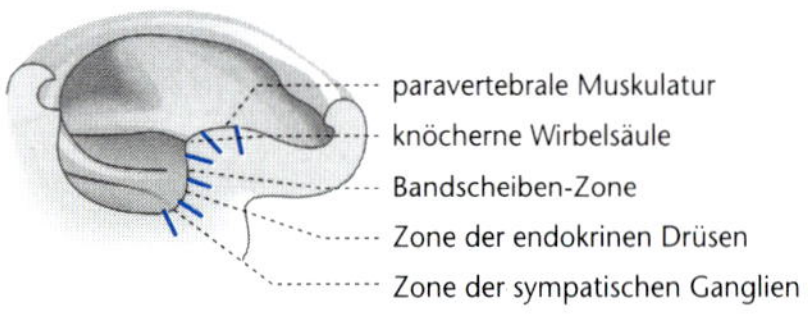

1. Stufe: Organotrope Punkte

- Paravertebralmuskulatur, knöcherne Wirbelsäule, Bandscheibenbereich und sympathischer Grenzstrang
- mit dem empfindlichsten Punkt beginnen; aktuelle Symptomatik überprüfen, evtl. mehrmalige Lagekorrektur der Nadel bis zum Sekundeneffekt!
- wenn auf wiederholte Lagekorrektur hin keine Besserung mehr erfolgt, weitere Punkte dazunehmen.

2. Stufe: Behandlungsstrahl

- vom Nullpunkt ausgehend eine Linie durch den reagiblen Punkt bis an die Kante des Ohrs denken; auf diesem „Behandlungsstrahl“ finden sich weitere Punkte mit Wirkrichtung auf das Beschwerdebild
- besonders wichtig und effektiv: der Punkt im Schnittpunkt des Behandlungsstrahles mit der vegetativen Rinne (exakt lokalisieren! Evtl. Lagekorrektur).

3. Stufe: Ohrgeometrie

Der Behandlungsstrahl wird im Winkel von 30° an der Außenkante des Ohres gespiegelt. Auch im Verlauf des 30°-

Strahles finden sich für die Erkrankung relevante Punkte, hier besonders in der vegetativen Rinne (eine andere Möglichkeit besteht darin, den Behandlungsstrahl im Nullpunkt mit 30° zu spiegeln).

4. Stufe: Adjuvante Punkte

- vegetativ entkoppelnde Punkte wie *shen men (55)*, Punkt Jérome (29b), Polster (29)
- psychotrope Punkte wie Herz, Antidepression (PT3), Omega-Punkte, Angst/Eifersucht (PT2), Kummer/Freude (PT4)
- Wetter-Punkt
- funktionell bedeutsame Punkte, z. B. Nasennebenhöhlen, Kiefergelenk, LWS (40).

Lumbalgie, Lumboischialgie

Im LWS-Bereich geht man im Prinzip nach dem gleichen Stufen-Schema vor wie bei der Behandlung der HWS. Allerdings gibt es einige Besonderheiten:

- Bei pseudoradikulären Schmerzen an den Punkt Iliosakralgelenk denken!
- Neben der Ischias-Zone (52) können auch Hüfte (57), Becken (56) und Gesäß (53) relevant sein.
- Sehr häufig finden sich reagible Punkte im Bereich Niere oder Darm.
- Bei chronischen Schmerzen, Therapieresistenz und ausgeprägten Bewegungseinschränkungen Ohrrückseite berücksichtigen.

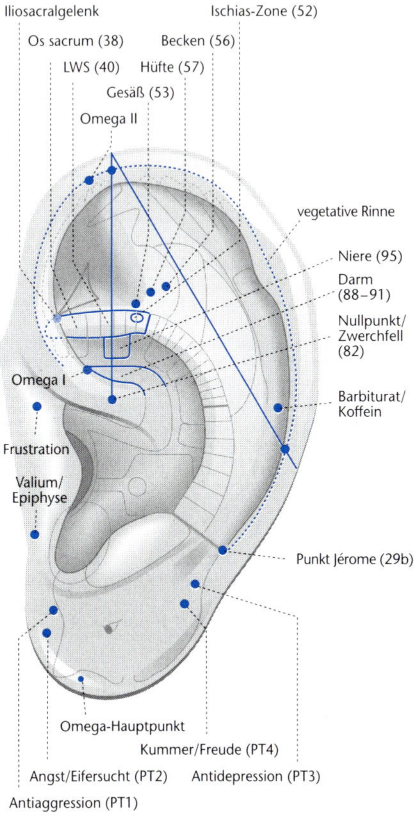

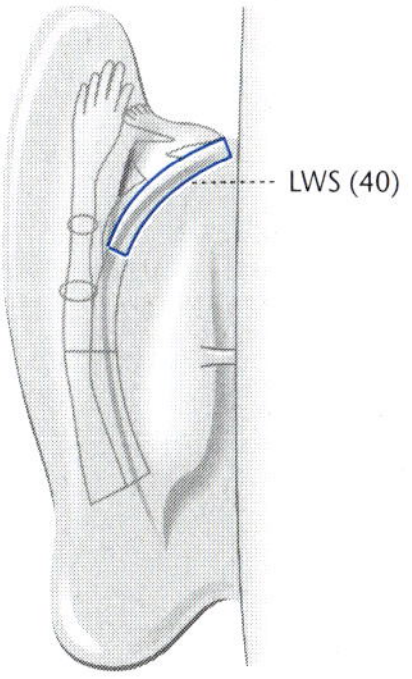

- Besonders bei chronischer Lumbalgie an die psychotropen Areale denken.
- Die Punkte können beim akuten Discusprolaps problematisch sein, da sie sehr stark muskeldetonisierend wirken und dem Patienten u.U. den protektiven Hartspann nehmen.

Generell gilt: Solange beim Bandscheibenprolaps eine konservative Therapie zu vertreten ist, ist auch Ohrakupunktur indiziert und sehr zu empfehlen. Wird durch die Akupunktur beim akuten Discusprolaps eine sofortige Schmerzfreiheit (oder erhebliche Schmerzreduktion) erreicht, sollte der Patient trotzdem ruhen, damit es nicht durch Überlastung zur Aggravation der Beschwerden kommt. Aus dem gleichen Grund ist die krankengymnastische Behandlung auch nicht am selben Tag und am Tag nach der Akupunktur empfehlenswert.

Arthrosen, Arthritiden

Arthrosen und Arthritiden werden vorwiegend entsprechend ihrer Topographie behandelt, vegetative Rinne und Ohrgeometrie sollten dabei bedacht werden. Bei schweren degenerativen Gelenkerkrankungen oder Erkrankungen des rheumatischen Formenkreis finden auch immunmodulierende bzw. antiphlogistische Punkte Anwendung. Die wesentlichen Punkte sind:

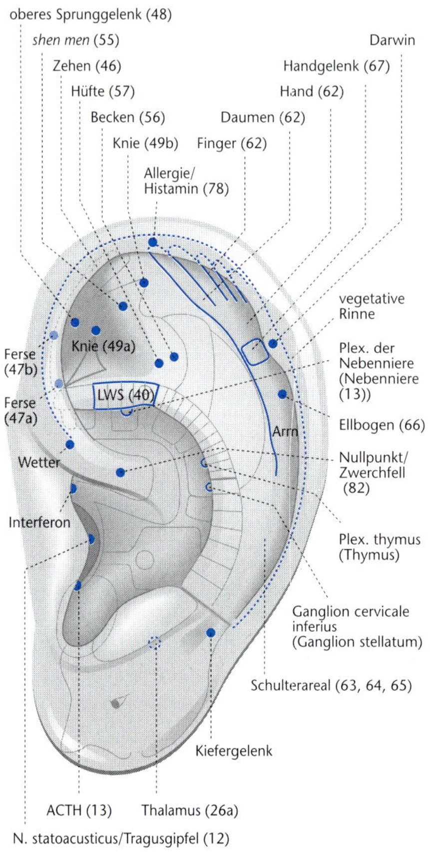

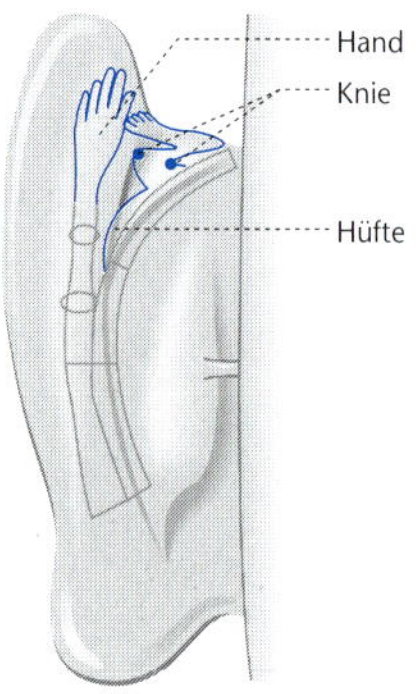

- Finger/Daumen/Hand (62), Handgelenk (67), Ellbogen (66), Arm/Schulterareal (63, 64, 65)
- Kiefergelenk
- Ganglion cervicale inferius
- ACTH (13), Nebenniere (13)
- Interferon
- Allergie/Histamin (78)
- Thymus
- Thalamus (26a)
- Tragus
- *shen men* (55)
- Darwin, der besonders auf die untere Extremität wirkt.

Coxalgie/Coxarthrose

- Punkte im Hüftbereich (50, 57)
- vegetative Rinne
- LWS einbeziehen
- adjuvant: muskelrelaxierende oder antiphlogistische Punkte, Wetter-Punkt!

Gonalgie/Gonarthrose/Meniscopathie/Schmerzen im Bereich der unteren Extremitäten

- Knie (49a, 49b)
- oberes Sprunggelenk (48), Zehen (46), Ferse (47a, b)
- vegetative Rinne
- Hüfte (57) mit einbeziehen (Ätiologie!)
- adjuvant: antiphlogistische Punkte, Wetter-Punkt
- Ohrmuschelrückseite

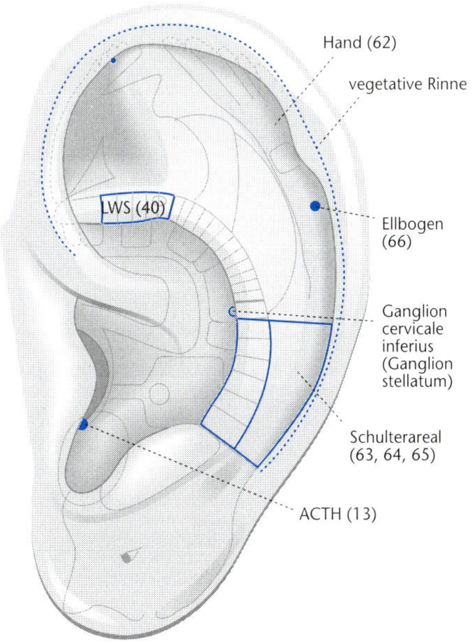

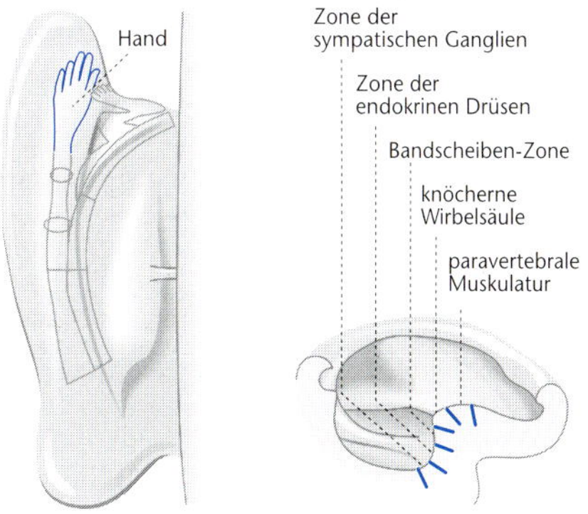

Knieschmerzen – selbst schwere Gonarthrosen – gehören zu den dankbarsten Indikationen der Ohrakupunktur. Nach einigen Quellen sollte bei Meniscopathien oder Patellarsehnensyndrom der französische Knie-Punkt (49a); bei degenerativen Gelenkerkrankungen der chinesische Knie-Punkt (49b) favorisiert werden. Die Autoren empfehlen, immer beide Punkte zu untersuchen und sich für den sensibleren zu entscheiden.

Schulter-Arm-Syndrom

- Punkte im Schulterbereich (64, 65, auch cranial davon großflächig suchen!)
- Punkte im Bereich der Paravertebralmuskulatur von HWS und oberer BWS
- Ohrgeometrie
- bei chronischen Schmerzen Ganglion stellatum einbeziehen
- adjuvant: muskelentspannende, vegetativ entkoppelnde und allgemein analgetische Punkte, bei Omarthrose auch antiphlogistische Punkte

Epicondylitis

- Ellbogen (66)
- Ohrgeometrie, vegetative Rinne
- adjuvant: immunmodulierende Punkte wie ACTH (13), Nebenniere (13)

Die Ohrakupunktur unterscheidet nicht zwischen Epicondylitis medialis und lateralis und Supinatorlogensyndrom – sie werden über die gleichen Organprojektionen behandelt.

Schnellender Finger

- im Handareal suchen
- Ohrgeometrie, vegetative Rinne
- Ohrmuschelrückseite
- adjuvant: antiphlogistische Punkte (ACTH (13), Nebenniere (13), *shen men (55)*)

Achillodynie; Fersensporn

- Ferse (47a, b), ganzen nasalen Bereich der Fossa triangularis untersuchen
- LWS mit einbeziehen (Ätiologie!)
- adjuvant: vor allem antiphlogistische Punkte

Podagra

- Zehen (46)
- adjuvant: antiphlogistische Punkte wie *shen men (55)*.

6.4.2 Neuropathische Schmerzen

Die Wirkung der Ohrakupunktur bei neuropathischen Schmerzen bleibt deutlich hinter ihrer Wirkung bei myofaszialen oder arthrogenen Schmerzen zurück. Dies sollte bei der Indikationsstellung Berücksichtigung finden. Oft kommt dem psychotropen Effekt der Ohrakupunktur hier größere Bedeutung zu als dem analgetischen.

Sympathische Reflexdystrophie, CRPS

- Punktauswahl nach Topographie
- sympathischer Grenzstrang
- vegetativ wirksame Punkte, Vegetativ I (51), *shen men* (55)
- Lateralitätssteuerungs-Punkt
- psychotrope Punkte, Omega I, Omega II, Omega-Hauptpunkt

Ohrakupunktur kommt hier nur als adjuvantes Verfahren in Betracht; meist in Kombination mit der Körperakupunktur

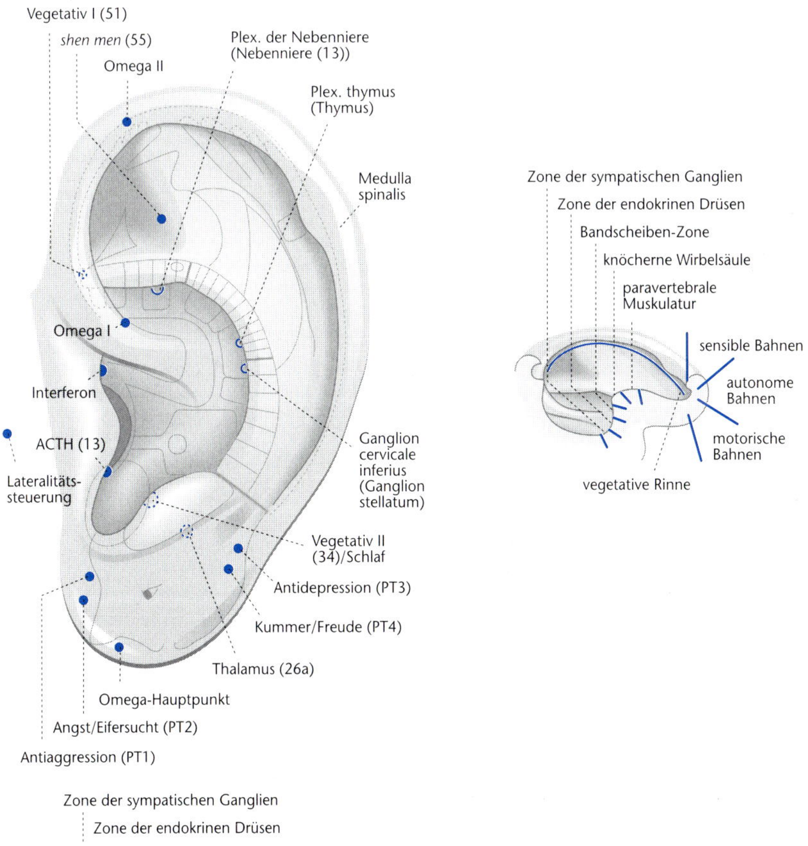

Phantomschmerz

- nach Topographie, es wird sowohl auf der amputierten Seite genadelt (als wäre das amputierte Körperteil noch vorhanden) als auch auf der Gegenseite
- besonders wichtig: Lateralitätssteuerungs-Punkt
- sympathischer Grenzstrang
- Thalamus (26a), Vegetativ II (34) und andere allgemein analgetische Punkte

Herpes zoster

- segmentale Punkte
- sympathischer Grenzstrang: Plexus der Nebenniere, Ganglion cervicale inferius
- vegetative Rinne
- sensibler Bereich der Medulla spinalis
- antiphlogistische Punkte, vor allem Thymus, Interferon, ACTH (13) (im chronischen Stadium nur noch begrenzt sinnvoll)
- analgetische Punkte wie Thalamus (26a)
- psychotrope Punkte: Antiaggression (PT1), Angst/Eifersucht (PT2), Antidepression (PT3), Kummer/Freude (PT4)

Im akuten Stadium der Erkrankung möglichst engmaschig behandeln; ein- oder zweitägiges Intervall

6.4.3 Kopf- und Gesichtsschmerzen

Die wichtigsten Kopfschmerzpunkte liegen auf und im Bereich der sensoriellen Linie. Gerade bei chronischen Kopfschmerzen sind die psychotropen Punkte für die anhaltende Wirkung von enormer Bedeutung; weitere sinnvolle adjuvante Punkte werden anhand der funktionellen Bezüge (Kiefergelenk, HWS (37), Nasennebenhöhlen) oder anhand der Modalitäten (Gonadotropin (23), Gestagen, Wetter, Leber (97)) ausgewählt. Akute Spannungskopfschmerzen lassen sich oft hervorragend durch Ohrakupunktur behandeln. Beim schweren Migräneanfall oder einer Trigeminusneuralgie kann es jedoch auch zur Schmerzverstärkung kommen!

Migräne

- sensorielle Linie (Stirn (33), sensorieller Punkt, Sonne (35), Dach, Polster (29))
- Thalamus (26a)
- adjuvant: Ganglion cervicale superius und inferius, Leber, „nervaler Leber-Punkt“, *shen men (55)*, Wetter, Punkt Jérome (29b), Herz, Vegetativ II (34), Lateralitätssteuerungs-Punkt
- bei perimenstrueller/klimakterischer Migräne: Gestagen, Östrogen, Gonadotropin (23), Uterus (58)

Spannungskopfschmerz

- sensorielle Linie (Stirn (33), Polster (29))
- Thalamus (26a)
- adjuvant: HWS-Bereich, zervikale Ganglien, Kiefergelenk, Nasennebenhöhlen, Punkt Jérome (29b), Vegetativ II (34), Antidepression (PT3), Angst/Eifersucht (PT2) Omega-Punkte

Medikamenten-induzierter Kopfschmerz

Der gezielte Einsatz der Ohrakupunktur ermöglicht häufig, die Entzugsbehandlung ambulant durchführen zu können.

- Thalamus (26a)
- im Vordergrund Suchttherapie stehen Punkte wie Begierde, Antiaggression (PT1), Frustration etc.
- Anfallskupierung nach Lokalisation und Begleiterscheinungen

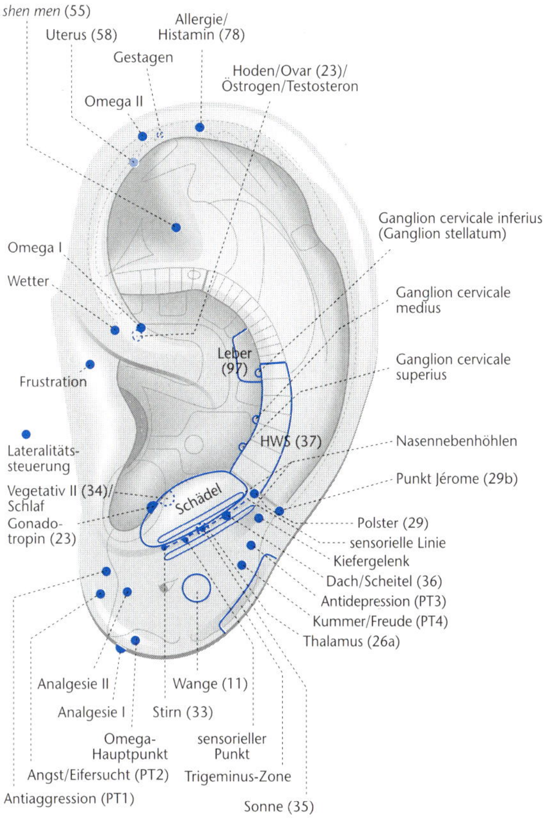

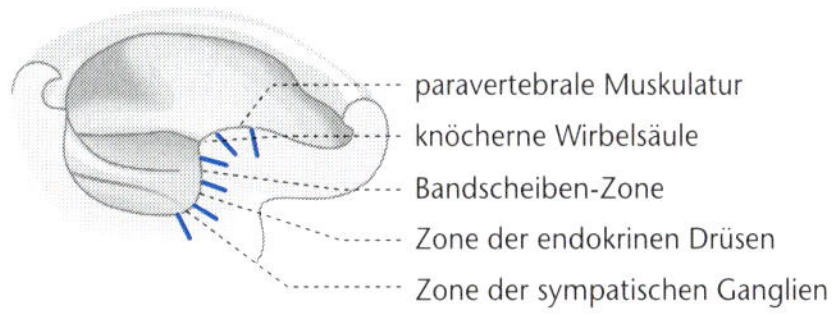

Posttraumatischer Kopfschmerz

- sensorielle Linie
- Areal Schädel
- adjuvant: Bandscheiben-Zone und Grenzstrang im Bereich der HWS
- *shen men (55)*, evtl. Lateralitätssteuerungs-Punkt

Trigeminusneuralgie/Atypischer Gesichtsschmerz

- Trigeminus-Zone; evtl. mit Siebtechnik behandeln
- Areal Wange, Kiefergelenk, Mund
- sensorielle Linie; Thalamus (26a)!
- Ganglion stellatum
- adjuvant: Vegetativ II (34), *shen men (55)*, Punkt Jérome (29b), psychotrope Punkte

> Die idiopathische Trigeminusneuralgie stellt generell eine denkbar ungünstige Indikation für die Akupunktur, insbesondere für die Ohrakupunktur dar. Ähnlich wie bei der zentralen Facialisparese, die weitgehend mit denselben Punkten behandelt wird wie die Trigeminusneuralgie, wird Ohrakupunktur adjuvant eingesetzt. Die Körperakupunktur ist bei beiden Erkrankungen wirksamer.

6.4.4 Postoperative Schmerztherapie

- Punkte, die mit dem Operationsgebiet korrespondieren, evtl. ESA (s. 5.8)
- Ohrgeometrie
- adjuvante Punkte: Thalamus (26a), *shen men (55)*, Analgesie, Punkt Jérome (29b), Herz (100), Vegetativ II (34)

> Neben dem analgetischen Effekt der Akupunktur werden positive Effekte auf Wundheilung und Lymphabfluss im Operationsgebiet beschrieben.

6.4.5 Sportmedizin

Auch in der Sportmedizin hat sich die Ohrakupunktur – vor allem bei akuten Verletzungen oder Zerrungen – bewährt. Trotz des guten Effektes: Abklärung nicht vergessen!

- Organotroper Punkt
- *shen men (55)* oder Thalamus (26a)
- Behandlungsstrahl

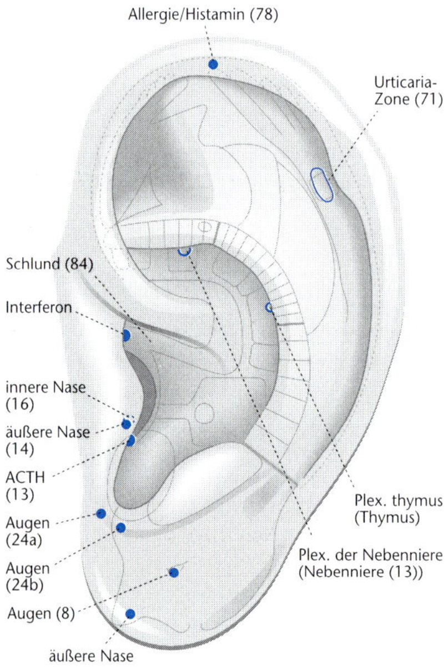

6.4.6 Allergien

In Abweichung vom sonst propagierten Vorgehen steht in der Behandlung allergischer Erkrankungen nicht der Organpunkt, sondern der Punkt Allergie/Histamin (78) an erster Stelle. Erst wenn seine Wirkung durch wiederholte Lagekorrekturen ausgereizt ist, werden weitere Punkte gewählt. Außer den Punkten, die mit den Körperbereichen korrespondieren, in denen Symptome auftreten, kommen noch weitere immunmodulierende Punkte in Betracht, z. B.:

- ACTH (13), Nebenniere (13), Urticaria-Zone (71)
- Thymus, Plexus thymus oder Interferon

Allergische Rhinitis

- Indikation 1. Wahl, oft ausschließlich mit Ohrakupunktur zu behandeln, prophylaktische Hyposensibilisierung allerdings nicht immer ohne Körperakupunktur möglich
- Therapieschema wie oben
- organotrope Punkte sind Auge, Nase oder Schlund

Asthma bronchiale, COLD

Ohrakupunktur kommt hier adjuvant zur deutlich überlegenen Körperakupunktur (und der konventionellen Therapie) in Betracht; neben den oben erwähnten funktionellen Punkten sind sinnvoll:

- organotrope Punkte im Areal Lunge, Trachea, Plexus bronchopulmonalis
- Hustenreiz stillender Punkt (31a), Asthma-Punkt, Dyspnoe (60), Interferon
- wichtig: psychotrope Punkte wie Angst/Eifersucht (PT2), Omega-Punkte, Herz, *shen men (55)*
- Niere (95), Nebenniere

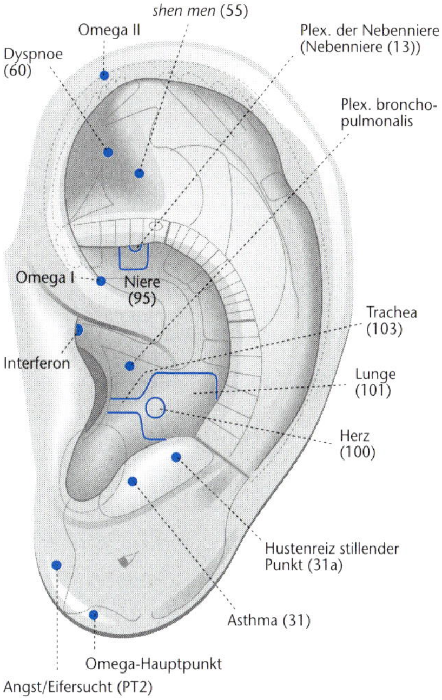

Cave: Kein plötzliches Absetzen der Medikamente! Medikamente können entsprechend der Symptomatik und Stabilisierung der Besserung langsam unter Aufsicht reduziert werden.

Nahrungsmittelallergie

Hier ist meist die Körperakupunktur (z.B. Leitbahnendpunkte bei gleichzeitigem Hautkontakt mit dem Allergen nach Pothmann) besser und schneller wirksam, Ohrakupunktur kann adjuvant eingesetzt werden.

- Therapieschema s.o.
- organotrope Punkte wie Plexus solaris, Magen-Darm-Trakt, Omega I werden bei Nahrungsmittelunverträglichkeiten eingesetzt.

Allergisches Ekzem, Neurodermitis

Hautkrankheiten sind keine dankbare Indikation für die Ohrakupunktur; manchmal erzielt man beim Pruritus Behandlungserfolge.

- Therapieversuch: s.o.
- zusätzlich die Urticaria-Zone (71)

6.4.7 HNO- und Augen-Erkrankungen

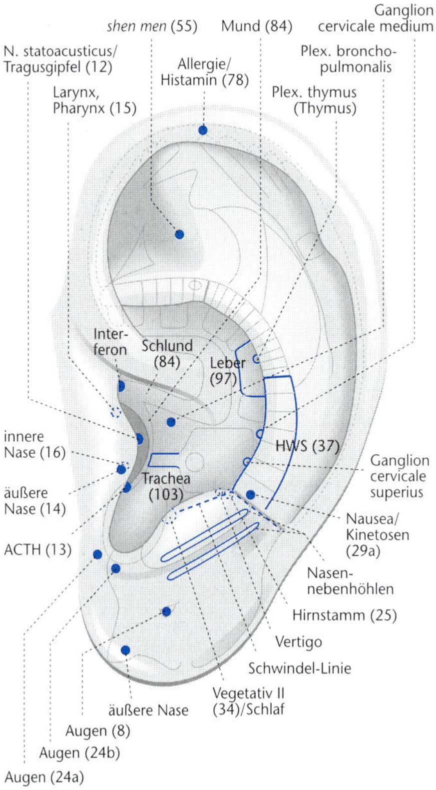

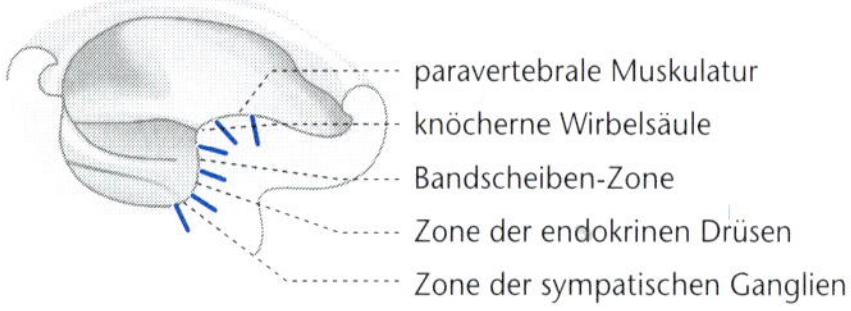

Sinusitis

- organotrope Punkte im Projektionsbereich Nasennebenhöhlen, Nase (14, 16)
- adjuvant: Thymus, Plexus thymus (s. 6.3.2, Paravertebralganglien (sympathischer Grenzstrang)), Interferon, ggf. Allergie/Histamin (78), Vegetativ II (34) oder *shen men (55)*

Bessere Erfolge in Kombination mit Körperakupunktur (und Homöopathie)!

Laryngitis

- Punkte in den Projektionen Larynx, Trachea, Plexus bronchopulmonalis
- adjuvant: ACTH (13), Interferon, Allergie/Histamin (78) oder *shen men (55)*

> **Cave: bei chronischer Laryngitis HNO-ärztliche Abklärung erforderlich!**

Vertigo

Sehr gute Indikationen sind der vertebragene Schwindel und der benigne paroxysmale Lagerungsschwindel. Beim vestibulären Schwindel ist die Ohrakupunktur zumindest einen Versuch wert.

- reagiblen Punkt in der Schwindellinie stechen und Nadelkorrektur bis zum Sekundeneffekt oder
- Schwindellinie mit Siebtechnik!
- Nausea-Punkt, Polster (29), Ganglion cervicale superius, Vegetativ II (34)
- Nervus statoacusticus, Innenohr
- HWS-Projektion untersuchen; einschließlich Behandlungsstrahl und vegetativer Rinne

Conjunctivitis

Die allergische Conjunctivitis ist eine Indikation 1. Wahl. Ohrakupunktur ist aber auch bei entzündlicher Conjunctivitis begleitend zur fachärztlichen Therapie sinnvoll.

- Augen-Punkte (24a und b, 8)
- adjuvant: Allergie/Histamin (78), Interferon, Thymus, Vegetativ II (34), Leber, *shen men (55)*

Auch bei trockenen Augen oder Sicca-Syndrom kann ein Versuch mit Ohrakupunktur gemacht werden, insbesondere über Augen (8) mit Nadelkorrektur.

6.4.8 Herz-Kreislauf-Erkrankungen

Hypertonie

Meist als adjuvantes Verfahren oder in frühen Stadien der Erkrankung

- Blutdruck regulierender Punkt (59), blutdrucksenkende Furche auf der Ohrrückseite, Renin-Angiotensin-Punkt
- vegetativ entkoppelnde Punkte wie Jérome (29b), Omega I, *shen men* (55), Vegetativ I (51) und II (34)
- Herz 100, vagaler Herz-Punkt, Herz II, Plexus cardiacus
- Analog zur TCM: Leber-Areal
- evtl. Plexus-Punkte (vor allem NNR)

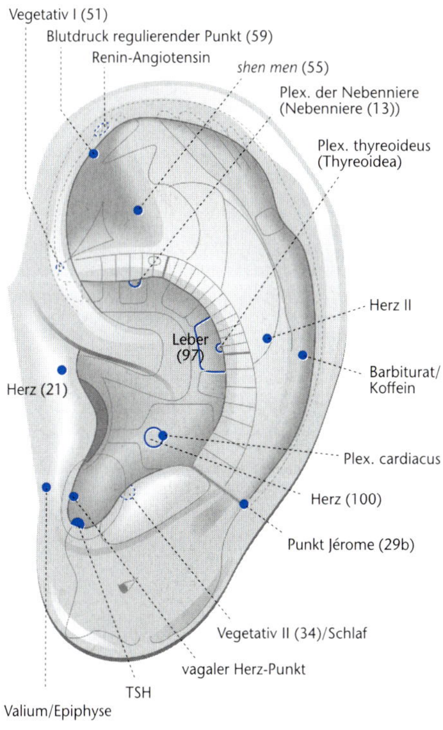

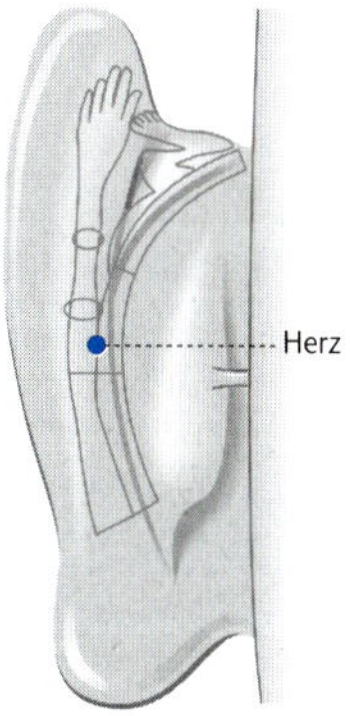

Palpitationen, paroxysmale Tachycardien

- Plexus cardiacus, Herz 100, vagaler Herz-Punkt
- adjuvant: *shen men (55)*, Valium, Barbiturat/Koffein oder Punkt Jérome (29b)
- evtl. auch TSH, Thyreoidea

6.4.9 Erkrankungen des Magen-Darm-Traktes

Funktionelle Magenbeschwerden, Gastritis, Ulcuskrankheit

Ohrakupunktur eher als adjuvantes Verfahren, Abklärung!

- organotrope Punkte im Bereich Magen, Duodenum, Plexus solaris!
- adjuvant: psychotrope und vegetativ entkoppelnde Punkte

Akute Gastroenteritis

- Projektionsbereich des Magen-Darm-Traktes
- Plexus solaris, Plexus hypogastricus
- adjuvant: Interferon, Thymus oder *shen men (55)*

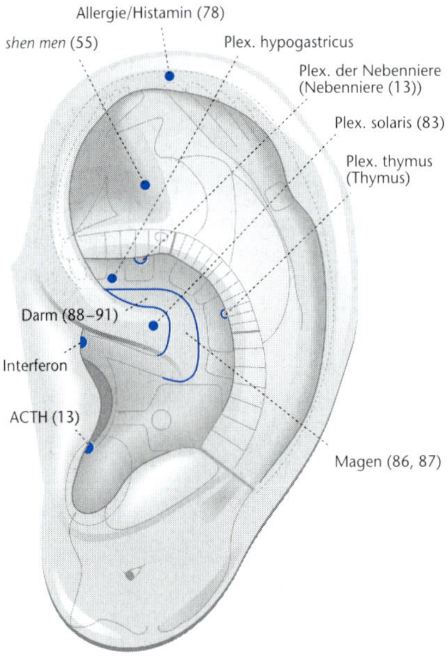

Morbus Crohn, Colitis ulcerosa

Körperakupunktur steht im Vordergrund, die Ohrakupunktur stellt auch hier ein adjuvantes Verfahren dar. Besonders wichtig sind ernährungstherapeutische Maßnahmen wie der absolute(!) Verzicht auf raffinierten Zucker, Weißmehl etc.

- Projektionsbereich des Magen-Darm-Traktes
- Plexus solaris und Plexus hypogastricus
- adjuvant: Allergie/Histamin (78), ACTH (13), Nebenniere (13), Thymus und *shen men (55)*.

6.4.10 Urologische und gynäkologische Erkrankungen

Reizblase, Harnwegsinfekt

- Urethra (80), Blase, Niere (95), Niere II, Ureter, evtl. auch Prostata
- Plexus hypogastricus
- adjuvant: Thymus oder Interferon

Enuresis nocturna

- organotrope Punkte wie bei der Reizblase
- sehr wichtig: psychotrope Punkte wie Herz (100), Omega I, Angst (PT2), Kummer (PT4), *shen men (55)*

Stressinkontinenz, Urge-Inkontinenz

- Plexus hypogastricus
- Blase, Urethra (80), Prostata (auch bei Frauen, da dort die Schließmuskelfunktion vermutet wird)
- Lateralitätssteuerungs-Punkt oder Nullpunkt

Potenz- und Libidostörungen

Ohrakupunktur insbesondere in Verbindung mit Körperakupunktur oft sehr wirksam

- Punkt Bosch, Clitoris/Penis/äußeres Genitale (79)
- Plexus hypogastricus
- Gonadotropin (23), Hoden/Ovar (23)
- Niere (95), sympathische Ganglien und endokrine Drüsen
- psychotrope Punkte; vor allem Omega-Hauptpunkt, Angst/Eifersucht (PT2), Kummer/Freude (PT4)

Fertilitätsstörungen

Bei Fertilitätsstörungen wird Ohrakupunktur meist in Verbindung mit Körperakupunktur angewandt. Gute Chancen bestehen bei funktionellen Ursachen. Azoospermie oder primäre Amenorrhö stellen keine Indikation für die Akupunktur dar. Bei Männern wie Frauen wird überwiegend mit denselben Punkten behandelt.

- Gonadotropin (23), Hoden/Ovar (23), Uterus (58), Gestagen, Prolaktin
- Niere (95)
- ACTH (13), Plexus hypogastricus
- evtl. psychotrope Punkte (vor allem Kummer/Freude)

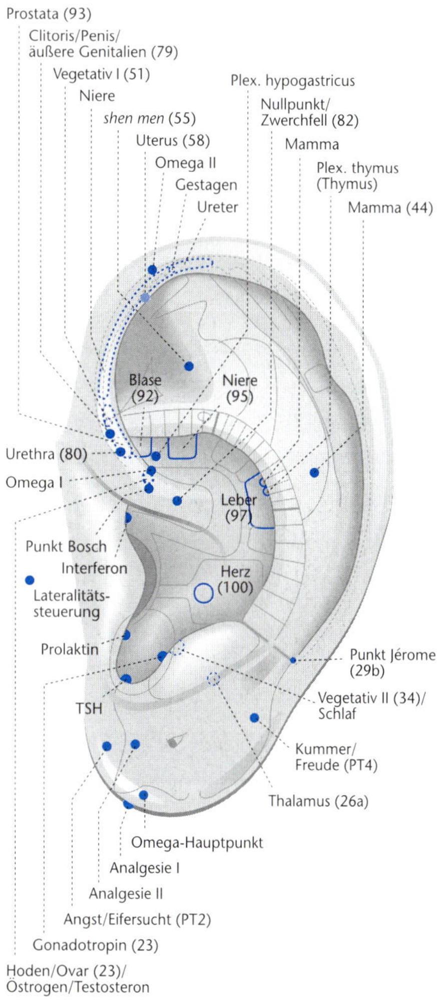

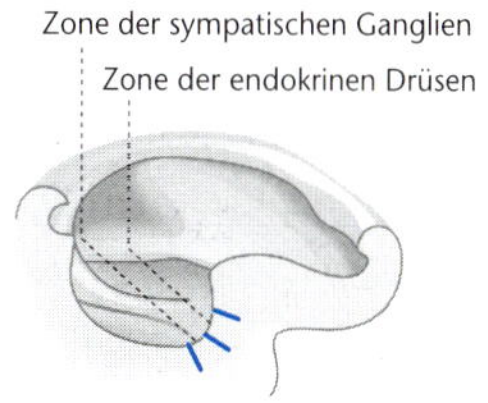

Dysmenorrhö

- Uterus (58), Plexus hypogastricus
- Gonadotropin (23), Gestagen, Östrogen, Nullpunkt
- adjuvant: Thalamus (26a), *shen men (55)*, Punkt Jérome (29b)

Klimakterische Beschwerden

- Gonadotropin (23), Gestagen, Östrogen
- Uterus (58)
- adjuvant: Vegetativ I (51) und II (34), Niere (95), Leber, TSH, Punkt Jérome (29b), Lateralitätssteuerungs-Punkt
- Niere (95) Leber

Geburtserleichterung

- Uterus (58) und *shen men* (55) (bewährte Kombination während der Geburt)
- Plexus hypogastricus
- paravertebrale Ganglienkette auf Höhe der LWS, ISG
- analgetische Punkte wie Thalamus (26a), Analgesie
- psychotrope Punkte wie Jérome (29b), Angst/Eifersucht (PT2), *shen men (55)*

Lactationsstörungen

- Prolaktin-Punkt
- Mamma (in der Linie der endokrinen Drüsen oder innerhalb des Projektionsbereichs des Thorax)
- adjuvant: Vegetativ I (51) oder II (34)

6.4.11 Psychovegetative Störungen

Schlafstörungen

Allgemein schlaffördernd wirken:

- *shen men (55)*, Polster (29), Valium, Barbiturat/Koffein, Vegetativ I (51) und II (34), Punkt Jérome (29b) und Retro-Jérome
- nach chinesischen Überlegungen zusätzlich Punkte in den Arealen Herz, Niere oder Leber versuchen

Angstsyndrome

Schwere Angststörungen stellen ebenso wenig wie Psychosen eine Indikation für die Ohrakupunktur dar. Adjuvant kann sie bei leichten Formen z. B. der Flugangst oder Prüfungsangst eingesetzt werden.

- Angst/Eifersucht (PT2), Antidepression (PT3), Herz (100), Nullpunkt/Zwerchfell (82)

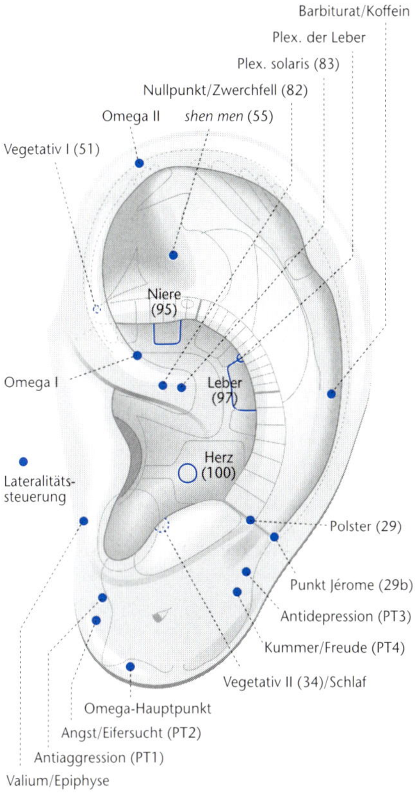

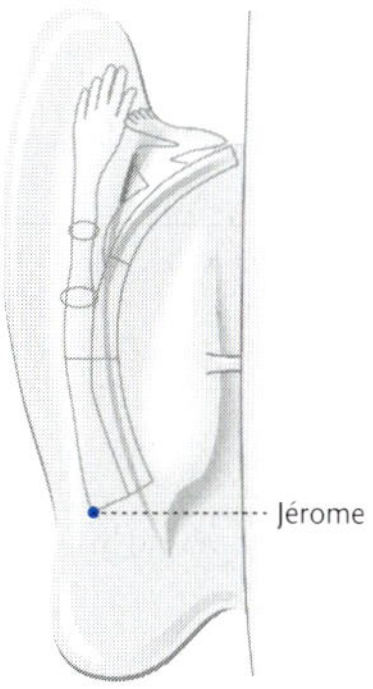

- Punkt Jérome (29b), Omega-Punkte, Vegetativ II (34)
- adjuvant: bei chronischer Angstsymptomatik auch Lateralitätssteuerungs-Punkt, Nierenareal

Reaktive oder psychogene Depression

- Antidepression (PT3), Angst/Eifersucht (PT2), Kummer/Freude (PT4), Omega-Punkte
- nervaler Leber-Punkt, Plexus solaris, Vegetativ II (34), Lateralitätssteuerungs-Punkt

6.4.12 Suchttherapie

Eine Suchtbehandlung kann nur erfolgreich sein, wenn der Patient fest entschlossen ist, sein Suchtverhalten zu beenden und eine kontinuierliche Therapie annimmt, ansonsten sollte zur Vermeidung beidseitiger Frustration auf die Behandlung verzichtet werden. Zusätzlich zur Ohrakupunktur können Körperakupunktur, Gesprächstherapie, Phytotherapie oder Homöopathie den Behandlungseffekt steigern.

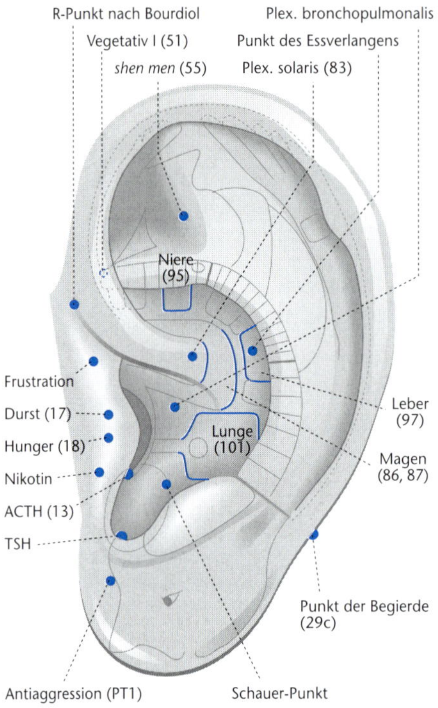

Das Suchtdreieck
- Punkt der Begierde (29c)
- Antiaggression (PT1)
- Frustration

stellt die häufig benutzte Basis bei der Behandlung von Suchterkrankungen dar; es wird ergänzt durch individuell gewählte weitere psychotrope oder funktionelle Punkte. Hier kann zwar nicht mit Sekundeneffekt gearbeitet werden, aber auch hier gilt: die Punkte müssen genau lokalisiert werden und nur sensible Punkte kommen in Betracht.

Nikotinsucht

Bei der Nikotinsucht handelt es sich um eine sehr dankbare Indikation. Vor der ersten Akupunktur muss eine Karenzzeit von 1 Tag akzeptiert werden. Der Effekt der Behandlung hält zwischen 2 und 5 Tagen an und verfliegt bei der ersten „Rückfallzigarette“. Nur wenige Patienten brauchen mehr als 2 oder 3 Behandlungen. Außer dem Suchtdreieck werden eingesetzt:
- Plexus bronchopulmonalis
- Schauer-Punkt
- Nikotin-Punkt
- ACTH (13), TSH (28)
- Areal Niere

Adipositas

Essstörungen gehören zu den weniger dankbaren Indikationen. Hier werden (nach einem Fastentag) zusätzlich zum Suchtdreieck eingesetzt:
- Hunger (18), Durst (17)
- Punkt des Essverlangens
- Plexus solaris, Omega I, evtl. Magen
- TSH (28)

Natürlich sind ernährungsmedizinische Maßnahmen, z.B. die Umstellung auf modifizierte Vollwerternährung, angeraten. Problematisch ist die Behandlung der Anorexia nervosa oder der Bulimie. Hier steht die psychotherapeutische Begleitung im Vordergrund. Neben den oben erwähnten Punkten sind bei einer begleitenden Behandlung mit Ohrakupunktur auch psychotrope Punkte, vor allem Omega-Punkte, wichtig.

Drogen-/Alkoholentzug

Hier hat sich das Schema der NADA (National Acupuncture Detoxification Association) seit 1985 bewährt:

- Vegetativ I (51)
- Areale: Lunge, Leber, Niere
- Schauer-Punkt
- *shen men* (55) (evtl. zusätzlich Bourdiol)

Ergänzt wird dieses Schema durch Körperakupunktur und psychosoziale Begleitung. Die Behandlung erstreckt sich über 30 Tage, anfangs zweimal täglich. Allerdings sollte sich nur der in der Suchtmedizin Erfahrene an die Behandlung eines Drogenentzuges heranwagen.

Ähnliches gilt für den Alkoholentzug, der nur unter stationären Bedingungen durchgeführt werden sollte. Während der „harten" Entgiftungsphase, die meist um eine Woche dauert, können 3 Behandlungen täglich notwendig sein.

Ohrpunkte und Areale im Überblick

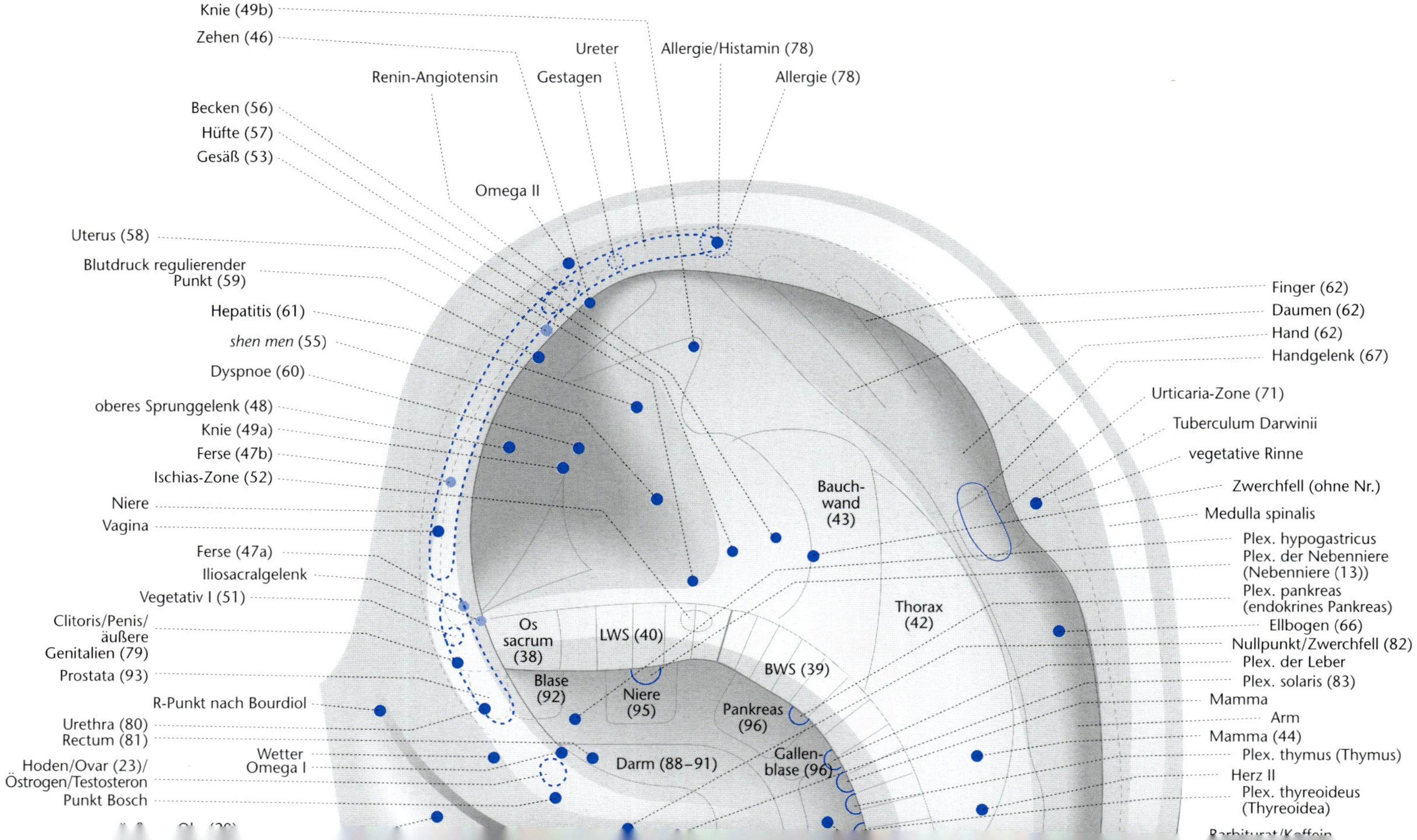

Knie (49b)
Zehen (46)
Ureter
Allergie/Histamin (78)
Renin-Angiotensin
Gestagen
Allergie (78)
Becken (56)
Hüfte (57)
Gesäß (53)
Omega II
Uterus (58)
Blutdruck regulierender Punkt (59)
Hepatitis (61)
shen men (55)
Dyspnoe (60)
oberes Sprunggelenk (48)
Knie (49a)
Ferse (47b)
Ischias-Zone (52)
Niere
Vagina
Ferse (47a)
Iliosacralgelenk
Vegetativ I (51)
Clitoris/Penis/ äußere Genitalien (79)
Prostata (93)
R-Punkt nach Bourdiol
Urethra (80)
Rectum (81)
Wetter
Omega I
Hoden/Ovar (23)/ Östrogen/Testosteron
Punkt Bosch
Finger (62)
Daumen (62)
Hand (62)
Handgelenk (67)
Urticaria-Zone (71)
Tuberculum Darwinii
vegetative Rinne
Zwerchfell (ohne Nr.)
Medulla spinalis
Plex. hypogastricus
Plex. der Nebenniere (Nebenniere (13))
Plex. pankreas (endokrines Pankreas)
Ellbogen (66)
Nullpunkt/Zwerchfell (82)
Plex. der Leber
Plex. solaris (83)
Mamma
Arm
Mamma (44)
Plex. thymus (Thymus)
Herz II
Plex. thyreoideus (Thyreoidea)
Bauch-wand (43)
Thorax (42)
Os sacrum (38)
LWS (40)
BWS (39)
Blase (92)
Niere (95)
Pankreas (96)
Darm (88–91)
Gallen-blase (96)

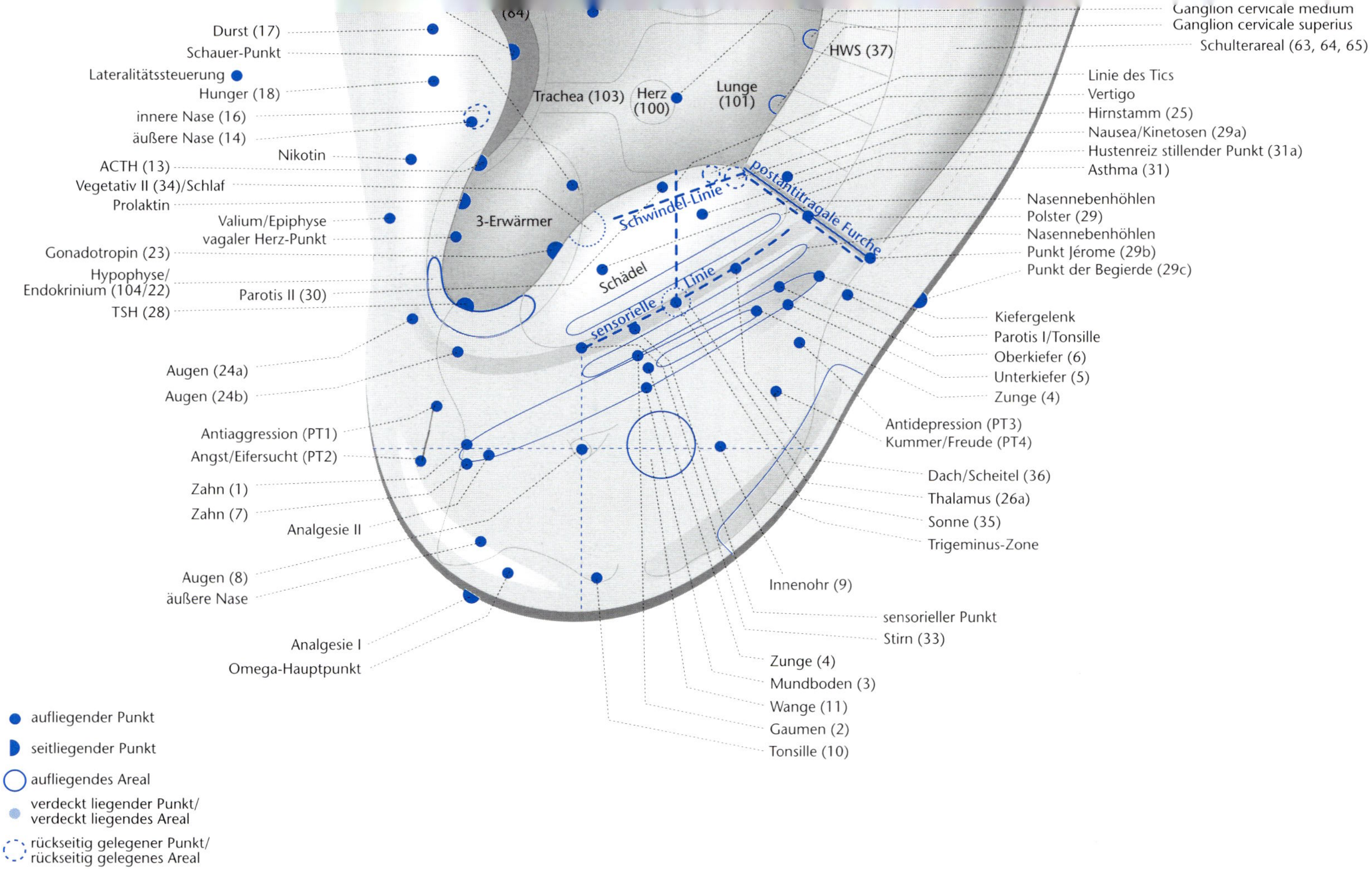

(64)
Ganglion cervicale medium
Ganglion cervicale superius
Schulterareal (63, 64, 65)
HWS (37)
Durst (17)
Schauer-Punkt
Lateralitätssteuerung
Hunger (18)
innere Nase (16)
äußere Nase (14)
Nikotin
ACTH (13)
Vegetativ II (34)/Schlaf
Prolaktin
Valium/Epiphyse
vagaler Herz-Punkt
Gonadotropin (23)
Hypophyse/
Endokrinium (104/22)
Parotis II (30)
TSH (28)
Trachea (103)
Herz (100)
Lunge (101)
3-Erwärmer
Schädel
Schwindel-Linie
sensorielle Linie
postantitragale Furche
Linie des Tics
Vertigo
Hirnstamm (25)
Nausea/Kinetosen (29a)
Hustenreiz stillender Punkt (31a)
Asthma (31)
Nasennebenhöhlen
Polster (29)
Nasennebenhöhlen
Punkt Jérome (29b)
Punkt der Begierde (29c)
Kiefergelenk
Parotis I/Tonsille
Oberkiefer (6)
Unterkiefer (5)
Zunge (4)
Antidepression (PT3)
Kummer/Freude (PT4)
Augen (24a)
Augen (24b)
Antiaggression (PT1)
Angst/Eifersucht (PT2)
Zahn (1)
Zahn (7)
Analgesie II
Augen (8)
äußere Nase
Analgesie I
Omega-Hauptpunkt
Dach/Scheitel (36)
Thalamus (26a)
Sonne (35)
Trigeminus-Zone
Innenohr (9)
sensorieller Punkt
Stirn (33)
Zunge (4)
Mundboden (3)
Wange (11)
Gaumen (2)
Tonsille (10)
aufliegender Punkt
seitliegender Punkt
aufliegendes Areal
verdeckt liegender Punkt/
verdeckt liegendes Areal
rückseitig gelegener Punkt/
rückseitig gelegenes Areal

7 Neue Schädel-Akupunktur nach Yamamoto (YNSA)

7.1 Geschichte

Der japanische Arzt Dr. Toshikatsu Yamamoto entdeckte in den 60er Jahren einen bisher unbekannten, aber hoch wirksamen Akupunkturpunkt am Schädel und fand schließlich, ausgehend von diesem Punkt, ein Projektionsareal für den Bewegungsapparat am Schädel. Später entdeckte er noch die Projektionszonen für die inneren Organe im Schläfenbereich, für die Sinnesorgane auf der Stirn und oberhalb, etwas cranial der Haargrenze für das Zentralnervensystem. Er stellte fest, dass sich schließlich das ganze System nochmals spiegelbildlich auf dem Hinterkopf projiziert (Abb. 7.1).

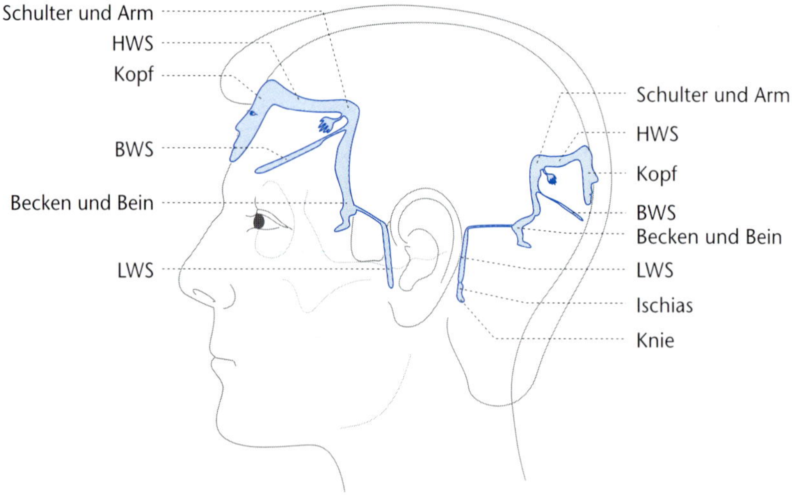

Abb. 7.1 Projektion des Homunculus an die Haargrenze und auf dem Hinterkopf

Zur Schädelakupunktur nach Yamamoto (YNSA) gehören eine spezielle Hals- und eine Bauchdiagnostik, die Ähnlichkeiten mit der japanischen Hara-Diagnostik aufweist. Mittels dieser beiden Systeme erfolgt nicht nur die Auswahl der relevanten Organpunkte, sondern sie ermöglichen auch eine Therapiekontrolle. Die YNSA ist das in Deutschland meistgenutzte Mikrosystem neben der Ohrakupunktur (Anmerkungen zur chinesischen Schädelakupunktur s. 7.6). Klar zu bevorzugen ist die YNSA bei zentralen Paresen und Spastik; auch bei Schmerzen und Bewegungsstörungen des Bewegungssystems ist sie schnell und sicher wirksam. Die YNSA eignet sich ebenso wie die Ohrakupunktur für eine Kombination mit der Körperakupunktur, mit anderen Verfahren der biologischen Medizin oder mit einer konventionellen Therapie. Durch die sinnvolle Kombination mit anderen Verfahren (Regulationsmedizin) kann oft schneller ein anhaltender Therapieerfolg erreicht werden.

7.2 Lokalisation und Indikation der Punkte

Die YNSA hat verschiedene Projektionszonen, die therapeutisch bzw. diagnostisch genutzt werden.

Basis-Punkte (Abb. 7.2)

Die Basis-Punkte repräsentieren den Bewegungsapparat. Reagible Punkte werden anhand ihrer Druckdolenz bei festem Daumendruck gegen das Periost identifiziert, gelegentlich kann auch eine kleine subkutane Gelose im Punkt ertastet werden. Die therapeutische Wirkung setzt unmittelbar ein, wenn die Punkte exakt getroffen werden.

Indikation: Schmerzen des Bewegungsapparates, zentrale Paresen, Spastik.

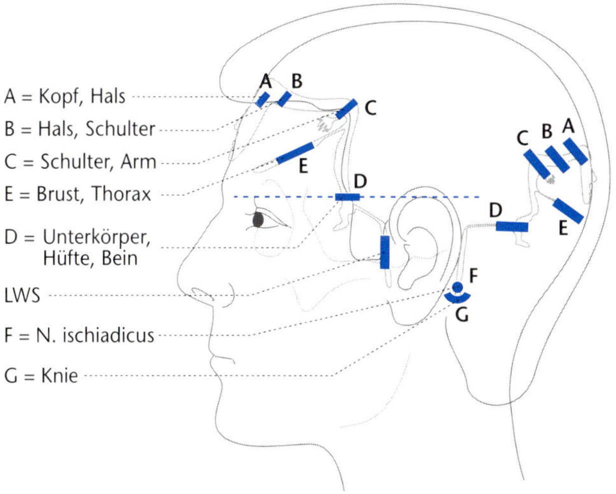

Abb. 7.2 **Basis-Punkte, therapeutische Areale des Bewegungssystems**

Ypsilon-Punkte (Abb. 7.3)

Die Ypsilon-Punkte vor dem Ohr entsprechen den Projektionen der 12 Leitbahnen bzw. den ihnen zugeordneten Organen der Körperakupunktur. Auch hier finden sich an relevanten Punkten kleine subkutane Gelosen. Ausgewählt werden die Ypsilon-Punkte nach Hals- und/oder Bauchdiagnostik. Hinweise ergeben sich auch aus den Erfahrungen der Körperakupunktur. Die Hals- und Bauchdiagnostik ist äußerst hilfreich in der Kontrolle der Nadellage, da die vorher pathologischen Diagnostikareale sich bei korrektem Sitz der Nadel sofort normalisieren.

Indikation: psychosomatische Erkrankungen, innere Erkrankungen und Störungen der Funktionskreise, chronische Schmerzen, Spastik, zentrale Paresen.

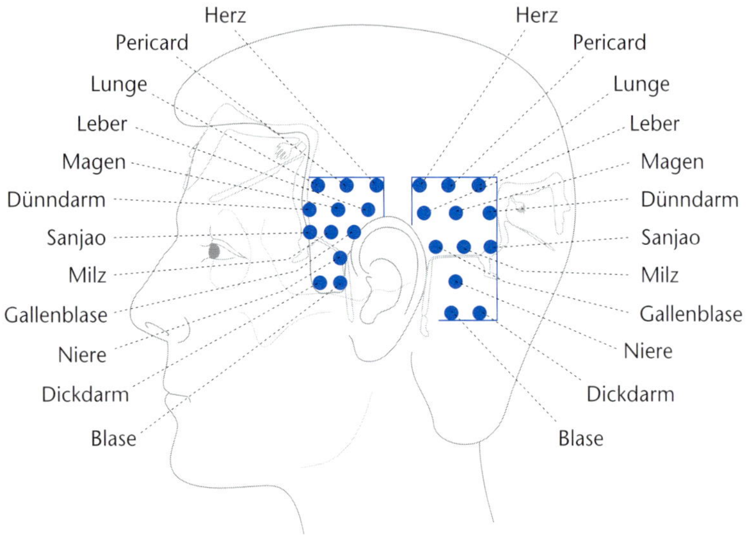

Abb. 7.3 Ypsilon-Punkte, therapeutische Punkte

Sinnesorgane und Nervensystem (Abb. 7.4)

Auch in den Projektionszonen der Sinnesorgane und des ZNS machen sich Störungen in Form kleiner gelotischer Verquellungen bemerkbar.

Indikation: Kopfschmerzen, Erkrankungen der Sinnesorgane (Conjunctivitis, Rhinitis), zentrale Paresen.

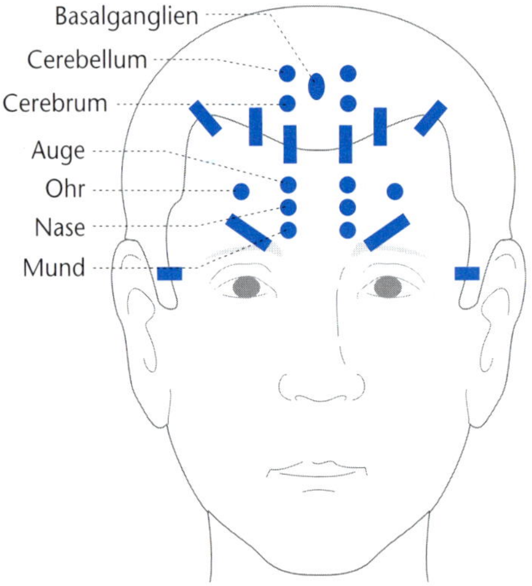

Abb. 7.4 Punkte der Sinnesorgane und des Nervensystems

Hals-Punkte (Abb. 7.5)

Im seitlichen Halsdreieck zwischen M. sternocleidomastoideus, M. trapezius und der Clavicula liegen 14 Punkte, die druckdolent reagieren, wenn das zugeordnete Organ gestört ist. 12 Punkte entsprechen den Ypsilon-Punkten (bzw. den 12 Organen der chinesischen Medizin) und werden diagnostisch zur Auswahl der Ypsilon-Punkte und zur Kontrolle der Nadellage verwendet. Sie dienen ausschließlich der Diagnostik und werden nicht therapeutisch angewendet. Unmittelbar oberhalb der Clavicula finden sich die langgestreckte Projektionszone der Wirbelsäule und im dorsolateralen Halsdreieck oberhalb der Clavicula die Projektion des ZNS. Auch diese Zonen werden ausschließlich diagnostisch verwendet.

Indikation: Die Punkte werden nur zu diagnostischen Zwecken genutzt (sie werden nicht gestochen).

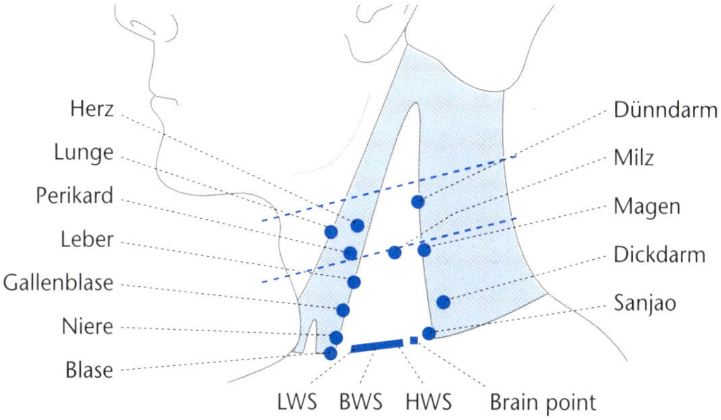

Abb. 7.5 **Diagnostische Punkte: Hals-Punkte**

Bauch-Areale (Abb. 7.6)

12 Reaktionszonen zwischen Rippenbogen und Symphysenobergrenze wurden von Yamamoto modifiziert aus der japanischen Bauchdeckendiagnostik übernommen. Zusätzlich fand Yamamoto in der Medianlinie des Bauches eine diagnostische Projektionszone für die Wirbelsäule und über dem Xyphoid eine diagnostische Zone für das Nervensystem. Die Größe der Testzonen schwankt von Münzgröße bis Handflächengröße. Störungen verursachen gelotische Schwellungen in der Subcutis oder Druckschmerzhaftigkeit, die Nierenzonen reagieren ausschließlich mit Schmerzhaftigkeit bei tiefem Druck.

Indikation: Ebenso wie die Hals-Punkte finden die Bauch-Areale rein diagnostische Verwendung (Punktwahl, exakte Lokalisation der Nadel und Therapiekontrolle).

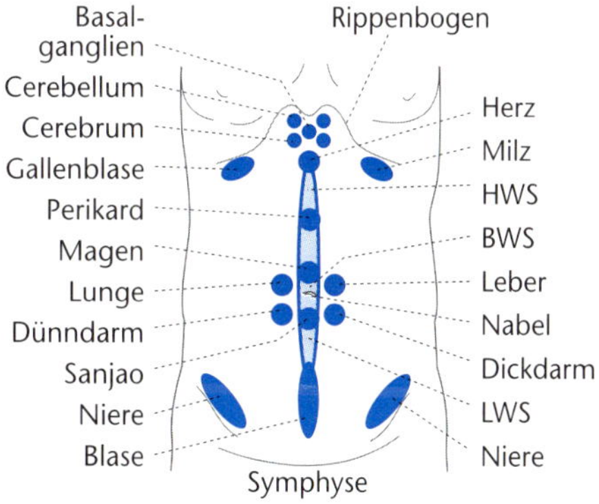

Abb. 7.6 **Diagnostische Punkte: Bauch-Areale**

7.3 Detaillierte Beschreibung der Punkte

7.3.1 Punkte des Bewegungsapparates: Basis-Punkte (Abb. 7.2)

Frontales Somatotop des Bewegungsapparates

Das Somatotop des Bewegungsapparates auf dem frontalen Schädel liegt auf der Stirn und Schläfe, im wesentlichen entlang der Haargrenze und vor dem Ohr. Das Projektionsareal unterteilt sich in mehrere Zonen, die paarig und symmetrisch zur Mittellinie angeordnet sind und eine Ausdehnung von etwa 1 cm jenseits der Haargrenze bis 1 cm auf der Stirnhaut haben.

Frontales Somatotop des Bewegungsapparates
- **Zone A:** 1 – 2 Querfinger lateral der Medianlinie an der Stirn-Haar-Grenze. **Zielgebiet:** Kopf, HWS.
- **Zone B:** 1 – 2 Querfinger lateral der Zone A an der Stirn-Haar-Grenze. **Zielgebiet:** HWS, Schulter.
- **Zone C:** in der Spitze der sogenannten „Geheimratsecke". **Zielgebiet:** obere Extremität; von frontal nach dorsal gegliedert in Hand, Unterarm, Oberarm und Schulter.
- **Zone D:** verläuft waagrecht auf Höhe des oberen Ansatzes der Ohrmuschel (da, wo auch ein Brillenbügel verläuft). **Zielgebiet:** gesamte untere Extremität einschließlich Becken.
- **Zone E:** mitten auf der Stirn, vom inneren Ansatz der Augenbraue nach lateral ansteigend (in etwa zwischen Bl 2 und Gb 14). **Zielgebiet:** BWS und Thorax.
- **LWS:** direkt vor dem Ohr; vom oberen Ansatz der Helixkrempe bis zum Unterrand des Jochbogens. Dieses Areal trägt keine weitere Bezeichnung.

Dorsales Somatotop des Bewegungsapparates

Die Basispunkte für den Bewegungsapparat auf dem dorsalen Schädel liegen in etwa auf der Sutura lambdoidea zwischen Os parietale und Os occipitale. Dieses Projektionsareal ist insgesamt etwas kleiner als das frontale und die Zonen liegen näher aneinander.

Die Zonen tragen weitgehend die gleichen Namen wie die frontalen, sie haben auch die gleiche Indikation und werden mit derselben Lokalisations- und Stichtechnik behandelt.

Dorsales Somatotop des Bewegungsapparates
- **Zonen A, B, C** liegen nahe zusammen (im Abstand von etwa 1 Querfinger). **Zielgebiet:** Kopf, Hals, Schulter, Arm
- **Zone D** etwas weiter caudal etwa in Höhe der Mitte der Ohrmuschel. **Zielgebiet:** Unterkörper, Hüfte, Bein

- **Zone E** liegt in der medio-caudalen Verlängerung der Zone C in Richtung Linea nuchae. **Zielgebiet:** Brust, Thorax
- **LWS** ist ebenfalls fast symmetrisch zur Projektion auf der Vorderseite hinter dem Ohr repräsentiert.

Hinter dem Ohr finden sich 2 zusätzliche Zonen, die auf der Vorderseite nicht repräsentiert sind:

- **Zone F:** laterale Mitte des Processus mastoideus. **Zielgebiet:** N. ischiadicus.
- **Zone G:** entlang der Unterkante des Processus mastoideus. **Zielgebiet:** Knie.

7.3.2 Punkte der Sinnesorgane (Abb. 7.4)

Auge, Nase, Mund: in Verlängerung der Zone A parallel zur Medianlinie liegen von cranial nach caudal in gleichmäßigem Abstand die Projektionen von Auge, Nase und Mund.
Ohr: in Verlängerung der Zone C in Richtung Nasenwurzel projiziert sich das Ohr.

Indikation
Funktionelle Störungen und Schmerzen im Bereich dieser Organe.

7.3.3 Punkte des ZNS (Abb. 7.4)

Gehirn: Punkte parallel der Medianlinie cranial der Zone A auf dem behaarten Schädel.
Kleinhirn: etwas oberhalb der Punkte für das Gehirn, nahe der kleinen Fontanelle.
Basalganglien: breite Zone für die Basalganglien im Zentrum der ZNS-Projektion.

Indikation
Kopfschmerzen, Schwindel, Paresen oder andere neurologische Erkrankungen.

7.3.4 Punkte der Funktionskreise: Ypsilon-Punkte (Abb. 7.3)

Frontale Ypsilon-Punkte

Die frontalen Ypsilon-Punkte verteilen sich an der Schläfe zwischen Haargrenze und Ohransatz auf ein Areal, das oberhalb der Jochbeinoberkante bis etwa einer Daumenbreite oberhalb der Ohrspitze reicht.
Lunge, Pericard, Herz: cranial der Ohrmuschel von frontal nach occipital.
Dünndarm, 3-Erwärmer: caudal vom Punkt Lunge an der Haargrenze (direkt neben der Zone D).
Dickdarm: an der Haargrenze auf der cranialen Kante des Jochbogens.
Magen, Milz, Niere und **Blase:** in der Mitte zwischen den o. g. Punkten und dem Ansatz der Ohrmuschel von cranial nach caudal.
Gallenblase: vor dem oberen Ansatz der Helix (direkt cranial der LWS-Projektion).
Leber: etwas weiter cranio-dorsal davon.

Memorieren kann man die frontalen Ypsilon-Punkte mit folgendem Merkspruch, der die Reihenfolge von cranial nach caudal und jeweils von occipital nach frontal, wiedergibt:
„In **He**rrn **Pe**ters **Lu**stiger **Le**se **Ma**ppe **Dü**rfen **Ga**llige **Mi**litante **Drei**ste **Ni**chten **Bla**sphemisch **Di**chten."

Indikation
Die Indikation dieser Punkte entspricht denen der Leitbahnen und Organe der Körperakupunktur.

Dorsale Ypsilon-Punkte

Die dorsalen Ypsilon-Punkte liegen spiegelbildlich angeordnet hinter dem Ohr. Eine Ausnahme bilden die Punkte Blase und Dickdarm, die etwas weiter nach caudal bis fast auf Höhe der Linea nuchae superior gerückt sind.

7.3.5 Diagnostische Hals-Punkte (Abb. 7.5)

Die Hals-Punkte liegen im seitlichen Halsdreieck zwischen Clavicula, M. sternocleidomastoideus und M. trapezius. Das Areal reicht nach cranial etwa bis zur Höhe des Adamsapfels.
Lunge, **Herz** und **Pericard:** an der Vorderkante des M. sternocleidomastoideus bzw. auf dem Muskel von cranial nach caudal in der oberen Hälfte des Areals.
Leber, **Gallenblase**, **Niere** und **Blase:** an der Hinterkante des Muskels von cranial nach caudal.
Dünndarm und **Magen:** an der Vorderkante des M. trapezius von cranial nach caudal in der oberen Hälfte des Areals.
Dickdarm und **3-Erwärmer:** ebenfalls am vorderen Rand des M. trapezius, aber im unteren Bereich des Areals knapp oberhalb der Clavicula.
Milz: in der Mitte des Areals liegt – in der Höhe etwa zwischen den Punkten Leber und Magen.
ZNS und **Wirbelsäule:** an der Oberkante der Clavicula.
ZNS (Brain point): unmittelbar frontal des Dickdarm-Punktes.
HWS, **BWS** und **LWS:** im Anschluss nach frontal.
Die Hals-Punkte werden, wie oben beschrieben, auf ihre Druckschmerzhaftigkeit untersucht. Wenn der zugehörige Ypsilon-Punkt korrekt lokalisiert und genadelt wurde, sollte der Druckschmerz unmittelbar aufgehoben sein. Die Halspunkte werden nicht genadelt.

7.3.6 Diagnostische Bauchdeckenareale (Abb. 7.6)

Die Bauch-Areale der Yamamoto-Akupunktur lehnen sich an die traditionelle japanische Hara-Diagnostik an und weisen, wie diese, einige Übereinstimmungen mit den Head-Zonen am Abdomen auf (Niere Th 10 – L 1, Blase Th 11 – L 1, Galle

Th 8 – Th 11, Dünndarm Th 10). Nicht alle Punkte reagieren bei Störungen ihrer zugeordneten Areale oder Organe mit Druckschmerzhaftigkeit, an einigen Punkten können stattdessen bis zu handflächengroße Gelosen in der Subcutis zu tasten sein. Auch hier ist das Verschwinden des Druckschmerzes bzw. das sofortige Auflösen einer gelotischen Schwellung ein Kriterium für die Effektivität der Therapie.

Cerebellum, **Cerebrum** und **Basalganglien:** unmittelbar unterhalb der Spitze des Xyphoids.

Um den Bauchnabel herum gruppieren sich im Uhrzeigersinn aufgeführt folgende 6 Organe:

Magen: bei 12 Uhr
Leber: bei 2 Uhr
Dickdarm: bei 4 Uhr
3-Erwärmer: bei 6 Uhr
Dünndarm: bei 8 Uhr
Lunge: bei 10 Uhr

Gallenblase: unterhalb des rechten Rippenbogens.

Milz: unter dem linken Rippenbogen.

Pericard: in der Mitte, etwa um Ren 12.

Herz: 2 cun cranial von Areal Pericard (also etwa bei Ren 14).

Blase: in der Mitte des Unterbauchs, ca. zwischen Ren 2 und Ren 5.

Nieren: mit 2 Arealen symmetrisch und parallel der Beckenschaufeln repräsentiert; die Nieren-Areale reagieren bei Störungen ausschließlich schmerzhaft auf tiefen Druck.

Wirbelsäule: auf die Mittellinie des Bauches; sie schließt sich caudal an die Projektion des ZNS an, beginnend mit der **HWS** (etwa bis zum Areal Pericard), um den Bauchnabel herum folgt die **BWS** und caudal des Bauchnabels (bis zur Symphyse) schließlich die Projektionen von **LWS**, **Os sacrum** und **Os coccygis**.

7.4 Vorgehen

Punktauswahl

Wie oben beschrieben erfolgt die Auswahl der Punkte nicht nur anhand der Topographie der Störung bzw. der Zuordnung des Krankheitsbildes zu den Funktionskreisen der Körperakupunktur, sondern auch anhand der Hals- und Bauchdiagnostik.

Bei **Schmerzen des Bewegungsapparates** beginnt man meist mit dem ipsilateralen frontalen Somatotop. Wird mit diesen Punkten auch bei Korrektur der Lage der Nadel kein Auslöschphänomen um Hals- und Bauchareal und keine sofortige Besserung erreicht, werden kontralaterale oder dorsale Punkte hinzugenommen.

Bei **zentralen Paresen** oder **Spastiken** wird primär der kontralaterale Punkt gewählt.

Die Seitenwahl der Ypsilon-Punkte kann auch anhand der Halsdiagnostik erfolgen, einer beidseitigen Nadelung spricht im Prinzip nichts entgegen.

Lokalisation, Stichtechnik und Kontrolle der exakten Nadellage

Die Basis- oder Ypsilon-Punkte werden anhand ihrer Druckdolenz oder als kleine Gelose getastet. Der Punkt wird mit der Fingerkuppe fixiert und die Nadel schräg darunter angesetzt.

Die **Basispunkte** und die **Punkte der Sinnesorgane** werden im schrägen Winkel zur Hautoberfläche bis an das Periost gestochen. Die Wirkung, die meist unmittelbar eintritt, wird überprüft und dann ggf. die Lage der Nadel korrigiert. Dazu wird die Nadel zurückgezogen und in wenig veränderter Stichrichtung wieder vorgeschoben. Die Korrektur muss evtl. mehrmals wiederholt werden.

Die **Ypsilon-Punkte** werden senkrecht zur Hautoberfläche bis an das Periost gestochen, gelegentlich kann die subkutane Verquellung mit der Nadel gespürt werden oder das Durchstechen der verquollenen Subcutis sogar als Knarren zu hören sein. Auch hier wird die exakte Nadellage über Hals-Punkte und/oder Bauch-Areale überprüft.

> Cave: **Bei Nadelung im Kopfbereich immer den Kopf des Patienten fixieren, damit sich der Patient nicht durch eine plötzliche Kopfbewegung während des Nadelns verletzt (Augenverletzungen!).**

Stimulation der Nadeln

Beim Setzen der Nadel wird eine leichte Stimulation der Nadel durch Drehen durchgeführt, die evtl. von Zeit zu Zeit wiederholt werden kann. Bei Lähmungen kann eine elektrische Stimulation sinnvoll sein. Die Verwendung von Soft-Lasern (bei schmerzempfindlichen Patienten und bei Kindern) ist ebenfalls wirksam.

Verweildauer der Nadel und Behandlungsintervall

Die Nadeln verweilen bis zu 30 min im Punkt, bei Lähmungen auch länger. Behandlungsintervalle und Behandlungsverlauf entsprechen denen der Körperakupunktur. Bei zentralen Lähmungen sind manchmal allerdings mehr als 30 Behandlungen mit zwischenzeitlichen Therapiepausen erforderlich.

7.5 Behandlungsbeispiele

Bei unkomplizierten Schmerzen und **Erkrankungen des Bewegungsapparates** sind oft die Basispunkte durchaus ausreichend, so erfolgt beim HWS-Syndrom die Nadelung in Zone A oder Zone B (Abb. 7.7), bei Epicondylitis in Zone C, bei Coxalgie in Zone D. Die Indikation und die korrekte Nadelung des Punktes können mittels Hals- oder/und Bauchdiagnostik nachvollzogen werden (s. 7.3.5 und 7.3.6).

Bei **chronischen Schmerzen** und **zentralen Ausfällen** sollten zusätzlich zum Basispunkt Ypsilon-Punkte hinzugezogen, die nach Hals- oder/und Bauchdiagnostik ausgewählt werden. Der Basispunkt ist bei zentralen Ausfällen auf der kontralateralen Seite zu stechen (Kreuzung der Nervenbahnen) (Abb. 7.8). Bei einer

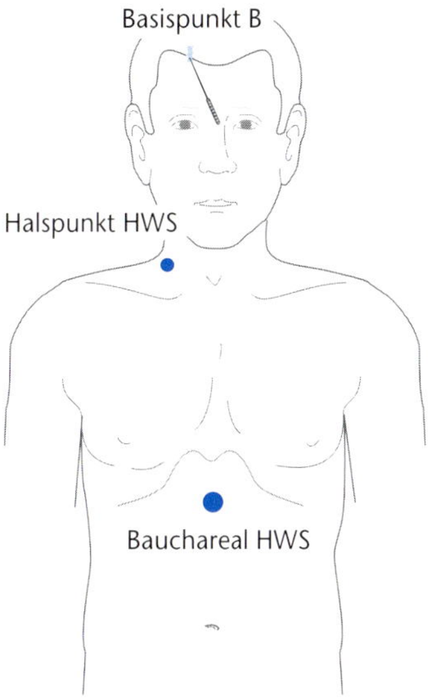

Abb. 7.7 Behandlungsbeispiel bei HWS-Syndrom über den Basispunkt B

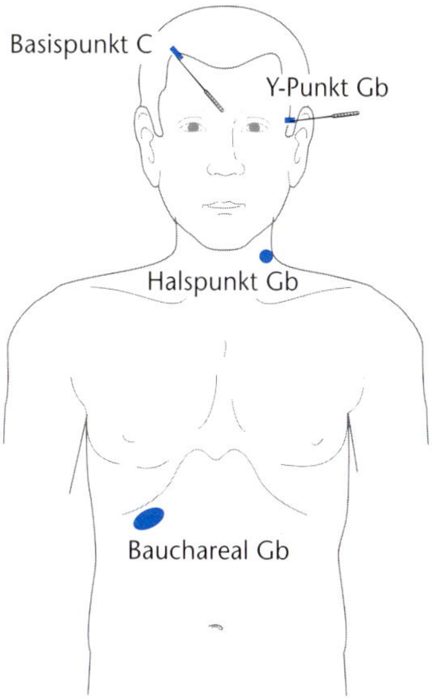

Abb. 7.8 Behandlungsbeispiel bei Hemiparese des linken Arms über kontralateralen Basispunkt C und ipsilateralen Y-Punkt Gb

beinbetonten Hemiparese wird die kontralaterale Zone D gestochen und der Y-Punkt nach Hals- oder/und Bauchdiagnostik ausgewählt.

Bei **Störungen der Sinnesorgane** können die entsprechenden Punkte entweder allein oder in Kombination mit Ypsilon-Punkten nach den üblichen Auswahlkriterien eingesetzt werden. Bei einer Conjunctivitis, z. B. der Projektionspunkt des Auges und Ypsilon-Punkt Leber oder bei einer Rhinitis der Projektionspunkt Nase und der Ypsilon-Punkt der Lunge.

Bei **inneren** oder **psychosomatischen Erkrankungen** werden primär Ypsilon-Punkte nach üblichen Kriterien gewählt und entsprechend kontrolliert. Allerdings bleibt die YNSA hier in ihrer Wirkung hinter der Körperakupunktur zurück.

7.6 Zur chinesischen Schädelakupunktur

Bei der chinesischen Schädelakupunktur handelt es sich um ein Verfahren aus der modernen TCM. Sie ist in den 60er Jahren des 20. Jahrhunderts entstanden. Sie findet ihre Anwendung hauptsächlich bei zerebralen Paresen. Die zu behandelnden Punkte liegen auf vier Linien, die tangential über den Kopf verlaufen. Außerdem finden sich verschiedene kleinere Zonen parietal und okzipital (Abb. 7.9). Die Punkte können nach Druckdolenz aufgesucht werden. Meist aber werden mehrere Nadeln in eine der Zonen langsam subkutan „auffädelnd“ appliziert.

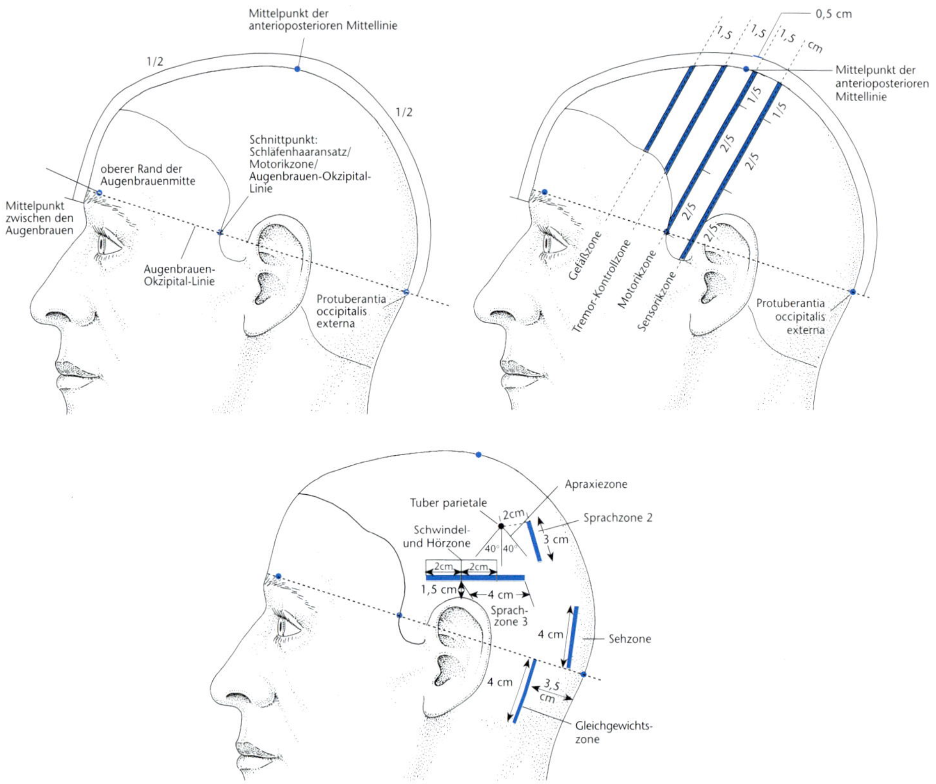

Abb. 7.9 Orientierungspunkte der chinesischen Schädelakupunktur (aus: Focks/Hillenbrand: Leitfaden TCM)

8 Akupunktur in der Schmerztherapie

Schmerz ist eine unangenehme sensorische und emotionale Sinneswahrnehmung, die in Zusammenhang mit einer aktuellen oder potentiellen Gewebeschädigung auftritt oder mit Begriffen einer solchen Gewebeschädigung beschrieben wird.

Schmerzdefinition der International Association for the Study of Pain (IASP)

8.1 Ätiologie und Pathogenese des Schmerzes

Während der akute Schmerz meist eine wichtige Rolle als biologisches Warnsignal einnimmt, hat der chronische Schmerz die Warnfunktion – zumindest auf der körperlichen Ebene – überlebt und wird im Rahmen des Chronifizierungsprozesses immer mehr zu einer eigenständigen Erkrankung, die alle Lebensbereiche des Patienten betrifft und beherrscht. Mittlerweile hat sich gezeigt, dass die Chronifizierung einer Schmerzerkrankung im peripheren wie zentralen Nervensystem nachweisbare Spuren hinterlässt und es bereits nach wenigen Wochen oder sogar Tagen unzureichend behandelter Schmerzen zu einer Verselbständigung des Schmerzgeschehens kommen kann. Von daher kommt einer effizienten Schmerztherapie – sei es als präventive Schmerztherapie vor operativen Eingriffen, als postoperative oder rehabilitative Behandlung – eine kaum zu überschätzende Bedeutung zu.

Jeder chronische Schmerz war einmal ein akuter Schmerz. Zur Schmerzprophylaxe gehört daher eine effektive Schmerztherapie.

Am 2. Neuron im Hinterhorn des Rückenmarks werden nozizeptive Afferenzen moduliert. Hier konvergieren nozizeptive, mechanische und viszerale Afferenzen; hier entstehen Projektionsschmerzen und Fehlempfindungen. Phänomene des „wind up“, der Langzeitpotenzierung und der zentralen Sensibilisierung unterhalten den Schmerz als eigenständige Erkrankung. Diese Veränderungen, die nur schlecht reversibel sind, lassen sich im ZNS mittlerweile sogar morphologisch nachweisen und werden mit dem Begriff der *Neuroplastizität* umschrieben (Zimmermann 1993, Ziglgänsberger 1986).

Ätiologie und Pathogenese des Schmerzgeschehens sind auch bezüglich psychosozialer Komponenten als komplex zu betrachten. Zum einen kann eine Schmerzerkrankung Ausdruck oder Symptom einer endogenen oder psychogenen Depression (somatoforme Schmerzstörung), oder gar einer Psychose sein (zönästhetische Wahrnehmungsstörung). Auch begünstigen soziale Konflikte, belastende Familiensituationen oder chronische Überlastung das Auftreten chronischer Schmerzerkrankungen. Zum anderen bleibt eine derart einschneidende körperliche und seelische Erfahrung wie ein chronischer Schmerz nicht ohne Folgen für die Gesamtpersönlichkeit; wir sprechen in diesem Fall vom algogenen Psychosyndrom (Wörz 1977), das durch depressive oder gereizte Stimmungslage, affektive Labilität und kognitive Einengung in Verbindung mit vegetativen Störungen gekennzeichnet ist. Einfache Kausalzusammenhänge herzustellen und den einen Schmerz als rein psychogen einzustufen, den anderen aber als rein somatogen (mit reaktiver Depression), ist nur in seltenen Fällen möglich. Auch sollte man berücksichtigen, dass beim chronischen Schmerzgeschehen Lern- und Konditionierungsprozesse eine Rolle spielen.

Nach Seemann und Zimmermann (1996 in „Psychologische Schmerztherapie") sollte man chronischen Schmerz verstehen als Ausdruck der **Dysfunktion körperlicher und psychischer Regelkreise**; die wiederum Mittel zur Systemstabilisierung in psychosozialen Regulationssystemen werden können (Tab. 8.1).

Tabelle 8.1 Schmerz als mehrdimensionale Regulationsstörung

Motorische Regulation	• Muskelhartspann, Tonuserhöhung • Schonhaltung, muskuläre Dysbalancen
Vegetative Regulation	• Chronischer Stress, erhöhter Sympathicotonus, Schlafstörungen • reduzierte körperliche Belastbarkeit, Müdigkeit • erhöhte sympathische Aktivität durch chronische Erregung von Nozizeptoren; aber auch: Verstärkung nozizeptiver Aktivität durch sympathische Reflexe; Extrembeispiel: CRPS (Sudeck, sympathische Reflexdystrophie)
ZNS/PNS	• Zentrale und periphere Sensibilisierung • Mechanismen der spinalen Reorganisation • Neuroplastizität
Kognitive Ebene	• Einengung auf das Schmerzerleben; „Kompetenzverlust" • Katastrophisieren, niedrige Frustrations- und Stresstoleranz • mangelnde Fähigkeit zur Stressverarbeitung • aber auch: Ventilfunktion für intrapsychische Konflikte, die nicht bearbeitet werden müssen
Verhaltensebene/soziale Ebene	• Rückzug, Hypochondrie, partnerschaftliche Probleme; Medikamentenabusus, häufige Arztbesuche, Drängen auf invasive Maßnahmen • aber auch: systemstabilisierende Funktion des Schmerzes in schwierigem sozialem Beziehungskontext; sekundärer Krankheitsgewinn; „Doktorspiele"

Eine effiziente, interdisziplinäre Schmerztherapie sollte verschiedenartige, auch psychologische Therapieverfahren gezielt kombinieren, denn multikausale und komplexe Störungen fordern ein multimodales Vorgehen auf verschiedenen Ebenen des Geschehens. Besonderen Stellenwert nehmen Verfahren ein, die den Patienten mit einbeziehen wie die Vermittlung von Schmerzbewältigungsstrategien, Entspannungsverfahren, Selbsthypnose, Bewegungstherapie u. a.

8.2 Schmerzmessung und Schmerzdokumentation

Für die Effektivität der Behandlung ist es unerlässlich, dass anhand einer ausführlichen Schmerzanamnese, die alle Ebenen des bio-psycho-sozialen Gesamtereignisses Schmerz erfasst, eine genaue Schmerzanalyse erfolgt. Schmerz als subjektives Phänomen lässt sich sicherlich nur ausgesprochen schwer quantifizieren und qualifizieren; aber **visuelle oder numerische Analogskalen** können als Hilfsmittel zur Einschätzung der Beeinträchtigung des Patienten dienen. Die Lebensqualität des Schmerzpatienten hängt nicht ausschließlich von ein oder zwei Zentimetern mehr oder weniger auf der Schmerzskala ab; daher sollten neben den Aspekten des Schmerzes an sich auch **affektive Schmerzwahrnehmung, Depressivität, Schlafverhalten und andere vegetative Begleiterscheinungen** sowie **Vermeidungsverhalten** und **Parameter der Lebensqualität** erfragt werden. Bewährt hat sich die Verwendung von standardisierten Schmerzfragebögen (STK, DGSS). Patient und Arzt profitieren von einer sorgfältigen **Verlaufsdokumentation** (Schmerztagebuch, Kopfschmerzkalender, standardisierte Dokumentationsbögen).

Für die Schmerzanamnese sind folgende Parameter zu berücksichtigen:

Bisherige Therapien: Verlauf, Chronifizierungsgrad, Prognose
- Welche Therapien wurden bisher durchgeführt? Was war erfolgreich?
- Neigt der Patient zu häufigem Arztwechsel und zum „Konsum“ von Therapien?
- Gibt es Hinweise auf eine Regulationsstörung/Störfeldgeschehen? (s. 1.5)

Schmerzqualitäten: Intensität, Tagesverlauf, Bewertung, Schmerzdiagnose westlich, TCM und Homöopathie
- Lässt sich eine bestimmte algogenetische Struktur vermuten?
- Gibt es Zeichen für eine Neuropathie (Schmerzwechsel)?
- Ist der Sympathicus beteiligt?
- Gibt es Zeichen für eine erhebliche psychogene Komponente oder für eine somatoforme Schmerzstörung (auffallend viele affektive Bewertungen)?

Besserungsmodalitäten: Akupunkturdiagnose, homöopathische Diagnose, Einengung
- Hat der Patient Schmerzbewältigungsstrategien? Kann er noch differenzieren?
- Gibt es typische Auslöser oder Trigger?
- Wie wirken Wärme oder Kälte?

Psychische Verfassung: Lebensqualität, Gesamteinschätzung, konstitutionelle Diagnose
- Wie sind Stimmungslage und allgemeines Wohlbefinden?
- Verfügt der Patient noch über Umschaltmechanismen?
- Wie weit sind körperliche und soziale Aktivitäten beeinträchtigt?
- Inwieweit spielt sekundärer Krankheitsgewinn eine Rolle (Rentenbegehren, Familiendynamik)?

8.3 Der Stellenwert der Akupunktur für die Behandlung chronischer Schmerzen

Akupunktur richtet sich in erster Linie an das *Qi* und hat somit ihre absolute Domäne in der Behandlung funktioneller Störungen wie es akute und chronische Schmerzen häufig sind. In den letzten Jahren hat sich die Akupunktur einen festen Platz in der europäischen Schmerzlandschaft erkämpft; es gibt mittlerweile eine Reihe von Studien, welche die Wirksamkeit der Akupunktur für verschiedene Schmerzindikationen belegen. Für andere Krankheitsbilder fehlen qualifizierte Studien; es gibt bislang auch wenig Material zu den Langzeiteffekten der Akupunktur. Integriert in ein ganzheitliches, multimodales Schmerzkonzept hat sie sich jedoch schon jetzt als effektive und nebenwirkungsarme Bereicherung des schmerztherapeutischen Spektrums etabliert. Allerdings eignen sich nicht alle Schmerzerkrankungen in gleicher Weise für die Akupunkturbehandlung, da die Wirkung der Akupunktur von Ansprechbarkeit und Regulationsfähigkeit des neuronalen Systems abhängt und ihr bei Erkrankungen mit manifesten morphologischen Schäden natürliche Grenzen gesetzt sind (Tab. 8.2).

Tabelle 8.2 Indikationen für Akupunktur in der Schmerztherapie

gute Akupunkturindikationen	• myofasziale Schmerzen • Spannungskopfschmerz • Myoarthropathie • Migräne • Schmerzen mit erheblicher psychosomatischer Komponente • Arthrosen • degenerative Wirbelsäulenerkrankungen • Fibromyalgie
weniger gute Indikationen	• radikuläre Schmerzen und Neuralgien • neuropathische Schmerzen (Ausnahme: Postzosterneuralgie am Stamm) • Cluster-Kopfschmerz • Engpass-Syndrome • viszerale Schmerzen • Tumorschmerzen • somatoforme Schmerzstörung • zentrale Schmerzen

8.4 Wie erstellt man ein Behandlungskonzept?

8.4.1 Punktwahlprinzipien

In der Akupunktur wird – vor allem bei der Behandlung innerer Störungen (s. Kap. 9) – auf die Ausgewogenheit zwischen Nah- und Fernpunkten, das Gleichgewicht zwischen Punkten auf *Yin*- bzw. *Yang*-Leitbahnen und eine symmetrische Verteilung der genadelten Punkte über den Körper geachtet. In der Behandlung von Schmerzen geht man häufig abweichend von diesem Symmetrieprinzip vor, z.B. bei einseitig ausstrahlenden Schmerzen. Auch die Gewichtung von Punkten mit topographischen Bezug bzw. von konstitutionell wirksamen Punkten kann erheblich variieren. Ein übliches Punkteschema beinhaltet aber auch in der Schmerztherapie die im folgenden aufgeführten Punkte (s. a. Abb. 5.10).

Nahpunkte

Neben den klassischen Akupunkturpunkten in der Nähe des Schmerzortes oder im gleichen Segment wird hierbei auch großzügig mit Locus-dolendi-Punkten, sog. *Ashi*-Punkten gearbeitet. Besonders wichtig ist auch die Behandlung myofaszialer Triggerpunkte.

Wichtig: Genau palpieren! Akupunktur ist ein Be-*hand*-lungsverfahren!

Fernpunkte

Diese Akupunkturpunkte liegen auf der betroffenen Leitbahn oder werden nach dem Korrespondenz- bzw. Achsenprinzip ausgewählt. Haupt-Fernpunkte für bestimmte Körperregionen sind:

- Nacken — Dü 3, Bl 60, Ex UE 8, Lu 7
- Gesicht — Di 4, Ma 44
- Schläfe — SJ 3, SJ 5, Gb 41, Gb 43
- LWS — Dü 6, Bl 40, Bl 60
- Schulter — Ma 38

Somatotopiepunkte

Akupunkturpunkte aus den Mikrosystem-Akupunkturen, die sich gut mit Körperpunkten kombinieren lassen und möglichst *vor* den anderen Punkten genadelt werden sollten (s. Kap. 6 und 7).

Punkte mit spezifischer Wirkung

Akupunkturpunkte mit guter systemischer Wirkung, die pathogene Faktoren ausleiten, Leitbahnen durchgängig machen, *Qi* oder Blut bewegen (s. 2.4.2).

Konstitutionelle Punkte

Konstitutionelle Punkte werden anhand des Funktionskreisbezuges (z.B. Punkte auf der Nieren-Leitbahn bei Lumbago) oder der Syndromdiagnose (z.B. Ma 36 bei Kopfschmerz durch allgemeine *Qi*-Schwäche) ausgewählt.

Psychotrope Punkte

Punkte mit psychotroper Wirkung, besonders auf der Herz-Leitbahn, stehen vor allem bei chronischen Schmerzerkrankungen im Vordergrund der Behandlung, da nach der TCM im Herzen die Geisteskraft *shen* wohnt, die verantwortlich ist für intellektuelle und emotionale Wahrnehmung. Psychotrope Punkte, die in der Schmerztherapie eingesetzt werden, sind:

Körperpunkte

- Pe 6, Pe 7
- He 5, He 7
- *Yintang*
- Du 20, Du 23, Du 24

Ohrpunkte (Abb. S. 41)

- nervaler Leber-Punkt
- Herz (100)
- *shen men* (55)
- Polster (29)
- Punkt Jérome (29b)
- Antidepression (PT3)
- Kummer/Freude (PT4)
- weitere Vegetativ-Punkte

Bei vielen Schmerzerkrankungen ist eine erhebliche psychosoziale Komponente zu postulieren; auch die pathologisch veränderte affektive Bewertung von Schmerzen spielt eine erhebliche Rolle in der Dynamik des Geschehens. Gerade durch die Veränderung der affektiven Schmerzwahrnehmung und -verarbeitung lassen sich erhebliche Verbesserungen der Lebensqualität für die Patienten erzielen. Auch sprechen typische vegetative Begleiterscheinungen wie Schlafstörungen, Oberbauchschmerzen, Nackenverspannungen, Palpitationen oder Hyperhidrosis sehr gut auf die Akupunktur an.

Daher sollten vor allem bei der Behandlung von chronisch Schmerzkranken immer psychotrope und vegetativ entkoppelnde Punkte mit in das Konzept einbezogen werden; getreu einem weiteren chinesischen Sprichwort:

> *„Xin jin zi ran liang –*
> *Wenn das Herz ruhig ist, bleibt der Körper kühl".*

Auch sollte daran gedacht werden, dass es bei einem langfristigen Schmerzgeschehen wichtig ist, nicht nur mit Punkten zu arbeiten, die anhand der topographischen Zuordnung gewählt werden, sondern auch Punkte ins Konzept mit einzubeziehen, die *Qi* und Blut stärken und bewegen.

- **Je akuter die Erkrankung, desto weiter entfernt vom Geschehen wird behandelt.**
- **Am Anfang – auch bei chronischen Schmerzpatienten – kurzes Behandlungsintervall wählen.**
- **Außer der Nadelakupunktur auch Laser, Moxa, Schröpfen, TENS und Elektrostimulation einbeziehen.**
- **Bei energetisch geschwächten Patienten weniger Nadeln, weniger Nahpunkte und weniger invasive Techniken verwenden.**
- **Ausgewählte Punkte und Behandlungsverlauf sorgfältig dokumentieren.**

8.4.2 Schmerzanalyse

Für die praktische Durchführung der Akupunkturbehandlung ist es also neben der Leitbahn-Zuordnung und der Analyse des Schmerzgeschehens nach Gesichtspunkten der Akupunktur hilfreich, zunächst eine orientierende Einschätzung bezüglich folgender Kriterien zu treffen:

- zeitliche, quantitative und qualitative Akuität des Schmerzes
- hauptverantwortliche algogenetische Struktur
- Konstitution und Kondition des Patienten

Durch diese Größen werden sowohl Punktekombination und Stimulationstechnik mitbestimmt wie auch pragmatische und moderne Ansätze in der Akupunktur berücksichtigt. Auch wer sich in der Akupunktur pragmatisch und nicht anhand von TCM-Konzepten orientiert, sollte bedenken, dass nicht nur die Punktwahl, sondern auch die verwendete Reiztechnik und -stärke das Ergebnis beeinflusst (Tab. 8.3).

Tabelle 8.3 Unterschiedliche Behandlungskonzepte in der Behandlung von Schmerzen

Arthrogener Nocizeptorenschmerz	• lokale Punkte • systemisch-antiinflammatorische (Feuchtigkeit-/Hitze-ableitende) Punkte wie Di 4, Di 11, Gb 34, Mi 6, Mi 9, SJ 5 • bei akut-entzündlichem Geschehen auf Nahpunkte der Gegenseite ausweichen!
Myofaszialer Schmerz – „referred pain"-Syndrom	• lokale Triggerpunkte • intramuskuläre Techniken • „Dry needling"-Stimulation • Fernpunkte, die Leitbahnen durchgängig machen • *Qi*-/Blut-bewegende Punkte wie Di 4, Gb 34, Gb 39, Gb 40, SJ 6, Ma 31, Ma 36, Mi 10, Pe 6, Le 3, Ren 6, Ren 17 u. a.
Neurogen projizierter Schmerz, radikuläre Symptomatik	• „nervennahe" Akupunktur • Reiz-Summationstechniken, z. B. Ketten-Schloss-Technik • Konzentration auf das betroffene Segment • *Qi*-bewegende und Wind-ausleitende Punkte wie Bl 60, Gb 20, Gb 21, Gb 31, Gb 34, Gb 41, Di 4, Le 3 u. a.
Segmental-viszerale Schmerzsyndrome	• Reizpotenzierung im Segment • *shu-mu*-Technik • *Ashi*-Punkte

Es sei betont, dass die Akupunktur in China nicht als Monotherapie konzipiert wurde. Sie ist dort eingebunden in ein ganzheitliches Konzept, das neben Pharmakotherapie, Manualtherapie bzw. Massage und Diätetik auch Entspannungsverfahren, Bewegungstherapie und ordnungstherapeutische Richtlinien zur Gesunderhaltung beinhaltet. In unserem medizinischen Kontext sollte mit ihr nicht anders verfahren werden, zumal auch Akupunktur als invasives Verfahren die somatische Fixierung und den Chronifizierungsprozess des Patienten negativ beeinflussen kann, wenn sie nicht durch andere, patientenautonomisierende und patientenemanzipierende Verfahren ergänzt wird, wie z.B. Ernährungstherapie, Entspannungsverfahren, Schmerzbewältigungstraining, TENS etc.

8.5 Das Schmerzverständnis der TCM

8.5.1 Unterbrechung der *Qi*-Zirkulation

Ein kleiner chinesischer Merksatz drückt sehr schön aus, wie nach der Vorstellung der chinesischen Medizin Schmerzen entstehen: durch eine Unterbrechung des *Qi*-Flusses in der Leitbahn.

„Zi bu tong, tong, zi tong, bu tong" –
Wo kein (Qi-)Fluss ist, da ist Schmerz –
wo (Qi-) Fluss ist, da ist kein Schmerz.

Zu einer Unterbrechung der *Qi*- und Blut-Zirkulation in der Leitbahn kommt es durch

- *Qi*-Schwäche
- *Qi*-Stagnation
- Obstruktion durch äußere pathogene Faktoren
- Traumata
- Blut-*Xue*-Stagnation

Wichtig ist, dass nach den Regeln der TCM über die Leitbahn-Zuordnung hinaus eine genaue Schmerzdiagnose erstellt werden muss. Nicht nur bezüglich der Gesamtkonstitution des Patienten, auch bezüglich der Symptomatik erfolgt eine Zuordnung nach den Kriterien von Fülle oder Leere, die dann über die „Dosis" der Punkte bzw. über die Stimulationstechnik entscheidet.

8.5.2 Leere- und Fülle-Schmerzen

Leere-Schmerzen sind meist von geringer Intensität, verschlechtern sich durch Ruhe, bessern sich durch Druck, Wärme und Bewegung (Massagen und Fangopackungen) (Tab. 8.4).

Tabelle 8.4 Typische Leere-Schmerzen

Schmerzsyndrom	Beispiel	Symptome
Qi-Schwäche	Lumbago	◆ dumpfe Schmerzen, leicht (nicht radikulär) ausstrahlend, schlecht lokalisierbar ◆ Besserung durch Druck, Wärme, Bewegung (Abb. 8.1) ◆ Verschlechterung durch Ruhe und Liegen
Qi-Schwäche mit Blut-Stase	Fibromyalgie	◆ Mischbild; überall dumpfe, mäßige Schmerzen ◆ aber: lokal Triggerpunkte mit stärkeren, oft auch hellen und gut lokalisierbaren Schmerzen

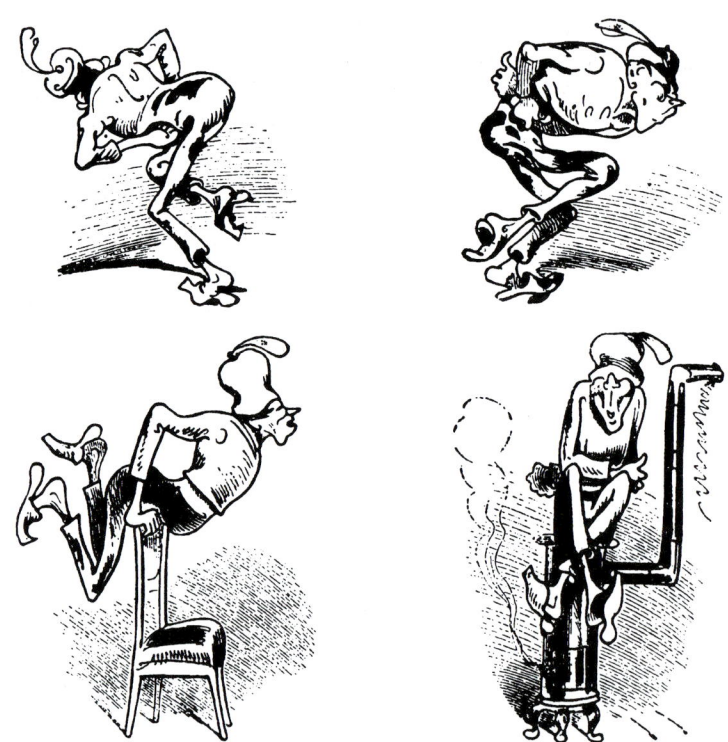

Abb. 8.1 Der klassische Leere-Schmerz bessert sich durch Druck, Wärme und Bewegung …
(Aus: Wilhelm Busch, Max und Moriz)

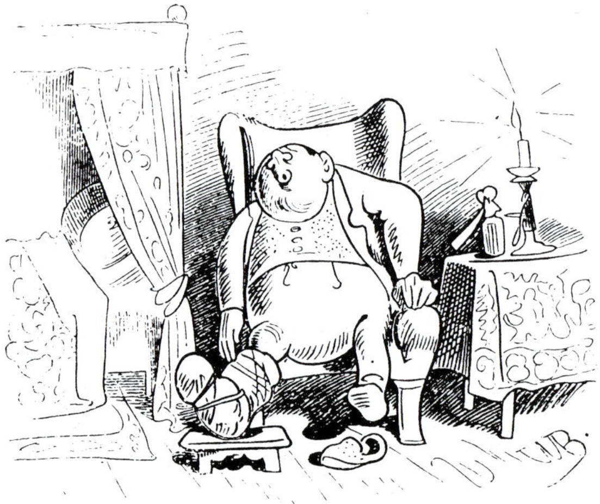

Abb. 8.2 … während Fülle-Schmerzen sich nur durch absolute Ruhe bessern.
(Aus: Wilhelm Busch, Der neidische Handwerksbursch)

Fülle-Schmerzen sind meist von stärkerer Intensität, bessern sich durch Ruhe, verschlechtern sich durch Druck, Bewegung, oft auch durch Wärme (Tab. 8.5, Abb. 8.2).

Die weitere Differenzierung erfolgt anhand der Schmerzqualitäten und anhand der Besserungsmodalitäten oder anhand typischer Auslöser. Oft liefert auch die Organuhr (s. 2.5) Hinweise auf die Art der Störung.

Tabelle 8.5 Typische Fülle-Schmerzen

Schmerzsyndrom	Beispiel	Symptome
Qi-Stagnation	Migräne	• pochende, pulsierende, schlecht lokalisierbare kolikartige Schmerzen, Druck- und Spannungsgefühl • Besserung durch Ruhe • Verschlechterung durch Druck, Wärme, Bewegung
Blut-Stagnation	Herzinfarkt	• fixierte, stechende Schmerzen, oft mit Parästhesien • Besserung durch Ruhe, evtl. etwas durch Wärme • Verschlechterung durch Druck, Kälte, Bewegung
Wind	Ischialgie, neuralgiformer Schmerz	• elektrisierende, helle, ausstrahlende Schmerzen • Lokalisation wechselt, Bewegungseinschränkung • Besserung durch Ruhe • Verschlechterung durch Druck, Wärme, Bewegung
Kälte	Lumbalgie	• helle, bohrende, tief empfundene und gut lokalisierbare Schmerzen, Steifigkeit • Besserung durch Ruhe, Wärme • Verschlechterung durch Kälte, Druck, Bewegung
Feuchtigkeit	Rheuma	• dumpfe, unscharf begrenzte, schlecht lokalisierbare Schmerzen, Taubheitsgefühl, Schwere, Schwellung • Besserung durch Ruhe, evtl. leicht durch Wärme • Verschlechterung durch Druck und Bewegung
Hitze	Zosterneuralgie, akute Arthritis	• brennende, pochende, oberflächlich empfundene Schmerzen, Entzündungszeichen • Besserung durch Ruhe • Verschlechterung durch Druck, Wärme, Bewegung

8.6 Die Ätiologie von Schmerzen in der TCM

Schmerzen des Bewegungsapparates kommen nach TCM häufig durch **Invasion pathogener Umweltfaktoren** zustande (Abb. 8.3). Man spricht von einem sog. *Bi*-Syndrom oder schmerzhaftem Obstruktionssyndrom (s. 8.7). Zwar sieht man Gründe in einer konstitutionellen Schwäche oder einem konditionellen Tief, aber Schmerzen des Bewegungsapparates gelten meist als periphere Erkrankung und werden als reines Leitbahn-Problem, also eher pragmatisch behandelt.

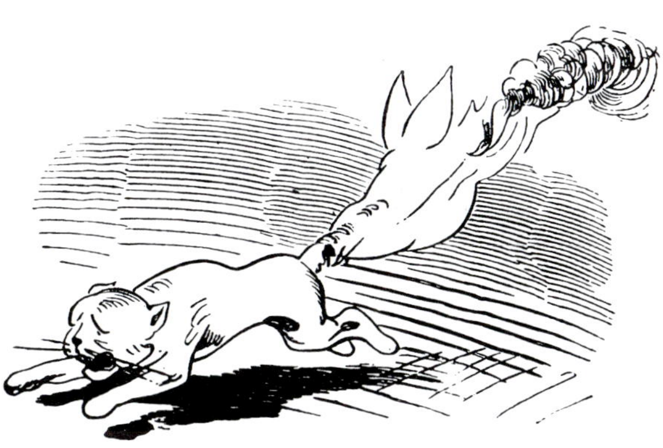

Abb. 8.3 ... Mau! – Wie ist die Hitze groß! – eine typische Außenhitze-Erkrankung ... (Aus: Wilhelm Busch, Die fromme Helene)

Die Gründe für eine *Qi*-Stagnation oder für eine

Qi-Schwäche werden häufig in **psychischen und physischen Belastungen** gesehen; die TCM bietet einige psychosomatische Erklärungsmodelle zur Entstehung chronischer Schmerzen. Zum Beispiel wird für die Migräne, aber auch für manche Formen des Spannungskopfschmerzes, ein Zusammenhang mit Druck und Stress und der Zurückhaltung von aggressiven Regungen (s. 8.9.2, Leber-*Qi*-Stagnation) gesehen; bei chronischen Rückenschmerzen hat die TCM schon frühzeitig eine Komorbidität mit Angststörungen formuliert (Nieren-*Qi*-Schwäche/Fear-Avoidance-Typus).

Auch **diätetische Verstöße** oder eine ungeregelte Lebensführung spielen pathophysiologisch eine Rolle. In Asien ist die Laktose-Intoleranz endemisch; daher fiel es leicht, die sogenannte Milz-*Qi*-Schwäche, also die Kombination aus dyspeptischen Beschwerden, Kopfschmerzen und Leistungsschwäche, oft mit einer eher depressiven Grundstimmung in einen Zusammenhang mit Ernährungsfehlern, z. B. dem Verzehr von (Milz-schwächenden) Milchprodukten zu stellen.

Die erhebliche Bedeutung von **Überarbeitung, Überforderung, Bewegungsmangel oder Schlafmangel** wird in besonderem Maße bei chronischen Rückenschmerzen (überhaupt bei myofaszialen Schmerzen) und Kopfschmerzen gesehen.

Das Schmerzkonzept der TCM ist damit überwiegend funktionell ausgerichtet und beinhaltet, dass Schmerzen nicht unbedingt eines morphologischen Substrates bedürfen, was im Umgang mit Schmerzpatienten, die oft angesichts negativer Röntgenbefunde und ergebnisloser Diagnostik um die Authentizität ihrer Beschwerden ringen müssen, eine erhebliche Entlastung bedeuten kann. Dies befreit den akupunktierenden Arzt jedoch nicht von der Verpflichtung, vor jeder Akupunkturbehandlung eine entsprechende Diagnostik nach den Standards der westlichen Medizin durchzuführen und kausal zu behandelnde organische Ursachen für einen akuten oder chronischen Schmerz auszuschließen.

Das Bewusstsein dafür, dass chronische Schmerzen oder Erkrankungen zu psychischen Beeinträchtigungen führen können, ist in der traditionellen Akupunktur deutlich weniger angelegt. Es gibt ein Bewusstsein dafür, dass bei Patienten mit chronischen Leitbahn-Obstruktionen Schlafstörungen auftreten (da sich das *Yang* nachts nicht zurückziehen kann). Auch könnte man in dem Umstand, dass chronische Leitbahn-Erkrankungen langfristig zu systemischen Beeinträchtigungen von *Qi* und Blut führen können, einen möglichen Pathomechanismus für depressive Folgesymptome sehen; doch sind die Angaben in der Literatur hierzu eher dürftig. Die Ursache dafür ist sicherlich auch in kulturellen Unterschieden zu suchen. In China wird intra-psychischen Vorgängen traditionell nicht der gleiche Wert beigemessen wie in der westlichen Welt. Chronische Schmerzkrankheiten im eigentlichen Sinne, algogenes Psychosyndrom oder Fibromyalgie treten in China (überhaupt in Drittweltländern) deutlich seltener auf, wie epidemiologische Untersuchungen gezeigt haben.

Nichtsdestotrotz sind die Einflussmöglichkeiten der Akupunktur auf die psychosomatischen Auswirkungen chronischer Schmerzen ausgezeichnet, wie schon oben ausgeführt wurde.

8.7 Das *Bi*-Syndrom

Ätiologie und Symptomatik

Schmerzen des Bewegungsapparates werden zumeist als lokale Störung, als Obstruktion der Leitbahn durch pathogene Faktoren interpretiert:

- Eindringen von Wind, Kälte oder Feuchtigkeit
- Behinderung der Zirkulation von *Qi* und Blut in der Leitbahn
- Manifestation zunächst vor allem in *Luo*-Gefäßen und oberflächlich gelegenen tendinomuskulären Schichten der Leitbahn
- Entstehung auf dem Boden einer konstitutionellen (oder situativen) Schwäche des Abwehr-*Qi*; prädisponierend sind Überanstrengung, Traumata, konsumierende Vorerkrankungen
- pathogenetisch bedeutsam sind Wind, Wetterwechsel und der Jahreszeit nicht entsprechendes Wetter
- Im chronischen Stadium Entstehung von Schleim in der Leitbahn, Schwächung von *Qi* und Blut, allmähliche Progression nach innen

Der Zusammenhang mit stattgehabten „Erkältungen" respektive Infektionskrankheiten lässt sich bei reaktiven Arthritiden oder dem rheumatischen Fieber ohne weiteres logisch nachvollziehen; daher liegt es nahe, rheumatoide Arthritis, degenerative Gelenkserkrankungen sowie funktionelle Störungen mit ähnlichen Symptomen und Schmerzqualitäten genauso zu interpretieren.

Zumindest lässt sich bezüglich des Verlaufs oft tatsächlich ein Zusammenhang mit Witterungsfaktoren nachvollziehen; Erkrankungen des rheumatischen Formenkreises (aber auch Arthrosen) verschlechtern sich bei kaltem, feuchtem Wetter und bessern sich in warmem, trockenem Klima.

Während zunächst also oberflächliche Schichten der Leitbahn betroffen sind, kann es im Rahmen der Chronifizierung zur Progression nach Innen und auch zum Befall der Haupt-Leitbahn, der Knochen und der inneren Organe kommen. Man unterscheidet unterschiedliche Formen des *Bi*-Syndroms anhand der befallenen Schichten sowie anhand des/der verantwortlichen pathogenen Faktors/Faktoren (Tab. 8.6).

Tabelle 8.6 *Bi*-Syndrome und ihre Symptome

Schmerzsyndrom	Beispiel	Symptome
Wind-*Bi*-Syndrom	Akute Ischialgie, muskulärer Schiefhals	Bewegungseinschränkung, wandernde Schmerzen, plötzliches Auftreten
Feuchtigkeits-*Bi*-Syndrom	Gonarthrose	Schwellungen, Schwere, Taubheitsgefühl, eher fixierter Schmerz
Kälte-*Bi*-Syndrom	Rheumatoide Arthritis	Lokalisierter, starker Schmerz, Bewegungseinschränkung
Hitze-*Bi*-Syndrom	Postzoster-Neuralgie	Entzündungszeichen, sehr starke Schmerzen

Pathogene Faktoren können auch kombiniert auftreten: Wind (der „Anführer der 100 Erkrankungen") dient anderen Umweltfaktoren häufig als Vektor, z. B. treibt Wind die Kälte in den Körper hinein. Mischformen sind sogar eher die Regel als die Ausnahme. Zu beachten wäre noch, dass beim chronischen *Bi*-Syndrom auf dem Boden der chronischen *Qi*-Stagnation Hitze häufig sekundär in der betroffenen Leitbahn entsteht, selbst wenn sie nicht primär als Umweltfaktor beteiligt war.

Therapie

Neben der Auswahl von *Ashi*-Punkten und Nah- bzw. Fernpunkten auf der betroffenen Leitbahn konzentriert sich die Therapie auf die Ausleitung der jeweiligen Heteropathien sowie auf die Stärkung und Mobilisierung des Abwehr-*Qi*.

- Zuerst pathogene Faktoren ausleiten
- *Qi* stärken
- Bei chronischen Verläufen die betroffenen inneren Organe mitbehandeln:
  - Wind → Leber
  - Kälte → Niere
  - Feuchtigkeit → Milz
- evtl. Schleim-auflösende Punkte oder Medikamente einsetzen

siehe Akupunkturpunkte Kap. 2.4.2 und 2.6.2

8.8 Akupunktur bei schmerzhaften Erkrankungen des Bewegungsapparates

8.8.1 Erkrankungen des rheumatischen Formenkreises

Bei Erkrankungen des rheumatischen Formenkreises kann die Akupunktur durchaus unterstützend eingesetzt werden, wenn einige einfache Regeln beachtet werden.

Zunächst gilt es, bei immunsupprimierten Patienten in besonders hohem Maße auf Sterilität zu achten; Gelenkspunktionen sind unbedingt zu vermeiden! Auch darf bei Patienten, die unter Cortison stehen, nur sehr vorsichtig geschröpft werden, da die papierdünne Haut eines Patienten unter hohen Cortisondosen sehr vulnerabel ist und leicht einreißt (vor allem bei älteren Patienten).

Therapie im akuten Stadium

Im akuten Stadium sollten möglichst keine Nahpunkte verwendet werden; man beschränkt sich auf systemische Punkte, die Wind, Hitze, Feuchtigkeit ausleiten wie z. B. Di 4, Di 11, SJ 5, Gb 34 sowie Punkte der Mikrosysteme (s. Kap. 6 und 7).

Nahpunkte können auf der Gegenseite eingesetzt werden, müssen aber nicht invasiv genadelt werden. Außerdem kommen auch primär Fernpunkte auf der betroffenen Leitbahn in Betracht. Eventuell kann mit Mikroaderlass oder dem Pflaumenblütenhämmerchen gearbeitet werden.

Therapie nach Abklingen des akuten Schubs

Später, wenn der akute Schub abgeklungen ist, werden Nahpunkte eingesetzt, die um die betroffenen Gelenke liegen; die Störung wird dabei regelrecht mit Nadeln „eingegrenzt“. Bei einer Handgelenksbeteiligung sind neben klassischen Punkten z. B. auch die *Baxie*-Punkte (Ex-UE 9) wichtige Nahpunkte (Abb. 8.4).

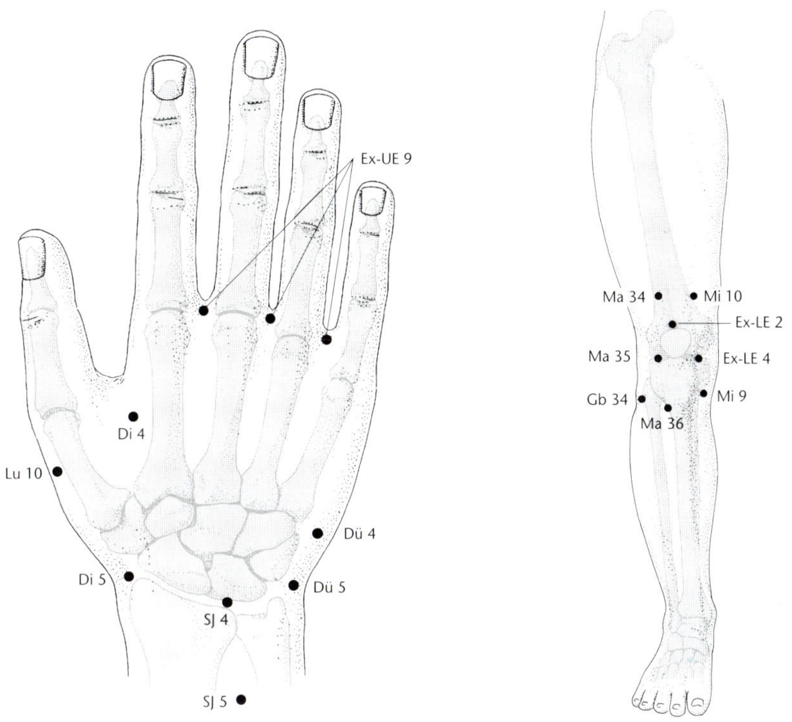

Abb. 8.4 Nahpunkte an Hand- und Kniegelenk zur Behandlung von Erkrankungen des rheumatischen Formenkreises

8.8.2 TCM-Differenzierung myofaszialer Schmerzen

Nicht nur Gelenkerkrankungen, auch myofasziale Schmerzen können durch äußere pathogene Faktoren verursacht werden. Besonders häufig treten Kälte-Blockaden oder Wind-Kälte-Muster auf (vgl. akuter muskulärer Schiefhals).

Myofasziale Triggerpunkte kommen nach chinesischem Verständnis durch lokale *Qi*- und/oder Blut-Stagnation zustande; ein hoher Prozentsatz typischer Triggerpunkt-Prädilektionsstellen entspricht übrigens klassischen Akupunkturpunkten. Die Pathogenese ist vielfältig; parallel zum westlichen Verständnis des Triggerpunktes werden auch von der chinesischen Medizin Traumata oder Überlastungen als Ursache für eine lokale Blut-Stagnation betrachtet.

Myofasziale Triggerpunkte

Myofasziale Triggerpunkte sind druckschmerzhafte Zonen innerhalb eines verhärteten Muskelstranges oder in der Faszie, die einen charakteristischen ausstrahlenden Schmerz („referred pain") und begleitende autonome Reaktionen hervorrufen können (s. a. Abb. 4.4). Aktive Triggerpunkte zeichnen sich aus durch:

- lokalen Schmerz
- „referred pain" in der charakteristischen Zone
- autonome Reaktionen

- begleitende Dysfunktion
- „local twitch“ bei Nadelung
- „jumping sign“ als Zeichen der vegetativen Reaktion des Patienten beim Nadeln

Ätiologie

Ursache für die Entstehung eines Triggerpunktes ist fast immer ein kleines Trauma oder eine Überlastung; im Triggerpunkt mischen sich schmerzhaft kontrakte Fasern im Zentrum mit schmerzhaft überdehnten Fasern in der Peripherie. Der Sauerstoffpartialdruck im Zentrum geht gegen Null; es handelt sich um eine Art „Leichenstarre“ am lebendigen Menschen. Wichtig bei der Behandlung ist, dass die überdehnte Muskulatur sich kontrahiert (twitch) und das kontrahierte Areal gedehnt wird; und dass Blut und Sauerstoff ins Zentrum des Triggerpunktes gelangen.

Therapie

- Relevanten Fernpunkt stechen
- „Dry needling“, Nadel nach dem „twitch“ sofort ziehen (s. Abb. 5.5)
- Muskel dehnen (postisometrische Relaxation)
- Hyperämisierung durch heiße Rolle oder Schröpfen

Moderne Ansätze in der TCM legen nahe, dass bei chronischen myofaszialen Schmerzen emotionale Faktoren eine erhebliche Rolle spielen; so z. B. bei der Fibromyalgie, die als generelle Erkrankung der Grundsubstanz *Qi* betrachtet wird. Langdauernde emotionale Probleme, Überarbeitung und Sorgen führen zu einer generellen Schwäche von *Qi*. Wenn das *Qi* zu schwach wird, um das Blut zu bewegen, kommt es lokal zu Blut-Stase in der Muskulatur oder auch im Thorax, was die oft begleitenden Symptome Palpitationen bzw. funktionellen Thoraxschmerz entstehen lässt. Auch kann es bei anhaltenden psychosozialen Konflikten oder dauernden Frustrationen zur *Qi*-Stagnation in den Leitbahnen kommen.

Formen myofaszialer Schmerzen

Anhand der Schmerzqualitäten und -modalitäten werden verschiedene Formen myofaszialer Schmerzen unterschieden.

Form	Schmerzqualität	Therapie
Qi-Stagnation	• drückender Schmerz; „als ob etwas innen zu kurz wäre“ • Bewegungseinschränkung	• Triggerpunkte identifizieren, dort „Dry needling“ • anschließend lokale Trockenschröpfung mit stehenden Gläsern über Punctum maximum; Fernpunkte im Leitbahn-Verlauf • *Qi*-bewegende Punkte (Ma 36, Mi 6, Di 4, Le 3, Ren 6); ableitend nadeln

Form	Schmerzqualität	Therapie
Blut-*Xue*-Stagnation	• stechender Schmerz mit erheblicher lokaler Druckdolenz (s. 2.4.3, Blut-*Xue*-Stagnation)	• „Dry needling" an lokalen Triggerpunkten • anschließend blutiges Schröpfen am Punctum maximum • Nadeln und/oder Mikroaderlass an relevanten Fernpunkten • *Qi*- und Blut-bewegende Punkte (z. B. Ma 36, Mi 10) • Nadelung in kräftig ableitender Technik
Allgemeine *Qi*-Schwäche	• dumpfe, mäßig intensive Schmerzen mit dezenter Ausstrahlung • Kälteempfindlichkeit	• lokal sanfte Trockenschröpfung mit stehenden Gläsern oder Schröpfmassage mit wenig Sog (nicht petechial, nur hyperämisierend) • kein „Dry needling" an Nahpunkten – alternativ Moxibustion, Infrarot-Laser; Fernpunkte und *Qi*-stärkende Punkte in auffüllender Technik (z. B. Ma 36, Mi 6, Ren 6)
Qi-Schwäche mit Blut-Stase	• mäßige, dumpfe Schmerzen • Müdigkeit, Abgeschlagenheit • einzelne Punkte mit stärkeren, hell-stechenden Schmerzen (z. B. Fibromyalgie)	Mischbild aus Fülle und Leere; daher Vorsicht mit invasiven Nadeltechniken; lokal blutig Schröpfen; Mikrosystem-Akupunktur, *Qi*- und Blut-stärkende Punkte, psychotrope Punkte
Kälte-Blockaden	• bohrende, lokalisierte, krampfartige Schmerzen mit Kälteabhängigkeit	• lokal zunächst Moxibustion • anschließend Trockenschröpfung mit stehendem Glas • Fernpunkte ableitend nadeln
Wind oder Wind-Kälte	• heftige, ausstrahlende, helle Schmerzen • Bewegungseinschränkung, Steifigkeit, Spasmen (vgl. Torticollis)	• lokal Trockenschröpfung mit stehendem Glas • Fernpunkte ableitend nadeln • spezifisch Wind-ausleitende Punkte einsetzen • Nahpunkte erst ab der 2. oder 3. Behandlung; Mikrosysteme

Bei den hier aufgeführten Beispielen werden kurz und übersichtlich die wesentlichen Punkte für die jeweilige Körperregion aufgeführt. Reiztechnik und Punktwahl sollten anhand der oben aufgeführten Kriterien erfolgen.

8.8.3 HWS-Syndrom im akuten Stadium

Ätiologie

Ursachen sind z.B. Wind/Kälte (akuter muskulärer Schiefhals), Blut-Stagnation (Überlastung, Zerrung), *Qi*-Stagnation (nächtliche Fehllage)

Therapie

- Für alle Lokalisationen: Ex UE 8 (PaM 108) kräftig stimulieren, dabei bewegen lassen; Nadel nach 3 min Stimulation sofort ziehen. Keine Nahpunkte!
- *Tai yang/Du mai*-Ebene: Dü 3 in senkrechter Richtung auf Di 4 zu nadeln (es gibt chinesische Akupunkteure, die bis Di 4 nadeln). Alternative: Dü 3-Mikrosystem nach Gleditsch nutzen
- *Shao yang/tai yang*-Ebene: Gb 39 vor der Fibula kräftig und tief nadeln
- Ohrakupunktur! (s. Kap. 6)

Nach einigen Sitzungen können lokale Punkte hinzu genommen werden:

- z.B. Bl 10 (Ausstrahlung ins Okziput)
- *Huatuo/Jiaji*-Punkte
- Gb 20, Gb 21, SJ 15, Du 14, Du 16 (Wind-Komponente, Ausstrahlung in den M. trapezius)

8.8.4 HWS-Syndrom im chronischen Stadium

Ätiologie

s.o., oft aber auch konstitutionelle Ursachen wie Störungen im Funktionskreis Niere/Blase oder *Qi*-Schwäche

Therapie

Primäre Kombination aus Nah- und Fernpunkten wählen; konstitutionelle Faktoren einbeziehen, evtl. psychotrope Punkte. Gründliche Palpation des Schmerzgebietes!

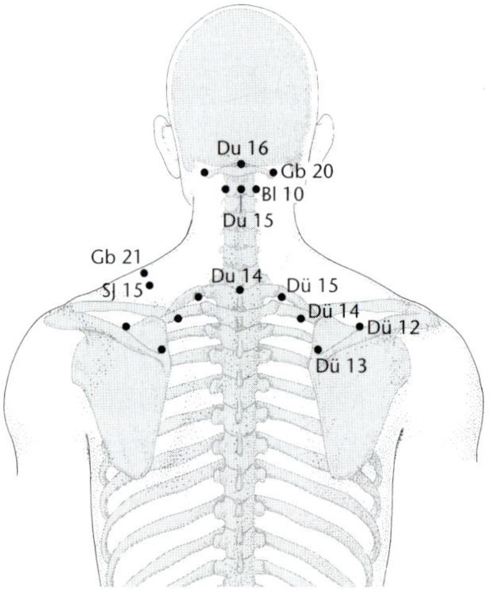

Abb. 8.5 Nahpunkte bei HWS-Syndrom

Nahpunkte (nach Untersuchungsbefund und Schmerzausstrahlung, Abb. 8.5)

- *Huatuo/Jiaji*-Punkte
- Bl 10
- Du 14, Du 15
- SJ 15
- Gb 20, Gb 21
- Dü 12, Dü 13, Dü 14, Dü 15
- *Ashi-*/lokale Triggerpunkte

Fernpunkte (nach Achsenzuordnung)

- Bl 60 (*Luo*-Punkt, macht die Blasen-Leitbahn durchgängig); Dü 3

- Ni 4 (vor allem bei Steifigkeit des Nackens)
- SJ 3, SJ 5, SJ 6 (bei Bewegungseinschränkung; *shao yang*-Ebene)
- Lu 7 (bei Nacken- und Schulterschmerzen)
- Gb 39 (bei Bewegungseinschränkung; *shao yang*-Ebene)

Adjuvante Punkte
- Du 20, Gb 20, Di 4 → Wind
- Mi 6, Mi 9 → Feuchtigkeit
- Bl 40, Bl 23, Ni 3, Ni 4 → Kälte → Moxa!
- He 7 , Pe 6 → Schlafstörungen, psychische Beeinträchtigung
- Ma 36, Mi 6 → allgemeine *Qi*-Schwäche
- bei Blut-Stagnation: Mikroaderlass an Fernpunkten, blutiges Schröpfen an *Ashi*-Punkten;
- bei Kälte-Blockaden oder Wind: lokale Trockenschröpfung

Manchmal ist es sinnvoll, zuerst zu moxen und danach trocken zu schröpfen.

> **Vor allem an der HWS entfaltet die Ohrakupunktur eine ausgezeichnete Wirkung, daher möglichst mit dem Ohr beginnen!**

8.8.5 BWS-Dorsalgie

Ätiologie

ähnlich wie beim HWS-Syndrom

Therapie

Nahpunkte (nach Tastbefund und Ausstrahlung)
- *Huatuo/Jiaji*-Punkte (Abb. 8.6)
- 1. Ast der Blasen-Leitbahn: Bl 13 – Bl 18
- 2. Ast der Blasen-Leitbahn: Bl 41 – Bl 47
- Du 14, Dü 11
- Gb 24, Le 13, Le 14 (bei Interkostalneuralgien, Ausstrahlung nach frontal).

Fernpunkte
- Dü 3, Dü 6
- Bl 10 (in Kombination mit Bl 40)
- Bl 57, Bl 60
- Gb 34, SJ 5, SJ 6 (vor allem bei seitlicher Ausstrahlung; Interkostalneuralgie).

Adjuvante Punkte
- Di 4 → Wind
- Mi 6, Mi 9 → Feuchtigkeit
- Bl 40, Bl 23, Ni 3, Ni 4 → Kälte → Moxa!
- Pe 6, He 7 → Schlafstörungen, psychische Beeinträchtigung, Pathomechanismus!
- an die Ohrakupunktur denken!

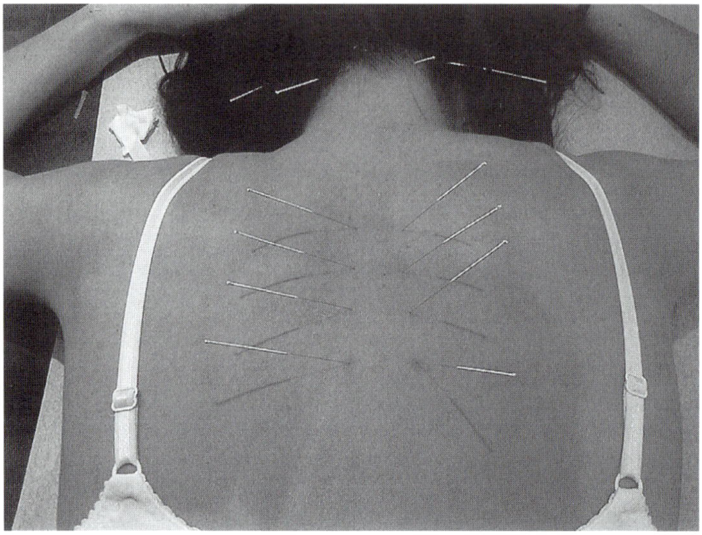

Abb. 8.6 Behandlung der BWS-Dorsalgie: *Huato*-Punkte

BWS-Dorsalgien (v. a. mit präkordialer Schmerzausstrahlung) treten besonders häufig bei Patienten mit paradoxer Atmung (Asthma, Hyperventilationstetanie, Angststörungen) auf. Daher müssen hier bevorzugt psychotrope Punkte eingesetzt werden.

8.8.6 Schulterschmerzen

Ätiologie

s. o.; häufig handelt es sich um Wind-Kälte oder Feuchtigkeits-*Bi*-Syndrom

Therapie

Nahpunkte bei Schulterschmerzen, lokale Punkte bei myofaszialen Schmerzen, „frozen shoulder" (Abb. 8.7)

- Hier muss genau palpiert werden, denn häufig finden sich Triggerpunkte in der Schultermuskulatur, dort „Dry needling"-Technik (Abb. 5.5)!
- Dorsal häufig druckdolent: Dü 9, Dü 10 (Mm. latissimus dorsi, triceps, deltoideus, teres major); Dü 11 (M. infraspinatus), Dü 12, Dü 13 (Mm. supraspinatus, trapezius), Dü 14, Dü 15 (Mm. trapezius, rhomboidei, levator), SJ 13 (Mm. deltoideus, triceps), SJ 14 (Mm. lateralis dorsi, deltoideus, teres minor) SJ 15, Gb 21 (Mm. trapezius, supraspinatus, levator scapulae), 2. Ast der Blasen-Leitbahn v. a. Bl 41 (M. serratus post. Inf.) 43, 44 und 45 (Mm. rhomboidei, M. iliocostalis).
- Frontal häufig druckdolent: Lu 1, Lu 2 (M. pectoralis), NP 69 (Neupunkt, s. Anmerkung) (3,5 cun caudal des AC-Gelenkes), Di 14, Di 15 (M. deltoideus), Di 16, Ex UE *Jianneiling* (auf der Mitte der Strecke zwischen Di 15 und dem Ende der vorderen Axillarfalte)

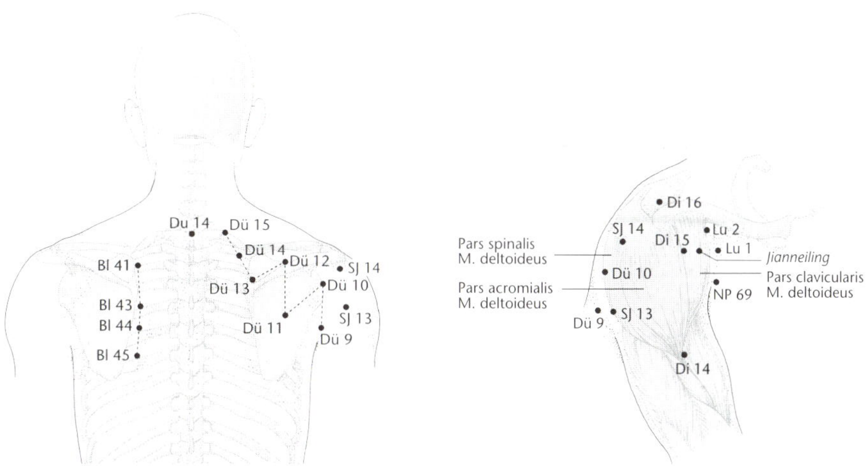

Abb. 8.7 Nahpunkte bei Schulterschmerzen dorsal und frontal

Anmerkung: NP 69 ist in der WHO-Nomenklatur nicht erwähnt, ist aber als *Ashi*-Punkt gebräuchlich (Lage: 3,5 *cun* caudal des Acromioclaviculargelenks)

Nahpunkte bei arthrogenen Schmerzen

Hier die Schmerzen mit Nadeln „eingrenzen", primär keine intramuskulären Techniken.

Nahpunkte bei aktivierter Omarthrose

Zunächst auf die Gegenseite ausweichen, dort Nahpunkte wie oben einsetzen, keine invasiven Nadeltechniken an den Nahpunkten der Gegenseite.

Fernpunkte bei allen obigen Erkrankungen

- Di 6, Di 11 → ventrale Schulterschmerzen
- **Ma 36!**, Ma 37, Ma 38 → ventrale Schulterschmerzen
- Mi 9 → Feuchtigkeit
- SJ 5, SJ 6, SJ 7 → Abduktion schmerzhaft, Bewegungseinschränkung
- Gb 34 → Abduktion schmerzhaft, Bewegungseinschränkung
- Dü 6, evtl. auch Dü 3 → dorsale Schulterschmerzen; Kombination mit HWS-Syndrom
- Bl 59, Bl 60 → dorsale Schulterschmerzen
- Bl 40 → „frozen shoulder"
- Ma 38 hat eine Wirkung auf die ganze Schulter, nicht nur auf den ventralen Teil. Er wird bei der Behandlung von Schulterschmerzen senkrecht 1,5–2 *cun* tief gestochen und die Nadel dann (sanft bis kräftig, je nach Patient und Art der Störung) stimuliert, während der Patient die Schulter bewegt

Gerade bei der Schulter die Ohrakupunktur (s. Kap. 6) und die *Yamamoto*-Schädel-Akupunktur einbeziehen (s. Kap. 7)!

8.8.7 Epicondylitis

Ätiologie
häufig Kälte-Feuchtigkeits-*Bi*-Syndrome. DD: *Qi*-Stagnation nach Bagatelltrauma, denn häufig handelt es sich gar nicht um eine Epicondylitis, sondern um Triggerpunkte in den Fingerstreckern, welche die Beschwerden verursachen. Daher: gründlich palpieren und ggf. lokale Triggerpunkte behandeln (Lu 5 → M. supinator, Di 10 → M. extensor carpi radialis, NP 67 (Neupunkt) → M. brachioradialis)

Therapie

Nahpunkte (Abb. 8.8)

- Di 10, Di 11, Lu 5, *Ashi*, NP 67 (Neupunkt) → bei Epicondylitis radialis
- He 3, Pe 3, Dü 8, SJ 10 → bei Epicondylitis ulnaris

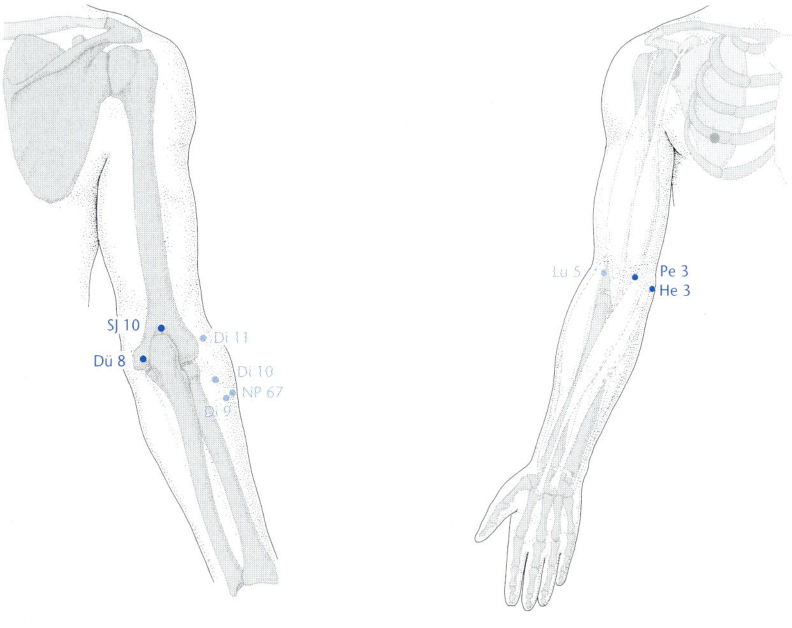

Abb. 8.8 Nahpunkte bei Epicondylitis radialis (helle Punkte) und ulnaris (dunkle Punkte)

Fernpunkte

- Di 4, SJ 5, Ma 35, Ma 36, Gb 34 → bei Epicondylitis radialis
- He 5, He 7, Gb 34 → bei Epicondylitis ulnaris.
- Ohrakupunktur (s. Kap. 6) und *Yamamoto*-Schädel-Akupunktur (s. Kap. 7) einbeziehen!
- evtl. Flächenbestrahlung mit Softlaser (s. 5.9)
- evtl. Pflaumenblütenhämmerchen (s. 5.5.6)

8.8.8 Carpaltunnelsyndrom (CTS)

Ätiologie

meist Feuchtigkeits-*Bi*-Syndrom (vgl. Pathomechanismus in der Schwangerschaft!)

Beim Carpaltunnelsyndrom handelt es sich, wie bei den meisten Engpass-Syndromen, um eine eher undankbare Indikation für die Akupunktur, vor allem in späteren Stadien. Eine Ausnahme bildet das CTS in der Schwangerschaft.

Therapie

Nahpunkte

Pe 6, Pe 7, Ex UE 8, Ex UE 7

Fernpunkte, systemische Punkte

- Mi 3, Mi 6, Di 4
- Ohrakupunktur (s. Kap. 6), YNSA (s. Kap. 7)
- evtl. Moxa (wenn das Handgelenk nicht überwärmt ist und Wärme als angenehm empfunden wird)
- evtl. Flächenbestrahlung mit Softlaser (Rotlichtlaser ähnliche Indikation wie Moxa, Blaulichtlaser auch bei Wärmeempfindlichkeit möglich) (s. 5.9)
- evtl. Leitbahn mit Pflaumenblütenhämmerchen beklopfen (s. 5.5.6)

8.8.9 Rhizarthrose

Ätiologie

Bi-Syndrom

Therapie

Nahpunkte (Abb. 8.9)

Di 4, Di 5, Lu 10, SJ 5

Fernpunkte

- systemisch-antiinflammatorische Punkte (plus Di 11, Mi 6, u. a.)
- Nahpunkte kontralateral
- an der korrespondierenden Struktur, dem Fußgelenk, suchen; z. B. Mi 2, Mi 3, Le 2, Le 3
- Ohrakupunktur (s. Kap. 6) und Schädelakupunktur (s. Kap. 7) einsetzen

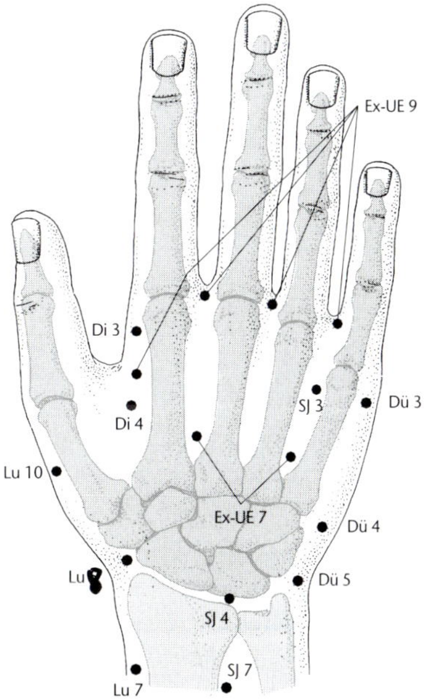

Abb. 8.9 Nahpunkte am Handgelenk

8.8.10 Handgelenksarthrose, Heberden-Arthrose, Arthritiden an Hand und Fingern

Ätiologie

Meist *Bi*-Syndrom; Differenzierung anhand Schmerzqualität und Besserungs- bzw. Verschlechterungsmodalitäten

Therapie

Nahpunkte (Abb. 8.9)

- *Baxie* (Ex UE 9), Lu 7
- Dü 3, Dü 4, Dü 5, SJ 3, SJ 4, SJ 5
- Di 3, Di 4, Di 5, Ex UE 7

Fernpunkte

- z. B. Ma 41, Gb 40, Bl 60
- antiinflammatorische Punkte wie Di 11, Gb 34, Mi 6 u. a.

8.8.11 Lumbalgie/Lumboischialgie

Ätiologie

Die Lumbalgie verdient eine etwas ausführlichere Darstellung als andere Erkrankungen des Bewegungsapparates, da es sich bei chronischen Rückenschmerzen nach der Vorstellung der TCM meist um Allgemeinerkrankungen handelt und nicht nur um ein lokales, begrenztes Problem. Dort, wo zu den Schmerzen auch vegetative Dysfunktion, psychische Veränderungen und Schlafstörungen hinzukommen, muss in jedem Fall die konstitutionelle Behandlung im Vordergrund stehen. Schon von der topographischen Zuordnung anhand der Head-Zonen her liegt es nahe, einen Zusammenhang zwischen Nierenerkrankungen und Rückenschmerzen zu vermuten. So wie die moderne psychologische Schmerztherapie eine Unterscheidung nach unterschiedlichen Formen der Schmerzverarbeitung bzw. unterschiedlichen Charakterdispositionen von Rückenkranken trifft, hat auch die TCM verschiedene psychosomatische Modelle anzubieten. Der Fear-Avoidance-Typ (Hasenbring 1999, 2000) mit seiner erhöhten Depressivität, dem ängstlich getönten Schmerzerleben und der Neigung zum Dramatisieren und ausgeprägtem Schon- und Vermeidungsverhalten entspricht der Nieren-*Qi*- oder Nieren-*Yang*-Schwäche der chinesischen Medizin (Abb. 8.10, typische Haltung bei akuten Triggerpunkten im M. quadratus lumborum).

Avoidance-Endurance-Patterns wie eine extrem suppressive Form der Schmerzverarbeitung und ein Chronifizierungsprozess auf der Basis muskulärer Hyperaktivität hingegen gehen häufig mit Störungen im Funktionskreis Leber/Gallenblase einher.

Bei Patienten mit Lumboischialgien, die wenig Allgemeinsymptome zeigen, handelt es sich häufig um Kälte- oder Feuchtigkeits-Blockaden. Auch an eine *Qi*- und Blut-Stagnation (Diskusprolaps, Postnucleotomie-Syndrom, Piriformis-Syndrom) oder an Wind-Kälte (z. B. Diskusprolaps) muss gedacht werden. Häufig liegen Mischbilder aus Fülle (Kälte in der Leitbahn) und Leere (chronische Nieren-*Qi*-Schwäche) vor.

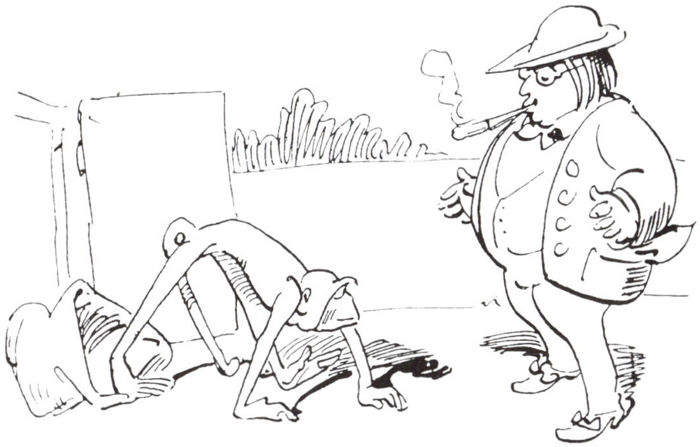

Abb. 8.10 ... bescheiden, sanft und zahm, Demutsvoll und lendenlahm, ... der Patient mit Nieren-*Qi*-Schwäche (Aus: Wilhelm Busch, Fips, der Affe)

Muskuläre Triggerpunkte spielen bei chronischen Rückenschmerzen eine nicht unerhebliche Rolle. Besonders sollte an den M. piriformis (Gb 30, Bl 54) den M. quadratus lumborum (Bl 52, Extrapunkt *Yaoyan*) und den M. gluteus maximus (Bl 54, Bl 36) gedacht werden.

Therapie

Stärkung des Nieren-*Qi*

Ni 3, Bl 23, Ren 4

Nahpunkte (Abb. 8.11)

- 1. Ast der Blasen-Leitbahn: Bl 23 – Bl 26 → Triggerpunkte im M. longissimus dorsi
- 2. Ast der Blasen-Leitbahn: Bl 52 – Bl 54 → Triggerpunkte in den Mm. quadratus lumborum, M. psoas, Mm. glutei
- *Huatuo/Jiaji*-Punkte
- *Baliao*-Punkte → vor allem bei Schmerzen im lumbosacralen Übergangsbereich, ISG-Beschwerden und Coccygodynie
- Du 3, Du 4, Du 8 → Du 8 vor allem bei Steifigkeit der Wirbelsäule
- Ex B 8 *Shiqizhui* → Schmerzen in der lumbosacralen Übergangsregion
- Ex B 7 *Yaoyan* → Schmerzen im oberen Bereich der LWS
- Ex B 6 *Yaoyi* und Ex B 5 *Xiajeshu*
- Gb 30 → Triggerpunkte im M. piriformis und den Mm. glutei

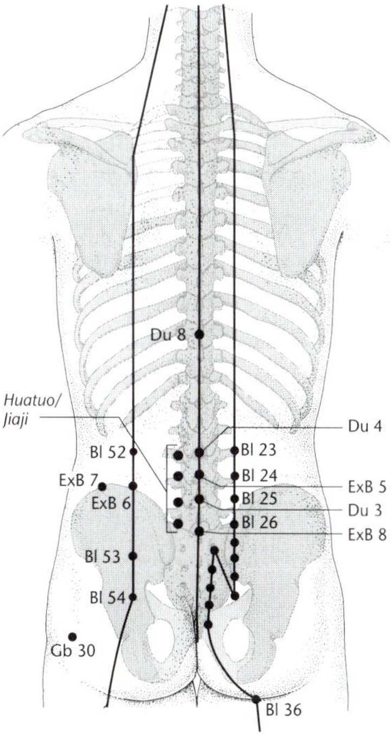

Abb. 8.11 Nahpunkte bei Lumbalgie

Fernpunkte

- Ex UE 7 *Yaotongxue* → akute Lumbalgie
- Bl 40 → Hauptpunkt für die Lumbalregion; bei psychisch stark überlagerten Patienten gern in Kombination mit Bl 10
- Bl 55, Bl 58 – Bl 60 → vor allem bei Ausstrahlung ins Bein, Kettenschloss-Technik
- SJ 5 → Einschaltpunkt für die außerordentliche Leitbahn *Yang qiao mai*, versorgt den seitlichen Rumpf
- Dü 3, Dü 6 → Schmerzen im mittleren Bereich der Lumbalregion
- Ni 1 → bei chronisch-radikulären Schmerzen oder Piriformis-Syndrom (*Yin*-stärkend und Wind ausleitend; **Cave:** schmerzhafte Punktion.

> Interessant ist die Lage von Ni 1 und seine Beziehung zu Rückenschmerzen: Triggerpunkte in den inneren Fußmuskeln, z. B. bei einer Morton-Anomalie, tragen nicht unerheblich zur Aufrechterhaltung von Rückenschmerzen bei; indem sie oft das Auftreten von Triggerpunkten im M. piriformis oder in den Mm. glutei begünstigen)

- Ni 3, Ni 4 → Auffüllen der Niere, besonders bei Steifigkeit der Wirbelsäule
- Gb 31, Gb 34, Gb 41 → Ausstrahlung im Verlauf der Gallenblasen-Leitbahn
- Bl 62 → einseitige Ausstrahlung in die Medianlinie des Beines
- Bl 36, Bl 37 → Ausstrahlung in der Medianlinie des Beines
- Du 26 → Bei sehr starken Lumbalgien; schmerzhafte Punktion!
- Ren 4 → segmentale Wirkung, füllt die Niere auf
- Blut-Stagnation → Mikroaderlass an Bl 40
- Ma 36, Mi 6 → *Qi*-Stagnation
- *Moxa* an Bl 23 – Bl 25; Bl 59, Bl 60, Ni 3 → Kälte-Blockaden
- Du 4, Gb 31, Gb 34, Bl 59, Bl 60 → Wind
- Mi 9, Mi 6, Gb 34 → Feuchtigkeit
- Ketten-Schloss-Technik → radikuläre Symptomatik

> **Cave: Muskeldetonisierung beim akuten Diskusprolaps, der Verlust des protektiven Muskelhartspann kann (meist passagere) Verschlimmerungen hervorrufen, daher Nahpunkte zunächst meiden! Psychotrope Punkte sind bei chronischen Rückenschmerzen unverzichtbar!**

8.8.12 Coxalgie/Coxarthrose

Ätiologie

Die Coxarthrose stellt nur im Frühstadium eine gute Indikation für die Akupunktur dar. Am häufigsten sind Feuchtigkeits-/Kälte-*Bi*-Syndrome; daher wird oft Moxa über dem Gelenk angewandt. Akupunkturpunkte wie Gb 29 und Gb 30 werden zur Verstärkung des Effektes oft mit der sog.n „*Hegu*-Technik" genadelt, d. h. der Punkt wird mit 4 Nadeln im Abstand von je 1 cun umgeben (vgl. Du 20 und *Sishencong*).

Therapie

Nahpunkte (Abb. 8.12)

- Gb 26 → bei gürtelförmig ausstrahlenden Schmerzen
- Gb 29, Gb 30, Gb 31
- Ma 31 → Triggerpunkte im M. vastus lateralis/M. sartorius
- Mi 12 → bei Ausstrahlung in die Leiste

Fernpunkte

- Gb 34, Gb 41, Gb 40
- Mi 9 → Feuchtigkeit
- Mi 10 → Adduktorenverkürzung, Triggerpunkte im M. vastus medialis
- Ma 32, Ma 36

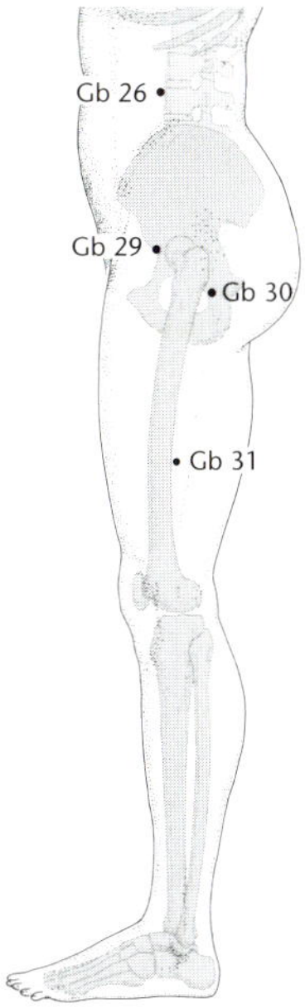

Abb. 8.12 Nahpunkte bei Coxalgie

8.8.13 Gonalgie/Gonarthrose

An erster Stelle steht die Ohrakupunktur (s. Kap. 6), die hervorragende Ergebnisse liefert. Nach der TCM treten leichtere Formen von Kniegelenksbeschwerden auch bei Nieren-Schwäche auf (vor allem bei *Qi*- oder *Yang*-Schwäche); Gonarthrosen werden aber im allgemeinen als *Bi*-Syndrom verstanden. Häufig muss die Hüfte mitbehandelt werden (Ätiologie)! Bei aktivierter Arthrose wie oben beschrieben bis zum Abklingen akuter Entzündungszeichen über Nahpunkte der Gegenseite und Fernpunkte behandeln.

Therapie

Nahpunkte (Abb. 8.13)

- Ma 34, Mi 10, Mi 9, Gb 34 (äußere Knieaugen)
- Ma 35, Ex LE 4, Ex LE 2 (innere Knieaugen)

> **Die lokalen Punkte können zusammen behandelt werden; bei degenerativen Gelenkerkrankungen und bei Patella-Syndromen innere Knieaugen bevorzugen!**

- Zusätzlich (nach Schmerzort und Druckdolenz): Ma 32, Ma 33, Ma 36, Le 7, Le 8, Ni 10, Gb 33

Fernpunkte

- Ma 31 → tiefe Nadelung (das *De-qi* sollte das Knie erreichen)
- Le 2 → Schmerzen am inneren Gelenkspalt
- Mi 5, Mi 6 → Schwellung des Kniegelenks
- evtl. kommen auch Punkte am korrespondierenden Gelenk, dem Ellbogen, in Betracht, z. B. Di 11

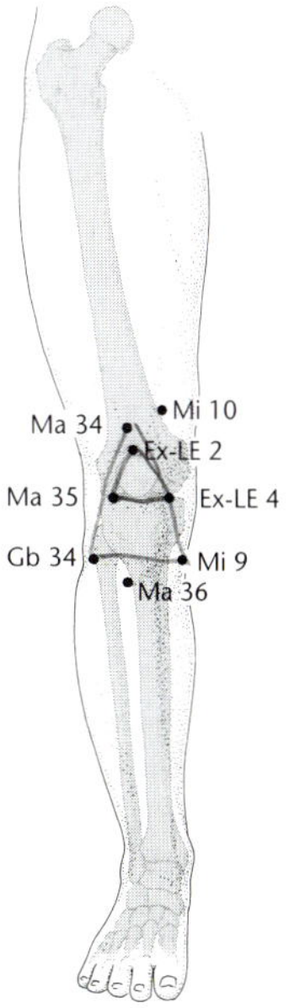

Abb. 8.13 Nahpunkte bei Gonalgie

8.8.14 Achillodynie

Ätiologie

Bi-Syndrom

Therapie

Nahpunkte (Abb. 8.14)

- Bl 57, Bl 58, Bl 60, Bl 61, *Ashi*
- Ni 3, Ni 4, Ni 5, Ni 7

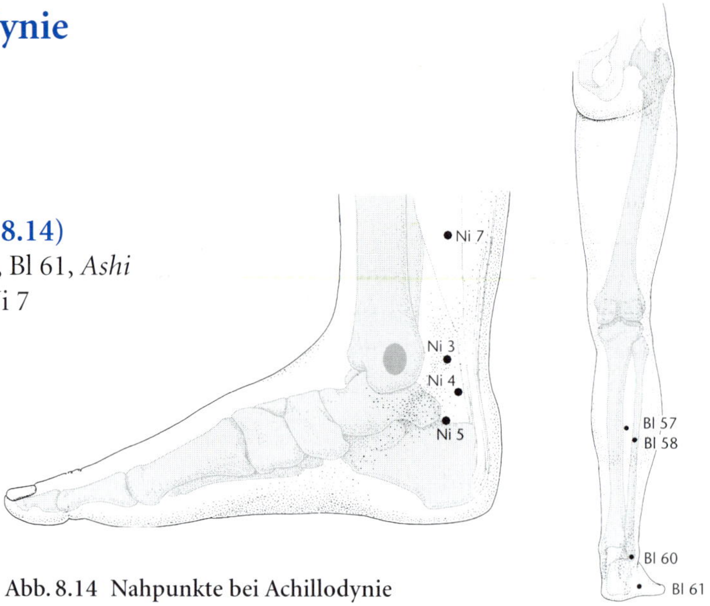

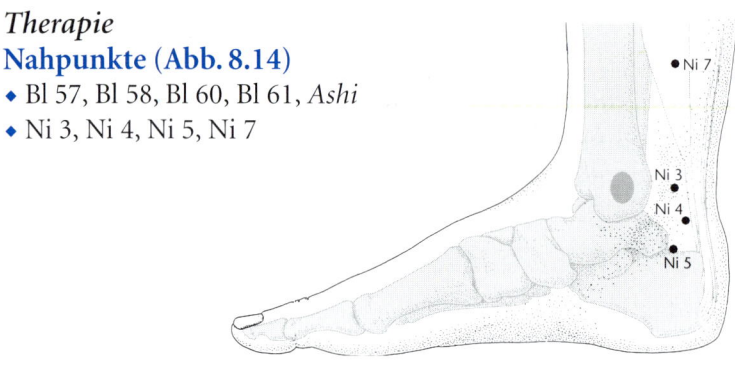

Abb. 8.14 Nahpunkte bei Achillodynie

Fernpunkte

Zusätzlich systemisch antiinflammatorische Punkte wie Di 4, Gb 34, Mi 9
Häufig Moxibustion erforderlich, da nach TCM meist Feuchtigkeits-Störung
Alternativ: Flächenbestrahlung mit Rotlichtlaser

Achillodynien und Schmerzen bei Patienten mit Fersensporn zählen leider zu den weniger guten Akupunkturindikationen, obwohl man relativ häufig mit dieser Frage konfrontiert wird. Eine mögliche Erklärung könnte darin liegen, dass sich Fehlstatiken des Fußes und chronische Überbeanspruchungen immer wieder aggravierend auswirken. Da aber die Prognose bei anderen Therapieverfahren ähnlich schlecht aussieht, ist die Akupunktur manchmal einen Versuch wert.

8.8.15 Postzosterneuralgie

Ätiologie

Nach der TCM häufig Wind-Hitze oder Feuchtigkeits-Hitze-*Bi*-Syndrom; seltener Stagnation von *Qi* und Blut-*Xue*. Mit Akupunktur lassen sich am Stamm meist gute Erfolge erzielen, die Ergebnisse im Gesichtsbereich sind deutlich schlechter. Wichtig: so früh wie möglich eine effektive, wirksame Schmerzbekämpfung einleiten! Sollte dies mit Akupunktur allein nicht möglich sein, muss unverzüglich eine Behandlung nach den üblichen schmerztherapeutischen Kriterien; d. h. mit Sympathicus-Blockaden, eingeleitet werden.

Therapie (Abb. 8.15)

- Effloreszenzen (oder schmerzendes Areal) mit Nadeln „eingrenzen“ (flach subkutan)
- blutiges Schröpfen (nicht jedoch auf frischen Effloreszenzen) über Punctum maximum
- systemisch Wind, Hitze und Feuchtigkeit ausleitende Punkte einbeziehen: Du 14, Di 4, Di 11, Le 2, Le 3, Ma 44, Mi 6, Mi 9, Mi 10, SJ 5, SJ 6, Gb 34, Gb 44; ggf. dort Mikroaderlass; segmentale Zuordnung beachten, z. B. wirkt Du 14 nicht sehr gut auf den Unterbauch!
- am Stamm *Huatuo/Jiaji*-Punkte (beiderseits) und *Shu*-Punkte mit Alarmpunkten auf der Vorderseite (einseitig) und weiteren frontal im Segment gelegenen Punkten kombinieren
- im hyperakuten Stadium an Nahpunkten nur kontralateral nadeln

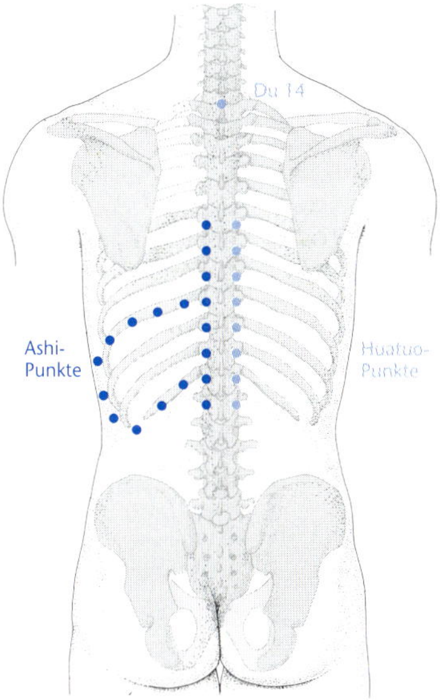

Abb. 8.15 Punktauswahl bei Postzosterneuralgie (*Ashi*-Punkte dukler); blutiges Schröpfen über Punctum maximum (s. Abb. 5.7)

Wichtig: Die Differenzierung erfolgt anhand der Angaben des Patienten!

8.8.16 Viszerale Schmerz-Syndrome

Ätiologie

Viszerale Schmerzen projizieren sich als „referred pain“ entsprechend der Head-Zonen auf verschiedene Dermatome (z. B. M. Crohn Th 7, Th 8, und Th 10 – L 1; Endometriose Th 10 – L 1, Postcholezystektomie-Syndrom Th 8 – 11).

Therapie

Die Therapie erfolgt nach

- segmentaler Zuordnung
- Konstitution
- Syndromdiagnose anhand der Schmerzqualitäten und Begleiterscheinungen

Bevorzugt wird die *shu mu*-Technik eingesetzt; generell steht die Behandlung des Funktionskreises im Vordergrund.

Akute viszerale Schmerzsyndrome haben Signal- und Warnfunktion; hier gilt: erst Diagnose, dann Therapie!

8.9 Akupunktur bei Kopfschmerzen

8.9.1 Ätiologie und Differenzierung von Kopfschmerzen in der TCM

Während es sich bei Schmerzen des Bewegungsapparates überwiegend um Außen-Störungen, also eher periphere Erkrankungen handelt, sind Kopfschmerzen in der Sichtweise der TCM häufig Ausdruck einer systemischen Störung, die es einzuordnen gilt.

Die 4 Kopfschmerzzonen der TCM

Die TCM unterscheidet 4 Kopfschmerzzonen (Tab. 8.7, Abb. 8.16).

Tabelle 8.7 Die 4 Kopfschmerzzonen der TCM

Zone	Leitbahn	Hauptpunkte	Fernpunkte
Yang ming-Kopfschmerz (Stirnregion)	Di/Ma	*Yintang*, *Taiyang*, Ma 8	Di 4, Ma 44
Tai yang-Kopfschmerz (Occipitalregion)	Dü/Bl	Bl 10, Gb 20, Du 14, Du 20	Dü 3, Bl 60, Bl 62, *Luozhen* (Ex UE 8)
Shao yang-Kopfschmerz (Schläfenregion)	SJ/Gb	*Taiyang*, Gb 8, Gb 12, Gb 14	SJ 3, SJ 5, Gb 40, Gb 41
Jue yin-Kopfschmerz (Scheitelregion und Auge)	Innerer Verlauf der Leber-Leitbahn	Du 20, *Sishencong*, Gb 20	Le 2, Le 3

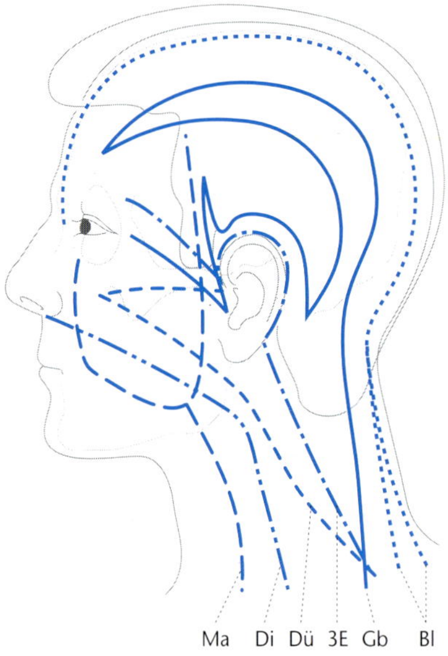

Abb. 8.16 Die 4 Kopfschmerzzonen der TCM

Durch die Einordnung nach den Kriterien der TCM gelangt man zu spezifischen (Hitze-ableitenden, *Qi*-bewegenden, Feuchtigkeit-ausleitenden) und konstitutionellen (die Leber besänftigenden, die Milz oder die Niere stärkenden) Punkten, auch auf den *Yin*-Leitbahnen. Die TCM-Diagnose bestimmt auch über die *Reiztechnik*.

Emotionale und innere Krankheitsursachen

Gerade bei Kopfschmerzen sollte man stets den Funktionskreisbezug suchen (s. Kap. 9) und psychotrope Punkte in das Konzept mit einbeziehen (s. 8.4.1, Psychotrope Punkte).

Innere Krankheitsursachen und ihre Auswirkungen auf Organe und Körpersubstanzen bei Kopfschmerzen lassen sich nach der TCM wie folgt darstellen (Tab. 8.8):

- **geistige Überarbeitung, die übermäßige Fixierung auf eine bestimmte Thematik, zwanghaftes Grübeln** (vor allem in Verbindung mit Sorgen) schädigen die Milz und haben eine allgemeine Schwäche von *Qi* und/oder Blut und Feuchtigkeits-Akkumulation im Inneren zur Folge:
- **unterdrückte Aggressionen, langdauernde Frustration, Schuldgefühle** lassen das *Qi*, v. a. das Leber-*Qi*, stagnieren, was Kopfschmerzen zur Folge haben kann.
- **ausgelebte Aggressionen, Wutausbrüche** (Migräneanfälle!) kommen zustande, wenn der Topf überkocht, sie lassen „Dampf ab" aus dem gestauten Leber-*Qi* (Leber-Feuer, aufsteigendes Leber-*Yang*).

Tabelle 8.8 Häufige innere Störungen bei Kopfschmerzen

Organe/Körpersubstanzen	Störungen
Leber	• Leber-*Qi*- Stagnation • aufsteigendes Leber-*Yang* • Leber-Feuer
Milz/Magen	• Magen-Feuer • Milz-*Qi*-Schwäche • Schleim-Feuchtigkeit
Niere	• Nieren-Leere
Qi	• Allgemeine *Qi*-Schwäche • *Qi*-Stagnation
Blut	• Allgemeine Blut-Schwäche • Blut-Stagnation

Äußere pathogene Faktoren

Äußere Faktoren spielen bei den Kopfschmerzen eine eher untergeordnete Rolle. Im Rahmen einer Grippe (oder gar Meningitis) kann es zum Eindringen von äußerer Wind-Kälte, mit occipitalen Kopf- und Nackenschmerzen, Nackensteifigkeit etc. kommen. Die TCM spricht hier vom „*zhen tou tong*", vom wahren Kopfschmerz. Allerdings wird sich in der akuten Situation nur selten eine Behandlungsnotwendigkeit für die Akupunktur ergeben. Dies ist nur dann der Fall, wenn Schmerz und pathogene Faktoren im Körper persistieren (z. B. neuralgiformer Schmerz). Was die TCM mit Wind-Hitze-Kopfschmerz umschreibt, einen sehr heftigen Kopfschmerz in Verbindung mit hohem Fieber und Benommenheit, entspricht im schweren Fall einer Meningitis.

Kopfschmerzen, die durch Feuchtigkeit oder Schleim bedingt sind, treten häufiger auf; meist in Verbindung mit einer Belastung von Milz/Magen oder situativ, als typischer Katerkopfschmerz. Sie sind dumpf, drückend, schlecht lokalisierbar und von Schwindel, Konzentrationsstörungen und Benommenheitsgefühl begleitet. Die Identifizierung von äußeren pathogenen Faktoren als Kopfschmerzursache führt zur Wahl von:

- spezifisch Wind, Hitze oder Feuchtigkeit ausleitenden Punkten (s. 2.6.2)
- ableitenden Reiztechniken (s. 5.5.1, Ableitende Nadeltechniken).

Punktwahl nach topographischen Gesichtspunkten

- Welche Leitbahnen sind betroffen? → Fernpunkte nach den *Yang*-Achsen auswählen! HWS und Halsmuskulatur untersuchen und ggf. mitbehandeln!
- Gibt es lokal druckdolente Punkte?
- Sind aktive Triggerpunkte in der Kaumuskulatur oder der Nackenmuskulatur beteiligt? → lokale Triggerpunkte nur dann einsetzen, wenn Druck und Massage als angenehm empfunden werden; nicht bei Hyperpathie!

8.9.2 Akupunktur bei Migräne

Die Migräne in TCM und westlicher Medizin

Es gibt verschiedene Theorien zum Migränegeschehen. Unumstritten ist, dass es eine **erbliche Disposition** gibt, dass **Serotonin** eine Rolle spielt und eine durch Neuropeptide aus dem Ganglion trigeminale getriggerte, **sterile neurogene Entzündung** mit Vasodilatation und Extravasation relevant ist.

Die neurogene Theorie der Migräne postuliert, dass Migränepatienten eine angeborene Reizverarbeitungsstörung im Gehirn haben, die eine gesteigerte subliminale Wahrnehmung und ständige Hypervigilanz ohne Fähigkeit zur Reizhabituation bewirkt. Durch verschiedene Triggerfaktoren kann dann die Kaskade der Migränepathologie gestartet werden. Dabei werden Serotonin und andere exzitatorische Neurotransmitter freigesetzt und NMDA-Rezeptoren stimuliert. Durch die daraus folgende cortikale „spreading depression" werden perivaskuläre inflammatorische Nozizeptoren aktiviert.

Diese Theorie bietet natürlich interessante Ansätze für Regulationstherapien, die zum Ziel haben, die vegetative Hyperreagibilität und die Stressanfälligkeit des Migränepatienten zu vermindern. Eine direkter Ansatzpunkt für die Akupunktur könnte hier die Regulation des bei Migränepatienten dysfunktionellen Blutflusses sein. Die übliche Anfallsprophylaxe mit Betablockern kann allerdings für die Akupunktur ein Therapiehindernis darstellen!

Weitere *begleitende Maßnahmen* bei der Akupunkturbehandlung der Migräne:

- Stressanfälligkeit der Patienten reduzieren, z. B. mit *Qigong*, Kampfsport, Bewegungstherapie, Psychohygiene, Biofeedback, „Life-Style-Management", verhaltensmedizinische Maßnahmen
- Migräneprophylaxe mit Akupunktur (evtl. in Verbindung mit Petasites hybridus)
- Ernährungstherapie mit einbeziehen
- Trigger beachten

Die TCM betrachtet das Migränegeschehen – parallel zur neurogenen Theorie – als Funktionsstörung der Leber, die ja in der TCM das „Stressorgan" schlechthin darstellt.

Die typischen Schmerzen bei der klassischen Migräne werden als gestautes Leber-*Qi* verstanden; weitere Formen können einem Leber-Feuer oder einem aufsteigendem Leber-*Yang* (vor allem im Klimakterium) entsprechen. Der Schwerpunkt der Therapie liegt in der Prophylaxe, d. h. es geht darum, Anfallsfrequenz sowie Attackendauer und -intensität zu senken. Dabei arbeiten wir mit Akupunktur-Serien, die ca. 12 – 15 Sitzungen beinhalten. Häufig leiden Migränepatienten unter weiteren Symptomen, die die TCM einer Funktionsstörung der Leber zuordnet (Tab. 8.8).

Tabelle 8.8 Funktionsstörungen der Leber und ihre typischen Symptome bei Patienten mit Migräne

Leber-*Qi*-Stagnation	◆ prämenstruelles Syndrom (PMS) ◆ Globusgefühl ◆ Durchschlafstörung ◆ Dysmenorrhö ◆ Regeltempo-Störung ◆ gereizt-depressive Verstimmung ◆ funktionelle Herzbeschwerden ◆ Oberbauchbeschwerden ◆ Flatulenz, Obstipation ◆ Aufstoßen, Seufzen ◆ saitenförmiger Puls ◆ geschwollener Zungenrand
Aufsteigendes Leber-*Yang*	◆ labiler Hypertonus, Palpitationen ◆ Wadenkrämpfe ◆ Hitzewallungen, Nachtschweiß ◆ Schwindel ◆ Schlafstörungen ◆ reizbare Depression ◆ Rachenbrennen ◆ Tinnitus ◆ Sehstörungen (vgl. Migräne-Aura) ◆ Neurasthenie, Erschöpfung ◆ saitenförmiger, schwacher Puls ◆ dünne, gerötete Zunge; wenig Belag

Therapeutische Maßnahmen bei Migräne

Leber-*Qi*-Stagnation

Ätiologie

emotionale Probleme, Frustration, Stress, häufig in Kombination mit Milz-*Qi*-Schwäche

Schmerzqualität

drückender Kopfschmerz, pochend, „als ob der Kopf platzen würde“, Magensymptome wie Übelkeit, Erbrechen

Begleiterscheinungen

(s. Tab. 8.8)

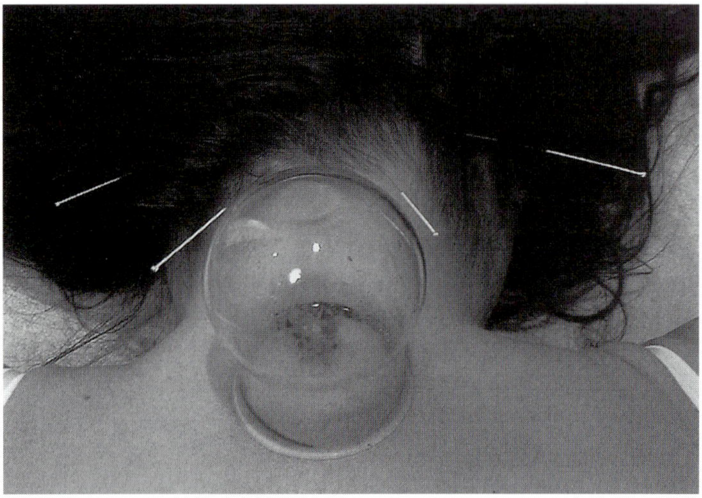

Abb. 8.17 Behandlungsbeispiel bei Migräne

Therapie

Nahpunkte

- *Yintang, Taiyang,* Du 24, Gb 8, SJ 23 (Richtung Gb 8 genadelt)
- Gb 20, Bl 10, Du 14 (Abb. 8.17)

Fernpunkte

- Leber-*Qi* entspannen: Le 3, Gb 40, Gb 41, SJ 3, SJ 5 ableitend, Pe 6 neutral
- *Qi* bewegen: Ma 36, Mi 6, Ren 6 neutral, Di 4 ableitend
- bei Oberbauchsymptomatik: Le 13, Le 14 neutral, Gb 34 ableitend
- weitere Punkte nach Symptomatik oder Schmerzlokalisation.

Aufsteigendes Leber-*Yang*

Ätiologie

meist Leber-*Yin*-Mangel auf dem Boden eines Nieren-*Yin*-Mangels; häufig im Klimakterium; auch: Leber-Blut-Mangel

Schmerzqualität

pochender Kopfschmerz; Aura-Symptome, Sehstörungen; Anfallscharakter; „oben Fülle, unten Leere“

Begleiterscheinungen

(s. Tab. 8.8)

Therapie

- *Yin* von Leber und Niere auffüllen: Mi 6, Ni 3, Ni 6, Bl 23, Ren 4, Le 8 auffüllend
- den Geist beruhigen: Du 20, He 7 ableitend, *Yintang,* Pe 6 neutral
- aufsteigendes Leber-*Yang* absenken: SJ 5, Le 2 und Le 3 ableitend
- Bezug auf Schmerzregion: Gb 8, *Taiyang,* Lu 7 neutral, Gb 20, Gb 43 ableitend

> **Cave:** Du 20 kann, wenn in falscher Technik genadelt, Migräneanfälle provozieren. Zur Sicherheit sollte er weder als erster noch als letzter Punkt der Behandlung genadelt werden: Beginn mit Pe 6, dann von oben nach unten nadeln; letzter Punkt ist Le 3.

Therapeutische Maßnahmen im Migräneanfall

> Der Akupunktur-Anfänger sollte Nahpunkte im Bereich des Kopfes nach Möglichkeit vermeiden

- ableitende Technik an Fernpunkten, z. B. Di 4, SJ 5, Gb 43!
- wenn Nahpunkte, dann mit periostaler Technik
- wenig Nahpunkte, z. B. Gb 8, *Taiyang*
- Nadel nach kurzer Stimulation am Periost sofort wieder ziehen!

8.9.3 Spannungskopfschmerz

Beim Spannungskopfschmerz, der sowohl chronisch als auch episodisch auftreten kann, ist die Pathophysiologie komplex. Es liegt vermutlich ein Versagen des antinozizeptiven Systems vor; muskulärer Stress, Depression, Angststörungen, psychosozialer Stress ebenso wie Medikamentenmissbrauch oder oromandibuläre Dysfunktion spielen eine Rolle. Spannungskopfschmerzen treten auch häufig begleitend bei anderen chronischen Erkrankungen auf.

Milz-*Qi*-Schwäche

Ätiologie

Fehlernährung, ungesunde Lebensführung (zuviel geistige Arbeit bei zuwenig Bewegung), konstitutionell

Schmerzqualität

mäßig intensive, dumpfe Kopfschmerzen, konstant, diffus oder im Stirnbereich; Gefühl, sich hinlegen zu müssen, obwohl sich der Schmerz durch Bewegung und Ablenkung bessert

Begleiterscheinungen

Müdigkeit, Kraftlosigkeit, Antriebsarmut, Frieren; Depression mit Morgentief; Oberbauchbeschwerden, Neigung zu weichen Stühlen; blasses Hautkolorit, schwaches Bindegewebe, lymphatische Konstitution, Ödeme; *Puls:* schwach, sanft; *Zunge:* geschwollen, Zahneindrücke

Therapie

- Milz-*Qi* stärken: Ma 36, Mi 6, Ren 6, Ren 12, Bl 20 *Moxa*
- Bezug auf den Schmerz: Di 4, *Yintang*, Du 20 auffüllend

Die Inzidenz der Laktoseintoleranz in Europa liegt zwar deutlich niedriger als in Asien, ist aber gerade bei Kopfschmerzpatienten sehr hoch. Man sollte daher dringend Ernährungsempfehlungen in die Behandlung mit einbeziehen und bei jedem chronischen Kopfschmerzpatienten immer an eine Laktoseintoleranz denken!

Nieren-*Qi*-Schwäche

Ätiologie

Überarbeitung, begleitend bei chronischen Erkrankungen, konstitutionell

Schmerzqualität

dumpfer, mäßig intensiver occipitaler Kopfschmerz; Ausstrahlung im Verlauf der Blasen-Leitbahn

Begleiterscheinungen

Lumbalgie, Kniebeschwerden, ängstlich-depressive Grundhaltung, Müdigkeit, Blässe, dunkle Augenringe, Frieren; häufig sexuelle Störungen, Erschöpfungsgefühl; *Puls:* schwach; *Zunge:* unauffällig oder blass

Therapie

- Nieren-*Qi* auffüllen: Bl 23, Ni 3, Ma 36, Ren 4 *Moxa*
- Bezug zum Schmerz: Lu 7, Bl 10, Bl 62 oder Bl 60, Du 17, Du 20 auffüllend nadeln
- auch bei Nieren-*Yang*-Schwäche oder beim Nieren-*Yin*-Mangel treten Kopfschmerzen auf; die Behandlung richtet sich nach der Grunderkrankung. Beim Nieren-*Yin*-Mangel ist Moxa kontraindiziert!

Feuchtigkeits- oder Schleim-Kopfschmerz

Ätiologie

auf dem Boden einer Milz-*Qi*-Schwäche oder alimentär; auch durch äußere pathogene Faktoren (Sinusitis), manchmal situativ (Alkohol; Abb. 8.18) oder bei Medikamentenabusus

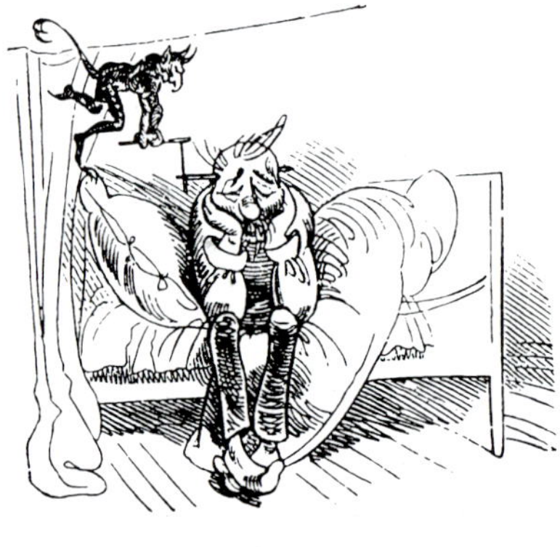

Abb. 8.18 „Gemeines Schädelweh" (Aus: Wilhelm Busch, Der Katzenjammer am Neujahrsmorgen)

Schmerzqualität

dumpfer, kaum zu lokalisierender Kopfschmerz, Schwindel, Benommenheit, Kopf „wie mit Watte gefüllt"; Intensität mäßig stark, Denkfähigkeit beeinträchtigt

Begleiterscheinungen

Völlegefühl im Oberbauch und Thorax; Übelkeit, unruhiger Schlaf ohne Erholung; *Puls:* schlüpfrig; *Zunge:* klebriger, dicker Belag, evtl. geschwollen

Therapie

- Feuchtigkeit ausleiten: Di 4, Mi 3, Ma 40, Ma 41, Ma 42 ableitend
- Milz stärken: Ma 36, Mi 6, Ren 6, Ren 12 auffüllend
- Bezug zum Schmerz: Ma 8, Lu 7, Du 23, *Yintang*, *Taiyang*

8.9.4 Atypischer Gesichtsschmerz

Der atypische Kopfschmerz ist eine Sonderform des Kopfschmerzes vom Spannungstyp. Er tritt besonders häufig bei oromandibulärer Dysfunktion auf und beginnt häufig erstmals nach einer aufwändigeren Zahnbehandlung; oft liegt auch ein Bruxismus vor. Meist finden sich multiple Triggerpunkte in der Kaumuskulatur, die sorgfältig palpiert werden muss (Mm. masseter, pterygoidei, sternocleidomastoideus, temporalis). Die Untersuchung beinhaltet weiter:

- die Mundöffnung (Drei-Finger-Test, Symmetrie, Bissstellung)
- die Untersuchung auf Schleifspuren an den Zähnen
- die Gehörgangspalpation (Kiefergelenksknacken).

Therapie

Fernpunkte

- Di 4, Ma 40, Ma 44
- Ohrakupunktur

Lokale Punkte

Dü 18, Ma 5, Ma 6, Ma 7, Ma 8 nach Tastbefund. Im Vordergrund steht die Triggerpunkt-Behandlung in der Kaumuskulatur; wichtig ist die folgende Dehnung. Der Patient kann den Prozess durch „Kiefergelenksgymnastik“ weiter unterstützen; sowie durch das Tragen einer Aufbissschiene. Wichtig ist auch die Mitbehandlung der Konstitution (vgl. Bruxismus → Zahneindrücke → TCM → Milz-*Qi*-Schwäche).

8.9.5 Trigeminusneuralgie

Die idiopathische Trigeminusneuralgie stellt eine denkbar schlechte Indikation für die Akupunktur dar; eine symptomatische Trigeminusneuralgie ist zumindest einen Versuch wert. Nach der TCM handelt es sich häufig um Wind-Hitze in der Leitbahn; manchmal auch um die Stagnation von *Qi* und Blut.

Therapie

Nahpunkte

- **Für alle drei Äste:** Gb 20, Gb 12, SJ 17 in ableitender Technik
- **1. Ast:** SJ 23, Gb 1, Gb 4, Gb 14, Bl 2, *Yintang*, *Taiyang*, Ma 8, Du 23
- **2. und 3. Ast:** Dü 18, Ma 2 – Ma 7, Di 19, Di 20, Gb 2, Gb 3

Punkte im Schmerzgebiet werden mit neutraler Technik genadelt. Auch hier wird das schmerzende Gebiet mit Nadeln „eingegrenzt“, ggf. *Ashi*-Punkte dazunehmen. Bei akuten Beschwerden und generell in den ersten 14 Tagen der Behandlung sollten Nahpunkte nur kontralateral eingesetzt werden.

Fernpunkte

- Di 4, Ma 40, Ma 44 → Hauptpunkte für die Region
- Le 2, Gb 43, SJ 2, Di 2, Di 11 → leiten Hitze aus
- Leitbahn-Endpunkte → können mit Mikroaderlass behandelt werden
- alternativ kann das Herget-Schema eingesetzt werden:
  1. Ast: Dü 2, Dü 19, Bl 2, Bl 67
  2. Ast: SJ 2, SJ 23, Gb1, Gb 44
  3. Ast: Di 2, Di 20, Ma 2, Ma 45

Bei der symptomatischen Trigeminusneuralgie kann adjuvant auch die Ohrakupunktur eingesetzt werden.

8.9.6 Medikamenteninduzierter Kopfschmerz

(eigentlich: Sonderform des Kopfschmerzes vom Spannungstyp)

Ein medikamenteninduzierter Kopfschmerz kann im Prinzip durch fast alle gängigen Analgetika ausgelöst werden; ein besonders hohes Suchtpotential haben Ergotaminpräparate sowie Mischanalgetika, in denen Coffein oder Codein enthalten sind. Aber auch bei den Triptanen lassen sich immer häufiger Missbrauchstendenzen beobachten.

In der Therapie steht zunächst der akupunkturgestützte Entzug im Vordergrund; danach die Behandlung der Grunderkrankung (z.B. einer Migräne). Besonders wichtig sind die Suchtpunkte der Ohr-Akupunktur (s. Kap. 6); zusätzlich können vegetativ absenkende, sedierende und psychisch ausgleichende Punkte eingesetzt werden; z. B. He 7, Pe 6, Du 20 u. a.

Die Lehre von den *zang fu* und die Behandlung innerer Erkrankungen

9

Wie wichtig ist die TCM-Diagnose

Gerade dem Anfänger bereitet es große Schwierigkeiten, den Brückenschlag zwischen der westlichen Diagnose und der chinesischen Krankheitslehre zu vollziehen. Dem Absolventen einer westlichen Medizinfakultät ist ein erhebliches Kausalitätsbedürfnis gegeben, das er nicht unbedingt mit dem chinesischen Kollegen vom TCM-Kolleg teilt und das von den alten Klassikern auch nur unvollständig bedient wird. Der Unterschied im Denken könnte, wie Linguisten vermuten, sprachliche Ursachen haben: während die Sprachen indogermanischer Herkunft schon grammatikalisch überall Kausalbeziehungen herstellen – „**es** regnet heute" –, stellen ein Navaho-Indianer oder ein Chinese lediglich „heute regnen" fest (Whorff 1956). Akupunkturanfänger wählen oft sehr gegensätzliche Wege aus dem Dilemma: die einen verzichten völlig auf eine Syndromdifferenzierung anhand der chinesischen Medizin (und verzichten dabei auf ein nicht zu unterschätzendes Plus an positivem Outcome in der Therapie), während die anderen möglichst jedes einzelne Symptom in seiner Bedeutung analysieren und der Frage nachgehen, ob von der TCM sträflich übergangene und unerwähnt gebliebene Syndrome wie der Milz-*Yin*-Mangel und der Nieren-Blut-Mangel nicht doch vorkommen und behandelt werden müssen (bei der Konstruktion verwickelter Kausalzusammenhänge laufen sie dann Gefahr, den Blick für das Wesentliche zu verlieren).

Befolgt man einige einfache Regeln, fällt es nicht allzu schwer, zu einer vernünftigen TCM-Diagnose zu gelangen. Zumindest in der Behandlung innerer Erkrankungen macht es durchaus Sinn, sich an überlieferten Krankheitsbildern zu orientieren – nicht weil sie logische und folgerichtige Erklärungsmuster für die Ätiologie und Pathophysiologie bieten, sondern **weil man durch eine exakte Diagnose zu einem empirisch bewährten Punktekonzept gelangt.**

Wichtige Grundregeln

- Chinesische Syndrome beschreiben die Koinzidenz verschiedener Symptome bei ein und dem selben Patienten. Ein Symptom allein macht noch kein Syndrom.
- Befinden und sinnlich Erlebbares haben in der TCM oft den gleichen Stellenwert wie Befund und morphologisch Fassbares.
- Konstitution und aktuelle Erkrankung können erheblich differieren; z. B. kann auch ein Patient mit einem Nieren-*Yin*-Mangel (Innen-Leere-Hitze) sich erkälten (Außen-Fülle-Kälte). Beidem ist Rechung zu tragen; und sowohl Konstitution als auch aktuelle Beschwerdelage sollten zunächst getrennt voneinander betrachtet werden.
- Bereits unsere Vorfahren wussten, dass der Mensch sowohl „Flöhe als auch Läuse" haben kann: Störungen in einem Organ haben häufig Auswirkungen auf andere Funktionskreise; auch können Störungen ohne unmittelbaren Kausalzusammenhang nebeneinander existieren.
- Der Versuch, einer westlichen Diagnose ein chinesisches Syndrom zuzuordnen, ist nicht immer erfolgversprechend, denn die Chinesen orientierten sich phä-

nomenologisch und nicht kausalanalytisch. Varizen können z. B. „chinesisch" als Milz-*Qi*- oder -*Yang*-Schwäche mit Feuchtigkeitsakkumulation interpretiert werden (wenn Schweregefühl, Schwellungen und Kribbeln in den Beinen im Vordergrund stehen und der Patient auch vom Allgemeinzustand her in den Raster passt) oder als Blut-Stagnations-Erkrankung gesehen werden (wenn z. B. eine Thrombose oder massive Gefäßerweiterungen und Ulcera auftreten; u. U. noch mit stärkeren Schmerzen). Was zählt, sind die geäußerten Beschwerden.

- Die Frage, wie die TCM Spätschäden nach einer Chemotherapie oder ein Postnucleotomie-Syndrom einordnet, ist müßig, denn man hat dort weder bestrahlt noch operiert. Hilfreicher ist es, den jeweiligen Patienten zu untersuchen und eine möglichst genaue vegetative Anamnese zu erheben.
- Vor allem, wenn man sich an den Extremen orientiert, erkennt man, an welchen typischen Patienten mit auch uns vertrauten Krankheitsbildern sich die alten TCM-Ärzte in der Beschreibung ihrer Syndrome orientiert haben. Damit fällt die Orientierung leichter und man kann dann auch weniger schwer wiegende Störungen einordnen lernen. Daher werden die jeweiligen Störungen zwar in der Übersicht anhand ihrer chinesischen Syndromzuweisung systematisch aufgeführt, aber im folgenden Text zum besseren Verständnis im Kontext mit westlichen Diagnosen besprochen (s. Übersichtstabelle am Ende des Kapitels).

9.1 Der Verdauungstrakt

9.1.1 Bedeutung der Verdauungsorgane in der TCM

Der Herr ist wohlgefüllt.
Der Magen hat dem Gehirn sehr viel zu sagen.
In sanften Schlägen klopft ein Herz,
Die Seele schwingt sich himmelwärts.
Kurt Tucholsky, Hamburger Abschiedsessen 1920

Die Milz *(pi)*

- Die Milz stellt dem Herzen Energie für die Bildung von Blut-*Xue* zur Verfügung und hält das Blut in den Gefäßen → Blutungsneigung.
- Die Milz kontrolliert das „Fleisch" und die 4 Extremitäten → Adynamie.
- Die Milz öffnet sich in den Mund und manifestiert sich in den Lippen; sie kontrolliert das Aufsteigen des *Qi* und nimmt so wichtige Haltefunktionen wahr → Bindegewebsschwäche, Prolaps.
- Die Milz ist die Residenz des Denkens → Depressionen, Konzentrations- und Gedächtnisstörungen.
- Milz (und Magen) sind die wesentliche Quelle des nachgeburtlichen *Qi* → Müdigkeit, Abgeschlagenheit, funktionelle Störungen, Nachlassen von körperlicher und geistiger Spannkraft.

Auf den ersten Blick ist die zentrale Rolle, welche die „chinesische“ Milz für den körperlichen und seelischen Energiehaushalt spielt, dem westlichen Arzt unvertraut und schwer nachvollziehbar. Dazu kommt, dass die TCM phänomenologisch und funktionell ausgerichtet unter dem Oberbegriff „Milz“ auch Funktionen bzw. Störungen des Darmtraktes oder des Pankreas subsumiert. Man meinte eben, dass die Milz durch „reibende Bewegungen auf den Magen“ entscheidenden und steuernden Einfluss auf den Verdauungstrakt nehme (Hübotter, 1929). Moderne Interpreten der TCM vermuteten auch, dass mit dem „fettigen Mark“ der Milz (so bezeichnet im *nan jing*) vielleicht das Pankreas gemeint sein könnte. Bis vor wenigen Jahren wurde in der europäischen Literatur daher häufig vom Funktionskreis „Milz/Pankreas“ gesprochen. In China selbst hat man sich früher nur mäßig für die morphologischen Gegebenheiten im linken Oberbauch interessiert; erst die jüngere TCM hat auch dem Pankreas einen *Shu*-Punkt (Bl 16) zugesprochen. Anatomische Untersuchungen gab es aber wohl doch in gewissem Umfang: immerhin ist der Zusammenhang zwischen Petechien und Splenomegalie dergestalt in die TCM eingegangen, dass oft Störungen der Milz als Ursache für Blutungsneigungen verantwortlich gemacht werden (Meno-/Metrorrhagien, Melaena, Petechien, Purpura). Folgt man nun aber dem sehr weitgefassten Organbegriff der chinesischen Medizin und bezieht den Begriff „Milz“ auf den Verdauungstrakt und seine wesentlichen Funktionen, tun sich hier interessante Parallelen sowohl zu den westlichen Naturheilverfahren als auch zu jüngsten wissenschaftlichen Erkenntnissen auf. In den westlichen Naturheilverfahren wird seit jeher der Darmtrakt als zentral und wesentlich für das körperliche und geistige Wohlbefinden angesehen; auch wenn seitens der „Schulmedizin“ oft gespöttelt wurde über die vermuteten Zusammenhänge zwischen Depressionen oder Kopfschmerzen mit Darmdysbiosen oder Nahrungsmittelunverträglichkeiten. Jüngste Forschungen haben ergeben, dass bis zu 95 % des Neurotransmitters Serotonin im Darm produziert werden, ebenso wie eine Vielzahl anderer psychoaktiver Substanzen. Deshalb und da es entschieden mehr Afferenzen vom Darm zum Gehirn gibt als Efferenzen vom Gehirn zum Verdauungstrakt, meinen manche Forscher sogar, im Darmtrakt die Wurzel für depressive Störungen finden zu können (Mayer, 2001). Der Umstand, dass der Darmtrakt mehr Neuronen enthält als das Rückenmark, ließ amerikanische Forscher den Begriff des „gut brain“ oder „Bauchgehirn“ prägen. Somit erscheint es aus heutiger Sicht nicht mehr ganz abwegig, die „Residenz des Denkens“ in den Bauch zu verlegen.
Störungen der Milz sind in der Praxis ausgesprochen häufig, besonders die Milz-*Qi*-Schwäche, da die Milz der Leere zuneigt. Dies ist manchmal durch konstitutionelle Faktoren, häufig aber auch durch eine ungesunde Lebensführung oder alimentär bedingt, z. B. durch Fehlernährung mit zu feuchten (Fettes, Milchprodukte), zu kalten (Speiseeis, Joghurt, Quark, Käse) und süßen Nahrungsmitteln (weißer Zucker), häufig in Verbindung mit zu wenig Bewegung und zu viel geistiger Tätigkeit.

Wir werden im weiteren nachvollziehen, anhand welcher typischen und häufig zu beobachtenden Symptomenkomplexe die TCM zu den Zusammenhängen zwischen Kopfschmerzen, Müdigkeit, emotionalen (depressiven) Störungen und dyspeptischen Beschwerden gekommen ist.

Ein(e) typische(r) Patient(in) mit Milz-*Qi*-Schwäche aus unserer heutigen Zeit ist um die 30 Jahre alt, blass zart (rothaarig?) und arbeitet auf geistigem Gebiet (z. B. als LehrerIn oder InformatikerIn), ernährt sich äußerst gesund mit viel Joghurt, Rohkost,

Salat und Quark, wenngleich er/sie auch manchmal Heißhunger auf Süßigkeiten hat (oder eine Unverträglichkeit von Süßem, die ebenso auf die Milz verweist). Geklagt wird über Müdigkeit, nachlassende Konzentrations- und Leistungsfähigkeit (RR 90/60), dyspeptische Beschwerden, Neigung zu Diarrhö (laut dem vorbehandelnden Heilpraktiker Candida im Darm!) und Kopfschmerzen vom Spannungstyp (s. 8.9.3). Sicherlich gab es auch unter den Gelehrten des alten China entsprechend konstituierte „Prototypen" mit ähnlichem Beschwerdebild, auch wenn die Ernährung dort anders ausgesehen hat.
Ein weiteres typisches Äquivalent der Milz-Schwäche ist die Laktoseintoleranz. Hier findet sich ebenfalls ein Zusammenhang zwischen Dyspepsie, Müdigkeit und Kopfschmerzen, wenngleich die Kausalzusammenhänge für unser Verständnis natürlich ganz anders liegen. Für die TCM macht das jedoch keinen wesentlichen Unterschied, da nicht das Ursache-Wirkungsprinzip, sondern die Koinzidenz verschiedenartiger Beschwerden für die Diagnose im Vordergrund steht. In China werden Milchprodukte aufgrund der hohen Inzidenz der Laktoseintoleranz bei Asiaten traditionell gemieden. Aber auch in der westlichen Welt, wo die Inzidenz deutlich niedriger liegt, ist damit zu rechnen, dass sehr viele Kopfschmerzpatienten unter einer Laktoseintoleranz leiden.
Als drittes Beispiel mag der Diabetes mellitus gelten. Hier finden sich neben Müdigkeit, Adynamie und (unbehandelt) Kachexie nicht nur abdominelle Beschwerden, sondern häufig auch eine blass-gelbliche, aufgequollene Hautbeschaffenheit und eine Unverträglichkeit von Süßigkeiten.

Die Milz ist, wie z. T. schon aus dem obigen ersichtlich, ausgesprochen anfällig für Feuchtigkeit. Diese Feuchtigkeit kann zum einen von außen kommen (Malnutrition, infektiöse Enteritis, Hepatitis), aber auch sekundär im Inneren entstehen, wenn Milz-*Qi* und -*Yang* zu schwach sind, um die aufgenommenen Flüssigkeiten zu transformieren (z. B. Ödeme, Kopfschmerzen). Die Erkrankungen durch äußere Feuchtigkeit bzw. Schleim sind die einzigen Fülle-Disharmonien der Milz, welche die TCM kennt.

Für kein anderes der *zang fu* ist die Ernährungstherapie so wichtig wie für die Milz: der Verzicht auf Milz-schwächende Nahrungsmittel (wie Süßigkeiten, Joghurt oder Rohkost) und der dosierte Einsatz von Fleisch, Hirse, Reis oder heißen Suppen (mit Koriander und Muskat) potenziert den Effekt der Akupunktur erheblich.

Übrigens: bei Vegetariern erfüllt L-Carnitin den gleichen Zweck wie ein saftiges Steak. Auch sollten typische „Kopfarbeiter" mit Milz-*Qi*-Schwäche unbedingt auf ausreichend Schlaf, frische Luft und Bewegung achten, da moderates körperliches Training langfristig das *Qi* im Körper stärkt.

Der Magen *(wei)*

Während die übrigen *Yang*-Organe in ihrer Funktion wenig von systemischer Bedeutung sind, nimmt der Magen, der zusammen mit der Milz Hauptenergielieferant des Körpers ist, eine herausragende Stellung ein. Magen und Milz sind in ihren Aufgaben sehr eng miteinander verwoben und nicht immer voneinander klar abzugrenzen. Daher werden Milz und Magen auch meist zusammen behandelt. Es gab

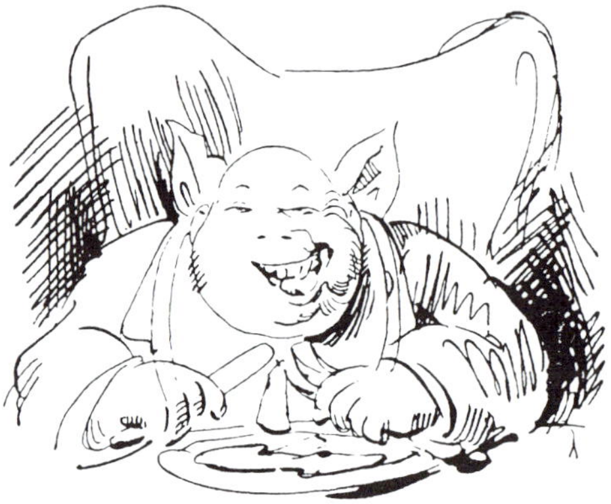

Abb. 9.1 … ein typischer Habitus eines Patienten mit Magen-Schleim-Feuer (Aus: Willhelm Busch: Herr und Frau Knopp)

früher Schulen in der TCM, die den Magen sogar an die Spitze der übrigen Organe stellten. Sicherlich können auch eine Magen-*Qi*- oder *Yang*-Schwäche gelegentlich einmal vorkommen (z.B. chronische Gastritis mit diffusen Befindensstörungen, meist dann als Milz-*Qi*-Schwäche interpretiert). Doch wesentlich häufiger wird man – da der Magen sehr anfällig für äußere Einflüsse ist – akute oder chronische Störungen antreffen, die entweder auf dem Boden chronischer Fehlernährung oder durch äußere pathogene Faktoren entstanden sind (Tab. 9.1).

Exemplarisch soll hier das metabolische Syndrom erwähnt werden (Magen-Schleim-Feuer): ein gargantuesker Esser, der reichlich Alkohol, gebratenes Fleisch, Fettes und Süßes konsumiert (also Nahrungsmittel, die Feuchtigkeit und Hitze generieren) und neben Hypertonie, Adipositas und Oberbauchbeschwerden mit Schlafstörungen, Konzentrationsstörungen (Schlaf-Apnoe-Syndrom), ruinösem Gebiss und Parodontose aufwartet (Abb. 9.1).

Tabelle 9.1 Physiologische Funktionen und typische Pathologien des Magens

Funktionen	typische Störungen
Im Magen wird die Nahrung fermentiert und gereift	Dyspepsie
Der Magen versorgt den Körper mit Flüssigkeit und transportiert zusammen mit der Milz die Nahrungsessenzen über den Körper	Adynamie, trophische Störungen
Der Magen kontrolliert das Absteigen des *Qi*	Saurer Reflux, Aufstoßen, Erbrechen
Der Magen ist von entscheidender Bedeutung für Schlaf und seelisches Gleichgewicht	Schlafstörungen bei Magen-Feuer und Nahrungsstagnation im Magen
Der Magen produziert den Zungenbelag	(s. 3.1.6, Zungenbelag)
Der Magen versorgt Mundhöhle und Zahnfleisch	Stomatitis, Parodontose

Der Dünndarm *(xiao chang)*

Der Dünndarm hat keine wesentlichen systemischen oder psychischen Funktionen. Seine Hauptaufgabe besteht darin, den Magen zu unterstützen und die aufgenommenen Flüssigkeiten zu trennen. Der Synergismus mit dem Herzen ist nur selten von praktischer Bedeutung. Punkte auf der Dünndarm-Leitbahn werden sehr selten zur Behandlung abdominaler Erkrankungen eingesetzt.

Der Dickdarm *(da chang)*

Auch der Dickdarm zählt nicht zu den systemisch bedeutsamen Organen. Seine Aufgabe besteht darin, Stuhl zu transportieren und auszuscheiden. Dickdarmerkrankungen werden von der TCM häufig als Erkrankungen der Milz betrachtet, obwohl es auch Dickdarm-Syndrome gibt (z. B. *Qi*-Schwäche des Dickdarms bei atonischer Obstipation). Die Dickdarm-Leitbahn selbst spielt hauptsächlich in der Behandlung von Atemwegserkrankungen eine Rolle.

Die Leber *(gan)*

Schon durch ihre Lage im Oberbauch hat die Leber natürlich auch in der TCM Einfluss auf Verdauungsprozesse; allerdings stellen diese nur den geringeren Teil ihrer weitreichenden Aufgaben dar. Wesentlich bedeutsamer ist die zentrale Rolle der Leber für die Dynamik des *Qi*-Flusses und das emotionale Gleichgewicht. Emotionale Störungen oder Verletzungen, Frustration oder Stress werden häufig im Bauchraum empfunden oder in den Bauchraum somatisiert; auch in unserem Kulturkreis spricht man davon, Entscheidungen „aus dem Bauch heraus" zu treffen (Leber in der TCM: Entscheidungen, Intuition, Verbindung zur Welt des Unbewussten). Im Gastrointestinaltrakt spielt sie daher nicht nur als Verdauungsorgan bei Gastritis, Obstipation und Nahrungsmittelunverträglichkeiten eine Rolle, sondern ist häufig im Rahmen psychosomatischer Erkrankungen nicht nur für Befindensstörungen im Magen-Darm-Trakt, sondern auch für emotionale Störungen verantwortlich. Die Leber wird in den Abschnitten Gefäßerkrankungen (s. 9.4.2), Psychosomatik (s. 9.7) und Schlafstörungen (s. 9.7.3) noch ausführlicher behandelt.

Die Gallenblase *(dan)*

Die Gallenblase nimmt eine Sonderstellung ein, da sie keine Substanzen transportiert, sondern eine reine Flüssigkeit, die Galle, speichert. Neben der Unterstützung der Verdauungsorgane und ihren Aufgaben im Bewegungsapparat hat die Gallenblase, zusammen mit der Leber, große Bedeutung für Mut und Entschlusskraft. Ein mutiger Chinese hat weder „*cojones*" (lateinamerikanisch: Hoden) noch „*guts*" (engl.: Darm), sondern hat „*da dan*", eine große Gallenblase. Punkte auf der Gallenblasen-Leitbahn spielen nicht nur bei Oberbaucherkrankungen, sondern auch bei Erkrankungen des Bewegungsapparates eine Rolle, da die Gallenblase – zusammen mit der Leber – für die „Sehnen" zuständig ist. Darüber hinaus liegen auf der Gallenblasen-Leitbahn – vor allem in den cranialen Abschnitten – auch zahlreiche Punkte mit Wirkung auf ZNS und Psyche.

Der Drei-Erwärmer *(Sanjiao)*

„Er hat einen Namen, aber keine Gestalt", so kann man im *Neijing* lesen. Im Verständnis der TCM repräsentiert der Drei-Erwärmer die 3 großen Körperhöhlen, wird aber als regelrechter Kanal (mit mehr *Qi* als Blut-*Xue* gefüllt) beschrieben, der entlang dem *Chong mai* verläuft (nach Ansicht der Autorin ist mit dem *Chong mai* die Aorta gemeint), als „Straße des Ursprungs-*Qi*" Unterbauch und Thorax verbindet, und so auch in alten anatomischen Zeichnungen dargestellt wird (Hübotter, 1929). Wenn man nun der Frage nachgehen möchte, ob es für den Drei-Erwärmer tatsächlich ein morphologisches Substrat gibt, kann man ihn entweder als Ductus thoracicus deuten (wie Fujikawa am Beginn unseres Jahrhunderts, zitiert nach Hübotter 1929) oder der Autorin dieses Buches folgen und ihn als Metapher (gar anatomische Beschreibung?) für die paravertebralen sympathischen Plexus und Ganglien in den 3 großen Körperhöhlen verstehen. Er ist:

- im oberen Teil „wie ein Dampf, der die Lunge befeuchtet" (Plexus pulmonalis)
- im mittleren „wie ein Gärkessel" (Plexus coeliacus)
- im unteren Teil „wie ein Drainagegraben" (Plexus hypogastricus).

Damit wird deutlich, dass seine Aufgaben wesentlich in Transport und Umwandlung von Flüssigkeiten liegen, und dass er diese Aufgaben in unterschiedlichen Bereichen des Körpers wahrnimmt. Darüber hinaus hat er die Funktion, die jeweiligen Organe in den 3 Körperhöhlen mit Qi zu versorgen.

Häufig wird der Begriff des Drei-Erwärmers auch als anatomische Angabe benutzt; z. B. liegt die Lunge im oberen Drei-Erwärmer, die Blase im unteren Drei-Erwärmer etc.. Es gibt keine Syndrome **des** Drei-Erwärmers, aber Störungen **im** entsprechenden Bereich des Drei-Erwärmers. Er hat keine Innen-Außen-Beziehung zum Pericard und wird interessanterweise auch nicht in erster Linie über die Punkte auf der eigenen Leitbahn angesprochen. Als Hauptpunkt für den oberen Drei-Erwärmer gilt Ren 17, für den mittleren Ma 25, für den unteren Ren 7 (in der Praxis wird Ren 5 bevorzugt).

Wichtige Punkte mit Wirkung auf den Verdauungstrakt

Segmentale Punkte	Ren 12, Ma 21 → Basispunkte für den Oberbauch Ren 12, Ma 25 → Basispunkte für das untere Abdomen Gb 24, Le 14 → lokale Punkte bei gallenassoziierten Beschwerden Bl 17 – Bl 21 → Gastritis, Oberbauchbeschwerden Bl 20, Bl 21, Bl 22, Bl 25 → Dyspepsie, Gastroenteritis, funktionelle Dickdarmerkrankungen
Basiskombination für den Oberbauch	Ma 36, Mi 6, Ren 12
Basiskombination für das untere Abdomen	Ma 36, Mi 6, Ma 25
Punkte bei spezifischen Beschwerden im Bereich des Darmtraktes	Pe 6, Mi 4 → Übelkeit und Erbrechen Ma 40, Ren 4, Ma 37, Ma 28 und Ma 29 links, SJ 6 → Obstipation Ren 9, Ren 10, Le 13, Mi 9, Ma 40 → Diarrhö SJ 6, Le 3, Gb 34, Gb 36, Gb 40 → Gallenbeschwerden

9.1.2 Erkrankungen der Verdauungsorgane

Die Differentialdiagnose im Sinne der TCM ist nicht immer leicht, die erhobenen Befunde sind oft wechselnd und widersprüchlich. Hilfreich ist es daher immer, sich ganz strikt an die Modalitäten der Erkrankung zu halten:

- Kein Patient mit einer *Fülle-Erkrankung* wie stagnierendem Leber-*Qi* oder feuchter Kälte im Magen kommt in die Praxis und drückt oder massiert sich den schmerzenden Bauch; ebenso wenig wird er Besserung dadurch erfahren, dass er nachts aufsteht und eine Scheibe trockenes Brot isst.
- Kein Patient mit einer *Leere-Erkrankung* wird Besserung nach dem Erbrechen erfahren.

Wenn man zunächst also die Frage nach Fülle oder Leere zweifelsfrei anhand der Symptome geklärt hat, kann man an die weitere Differenzierung schreiten (s. Kap. 3)

Akute und chronische Gastritis (Abb. 9.2)

Leitsymptome: Übelkeit, Reflux oder Erbrechen

Basispunkte
Ma 36, Ren 12, Pe 6, Mi 6

Die Leber greift den Magen an

Das chinesische Krankheitsbild beschreibt sehr anschaulich den psychosomatischen Kontext, in dem sich Oberbaucherkrankungen dadurch entwickeln, dass über einen längeren Zeitraum Frustrationen und Aggressionen nicht ausgelebt

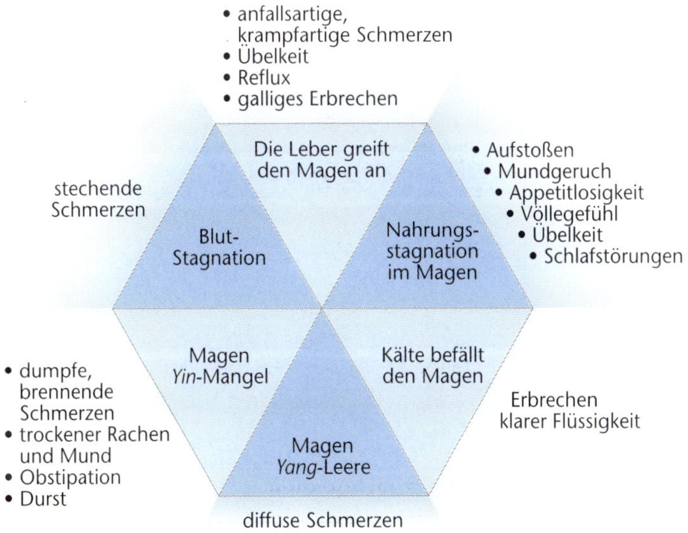

Abb. 9.2 Formen der akuten und chronischen Gastritis und ihre Symptome

werden können und sich in der Leber aufstauen, bis der Ärger schließlich „auf den Magen schlägt"; z. B. bei Menschen, die eigentlich als Häuptlinge geboren wurden und zu einem Leben als Krieger verurteilt sind. Es gab Untersuchungen aus der Psychoneuroendokrinologie, die gezeigt haben, dass sich Ulcus-Patienten in der Verarbeitung von „life events" deutlich vom Normalkollektiv unterscheiden (Walker et al. 1988). Hohe Spiegel von Serum-Pepsinogen-I zeigten neben einer Korrelation mit erhöhter Depressivität auch eine Koppelung mit der Unfähigkeit, Ärger und Feindseligkeit zu verbalisieren. Bei Ulcus-Patienten mit hohem Gastrinspiegel fand sich häufig eine „Abkoppelung" vom Gefühlsleben bei gleichzeitiger Neigung zu Spannungen und Gefühlsausbrüchen (Feldmann 1992).
Symptome: epigastrische Schmerzen, Übelkeit, häufiges Aufstoßen, saurer Reflux, Druckgefühl im Oberbauch in Verbindung mit reizbarer Depression oder Stimmungsschwankungen
Zusatzpunkte: Pe 6, **Le 3**⊖, **Gb 34**⊖, **SJ 5**⊖, Ren 12, **Le 13**⊖, **Le 14**⊖, Ma 36⊕, Mi 6⊕, **Ma 21**

Nahrungs-Stagnation im Magen

Bei diesem sehr häufigen Krankheitsbild handelt es sich um ein Vorläuferphänomen des metabolischen Syndroms, aus dem langfristig – die TCM postuliert, dass aus chronischer Nahrungsstagnation ein Magen-Schleim-Feuer resultieren kann – schwer wiegende Allgemeinsymptome wie Schlafstörungen, Müdigkeit und Erschöpfung entstehen (häufig im Rahmen eines Schlaf-Apnoe-Syndroms). Die Beschreibung der Oberbauchsymptomatik erinnert an die Symptomatik eines Magenkarzinoms.
Symptome: Aufstoßen, vor allem morgendlicher, übel-fauliger Mundgeruch, Appetitlosigkeit, Druckgefühl im Oberbauch, Übelkeit, schlechter Schlaf; häufig bei fehlernährten, gestressten, zu schnell und zu unregelmäßig essenden Schichtarbeitern
Zusatzpunkte: Pe 6, Ren 12⊖, **Ma 25**⊖, Ma 36⊕, **Di 11**⊖, **Ma 40**⊖, **SJ 6**⊖, **Bl 21**, **Ma 21**⊖

Kälte befällt den Magen

Symptome: klares Erbrechen erheblicher Flüssigkeitsmengen, Wärmflasche bessert, eher akut
Zusatzpunkte: Pe 6, **Ren 11**, Ren 12, **Ren 13**, **Ma 21 Moxa**, Ma 36

Magen-*Yang*-Leere (das Syndrom wird nicht bei allen Autoren separat geführt)

Symptome: diffuse Schmerzen, Wärme, Druck auf den Bauch und Nahrungsaufnahme bessern
Zusatzpunkte: Ma 36 **Moxa**, Ren 12 **Moxa**, Pe 6, Mi 6, **Bl 20 Moxa**, **Bl 21 Moxa**

Magen-*Yin*-Mangel

Symptome: dumpfe, brennende Schmerzen, trockener Rachen und Mund, Obstipation, Durst mit geringer Trinkneigung, meist chronisch
Zusatzpunkte: Pe 6, **Mi 4**, Mi 6, Ma 36, **Bl 21**, **Ma 44**, Ren 12

Der Unterschied zwischen einer Gastritis und einem Ulcusleiden ist eher graduell denn prinzipiell. Die Ulcusblutung wird in der TCM entweder als Ausdruck extremer Hitze oder als Zeichen der Blut-Stagnation im Magen betrachtet.

Cholelithiasis

Leber-*Qi*-Stagnation

Der Klassiker der Cholelithiasis, der Druck am rechten Rippenbogen gehört zu den Leitsymptomen wie Aufstoßen und Reizbarkeit („gallig"). Steine entstehen laut TCM durch die chronische *Qi*-Stagnation in der Gallenblase, die zu Schleim-Ablagerungen führt bzw. auf der Basis chronischer Feuchtigkeits-Akkumulation.
Therapie: Die wichtigsten Punkte, wenn der Schmerz sich überwiegend im Hypochondrium und entlang dem rechten Rippenbogen projiziert, sind Pe 6, SJ 6⊖, Gb 34⊖, Le 14⊖, Ren 12⊖, Gb 24⊖, Le 3⊖; zusätzlich trocken schröpfen an Bl 18 und/oder Bl 19. Bei Koliken: Injektionsakupunktur mit Aqua dest. oder Chelidonium an Gb 24, Le 14, Bl 18 und Bl 19.

Feuchte Hitze in der Gallenblase

Symptome: dumpfe Schmerzen im rechten Hypochondrium, Völlegefühl; Allgemeinsymptome wie Unwohlsein, Übelkeit, Erbrechen, Hitzezeichen wie Gelbfärbung des Urins, bitterer Mundgeschmack, evtl. Fieber. *Zunge:* gelber und klebriger Belag; *Puls:* schnell, voll und schlüpfrig. Klinisch handelt es sich bei der klassischen Beschreibung des Krankheitsbildes wohl um eine Cholezystitis.
Therapie: Pe 6, Gb 34⊖, Le 3⊖, SJ 6, SJ 5⊖, Gb 24⊖, Le 14⊖, Di 11⊖, Mi 9⊖, Ren 12⊖, Ma 40, Du 9⊖, Du 10⊖; evtl. blutig schröpfen an Bl 18 oder Bl 19; übliche internistische Therapie!

Akute Diarrhö

Feuchtigkeit-Hitze in der Milz (bzw. im Dickdarm)

Klinik: z.B. akute Gastroenteritis (das klassische Syndrom kann auch eine Hepatitis beschreiben)
Symptome: Tenesmen, übelriechender Durchfall, Durst, Fieber, bitterer Mundgeschmack (evtl. Ikterus, gelb-brauner Urin); *Zunge:* gelber, fettiger Belag; *Puls:* voll, schnell, schlüpfrig
Therapie: Ma 25⊖, Bl 20, Bl 22, Ren 12, Di 11⊖, Gb 34⊖, Mi 9⊖, Ma 36 oder Ma 37; Pe 6 und Mi 4 zusätzlich bei Übelkeit, evtl. weitere lokale Punkte wie Ren 9, Ren 10, Le 13⊖

Feuchte Kälte in der Milz (bzw. im Dickdarm)

Klinik: meist akute Gastroenteritis
Symptome: gurgelnde Darmgeräusche, wässriger Durchfall, wenig riechend (vgl. Baumwollpflückerkrankheit), Bauchschmerzen, Kälteaversion, Wärmflasche bessert; *Zunge:* dicker, weißer Belag; *Puls:* tief, schlüpfrig

Therapie: Ma 25 **Moxa**, Ren 12 **Moxa**, Ren 6 **Moxa**, Mi 9, Ma 36 oder Ma 37 **Moxa**; Pe 6 und Mi 4 zusätzlich bei Übelkeit, evtl. weitere lokale Punkte wie Le 13⊖, Ren 9, Ren 10

Obstipation

Die Ursachen für eine chronische Obstipation sind ausgesprochen vielfältig, auch im Verständnis der TCM. Die Akupunktur ist hier überaus erfolgreich, wenn es sich um funktionelle Beschwerden handelt (Diagnostik!); übrigens selbst bei Patienten mit Opiatmedikation. Liegt die Ursache für die Obstipation in einem schweren *Yin*- oder Feuchtigkeits-Mangel, stehen nicht die Akupunktur, sondern Kräutertherapie und Flüssigkeitszufuhr im Vordergrund.

Basispunkte
Ma 25, Ma 37, Ma 28, Ma 29 und Ma 40.
Die übrigen Punkte richten sich nach der Grunderkrankung.

Leber-*Qi*-Stagnation

Symptome: s. o.; charakteristisch sind schafskotähnliche Stühle und das intermittierende Auftreten von weichem Stuhl oder gar Diarrhö
Zusatzpunkte: Le 3⊖, Gb 34⊖, SJ 6⊖

Qi-Mangel im Dickdarm

Symptome: Stuhl ist eigentlich weich, die Defäkation ist aber sehr mühsam, bleistiftdünne Stühle, Erschöpfung nach dem Stuhlgang
Zusatzpunkte: Bl 25, Bl 21, Ren 12, Ma 36, Mi 6, **Moxa**!

Blut-Mangel

Symtpome: Trockenheitsphänomene, trockene Stühle
Zusatzpunkte: Mi 4, Mi 6, Ma 36, evtl. Bl 17, Bl 20

Yin-Mangel

Symptome: trockene Stühle, Zeichen der Leere-Hitze und des allgemeinen *Yin*-Mangels; vor allem beim Nieren-*Yin*-Mangel des alten Menschen aufgrund des Fehlens von Flüssigkeiten
Zusatzpunkte: Mi 6, Ren 4

Unspezifische abdominelle Beschwerden, Dyspepsie und Nahrungsmittelunverträglichkeiten

Milz-*Qi*-Schwäche (Innen-Leere)

Klinik: Pankreasinsuffizienz, Nahrungsmittelallergie, Laktoseintoleranz u. a., aber auch Begleitphänomen bei depressiven Störungen. Bei der Milz-*Qi*-Schwäche handelt es sich um eines der häufigsten Krankheitsbilder in der Akupunkturpraxis.

Symptome: Müdigkeit, blassgelbes Hautkolorit, spontanes Schwitzen tagsüber, Ängstlichkeit, Schwächegefühl, Oberbauchbeschwerden (Appetitmangel, weiche Stühle, Dyspepsie, Meteorismus), schwere Beine, evtl. Bindegewebsschwäche, Prolaps-Symptome (s. 9.5.4 bzw. 9.6.1, sinkendes Milz-*Qi*); *Zunge:* blass, Zahneindrücke, evtl. geschwollen; *Puls:* schwach oder sanft
Therapie: Ma 36⊕, Mi 6⊕, Ren 6 und Ren 8 **Moxa**, Ren 12⊕, Bl 20⊕

Milz-*Yang*-Schwäche (Innen-Leere-Kälte)

Klinik: wie Milz-*Qi*-Schwäche, chronische Diarrhö (häufig alimentär bedingt, Rohkost!)
Symptome: wie Milz-*Qi*-Schwäche plus Frieren, kalter Oberbauch, Ödeme, Fluor vaginalis; *Zunge:* blass, geschwollen, nass; *Puls:* tief, schwach
Therapie: wie Milz-*Qi*-Schwäche, **Moxa**!

Disharmonie zwischen Leber und Milz (das Holz greift die Erde an)

(s. 9.1.2, Akute und chronische Gastritis)
Ätiologie: emotionaler Stress
Klinik: Nahrungsmittelallergie, chronische Diarrhö, Reizdarmsyndrom, chronische Gastritis, (reizbare) Depression, vegetative Erschöpfung
Symptome: Druckgefühl im Oberbauch, saures Aufstoßen, Meteorismus, Reizbarkeit, Diarrhö (manchmal von Phasen der Obstipation unterbrochen), Hungergefühle; *Zunge:* geschwollener Rand (evtl. gerötet); *Puls:* schwach, saitenförmig
Therapie: Le 13, Le 14, Pe 6, Le 3⊖, Mi 6⊕, Ma 36⊕, Ren 6⊕, Ren 12, Ma 25, Bl 18⊖

Schleim/Feuchtigkeit in Milz/Dickdarm

Klinik: Nahrungsmittelunverträglichkeiten, akute und chronische Gastroenteritis
Symptome: Müdigkeit, Abgeschlagenheit, Diarrhö, Schwindel, Konzentrationsstörungen, evtl. Kopfschmerzen; *Zunge:* geschwollen, dicker, klebriger Zungenbelag; *Puls:* voll, schlüpfrig
Therapie: Ma 40⊖, Ma 36⊕, Ma 25⊖, Bl 20⊕, Bl 21, Mi 6⊕, Mi 9⊖, evtl. zusätzlich Le 13, Ren 9 und andere lokale Punkte, bei Kopfschmerz und Schwindel Ma 8

Colon irritabile, M. Crohn, Colitis ulcerosa

Beim *Colon irritabile* als rein funktioneller Störung liegt die Diagnose im Sinne der TCM entsprechend auch auf der *Qi*-Ebene. Meist handelt es sich um ein aggressives Leber-*Qi* (s. o.) und/oder eine Milz-*Qi*-Schwäche. Die Diagnose wird anhand der begleitenden Allgemeinsymptome und der Modalitäten der Symptomatik gestellt, die Therapie wie oben durchgeführt.

Bei den *chronisch entzündlichen Darmerkrankungen* handelt es sich häufig um persistierende pathogene Faktoren (s. 9.1.2, Akute Diarrhö). Allerdings müssen hier deutlich mehr Nahpunkte (Abb. 9.3) eingesetzt werden als die aufgeführten Basispunkte, z. B. nach Druckdolenz, auffälligen Gelosen oder Lage im schmerzenden Gebiet. In Frage kommen:

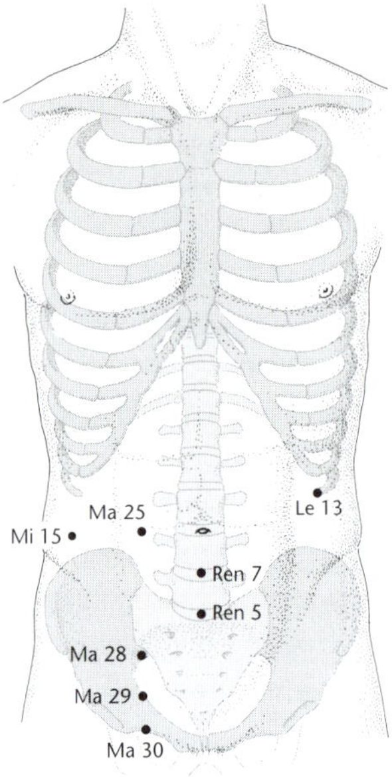

Abb. 9.3 Nahpunkte bei chronischen Dickdarmerkrankungen

Basispunkte
Ma 28, Ma 29, Ma 30, Mi 15, Ren 5, Ren 7, Le 13 und andere (z. B. nach Druckdolenz oder Lage im schmerzenden Gebiet).

Die Punkte Gb 25 und Le 13 entsprechen häufigen Triggerpunkten in den Mm. obliqui; sie werden oft bei viszeralen Erkrenkungen aktiviert, können aber auch nach Ausheilung der viszeralen Erkrankungen Schmerzbilder produzieren, die einer Darmerkrankung oder urogenitalen Erkrankung ähneln.

Treten Blutungen auf (d. h. die Erkrankung wechselt in den morphologischen Bereich), kann dies zum einen von extremer Hitze, zum anderen von einer (Leber-)Blut-Stagnation herrühren. Die Symptome hierfür sind: heftige, stechende und relativ lokalisierte Schmerzen, tastbare Resistenzen im Unterbauch, massive dunkel-klumpige Blutabgänge und Melaena.

Zusatzpunkte: Zusätzlich zu den oben beschriebenen Punkten werden Mi 10, Bl 17, Le 3 und Di 11 in kräftig ableitender Technik genadelt, die sowohl Hitze aus dem Blut ableiten als auch das Blut bewegen.

Cave: Wässrig-blutige Tingierungen in hell-schleimigem Stuhl kommen auch bei Milz-*Qi*-Schwäche vor und sollten nicht mit einer extremen Hitze-Symptomatik bzw. einer Leber-Blut-Stagnation (die in der TCM nicht durchgängig als eigenständiges Syndrom geführt wird) verwechselt werden. Hinweisgebend ist hier neben Allgemeinzustand und vegetativen Symptomen die Zungendiagnostik: bei der Blut-Stagnation livide Verfärbung, deutlich gestaute Unterzungenvenen und einen geschwollenen, lividen Rand; bei Hitze-Erkrankungen rot und trocken, bei Milz-*Qi*-Schwäche blasse und häufig auch geschwollene Zunge.

Hämorrhoiden

Hämorrhoiden werden meist als Störung der Milz betrachtet. Die Akupunktur hat hier ihren Stellenwert nur als adjuvantes und symptomatisches Verfahren.
Wichtige Fernpunkte: Du 20, Bl 56, Bl 57, Bl 58, Mi 9, Mi 10
Nahpunkte: *Baliao*, Du 1 und Du 2

Adipositas

Leider sind die Ergebnisse der Akupunkturbehandlung bei der Adipositas nicht so, wie man sie sich wünschen würde. Dennoch sollen die 2 Klassiker der Adipositas und ihre Behandlung kurz vorgestellt werden.

Magen-Schleim-Feuer

(vgl. bekannter bayerischer Politiker, vor einigen Jahren verstorben)

Symptome: kräftige Konstitution, rotes Gesicht, Stiernacken, isst (und trinkt) große Mengen, fauliger Mundgeruch, Schlafstörungen, oft auch Schlaf-Apnoe-Syndrom, Kopfschmerzen, Hypertonie, Tendenzen zu manischem Verhalten (s. Abb. 9.1); *Zunge:* rot, dicker, gelb-klebriger Belag, rote erhabene Papillen; *Puls:* voll, schnell, schlüpfrig

Therapie: Suchtpunkte der Ohrakupunktur (s. 6.4.12), Ma 36, Ma 40⊖, Ma 44⊖, Di 4⊖, Le 3⊖, Mi 6 und Mi 9⊖, Ren 12⊖, Ma 8, *Yintang*, Du 20⊖, Ren 22⊖. Blutiges Schröpfen an Du 14, Bl 21, Bl 18

Milz-*Qi*-Schwäche

Symptome: s. o.; es handelt sich nicht um „fröhliche Fresser", sondern um depressive und chronisch erschöpfte Patienten, die wenig Bewegung und einen niedrigen Grundumsatz haben; meist essen die Patienten tatsächlich gar nicht so viel; *Zunge:* blass, Zahneindrücke; *Puls:* sanft

Therapie: Suchtpunkte der Ohrakupunktur (s. 6.4.12), Ma 36, Mi 6, Ren 6 und Ren 12, *Yintang*

9.2 Die Lunge *(fei)* und der Respirationstrakt

9.2.1 Bedeutung der Lunge in der TCM

- **Die Lunge regiert das *Qi* und die Atmung → Atemwegserkrankungen, Asthma.**
- **Die Lunge regiert das Abwehr-*Qi* und die Poren der Haut → Allergien, Infekte, Hauterkrankungen, Störungen der Schweißsekretion.**
- **Die Lunge ist verantwortlich für Verteilung, Absteigen und Ausbreitung des *Qi*, kontrolliert Leitbahnen und Blutgefäße → kalte Extremitäten, Kreislaufschwäche, Müdigkeit.**
- **Die Lunge reguliert die Wasserwege → Ödeme.**
- **Die Lunge beherbergt die Körperseele *po*.**
- **Die Lunge öffnet sich in die Nase, manifestiert sich im Körperhaar.**

Die Lunge hat die Aufgabe, das Himmels-*Qi* (den Sauerstoff) aus der Luft zu entnehmen, aus dessen Interaktion mit dem ihr von der Milz zugesandten Nahrungs-*Qi* (den aufgenommenen Kalorien) dann das *zong-Qi* oder Sammel-*Qi* entsteht. Aus dem *zong-Qi* wird unter der katalytischen Wirkung unseres Ursprungs-*Qi* aus der Niere das *zhen-Qi*, das aufrechte *Qi*, aus dem wir tatsächlich die Energie für die Aufrechterhaltung unserer Körperfunktionen beziehen.

Das *zhen-Qi* differenziert sich in ein *Ying-Qi* oder Nähr-*Qi*, das in den Blutgefäßen, Leitbahnen und Organen zirkuliert und ein Abwehr-*Qi* oder *wei-Qi*, das an der Oberfläche die Grenzflächen unseres Körpers verteidigt.

Die Lunge ist also eng eingebunden sowohl in die Gewinnung als auch in die Verteilung unserer Körperenergie. Sie ist von allen *Yin*-Organen das anfälligste für äußere pathogene Faktoren, da sie auch den intensivsten Kontakt mit der Außenwelt hat. Zusammen mit der Niere reguliert sie den Wasserhaushalt des Körpers (was anhand der Beobachtung der Perspiratio insensibilis ohne weiteres daran nachzuvollziehen ist, dass Flüssigkeiten abgeatmet bzw. über die Haut ausgeschieden werden). Sie unterstützt das Herz in der Wahrnehmung seiner Kreislauffunktionen (ACE und Renin-Angiotensin-System waren wohl nicht bekannt, können aber als Eselsbrücke fürs Lernen dienen).

Die Lunge beherbergt unsere Körperseele *po*, die eng mit der Atmung verbunden ist und den Körper zur vegetativen Wahrnehmung befähigt; sie ist zuständig für unsere Fähigkeit psychischen wie physischen Schmerz zu empfinden ebenso wie für andere Körperwahrnehmungen. Die Lunge hat auch im übertragenen Sinne etwas zu tun mit Abgrenzung, Umweltkonflikten und Loslassen und ist anfällig für Trauer, Kummer und Sorge; umgekehrt erleben wir Patienten mit konstitutioneller Schwäche der Lunge häufig als blasse, kummervolle „Ritter von der traurigen Gestalt".

> Dass die chinesische Medizin auch hier wiederum phänomenologisch und empirisch ausgerichtet ist, wird durch das relativ junge Fachgebiet der Psychoneuroimmunologie belegt, das die Zusammenhänge zwischen emotionalen Belastungen und der Verschlechterung der zellulären Immunantwort zum Gegenstand ausgedehnter Forschungen machte. Bei Hauterkrankungen, verschiedenen Tumorerkrankungen oder HIV-Infektionen, aber auch bezüglich banaler Infekte konnten solche Zusammenhänge mehrfach belegt werden (Schedlowsky, Tewes, 1996). Ebenso konnte nachgewiesen werden, dass emotionaler Stress Schmerzempfindung und Schmerzverarbeitung nachhaltig zu beeinflussen vermag.

Eine weitere Aufgabe der Lunge ist es, im Körper für Ordnung und Rhythmik zu sorgen. Wird der natürliche Biorhythmus anhaltend missachtet (Schichtarbeiter), können Störungen der körpereigenen Immunität und Infektlabilität die Folge sein – ein Zusammenhang, der lange vor den Forschungen der Psychoneuroimmunologen Eingang in die TCM fand.

Wichtige Punkte mit Einfluss auf den Respirationstrakt

Basiskombination für den Thorax	Ren 17, Pe 6
Segmentale Punkte am Rücken*	Bl 12 bis Bl 15 Du 12, Du 14 *Huatuo*-Punkte Höhe D 1 – D 7 Extrapunkt *Dingchuan*
Segmentale Punkte am vorderen Thorax**	Ren 17 Lu 1 und Lu 2 Ni 27

* An Gelosen orientieren! Häufig trockenes oder blutiges Schröpfen
** Hauptpunkt

Hitze in Lunge und oberen Luftwegen	Di 4, Di 10, Di 11 Lu 5, Lu 10, Lu 11 Pe 6
Wind in den oberen Luftwegen	Di 4, Du 14, Bl 12, Gb 20
Feuchtigkeit und Schleim	Ren 22, Ma 40, Mi 3 oder Mi 6
Stärkung des Abwehr-*Qi*	SJ 5, Lu 7
Punkte mit Wirkung auf Nase und Nebenhöhlen	*Yintang*, Di 20, Ex HN *Bitong*, Di 4 und Di 11, Bl 2, Ma 2 und Ma 3
Punkte mit Wirkung auf das Ohr	SJ 3, SJ 5, SJ 8, SJ 9, SJ 16, SJ 17, SJ 23 Dü 1, Dü 2, Dü 3, Dü 19 Gb 3, Gb 8, Gb 12, Gb 20, Gb 43, Gb 44

9.2.2 Chronische Atemwegserkrankungen

Asthma und chronische Bronchitis stellen ebenso wie die allergische Rhinitis eine gute Indikation für die Akupunktur dar, auch wenn nach EBM-Kriterien erst von begrenzter Evidenz für die Wirksamkeit gesprochen werden kann. Man kann sich entweder rein symptomatisch und segmental orientieren oder nach TCM-Diagnose vorgehen. Hier werden folgende Konstitutionstypen unterschieden:

Lungen-*Qi*-Schwäche (Innen-Leere)

Klinik: z. B. COLD vom Typ des „pink puffers"
Symptome: kraftloser, leiser Husten, Kurzatmigkeit, oft auch auffällige Blässe, leise Stimme, spontanes Schwitzen tagsüber, abnorme Ermüdbarkeit, Infektlabilität; *Puls:* schwach, tief, vor allem in der Lungenposition; *Zunge:* blass
Therapie: Lu 7, (Lu 9), Bl 13, Ren 17, Ren 6, Mi 6, Ma 36, Ni 7; alle auffüllend nadeln

Nieren-*Qi*-Schwäche, Niere empfängt das *Qi* nicht (Innen-Leere)

Klinik: z. B. Asthma oder COLD vom Typ des „pink puffers"; subjektives Empfinden einer Einatemstörung
Symptome: Kurzatmigkeit, Ermüdbarkeit, Stressinkontinenz beim Husten, spontanes Schwitzen, Lumbalgie, schwache Knie, kalte Extremitäten, Lustlosigkeit, psychisch und sexuell; *Zunge:* blass oder normal, weißer Belag; *Puls:* tief, schwach
Therapie: Ni 6, Ni 7; Bl 23, Ren 4, Ren 6, Mi 6, Ma 36, Ren 17, Lu 7, Bl 12, Ni 27, Ni 25; alle auffüllend nadeln

Lungen-*Yin*-Mangel (Innen-Leere-Hitze)

Klinik: ausgebrannte COLD, Restzustand nach schwerer Pneumonie, Tbc
Symptome: trockener Husten, Dyspnoe, Nachtschweiß, permanent leichtes Nachmittagsfieber, Rachenbrennen, Mundtrockenheit, Erschöpfung; *Zunge:* rot und rissig, vor allem vorne, wenig Belag; *Puls:* fein, schnell
Therapie: Lu 9⊕, Ren 17⊕, Du 12⊕, Bl 13⊕, Lu 10⊖, Di 11⊖, Ni 6⊕, Ni 7⊕, Mi 6⊕

Schleim-Hitze der Lunge (meist in Verbindung mit Milz-*Qi*-Leere; Innen-Fülle-Hitze)

Klinik: COLD vom Typ „blue bloater"

Symptome: bellender, lauter, rasselnder Husten, reichlicher, gelber Auswurf, Druckgefühl im Thorax, Völlegefühl im Oberbauch, Ödemneigung; *Zunge:* rot, gedunsen, gelber, klebriger Belag; *Puls:* schlüpfrig, schnell

Therapie: Ma 36, Mi 6, Ren 6, Bl 20, Ren 17, Ren 22, Bl 13, Lu 7, Di 11, Ma 40, Lu 6

Wind-Hitze in der Lunge (Innen-Fülle-Hitze)

Klinik: Asthma bronchiale, akut exazerbiert, Anfall

Symptome: lautes Rasseln, Atemnot, Engegefühl im Thorax, Unruhe, Angst; *Zunge:* rot, vor allem vorne; *Puls:* schnell, voll

Therapie: *Huatuo*-Punkte von D 2–D 7, Bl 13, Bl 14 oder Bl 15, BS Ex B 1 *Dingchuan*, Lu 5⊖, Lu 6⊖, Lu 10⊖, Pe 6, Ren 17, He 7⊖; evtl. zusätzlich psychotrope Punkte auswählen (z. B. Du 20, Du 23)

9.2.3 Akute Außenerkrankungen der Lunge und der Atemwege

Akute Bronchitis durch äußere Wind-Kälte (Außen-Fülle-Kälte)

Symptome: leichtes Fieber, Frösteln, kein Schwitzen, Kopfschmerzen, Nackensteifigkeit, Gliederschmerzen, Husten, Fließschnupfen, kein oder wenig dünnflüssiger, weißer Auswurf; *Zunge:* keine Veränderungen oder weißer Belag; *Puls:* oberflächlicher, evtl. etwas gespannter Puls

Therapie: Du 14 **Moxa**, Bl 13 **Moxa**, Di 11, Di 4, Lu 5 oder Lu 7, SJ 5, Ma 36 **Moxa**, Mi 6

Akute Bronchitis durch äußere Wind-Hitze (Außen-Fülle-Hitze)

Symptome: Fieber, Durst, Schwitzen, gelbe Exkrete, Kopfschmerzen, verstopfte Nase, Laryngitis, Pharyngitis, Sinusitis, Husten, evtl. mit gelblichem Auswurf oder als trockener Reizhusten; *Zunge:* gelblich belegt; *Puls:* oberflächlich und schnell

Therapie: Du 14 Schröpfen, Bl 13 Schröpfen, Di 4⊖, Di 11⊖, Lu 10⊖, Lu 5, Ma 40⊖, Mi 6, Ma 36, SJ 5

Wind-Kälte- oder Wind-Hitze-Invasion der oberen Luftwege (Außen-Fülle-Kälte bzw. Außen-Fülle-Hitze; Differenzialdiagnose Tab. 9.2)

Klinik: allergische Rhinitis, Pollinosis

Symptome: Wind-Kälte: Niesen, Nasenlaufen, wässriges Sekret, leicht verstopfte Nase; Wind-Hitze: Niesen, verstopfte Nase, gelbliches Sekret, Augen- und Rachenbrennen

Therapie: Di 4⊖, Di 11⊖, Di 20, Ex HN 3 *Yintang*, Ex HN 8 *Bitong*, Lu 7, Bl 13⊖, Gb 20⊖. Ohrakupunktur (s. Kap. 6)!

Tabelle 9.2 Differenzialdiagnose von Wind-Kälte- und Wind-Hitze-Erkrankungen

Wind-Kälte	Wind-Hitze
Starke Abneigung gegen Kälte	Leichte Abneigung gegen Kälte
Leichte Entwicklung von Hitze	Starke Entwicklung von Hitze
Kein Schweiß	Schweißneigung
Verstopfte Nase mit reichlich wasserklarem Sekretfluss	Roter Rachen, gelbe Sekrete, trockener Mund
Husten mit weißem, lockerem Sekret	Husten mit dickem, gelbem Expektorat
(Dünner) weißer Zungenbelag	(Dünner) gelber Zungenbelag
Oberflächlicher, evtl. gespannter Puls	Oberflächlicher, beschleunigter Puls

Wie schon im Kap. Pathogene Faktoren (s. 2.6) beschrieben hat die TCM Vorstellungen darüber entwickelt, in welcher Reihenfolge verschiedene Leitbahnen bzw. Körperschichten von äußeren pathogenen Faktoren befallen werden können und wie gravierend diese Erkrankungen für das Gesamtgefüge sind.
Das Vier-Schichten-Konzept und das Sechs-Schichten-Konzept spielen zwar für die Akupunktur eine untergeordnete Rolle, sind jedoch in der chinesischen Kräutertherapie von großer Bedeutung und ihre Kenntnis ist wichtig für das pathogenetische Verständnis einiger Syndrome, die als Folge des Eindringens pathogener Faktoren bleiben können.

Vier-Schichten-Konzept

Das Vier-Schichten-Konzept (Tab. 9.3) orientiert sich an der Theorie von *Qi*, Blut-*Xue* und Körperflüssigkeiten und beschreibt verschiedene Schweregrade fieberhafter Erkrankungen.

Zunächst erreicht ein in den Körper eindringender pathogener Faktor die Ebene des *wei-Qi*. Bei guter Abwehrlage und geringer Pathogenität kann die Erkrankung vom Körper schon im Anfangsstadium, auf der Ebene des *wei-Qi*, abgewehrt werden und verläuft vergleichsweise milde.

Gelingt dies nicht, erreicht sie die Ebene des eigentlichen, vitalen *Qi* und kann zwar dann vergleichsweise dramatisch, mit hohem Fieber und schwerem Krankheitsgefühl verlaufen, heilt aber für gewöhnlich aus, ohne nachhaltige Spuren im Körper zu hinterlassen, außer vielleicht einer passageren *Qi*-Schwäche.

Erreicht ein Infekt die *Ying*-Ebene, wird der Verlauf durch den Verbrauch von Flüssigkeiten und die Entwicklung zentralnervöser Symptome wie Unruhe, Schlafstörungen oder Verwirrtheit kompliziert.

Wenn schließlich die *Xue*-Ebene befallen wird, entsteht das Vollbild eines septischen Schocks mit diffusen Blutungen, Krampfanfällen und deliranten Zuständen. Erkrankungen, die das *Ying-Qi*- oder *Xue*-Stadium erreicht haben, heilen selten folgenlos aus, sondern hinterlassen meist Spuren der pathogenen Hitze im Blut und einen Mangel an *Yin* und Flüssigkeiten.

Therapie

Die Therapie erfolgt symptomatisch; allerdings bei den beiden zuletzt geschilderten Stadien in unserem medizinischen Kontext wohl meist intensivmedizinisch.

Die wichtigsten Punkte zum Ausleiten pathogener Hitze aus dem *Qi*- oder *wei-Qi*-Stadium sind Lu 7, SJ 5, Du 14, Di 4, Di 11, Lu 10, Mi 10 sowie die Leitbahn-Endpunkte. Häufig greift man auf die Technik des Mikroaderlasses zurück, v. a. an den Endpunkten. Du 14 kann sehr gut blutig geschröpft werden.

Tabelle 9.3 Das Vier-Schichten-Konzept

***wei-Qi*-Stadium**	***Qi*-Stadium**	***Ying-Qi*-Stadium**	***Xue*-Stadium**
etwas Fieber	hohes Fieber	abendliches Fieber	hohes Fieber
leichte Hitze-Zeichen	Hitze-Zeichen	Verbrauch von Flüssigkeiten	Konvulsionen
Abneigung gegen Kälte	Abneigung gegen Hitze	langsames „Ausbrennen"	Sepsis
oberflächlicher und schneller Puls	schneller Puls	schneller, dünner Puls	saitenförmiger, schneller Puls
Zunge evtl. weißlich belegt	Zunge evtl. gelblich belegt	dunkelrote Zunge	dunkelrote, trockene Zunge

Das Sechs-Schichten-Konzept

Auch das Sechs-Schichten-Konzept bezieht sich auf Erkrankungen durch äußere pathogene Faktoren und bezeichnet verschiedene Stadien der Erkrankung anhand ihrer Eindringtiefe. Das Konzept stammt von dem berühmten *Zhang zhong jing*, dem Autor des *Shang hand lun* (Lehrbuch über die durch Kälte verursachten Erkrankungen) und hat besondere Relevanz für die Kräutertherapie.

Mit den 6 Schichten sind die 3 *Yang*-Paare *(tai yang, shao yang, yang ming)* und die 3 *Yin*-Paare *(tai yin, shao yin, jue yin)* der Hauptleitbahnen und ihre zugehörigen Organe gemeint, die unterschiedlich tiefe Körperschichten repräsentieren:

- Die äußerste Schicht stellt die *tai yang*-Ebene dar; sie wird bei Erkrankungen durch äußere pathogene Faktoren zuerst betroffen. Wenn der pathogene Faktor nicht auf der *tai yang*-Ebene abgewehrt werden kann, dringt er tiefer in den Körper ein.
- Die *shao yang*-Schicht steht zwischen Außen und Innen, während die *yang min*-Ebene bereits innen liegt. Sind die drei *Yang*-Schichten betroffen, handelt es sich meist um (Hitze-)Fülle-Erkrankungen, die entweder nur die Leitbahn oder auch das zugehörige *fu*-Organ betreffen; der therapeutische Schwerpunkt liegt meist auf der Ausleitung pathogener Faktoren.
- Bei den Syndromen der *Yin*-Schichten handelt es sich überwiegend um Leere- und Kälte-Erkrankungen, die ihren Ursprung in Störungen der *zang*-Organe haben. Hier liegt der Schwerpunkt auf der Stärkung des *Qi*. Die 3 *Yin*-Schichten gehören zum Körperinneren.

Tai yang-Syndrome

Symptome: Die typischen Symptome des *tai yang*-Syndroms spiegeln den Kampf zwischen *wei* und pathogenem Faktor wieder: Fieber, Abneigung gegen Kälte, Kopfschmerzen, Nackensteifigkeit, oberflächlicher Puls sind die wesentlichen Symptome. Schwitzen kann vorhanden sein oder fehlen, je nachdem ob die Invasion von Kälte oder Wind im Vordergrund steht.
Therapie: In der Therapie geht es vornehmlich darum, das Äußere zu entlasten: z. B. Du 14, Bl 12, Di 4, SJ 5; oberflächlich und ableitend nadeln, Schröpfen!.

Shao yang-Syndrome

Symptome: Die Erkrankung hat die Ebene des Abwehr-*Qi* verlassen und das reguläre *Qi* wird beeinträchtigt. Hitze-Symptome stehen im Vordergrund: Fieber und Schüttelfrost im Wechsel, Spannungsgefühl in Brust und Oberbauch, Übelkeit, Erbrechen, Appetitlosigkeit, erhebliches Krankheitsgefühl; evtl. vermehrte Hitze-Zeichen wie Rachenbrennen, bitterer Mundgeschmack und Unruhe; *Puls:* saitenförmig.
Therapie: Hier steht die Harmonisierung und das Ausgleichen von Innen und Außen im Vordergrund: internistisch; zusätzlich z. B. SJ 5 oder SJ 6, Gb 34, Ma 36 etc.

Yang ming-Syndrome

Symptome: Pathogene Hitze dringt in das Körperinnere ein, zwar ist auch das Abwehr-*Qi* noch in guter Verfassung, es kommt aber schon zum Verbrauch von Körperflüssigkeiten: Hohes Fieber, Durst, Schwitzen, Abneigung gegen Hitze, rotes Gesicht, Reizbarkeit; *Puls:* voll und schnell. Sind nicht nur die Leitbahnen, sondern auch die Organe befallen, treten Bauchschmerzen und trockene Obstipation hinzu.
Therapie: Wenn überhaupt Akupunktur, dann symptomatisch: z. B. Di 11, Ma 40, Ma 44, Ma 25 etc.

Tai yin-Syndrome

Das *tai yin* ist äußerste Schicht und „Abwehrschild" der drei *Yin*-Schichten. *Tai yin*-Syndrome entstehen durch das Eindringen äußerer Kälte oder sekundär nach Erkrankungen der *Yang*-Schichten, v. a., wenn diese falsch behandelt wurden.
Symptome: Die Symptome bezeichnen das Vorhandensein von feuchter Kälte bei gleichzeitiger Schwäche des (Milz-)*Yang* und des Abwehr-*Qi*: Druckgefühl und Schmerzen im Bauch (aber Besserung durch Druck von außen und Wärme), Appetitverlust, Diarrhö, Erbrechen, wenig Durst; *Zunge:* blass; *Puls:* tief und schwach
Therapie: Den mittleren *Sanjiao* wärmen, also **Moxa**, z. B. an Bl 20, Ren 12, Ma 25; zusätzlich Mi 4, Ma 36, Pe 6 und andere symptomatische Punkte.

Shao yin-Syndrome

Auf dem Boden konstitutioneller Schwäche (oder nach falscher Behandlung einer weiter außen gelegenen Erkrankung) dringt pathogene Kälte in die *shao yin*-

Schicht ein und schwächt Herz und Niere. Bei *shao yin*-Syndromen handelt es sich stets um sehr ernste Erkrankungen. Man unterscheidet:

- einen Hitze-Typ:
  eingedrungene Kälte (oder andere pathogene Faktoren) hat sich in Hitze umgewandelt und schädigt das *Yin*.
  Symptome: Zeichen der *Yin*-Leere wie Schlaflosigkeit, Unruhe, trockene Schleimhäute, „ausbrennen“
  Therapie: *Yin* stärken und Hitze ableiten; u. a. mit Ren 4, Mi 6, He 8, Pe 6
- und einen Kälte-Typ:
  eine Schwäche des Nieren-*Yang* hat es ermöglicht, dass Kälte und Feuchtigkeit eingedrungen sind
  Symptome: Frieren, kalte (und evtl. geschwollene) Extremitäten, Abneigung gegen Kälte und kalte Getränke, Müdigkeit und Apathie, Diarrhö, Übelkeit, wenig Trinkbedürfnis; *Puls:* tief, schwach
  Therapie: *Yang* wieder herstellen; z. B. mit **Moxa** an Ren 4, Du 4, Bl 34 u. a.

Jue yin-Syndrom

Auch das *jue yin*-Syndrom kann entweder durch direktes Eindringen eines pathogenen Faktors auf dem Boden einer vorherigen konstitutionellen Schwäche beruhen, oder aber auf einer unzureichend behandelten oder unglücklich verlaufenen Infektion einer der drei *Yang*-Schichten. Es handelt sich um ein schwer wiegendes Stadium einer febrilen Erkrankung, da nicht nur das Abwehr-*Qi* erschöpft ist, sondern auch das Gleichgewicht von *Yin* und *Yang* empfindlich gestört ist.
Symptome: Hitze- und Kälte-Symptome finden sich nebeneinander oder wechseln in schneller Folge und sollten auch gleichzeitig behandelt werden: Diarrhö, Erbrechen, trotzdem Durst und Hunger (aber mit sofortigem Erbrechen), Hitzegefühl in der Brust, Zentralisation, Fieber und Schüttelfrost; z. B. bei Wurmerkrankungen
Therapie: Nach üblichen medizinischen Standards.

9.2.4 Erkrankungen aus den Bereichen Dermatologie, Allergologie und HNO

Allergische Conjunctivitis/„Cabrio-Conjunctivitis“

Vor allem bei den allergischen Conjunctivitis handelt es sich um eine ausgezeichnete Indikation für die Akupunktur
Hitze- oder Wind-Hitze-Erkrankung
Lokale Punkte: Bl 2, Gb 14, Ma 2, Gb 1, SJ 23 (Abb. 9.4)
Fernpunkte: Le 2, Le 3, Di 4, SJ 2, SJ 3, Gb 37 und Gb 40, diese alle ableitend

Chronische Reizung der Conjunctiven, trockene Augen

(mit Ausnahme des Sjögren-Syndroms)
Therapie: Bl 2 und Ex HN 4 *Yuyao* aufeinander zu nadeln, Gb 14, Ma 2, Gb 1, SJ 23, Ni 6⊕, Gb 43⊖, Gb 37, Le 2⊖, Bl 18⊕, Le 8⊕

Otitis media

Wind-Hitze oder Wind-Kälte (meist nur im Frühstadium, Wärme bessert)
Therapie: SJ 3⊖, Di 4⊖, Di 11⊖, SJ 17, Gb 12 im Frühstadium evtl. **Moxa**; evtl. Mikroaderlass an Dü 1, SJ 1, SJ 2, Gb 43, Gb 44

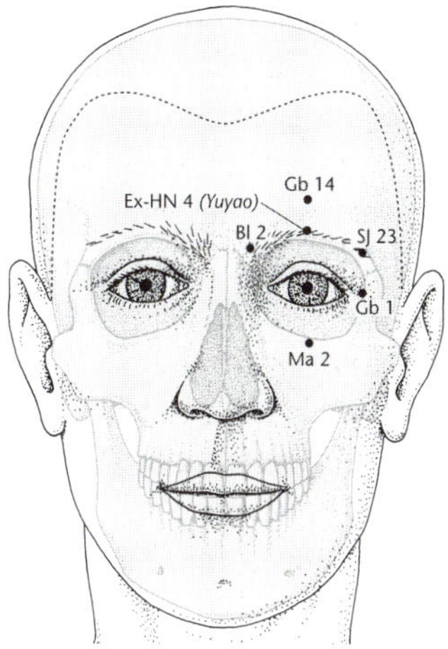

Abb. 9.4 Lokale Punkte bei allergischer Conjunctivitis

Sinusitis

Verschiedene Ursachen, häufig Schleim auf dem Boden eines *Qi*-Mangels von Lunge und Milz
Therapie: Di 4⊖, Di 11⊖, Ren 22⊖, Du 12⊖, lokal Ma 2, *Yintang*, Di 20, adjuvant Ma 36⊕, Mi 6⊕, Mi 3, Ma 40⊖

Laryngitis und Pharyngitis

Akute Erkrankung: meist äußere Wind-Hitze oder Trockenheit
Therapie: Di 4⊖, Lu 10⊖ oder Lu 11⊖, Di 11⊖, Du 14⊖; Mikroaderlass!, Ni 6⊕, Mi 6⊕, SJ 5
Chronische Erkrankung: meist Zeichen eines *Yin*-Mangels von Lunge oder Niere
Therapie: Ni 6⊕, Mi 6⊕, Ni 2, Lu 10, Lu 5, Di 11

Tinnitus

Der Tinnitus stellt nicht die beste Indikation für die Akupunktur dar. Selbst wenn man – vor allem bei den Frühformen – gelegentlich Erfolge erzielt (bei ca. 30 – 40 % der Patienten), sind doch zumindest die Nahpunkte äußerst schmerzhaft.

Die TCM unterscheidet verschiedene Formen. Besonders häufig tritt er auf beim Nieren-*Yin*-Mangel (eher leises Geräusch, rauschend; Therapie der Grunderkrankung, s. 9.5.3, Nieren Yin-Schwäche) oder beim Leber-Feuer (laut, mit Tönen, wechselt, s. 9.4.2, Leber-Feuer). Die beiden Formen können anhand der begleitenden Allgemeinsymptome gut unterschieden werden.
Therapie: SJ 3, SJ 5, SJ 6, SJ 17, Gb 2, Dü 19, SJ 21, Dü 3, Gb 12, Gb 8. Ansonsten folgt die Therapie der Grunderkrankung. Allerdings sollte man beim Nieren-*Yin*-Mangel nicht zu viele Nahpunkte verwenden.

Schlaf-Apnoe-Syndrom

(s. 9.7.3, Schleim oder Schleim-Hitze)

Schwindel

(s. 9.4.3, Schwindel)

Hauterkrankungen

Während die chinesische Phytotherapie sehr erfolgreich bei Hauterkrankungen ist, kann man dies von der Akupunktur leider nicht sagen. Adjuvant kann sie zur Linderung des Juckreizes bei allergischen Dermatosen eingesetzt werden. Diese gelten in der TCM entweder als Außen-Erkrankung (Wind-Hitze, feuchte Hitze) oder als Zeichen von Blut-Hitze (z. B. als Restzustand nach schweren fieberhaften Erkrankungen, die Hitze im Blut zurücklassen können).
Therapie: Man geht oft so vor, dass man die Effloreszenzen „umsticht" oder die Randgebiete mit dem Pflaumenblütenhämmerchen „abklopft". Mikroaderlass an den Endpunkten der betroffenen Leitbahnen ist ebenfalls sinnvoll.
Zusätzlich: Hitze ableitende Punkte (Mi 10, Di 4, Di 11, SJ 5, Lu 5, Ma 40, Ma 44, Du 14 (blutig schröpfen), Du 9 und Du 10 sowie Feuchtigkeitableitende Punkte (Mi 6, Mi 9, Bl 20).
Bei akuter Urticaria: 15 min Trockenschröpfung am Bauchnabel

9.3 Das Herz

9.3.1 Bedeutung des Herzens in der TCM

- **Das Herz regiert die Blutgefäße und das Blut → Kreislaufstörungen, Rhythmusstörungen, schwache Konstitution, Herzinsuffizienz.**
- **Das Herz beherbergt die Wahrnehmung und das Bewusstsein *shen* → Schlafstörungen, Konzentrationsstörungen, Manien, Depressionen, Bewusstseins- und Wahrnehmungsstörungen**
- **Das Herz manifestiert sich im Gesicht und öffnet sich in die Zunge → Sprachstörungen.**

Das Herz wird in der alten TCM dargestellt als Kaiser im Staatswesen des Körpers und Träger der Geisteskraft *shen*, mit der nicht nur unsere Vitalität oder unser Bewusstsein, sondern auch unser wacher, denkender Intellekt, das Zentrum intellektueller und emotionaler Perzeption gemeint ist. Sind auch geistige Funktionen wie Gefühle im Körper dezentralisiert angesiedelt, so stellt das Herz doch eine zentrale Schalt- und Koordinationsstelle aller geistigen Aktivitäten dar. Alle Gefühle beeinträchtigen früher oder später auch das Herz, da sie dort, am Sitz des Bewusstseins, wahrgenommen und erfühlt werden, und über den „Öffner" des Herzens, die Zunge, sprachlich geäußert werden können. Die TCM hat – ähnlich wie die moderne Psychotraumatologie – die Vorstellung entwickelt, dass traumatische Erlebnisse (chin. *jing*, Schock) die kognitive Bearbeitung des Erlebten blockieren und somit anhaltende affektive (und vegetative!) Störungen zur Folge haben können.

Für die Aufrechterhaltung gesunder Geistesfunktionen ist vor allem das Blut von Wichtigkeit, für dessen Zirkulation wie Produktion das Herz verantwortlich ist.

Hierin arbeitet es eng mit der Milz, aber auch mit der Lunge zusammen. Der Synergismus Milz/Herz ist von großer klinischer Relevanz, da eine Milz-*Qi*-Schwäche konsekutiv einen Herz-Blut-Mangel zur Folge haben kann (Klinik: ängstlich-depressive, erschöpfte Patientin mit Fibromyalgie-Syndrom, erheblichen Schlafstörungen und Panikattacken).

Bezüglich der Kreislaufdynamik und des Wasserhaushaltes arbeitet das Herz nicht nur mit der Lunge, sondern auch mit der Niere zusammen. Herz und Niere, die im Körper für die gegensätzlichen Kräfte Feuer und Wasser stehen, haben teils antagonistische, teils synergistische Wechselwirkungen. Von klinischer Relevanz sind die Disharmonie zwischen Herz und Niere (Schlafstörungen, Neurasthenie) und der kombinierte Herz- und Nieren-*Yang*-Mangel.

Das Pericard, das nach der TCM die Aufgabe hat, das Herz schützend zu umgeben und es in seinen Aufgaben zu unterstützen, wird nicht in einem separaten Kapitel besprochen, da es keine wesentliche Bedeutung als eigenes Organ hat. Viele der Punkte auf der Pericard-Leitbahn haben ebenfalls psychotrope Wirkungen, werden aber auch bevorzugt dort eingesetzt, wo es um somatische Phänomene geht.

In diesem Kapitel werden zunächst die Störungen auf der körperlichen Ebene besprochen; weitere Facetten der sehr komplexen und vielschichtigen Klinik des Herzens werden im Kapitel Psychosomatik dargestellt (s. 9.7).

Wichtige Punkte mit Einfluss auf das Herz

Basiskombination	He 7, Pe 6, Ren 17 (Ni 7 bei *Qi*- und *Yang*-Schwäche)
Segmentale Punkte	Bl 14, Bl 15, Bl 17, Bl 44, Bl 45, Dü 11, *Huatuo*-Punkte, D 4 – D 9, Dü 11, Du 11, Ren 14, Ren 15, Ren 17
Palpitationen	He 7, Pe 6, Mi 4
Blut-Stagnation,	Mi 4, Mi 10, Pe 4, Pe 6, He 3, Bl 15, Bl 17
Thoraxschmerzen	(z. B. blutiges Schröpfen)
Psychovegetativ entkoppelnde und beruhigende Punkte	(s. 9.7)

9.3.2 Herz-Kreislauf-Erkrankungen in der TCM

Anhand der Beschreibung der klassischen Syndrome wird deutlich, dass es sich hier in vielen Fällen in Parallelität zur vertrauten Inneren Medizin tatsächlich um die Beschreibung der Herzinsuffizienz in verschiedenen Stadien handelt. Natürlich entspricht es nicht dem heutigen Standard der Medizin, einen Patienten mit dekompensierter Herzinsuffizienz mit Akupunktur zu behandeln. Die Therapieempfehlungen beziehen daher sich auf funktionelle Störungen mit ähnlicher Symptomatik.

Herzinsuffizienz

Herz-*Qi*-Schwäche

Klinik: vegetative Dystonie, milde Formen der Herzinsuffizienz

Symptome: Müdigkeit, Blässe, spontanes Schwitzen, ängstliche Grundhaltung, Belastungsdyspnoe, Palpitationen; *Zunge:* unauffällig oder blass, evtl. Mittelriss bis zur Spitze (Konstitution!); *Puls:* schwach, zart

Therapie: Ren 6⊕ **Moxa**, Ren 17⊕, Pe 6⊕, He 5⊕, Bl 15⊕, Ma 36⊕ **Moxa**, Mi 6⊕, sanfte Schröpfmassage auf der Blasen-Leitbahn Bl 12 – Bl 17

> Eine Herz-*Yang*-Schwäche sieht ähnlich aus, zusätzlich treten Ödeme und Zirkulationsstörungen (kalte Hände, kalte Füße) auf. Dies entspricht im westlichen Sinne meist einer grenzwertig kompensierten Herzinsuffizienz. Die nächste Steigerung sieht aus wie folgt:

Herz- (und Nieren-) *Yang*-Schwäche mit Überfließen des Wassers

Ätiologie: altersbedingt, konstitutionell, chronische Krankheiten

Klinik: vgl. dekompensierte Linksherzinsuffizienz, Lungenödem

Symptome: wie beim *Yang*-Mangel; Schwäche, Frieren, Adynamie; aber im Vordergrund: Ödeme, Palpitationen, Dyspnoe, kalte Extremitäten, evtl. Dyspnoe mit wässrigem, schaumigem Sputum, Asthma cardiale; *Zunge:* blass, nass, geschwollen, livide; *Puls:* tief, schwach, zerfließend (*san mai*), meist auch langsam

Therapie: Lu 7, Du 12⊕, Bl 13⊕, *Dingchuan* (Lunge); Bl 15⊕, Du 14⊕, Ni 7⊕, Ni 6⊕, Ren 4⊕ (Herz, Niere) **Moxa**; Mi 6, Mi 9⊖, Bl 22⊖, Bl 20, Ren 9⊖ (Feuchtigkeit)

Qi-Stagnation im Thorax

Ätiologie: emotionale Probleme, meist Verbindung mit Leber-*Qi*-Stagnation

Klinik: Herzneurose, funktionelle Herzbeschwerden, leichte Formen der KHK

Symptome: Stenocardien, dumpfe, drückende Schmerzen, Beklemmungsgefühl, Dyspnoe, reizbare Depression; *Zunge:* meist normal; *Puls:* saitenförmig

Therapie: Ren 17⊖, Pe 6, Ma 36, Bl 14⊖, Bl 15⊖, Bl 17⊖, Le 3⊖, Bl 18⊖, Mi 4, SJ 6⊖

Herz-Blut-Stase

Klinik: Angina pectoris, Myokardinfarkt

Symptome: Stenocardien, Schmerzen hell-stechend, ausgeprägte Verschlechterung durch Kälte, Palpitationen; *Zunge:* purpur-livide, gestaute Unterzungen-Venen; evtl. Ekchymosen; *Puls:* drahtig-gespannt, rau

Therapie: Pe 4⊖, Pe 6, Mi 4, Mi 10 2 min ableitend nadeln, Ren 17, SJ 6, *Huatuo*-Punkte Bl 13 – Bl 17. Blutiges Schröpfen an Bl 14, Bl 15, Bl 17. Alternierend Du 10 – Du 12 einsetzen; Dü 11 nur links und mit vier Extranadeln umgeben.

> Es ergibt sich von selbst, dass die Akupunktur nur auf einer einsamen Insel die Therapie der Wahl beim Myokardinfarkt ist. Die Autoren haben jedoch gute Erfahrungen mit dem adjuvanten Einsatz der Akupunktur bei der KHK.

Hypertonie

Der Hypertonus stellt kein eigenständiges Krankheitsbild in der TCM dar, die ihre Syndrome anhand des Befindens systematisiert; denn das Befinden des Hypertonikers ist ja primär nicht beeinträchtigt. Unter den Syndromen, die Kopfschmerzen, Schlafstörungen, Tinnitus und Schwindel betreffen, finden sich unterschiedliche Hinweise auf den Bluthochdruck. Im Sinne der TCM betrifft er überwiegend die Leber, daher werden die betreffenden Syndrome Leber-Feuer, Leber-Wind und aufsteigendes Leber-*Yang* in diesem Kapitel zumindest erwähnt. Ausführlich besprochen werden sie in den Kapiteln Psychosomatik (s. 9.7) und Leber (s. 9.4), siehe auch Kapitel Kopfschmerzen (s. 8.9) und Gynäkologie (s. 9.6). Die symptomatische und adjuvante Therapie bei Hypertonie erfolgt anhand der entsprechenden Syndromdiagnose, die sich wiederum an den assoziierten Befindensstörungen orientiert.

Symptomatische Therapie: wichtige blutdrucksenkende Punkte sind unter anderem Di 11, Du 14 und Du 20, Gb 20, Le 2 und Le 3 sowie Ma 9. Auch Schröpfen unterhalb von Bl 23 hat einen blutdrucksenkenden Effekt.

Kreislaufkollaps

Auch hier gilt: In Akutsituationen hat die notfallmedizinische Versorgung Vorrang vor komplementärmedizinischen Maßnahmen!

Therapie: Du 26, Du 20, Pe 9, He 9 und weitere 1. Antike Punkte (Leitbahn-Endpunkte). Bei Du 26 reicht oft Akupressur.

9.3.3 Sprachstörungen

Sprachstörungen werden in der TCM als Funktionsstörung des Herzens betrachtet, da der „Öffner“ des Funktionskreises die Zunge ist.

Stottern

Symptome: Stottern tritt häufig bei konstitutioneller Schwäche des Herz-*Qi* auf.

Therapie: He 5, Bl 15, Ren 17, Ma 36, Ohrakupunktur (psychotrope Punkte!)

Sprachstörungen nach Apoplex

Therapie: He 5, Pe 6, Ren 23, Du 15, Ohrakupunktur

9.4 Die Leber

9.4.1 Bedeutung der Leber in der TCM

- Die Leber speichert das Blut → Menstruationsstörungen.
- Die Leber sorgt für einen freien und harmonischen Fluss des *Qi* → *Qi*-Stagnation mit verschiedenen Schmerzerkrankungen.
- Die Leber reguliert unsere Gefühle → emotionale Störungen, Depression, Reizbarkeit.
- Die Leber öffnet sich in die Augen und manifestiert sich in den Nägeln.
- Die Leber unterstützt den Verdauungsprozess und regt den Gallenfluss an.
- Die Leber beherbergt die Wanderseele *hun* → Schlafstörungen, emotionale Störungen.
- Die Leber kontrolliert die Sehnen.

Wird der Körper in der TCM als Staatswesen beschrieben, so nimmt die Leber einen ganz hohen Rang ein: als General, der die Geschicke lenkt und für Mut, Durchsetzungskraft, Entschlussfreudigkeit und die Fähigkeit zu strategischem Planen steht. Ein wenig Durchsetzungskraft und Ehrgeiz sind durchaus von Vorteil – wie ein Blick auf den klassischen Leber-Typ zeigt.

> Nehmen wir einmal das Beispiel Schmerz: der „Low-Back-Pain-Looser" (Nieren-*Qi*-Schwäche) ist nachgerade sprichwörtlich und alles andere als selten. Betrachtet man die Spitze der deutschen Schmerzgesellschaften, trifft man dort auf einige Betroffene, die ihre Schmerzerkrankung zum Anlass nahmen, sich auf diesem Gebiet erfolgreich zu profilieren – vorwiegend Migräne-Patienten (TCM: Leber), während Rücken-Patienten in leitenden Positionen nicht nur hier, sondern insgesamt eher eine Seltenheit darstellen. Probleme entstehen für den Leber-Patienten dort, wo Konflikte nicht ausgetragen und die einem Menschen innewohnende Dynamik nicht gelebt werden können und sich Ärger und Frustration (oder eben das *Qi* in der Leber) aufstauen.

Während die Niere als Sitz der Lebensenergie sich per definitionem niemals in Fülle befindet, sondern häufig im Leere-Zustand, so überwiegen bei der Leber die Fülle-Muster, zumindest was *Qi* und *Yang* angeht. Übrigens ist für die TCM die Leber seit jeher links im Körper, wie auch ihre Pulstaststelle am linken Handgelenk liegt.

Wichtige Punkte mit Wirkung auf die Leber

Entspannung des Leber-*Qi*	Pe 6, Le 3, Gb 34, SJ 6
Ausleiten von (Leber-)Wind	Di 4 und Le 3 (die 4 Türen des Windes); Gb 12, Gb 13, Gb 14, Gb 20, Gb 21, SJ 17, SJ 3, Ni 1, Gb 39, Gb 41, Gb 44, Du 14, Du 15, Du 16, Du 20*
Klären von Leber-Feuer	Le 2, Di 11, Du 20, Gb 38, Gb 43, *Taiyang*, Du 14

Seitliche Kopfschmerzen	SJ 3, SJ 5, Gb 40, Gb 41, Gb 43, Gb 8, Ma 8, *Taiyang*, Gb 19, Gb 20; zusätzlich andere lokale Punkte, siehe Kapitel Kopfschmerzen
Leber-assoziierte Oberbauch-beschwerden	Ren 12, Le 14, Gb 24, Gb 34, Le 3, Pe 6, SJ 6 u. a.

* Diese Punkte beziehen sich v. a. auf zentrale Störungen wie Tics, Tremor, Paresen; hier sind nicht alle Punkte aufgeführt, die aus ihren jeweiligen Leitbahnen Wind entfernen.

9.4.2 Beispiele für typische Störungen der Leber im Sinne der TCM

Wie die oben aufgelisteten Funktionen deutlich machen, handelt es sich bei der Leber um ein ausgesprochen vielschichtiges Organ. Im emotionalen Erleben der Chinesen nimmt die Leber neben dem Herzen den größten Raum ein, wie der chinesische Kosename „*gan xin*" (Leber und Herz; gleichbedeutend etwa mit „Liebling") illustriert. Besonders häufig treten bei Disharmonien der Leber emotionale Störungen und Depressionen auf, manchmal überwiegt die reizbare Dysphorie; die Regel sind auch (Durch-)Schlafstörungen (s. 9.7.3, Schlafstörungen). Auch im Rahmen chronischer Schmerzerkrankungen finden sich vielfach Leber-Muster, vor allem bei Kopfschmerzen (s. 8.9).

Verschiedene gynäkologische Störungen, angefangen von Regeltempo-Störungen und Dysmenorrhö über Mastodynie bis hin zu Wechseljahresbeschwerden, gehören ebenfalls in den Verantwortungsbereich der Leber, die ja das Blut speichert; ebenso wie verschiedene Formen von Oberbauchbeschwerden (s. 9.1).

Keine Lebererkrankung im Sinne der TCM ist die Hepatitis: sie wird als Erkrankung der Milz betrachtet. Sehr gut zur Leber passt die Hypertonie, die darum hier besprochen wird (seit der Einführung der ACE-Hemmer hat sich ja auch im westlichen Sinn eine Parallelität ergeben). In der TCM wird sie jedoch nicht als ein eigenständiges Krankheitsbild dargestellt.

Leber-*Qi*-Stagnation – Innen-Fülle

(s. 8.9.2, 9.6.1 und 9.7.3, Leber-Qi-Stagnation)

Ätiologie: langanhaltende emotionale Probleme, aufgestaute Frustration und nicht gelebte Aggressionen

Klinik: reizbare Depression, Gallenbeschwerden, chronische Gastritis

Symptome: Stimmungswechsel zwischen Depression und „Explodieren", Magenbeschwerden, Druckgefühl am rechten Rippenbogen, Spannungsgefühl im Thorax, Globusgefühl (chin.: Pflaumenkerngefühl), Seufzen; Dysmenorrhö, Regeltempo-Störungen, PMS, Obstipation mit Diarrhö im Wechsel, Kopfschmerzen; *Zunge:* meist unauffällig; evtl. geschwollener Rand; *Puls:* saitenförmig

Therapie: nach vorherrschender Symptomatik: Le 3⊖, Pe 6, SJ 5⊖, SJ 6⊖, Gb 34⊖, Ma 36, Mi 6, Ren 6 (*Qi* bewegen) Ren 17 (Thorax), Le 13⊖, Le 14⊖ (Abdomen), *Yintang*

> Die Leber-*Qi*-Stagnation ist ein sehr häufiges Krankheitsbild mit zahlreichen Facetten. Es kommt häufig zusammen mit einer Schwäche des Milz-*Qi* vor. Neben emotionalen Störungen sind häufig Schmerzerkrankungen, Oberbaucherkrankungen oder gynäkologische Störungen Grund für den Arztbesuch. Auf dem Boden einer Leber-*Qi*-Stagnation kann sich eine Leber-Blut-Stagnation entwickeln (das Krankheitsbild wird nicht von allen Autoren gewürdigt), die in der Symptomatik ähnlich ist, aber sich im Ausmaß erheblich unterscheidet und oft den Bereich der funktionellen Störung verlässt, z. B. durch das Auftreten von Blutungen in Magen und Darm. **Therapie:** zusätzlich Mi 10, Bl 17

Hypertonie und cerebrale Gefäßerkrankungen

Leber-Feuer – Innen-Fülle-Hitze

Ätiologie: Stress, Frust, Alkohol, Nikotin – entsteht meist auf dem Boden langjähriger Leber-*Qi*-Stagnation
Klinik: Hypertonie mit erheblichen Begleitsymptomen
Symptome: Durchschlafstörungen, Reizbarkeit, Unruhe, Tinnitus, Hörsturz, Augenflimmern, Kopfschmerzen (Scheitel), rotes Gesicht, rote Augen, bitterer Mundgeschmack, Obstipation, Nasenbluten, Hypermenorrhö, Zyklusverkürzung, Magenbeschwerden; *Zunge:* rot; vor allem praller, roter Rand; gelber Belag; *Puls:* schnell, voll, saitenförmig
Therapie: Schröpfen! Du 14, Bl 15, Bl 18; Schröpfmassage unter Du 4 paravertebral. Gb 20⊖, *Taiyang*, *Yintang*, Du 20⊕, *Sishencong*⊖, Du 23, Le 2⊖, Le 3⊖, Gb 43⊖, Mi 10⊖, Ma 40⊖, Pe 6, He 7⊖, Di 11⊖. Weitere Punkte werden anhand der Begleitsymptome ausgewählt.

Aufsteigendes Leber-*Yang*

Gemischtes Bild aus *Yin*-Leere und Überwiegen des *Yang*
Ätiologie: meist auf dem Boden eines *Yin*-Mangels, z. B. als typische Begleiterscheinung im Klimakterium
Klinik: labile Hypertonie, Neurasthenie, Migräne (vgl. Klimakterium)
Symptome: Kopfschmerzen, Schwindel, Rachenbrennen, Schlafstörungen, Reizbarkeit, explosive Ausbrüche, Tinnitus; *Zunge:* rot, trocken; *Puls:* saitenförmig
Therapie: Mi 6⊕, Ni 6⊕, Le 8⊕, Le 3⊖, Le 2⊖, Gb 43⊖, Gb 38⊖, *Taiyang*, Gb 20⊖, He 7⊖, Du 20⊖, Pe 6 und andere symptomatische Punkte

Aufkommender Leber-Wind (s. Abb. 9.5)

Ätiologie: Hitze-Erkrankungen (Meningitis), bei lange bestehendem Leber-Blut-Mangel oder Leber-*Yin*-Mangel (lange bestehender Hypertonie) als Komplikation
Klinik: *in akuten Fällen:* Apoplex, TIA, hypertensive Krise, Sepsis mit ZNS-Beteiligung; *in chronischen Fällen:* schwere AVK, Zerebralskerose, Leberzirrhose, Korsakow-Syndrom, Restzustände akuter Erkrankungen

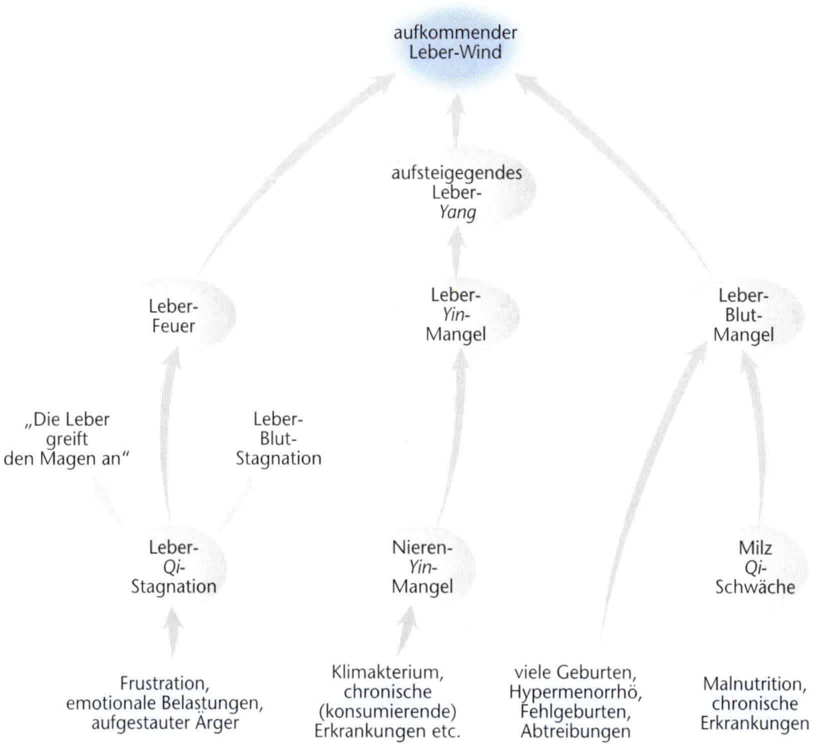

Abb. 9.5 Aufkommender Leber-Wind

Symptome: Tics, Tremor, Schwindel, Paresen, Parästhesien, Sensibilitätsverlust, Krampfanfälle, Opisthotonus, bis hin zum Koma; *Zunge:* abweichend zu einer Seite, fibrillierend; *Puls:* rau, saitenförmig
Erstmaßnahme: In schweren Fällen Einweisung auf die nächste freie Intensivstation

Auch in der TCM wird also der Apoplex, chinesisch *zhong feng*, Windschlag, als Komplikation einer jahrelangen Hypertonie richtig eingeordnet. Den Begriff Wind sollte man verstehen als Metapher für ernstzunehmende neurologische Symptome. Radikuläre Schmerzen, Paresen, Tics, Krampfanfälle, Fibrillieren, heftiger Schwindel (nicht aber ein Schwäche-Zittern und orthostatische Probleme) gelten als Symptome des Windes. In der Rehabilitation spielt die Akupunktur, in China wie bei uns, eine große Rolle, da zentrale Paresen gut ansprechen.

Therapie in der Rehabilitation: orientiert sich an der Symptomatik und der Lokalisation von Paresen. Man wählt bevorzugt „nervennahe" Punkte, die Leitbahnen durchgängig machen und setzt dort kräftige Reize. Außerdem werden Wind-ausleitende Punkte und Punkte, die Leber-Blut und *Yin* auffüllen, eingesetzt: Di 4, Le 3, Le 8, Mi 6, Gb 20, Du 14, Du 15, Du 16 und andere. Wichtig ist auch die Schädelakupunktur nach Yamamoto (s. Kap. 7).

9.4.3 Neurologische Erkrankungen

Wie schon oben erwähnt ist der Begriff „Wind" in der TCM häufig eine Metapher für das Auftreten neurologischer Störungen. Daher werden die akupunkturrelevanten neurologischen Störungen, die thematisch gut zur Leber passen, in diesem Kapitel besprochen.

Schwindel

Schwindel ist ein sehr vielschichtige Phänomen, das sowohl bei Fülle- als auch bei Leere-Erkrankungen vorkommen kann. Besonders häufig tritt er bei verschiedenen Leber-Mustern auf. Dort handelt es sich – gemäß dem Kontext – oft um schwerwiegende Formen, z. B. im Rahmen vaskulärer Erkrankungen. Nach der TCM handelt es sich zumeist um Störungen, die mit der Entwicklung von Wind und Hitze einhergehen (s. 2.6.2).

Ätiologie: Milde Formen des Schwindels werden auch bei Blut-Mangel-Syndromen gesehen, z. B. beim Herz-Blut-Mangel oder beim Leber-Blut-Mangel (s. 9.7.3, Schlafstörungen: Leere-Muster). Die Zuordnung zu diesen Mustern erfolgt wiederum anhand von Konstitution, begleitenden Allgemeinsymptomen sowie Puls- und Zungenbefund. Auch bei einer allgemeinen *Qi*-Schwäche tritt Schwindel auf (ist dort allerdings meist orthostatischer Natur).

Weitere Ursachen für Schwindel können in der Akkumulation von Schleim/Feuchtigkeit liegen, z. B. bei Magen-Schleim-Feuer oder Schleim-Erkrankungen des Herzens (s. 9.7.3, Schleim oder Schleim-Hitze; 9.7.2; 8.9). Auch hier erfolgt die Syndromzuordnung anhand der begleitenden Phänomene.

Therapie: Die Therapie orientiert sich an der Behandlung der jeweiligen Grunderkrankung im Sinne der TCM. Punkte, die spezifisch bei Schwindel wirken und die zusätzlich zu der Behandlung des Grundmusters symptomatisch verwendet werden können: *Yintang*, *Taiyang*, Bl 5, Bl 6, Bl 7, Bl 8, Bl 10, Gb 8, Gb 12, Gb 16,

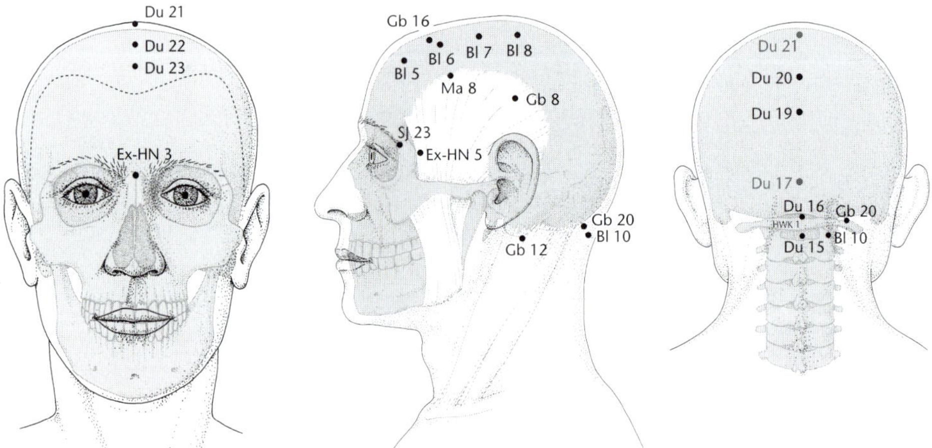

Abb. 9.6 Nahpunkte bei Schwindel

Gb 20, Du 15 bis Du 17, Du 19 – Du 23, Ma 8, Pe 6, SJ 6 (Abb. 9.6). Am Ohr sollte man zumindest die Schwindellinie sticheln und die Punkte Polster, Vegetativ II und *shen men* einbeziehen (s. Kap. 6).

Beim vertebragenen oder orthostatischen Schwindel sind die Chancen mit Akupunktur gut, beim vestibulären Schwindel sollte man sie als Versuch betrachten. Man sollte auch berücksichtigen, dass gerade Patienten mit (Herz-)Blut-Mangel oft ängstlich und eher schmerzempfindlich sind. Bei ihnen sollte man mit schmerzhaften Nahpunkten wie Gb 12 und Gb 20 vorsichtige Zurückhaltung üben.

Krampfanfall

Die Behandlung eines Anfallsleidens mit Akupunktur wird von uns aufgrund der rechtlichen Konsequenzen kritisch beurteilt, obwohl Akupunktur aufgrund ihrer zentralnervös-dämpfenden Eigenschaften die Krampfneigung senken kann. Man sollte wissen, dass die Stimulation vegetativ stark eingreifender Punkte auch Anfälle provozieren kann. Ihre Berechtigung hat die Akupunktur als adjuvante Maßnahme in der Behandlung des akuten Anfalls, besonders bei Kindern.
Therapie: Der wichtigste Punkt ist Du 26, der kräftig mit dem Daumennagel gedrückt oder ableitend genadelt wird. Unter anderen werden auch noch Di 4, Gb 20, Du 15, Du 17, Du 20 und Ni 1 eingesetzt.

Polyneuropathien

Sie stellen eine eher undankbare Indikation dar. Nach der TCM handelt es sich meist um eine Leitbahn-Erkrankung, entweder durch Wind, Feuchtigkeit, oder Schleim – oder durch mangelnde Blutversorgung im „Gefäß".
Therapie: Man orientiert sich anhand der Topographie und wählt neben lokalen Punkten und Fernpunkten auf den betroffenen Leitbahnen zusätzlich systemische Punkte, die Wind, Hitze oder Feuchtigkeit ausleiten und die den Fluss von *Qi* und Blut verbessern (s. 2.6.2).

9.4.4 Augenerkrankungen

Die Augen – das beweglichste und dynamischste Sinnesorgane – sind als „Öffner" dem Funktionskreis Leber zugeordnet.

Sehstörungen gelten in der TCM daher häufig als Leber-assoziierte Störungen. So gelten Doppelbilder und Augenmuskellähmungen ebenso wie Oberlidparesen als Zeichen einer Wind-Erkrankung; Mouches volantes oder verschwommenes Sehen deuten auf einen (Leber)-Blut-Mangel hin (s. Checkliste Anamnese, Kap. 10).

Ein weiterer Funktionskreis, der Einfluss auf die Augen nimmt, ist die Niere. Über die außerordentliche Leitbahn *Yin qiao mai* werden die Augen mit Feuchtigkeit versorgt. In den letzten Jahren gab es in der Presse immer wieder spektakulä-

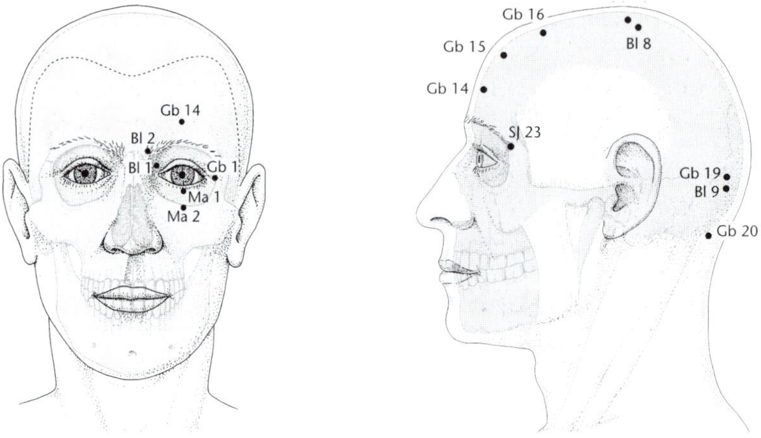

Abb. 9.7 Nahpunkte bei Augenerkrankungen

re Berichte über „Wunderheilungen" durch Akupunktur bei Patienten mit Makuladegeneration, Strabismus oder schweren Akkomodationsstörungen; was wir jedoch nur bedingt nachvollziehen konnten (auch nicht an einigen unserer Patienten, die die Reise nach Dänemark angetreten hatten). Conjunctivitiden (TCM: meist äußere Wind-Hitze) und Augentrockenheit (TCM: Trockenheitsbefall oder *Yin*-Mangel) stellen eine gute Indikation für die Akupunktur dar (s. 9.2.4, Allergische Conjunctivitis), eine Ausnahme bildet das Sjögren-Syndrom.
Therapie: Die Therapie orientiert sich an der Behandlung des Grundmusters. Symptomatische Punkte mit Wirkung auf das Auge:

- **Segmentale Punkte:** Ma 1, Ma 2, Bl 1 und Bl 2, Bl 8, Bl 9; Gb 1, Gb 14, Gb 15, Gb 16, Gb 19, Gb 18, Gb 20, SJ 23 (Abb. 9.7)
- **Fernpunkte:** SJ 3, SJ 5, Gb 37, Gb 40 – Gb 44, Le 2, Le 3, Le 8, Ni 6

9.5 Niere und Urogenitaltrakt

9.5.1 Bedeutung der Niere in der TCM

- Die Niere regiert das Wasser → Urogenitalerkrankungen, Störungen der Körperflüssigkeiten.
- Die Niere speichert die Essenz und ist verantwortlich für Geburt, Wachstum, Entwicklung und Fortpflanzung → Fertilitätsstörungen, Impotenz, schwache Konstitution.
- Die Niere kontrolliert das Empfangen des *Qi*, das Einatmen → Asthma.
- Die Niere öffnet sich in die Ohren und manifestiert sich im Haar.
- Die Niere beherbergt die Willenskraft.
- Die Niere regiert die Knochen und produziert das Mark (einschließlich Gehirn) → degenerative Erkrankungen, Lumbalgien, Vergesslichkeit.
- Die Niere kontrolliert die unteren Körperöffnungen → Inkontinenz, Enuresis.

Die Niere gilt in der TCM als Sitz von Vitalität und Lebensenergie; ihr *Yin* und *Yang* sind die Wurzel des *Yin* und *Yang* aller anderen Organe. Entsprechend der wichtigen Funktion der Niere für den Gesamtorganismus hat die Nieren-Leitbahn weitreichende Verbindungen zu anderen Leitbahnen und Organen (s. Kap. 4).

Die beiden wichtigsten Wechselbeziehungen zwischen der Niere und anderen Organen sind eine kurze Betrachtung wert: der Synergismus zwischen Herz und Niere und das Zusammenspiel zwischen Lunge und Niere (s. 9.2) bei Atmung, Wasserhaushalt und Energiegewinnung. **Herz und Niere** bilden zum einen die gemeinsame Wurzel des Geistes; zum anderen regulieren sie zusammen Wasserhaushalt und Blutdruck (vgl. Atriales Natriuretisches Peptid und Vasopressin bzw. Glucagon und Aldosteron). Sie fungieren dabei als ebenso unterschiedliche Pole wie die Elemente Feuer und Wasser, die sie repräsentieren.

Aus der Physiologie sind wir ohnehin damit vertraut, dass **Lunge und Niere** gemeinsam den Bikarbonathaushalt und damit die pH-Homöostase regeln. Ein Blick auf die Atemhilfsmuskulatur zeigt, dass z. B. die Mm. latissimus dorsi, psoas und quadratus lumborum in enger Nachbarschaft zur Niere liegen. Bei tiefer Inspiration spürt man den Atemstoß etwa in Höhe von Bl 23, dem *Shu*-Punkt der Niere, ankommen.

Kurzatmigkeit ist in der TCM häufig ein Problem der Niere, da in der TCM die Niere für die Einatmung zuständig ist; setzt man diese mit Sauerstoffaufnahme gleich, gelangt man zu einer Parallele, die als Eselsbrücke für das Lernen dienen kann: Sauerstoff wird von der Lunge aufgenommen und in den Erythrozyten gebunden, deren Synthese wiederum vom Erythropoetin aus der Niere gesteuert wird. Durch die katalytische Funktion ihres *Yuan-Qi* greift die Niere auch entscheidend in den Prozess der *Qi*-Gewinnung in der Lunge ein (s. 9.2).

Fern sei es von uns, zu behaupten, dass die alten Chinesen an das ACE dachten, als sie einen Synergismus von Lunge und Niere bezüglich des Wasserhaushaltes postulierten. Wohl eher dachten sie an die Perspiratio insensibilis. Die Niere separiert, wie bei uns, sauberes und unreines Wasser, die Lunge verteilt es auf die Oberflächen des Körpers.

Die meisten der oben aufgeführten Aufgaben der Niere lassen sich also ohne weiteres nachvollziehen (und merken). Auch der Bezug zum Knochen ist ohne weiteres herzustellen: man denke nur an die Hormone Parathormon, Calcitonin und Calcitriol. Außerdem finden sich im Urin bei Nierenkranken gelegentlich Konkremente von knochenähnlicher Konsistenz. Nierenkranke Patienten haben häufig eine schwärzliche Gesichtsfarbe, vor allem unter den Augen.

Bleiben die von der TCM postulierten geistigen Wirkungen auf Psyche und Gedächtnis sowie die Verknüpfung mit der Umweltenergie Kälte. Hier kommt noch einmal das Vasopressin oder ADH ins Spiel: es ist nicht nur ein starker Vasopressor und hemmt die Diurese, sondern es fördert auch die kognitiven Fähigkeiten, ist von entscheidender Bedeutung für das Gedächtnis und sogar für das Sexualverhalten (Crenshaw 1999). Außerdem ist es an der Thermoregulation beteiligt und wird durch Kälte gehemmt (Kältepolyurie).

Die hier aufgeführten Bezüge belegen nicht etwa, dass die TCM schon vor den Endokrinologen unserer Zeit ACE, Erythropoetin und ADH entdeckten, sondern dass viele TCM-Ärzte über eine ausgezeichnete Beobachtungsgabe verfügten.

Die **Blase** ist kein Organ mit weitreichender Einflusssphäre und hat die Aufgabe, in enger Zusammenarbeit mit der Niere für die Beseitigung überschüssigen und unreinen Wassers zu sorgen. Die Blase ist anfällig für die pathogenen Faktoren

Feuchtigkeit, Hitze und Kälte. Das entsprechende Muster wird im Kapitel urologische Erkrankungen (s. 9.5.4) besprochen.

9.5.2 *Ming men* und *jing*

Im Kontext Niere sollten noch zwei weitere Begriffe der TCM besprochen werden, die in engem funktionellem Bezug zur Niere stehen: *ming men* und die Essenz *Jing*.

> ***Ming men* oder Tor der Vitalität (Nebennieren)**
> **Laut einigen alten Quellen handelt es sich um die rechte Niere, nach anderen Quellen sitzt das „Tor der Vitalität" zwischen den Nieren oder auf ihnen. Es wird manchmal auch als „ministerielles Feuer" oder als „Feuer-Niere" bezeichnet; ihm entspricht die rechte proximale Pulstaststelle. Nicht nur in der Beschreibung seiner Lokalisation gibt es Parallelen zum Nebennierenmark bzw. den Steroidhormonen der Rinde.**

Ming men

- stellt Wärme für sämtliche Körperfunktionen zur Verfügung.
- ist die Basis für gesunde sexuelle Funktionen.
- ist als Wurzel des Ursprungs-*Qi* entscheidend für den Energiehaushalt.
- hat Einfluss auf unseren psychischen Zustand.
- ist ebenfalls in den Wasserhaushalt eingebunden (vgl. M. Addison: Hypotonie, Adynamie, abnorme Ermüdbarkeit, Amenorrhö, Polyurie, schwärzliches Hautkolorit zum Thema Niere/*ming men*).

Die Essenz *jing* (s. 2.4.1)

Der chinesische Begriff *jing*-Essenz (ursprünglich sexuelle Flüssigkeiten) stellt eine Metapher für unsere Erbanalgen, unser genetisches Potential dar. Ein Essenz-Mangel kommt konstitutionell bedingt vor (z. B. bei hohem Lebensalter der Eltern, hohem Alkoholkonsum oder Erkrankungen der Mutter während der Schwangerschaft) oder kann als Krankheitsfolge oder durch körperliche Überbeanspruchung und ungesunde Lebensführung erworben sein.

Die Vor-Himmels- oder Reproduktions-Essenz *(xian tian zhi jing)* entsteht bei der Zeugung, wenn sich die sexuellen Flüssigkeiten der Eltern miteinander vermischen. Sie steuert Wachstum und Reifung des Feten und dann geistige und körperliche Entwicklung des Heranwachsenden. Sie verbraucht sich im Lauf des Lebens und kann nicht erneuert werden, allerdings beeinflusst eine gesunde und maßvolle Lebensführung und Ernährung die Essenz positiv. Nach der Geburt wird sie ergänzt durch die Nach-Himmels- oder *zang-fu*-Essenz, die Milz und Magen aus den Speisen fein destillieren. *Jing* ist flüssig und feinmateriell, wird in der Niere gespeichert und bildet dort die Grundlage für das *Shen zhong-jing-Qi*, das essentielle Nieren-*Qi*, das Lebenszyklen, Wachstum und Fortpflanzung steuert. *Jing* bestimmt auch die Reifung von Knochen, Zähnen und Haar und produziert das Mark – somit auch das Gehirn. Nach der TCM stellt die Essenz *jing* die materielle Basis des Geistes dar.

Welche Bedeutung die Essenz *jing* für den Körper hat, wird an der Beschreibung des Nierenessenz-Mangels deutlich, bei dem sowohl *Yin*-Mangel als auch *Yang*-Mangel im Vordergrund stehen können:

Nierenessenz-Mangel

- führt zu geistiger Retardierung, verzögertem Fontanellenschluss und Kleinwuchs.
- führt zu Infertilität, Amenorrhö und Hyposexualität.
- führt zu Haarausfall, Tinnitus, Hörstörungen, Zahnausfall und Knochenwachstumsstörungen.
- führt zu frühzeitiger Alterung und cerebraler Insuffizienz.

Es gab in der Geschichte der TCM zahllose Versuche, die Essenz *jing* therapeutisch zu beeinflussen, hauptsächlich mit Arzneitherapie, da die Akupunktur kaum Ansätze dafür bietet. Placenta hominis oder das Menstruationsblut junger Mädchen gehörten noch zu den harmloseren Mitteln. In der Geschichte Chinas gab es verschiedene Kaiser, die langsam und qualvoll an dem Versuch starben, mit „echtem Zinnober“, also quecksilberhaltigen Arzneimitteln (die auch in der mittelalterlichen Medizin des Westens bei Nierenerkrankungen bzw. venerischen Erkrankungen eingesetzt wurden), ihre Essenz zu erhalten und dadurch ein besonders hohes Lebensalter zu erreichen.

Wichtige Punkte mit Wirkung auf die Niere und den Urogenitaltrakt

Nieren-*Qi* stärkend	Ma 36, Mi 6, Ren 6, Ren 4, Ni 3, Ni 7
Nieren-*Yang* stärkend	Du 4, Ren 4, Bl 52, Ni 7, Ni 3; **Moxa**!
Nieren-*Yin* stärkend	Ren 4, Ni 1 (**Cave:** schmerzhafter Punkt), Ni 6, Ni 7, Ni 3
Lumbalgie im Rahmen einer konstitutionellen Störung (s. 8.8.11)	Bl 40, Bl 60, Bl 23, Bl 52
Segmentale Punkte mit Wirkung auf die ableitenden Harnwege	Bl 28, Bl 26, Bl 27, Bl 29, Bl 30, Bl 35 *Baliao*-Punkte (Bl 31 bis Bl 34) Ren 2, Ren 3, Ren 4 Ma 27, Ma 28, Ma 29, Ni 11, Ni 12
Fernpunkte mit Wirkung auf die Blase	Bl 40, Bl 63, Bl 66, Ni 7, Ni 5, Ni 10, Mi 8, Le 8
Segmentale Punkte mit Wirkung auf Uterus und Genitale	Bl 23, Bl 24, Bl 28, Bl 27, Bl 30 Baliao-Punkte (v. a. Bl 32); Ex B 7, Ex B 8 Mi 12, Ma 28 bis Ma 30, Ni 11 bis Ni 16 Gb 26 bis Gb 28, Ex CA 1
Fernpunkte mit Wirkung auf Uterus und Genitale	Le 1 bis Le 10 (v. a. Le 3, Le 6, Le 8), Gb 34, Gb 41 Mi 1, Mi 4, Mi 6, Mi 8, Mi 9, Mi 10 Ni 2, Ni 5, Ni 6, Ni 8, Bl 60, Bl 67

9.5.3 Beispiele für typische Störungen der Niere im Sinne der TCM

Trotz der zahlreichen Parallelen sind Niereninsuffizienz und Nieren-Leere nicht einander gleichzusetzen. Die Niere gilt in der TCM – wie oben aufgeführt – als Sitz von Vitalität und Lebensenergie, die sich im Lauf des Lebens allmählich erschöpft. Sie kann per definitionem niemals in Fülle sein (da es ein Zuviel an gesunder Vitalität nicht geben kann), sondern neigt im Gegenteil eher der Leere zu, v. a. im Alter.

Vor der Besprechung der urologischen Erkrankungen sollen kurz die wichtigsten Störungen der Niere nach der TCM vorgestellt werden. Dabei wird rasch deutlich, dass es sich bei den Nieren-Mustern entweder um konstitutionelle Störungen oder um den typischen Symptomenkomplex der Alterskrankheiten handelt.

Nieren-*Yang*-Schwäche

Ätiologie: altersbedingt, konstitutionell, Schlafmangel, Überanstrengung, sexuelle Exzesse, chronische Krankheiten

Klinik: generelle Hypofunktion mit Kälte (vgl. M. Sheehan, Hypothyreose)

Symptome: Frieren, Kältegefühl, kalte Extremitäten (bes. Füße), Schmerzen und Steifigkeit im LWS-Bereich, Schwäche der Knie, v. a. beim Stehen, Polyurie, Inkontinenz, Fluor albus, Hyposexualität, Impotenz, Frigidität, Sterilität, Blässe, Adynamie, Neurasthenie, Schwindel, Diarrhö „vor dem Morgengrauen“, Asthma, Ödeme; *Zunge:* blass, nass, eventuell geschwollen, weißer Belag; *Puls:* tief, schwach

Therapie: Du 4⊕, Bl 23⊕, Bl 52⊕, Ren 4⊕, Ren 6⊕, Ni 3⊕, Ni 7⊕, **Moxa**

Nieren-*Qi*-Schwäche

Ätiologie: altersbedingt, konstitutionell, sexuelle Exzesse, als Krankheitsfolge

Klinik: fast eine Charakterbeschreibung, vgl. typische/r Schmerzpatient/in mit einer Fülle psychosomatischer und neurasthenischer Begleitsymptome („Low-back-pain-looser“) (vgl. Abb. 8.10).

Symptome: Lumbalgie, „der Rücken bricht in der Mitte ab“, Schmerzen und Schwäche in den Knien, Inkontinenz (Nachträufeln), Polyurie, Nykturie, Enuresis, Fluor albus, mangelndes Stehvermögen bei erhaltener Libido, Ejaculatio praecox, Adynamie, Müdigkeit, ängstlich-gehemmte Grundhaltung; *Zunge:* blass oder normal; *Puls:* tief, schwach, sanft *(ruo mai)*

Therapie: Ni 3⊕, Bl 23⊕, Ren 4⊕, Mi 6⊕, Ma 36⊕, Ren 6⊕ und symptomatische Punkte

Nieren-*Yin*-Schwäche mit Leere-Hitze

Ätiologie: altersbedingt, konstitutionell, schwere chronische Krankheiten, Hitze-Krankheiten, Medikamente, lange und schwere emotionale Probleme (nach TCM: fortgesetzte sexuelle Exzesse, ungesunde Lebensführung)

Klinik: Ausbrennen nach chronischer, schwerer Erkrankung, vgl. fortgeschrittene Cerebralsklerose eines alten, multimorbiden Hypertonikers, Restzustand nach schwerer fieberhafter Erkrankung, Tuberkulose

Symptome: psychische Unruhe, Schlaflosigkeit, Hypersexualität, Wangenröte, Nachtschweiß, Nachmittagsfieber, Trockenheitssymptome, Durst ohne Trinkneigung, Oligurie, Rachenbrennen, Obstipation, Palpitationen, Tachycardie, Tinnitus, Vergesslichkeit, Schwerhörigkeit, Inkontinenz; *Zunge:* rot, trocken, rissig, geschält; *Puls:* leer, fein, schnell, evtl. rau oder hohl
Therapie: Lu 7⊕, He 5⊕, Ni 6⊕, Ni 3⊕, Ni 2, Bl 23⊕, Ren 4⊕, Mi 6⊕ und symptomatische Punkte. **Moxa** ist kontraindiziert

9.5.4 Urologische Erkrankungen

Inkontinenz

Die operativen Ergebnisse sind – leider – sowohl bei den Gynäkologen als auch bei den Urologen nach EBM-Kriterien eher schlecht; die Akupunktur liefert durchaus ermutigende Ansätze sowohl bei Stress- als auch bei Urge-Inkontinenz. Die TCM unterscheidet anhand von Symptomatik und Begleiterscheinungen drei Varianten; die sich in der Therapie etwas unterscheiden. Zusätzlich zur Körperakupunktur kann sehr gut die Ohrakupunktur eingesetzt werden (s. Kap. 6).

Basispunkte für alle Formen
Bl 40 als relevanter Fernpunkt
Ren 2, Ren 3, Ma 28 und Ma 29, Bl 28 und Bl 32 als lokale Punkte

Nieren-*Yin*-Mangel

Symptome: Tröpfeln nach der Miktion, allgemeine Zeichen des *Yin*- Mangels wie Schwindel oder Schlafstörungen
Therapie: Bl 40, Ren 3, Ni 3⊕, Ni 6⊕, Ren 4⊕, Mi 6⊕; **Moxa** ist kontraindiziert!

Nieren-*Yang*-Mangel

Symptome: Pollakisurie, Nykturie, Enuresis, Dranginkontinenz, vegetative Dystonie, Neurasthenie, Erschöpfung
Therapie: Bl 23⊕, Du 4⊕, Bl 40, Ren 3, Ren 4⊕, Ni 7⊕ **Moxa**

Sinkendes Milz-*Qi*

Symptome: Häufiger Harndrang, Stressinkontinenz, Symptome der Milz-*Qi*-Schwäche
Therapie: Bl 40, Ren 3, Ren 6⊕, Ma 36⊕, Mi 6⊕, Du 20⊕ **Moxa**, Ren 12
Man sollte die Reihenfolge der Nadeln anders handhaben als beim üblichen Vorgehen: unten beginnen, letzter Punkt ist Du 20. Bei Moxibustion an Du 20: Kopf ganz mit Alufolie abdecken!

Enuresis nocturna

Ätiologie: meist Nieren-*Yang*-Mangel oder Nieren-*Qi*-Stärke
Therapie: Ren 4⊕, Du 4⊕, Bl 23⊕, Ni 7⊕ am besten mit **Moxa**: Punkte nach der Sitzung kennzeichnen und zuhause durch die Eltern weiterbehandeln lassen! Bl 40 auffüllend, wegen Gefäßnähe keine Moxibustion mit heißer Nadel. Adjuvante Punkte: Du 20⊕, He 7
Ohrakupunktur kann als alleinige Therapie ausreichen (s. Kap. 6), eventuell Kügelchen! Alternative am Körper: Rotlicht oder Infrarot-Laser, Dosis von 150 – 250 mJ pro Punkt ausreichend.

Zystitis und Reizblase

Die Blase ist relativ anfällig für äußere pathogene Faktoren. Zwar benutzen wir den Begriff „Blasenerkältung", auch spielt die Kälte (besonders an den Füßen, am Endpunkt der Nieren-Leitbahn) pathogenetisch eine Rolle, doch sehen wir in der Praxis die Patient(innen) erst, wenn sich die Kälte bereits in Hitze umgewandelt hat und die Wärmflasche (und das **Moxa**!) nicht mehr hilft. Bei allen Störungen werden als Basiskombination eingesetzt:

Basispunkte
Bl 40 und Ren 2 oder Ren 3
als lokale Punkte eventuell zusätzlich Ma 28 und Ma 29 sowie Bl 28

Hitze-Dysurie

Symptome: häufiger, heftiger Harndrang, Brennschmerz, Hämaturie, gelber, konzentrierter, stinkender Urin, evtl. Fieber
Zusatzpunkte: Bl 63⊖, Bl 66⊖, Mi 10⊖, Le 2⊖, Ni 2⊖

Feuchtigkeits-Dysurie

Symptome: erschwerte Miktion, Dysurie, Blase wird nicht leer. Trüber, wolkiger Urin
Zusatzpunkte: Ren 5, Ren 9⊖, Mi 9⊖, Mi 8⊖, Bl 22⊖, Le 8⊖, Bl 63⊖
Natürlich können sich Feuchtigkeit und Hitze miteinander kombinieren.

> Blasensteine entstehen nach Vorstellung der TCM übrigens meist auf dem Boden einer chronischen Feuchtigkeits-Hitze-Invasion in der Blase; werden hier jedoch nicht als typische Akupunkturindikation vorgestellt.

Chronische Verlaufsformen

Die chronischen Formen der Dysurie bzw. die „Reizblase" beruhen häufig auf einer (Milz-)*Qi*-Schwäche (Basiskombination plus Ren 6, Mi 6, Ma 36) oder einer Depression des Leber-*Qi* (Basiskombination plus Le 3, Le 5), was mit der häufig vorherrschenden psychischen Disposition der Patient(innen) durchaus in Einklang ist. Die Diagnose erfolgt anhand der Begleitsymptome.

Potenzstörungen

Funktionelle Störungen von Potenz und Libido sprechen häufig gut auf Akupunktur an. Die Therapie richtet sich vor allem nach der psychischen Disposition und den begleitenden Allgemeinsymptomen.
Wichtige lokale Punkte: Ren 4 (tief nadeln!), Du 4, Ma 30, Bl 23 (Abb. 9.8)

Impotenz, reduzierte Libido

Der Verlust von Potenz **und** Libido gehört zu den Leitsymptomen des Nieren-*Yang*-Mangels, während es bei der Nieren-*Qi*-Schwäche ebenfalls zu Potenzstörungen kommen kann, die Libido aber meist noch erhalten ist (s. 9.5.3, Nieren-Yang-Schwäche).

Ejaculatio praecox

Nach TCM kommt eine Ejaculatio praecox sowohl beim Nieren-*Yin*-Mangel als auch bei der Nieren-*Qi*-Schwäche vor (s. 9.5.3). Die Diagnose erfolge anhand der Begleitsymptome; Therapie s. 9.5.3.

Weitere Ursachen für Potenzstörungen

- Allgemeine *Qi*-Schwäche (weitere Punkte s. 9.7.3, Allgemeine *Qi*-Schwäche)
- Leber-*Qi*-Stagnation: libidinöse Tendenzen sind da; doch es fehlt die Neigung, sie umzusetzen; (weitere Punkte s. 9.4.2, Leber-*Qi*-Stagnation)

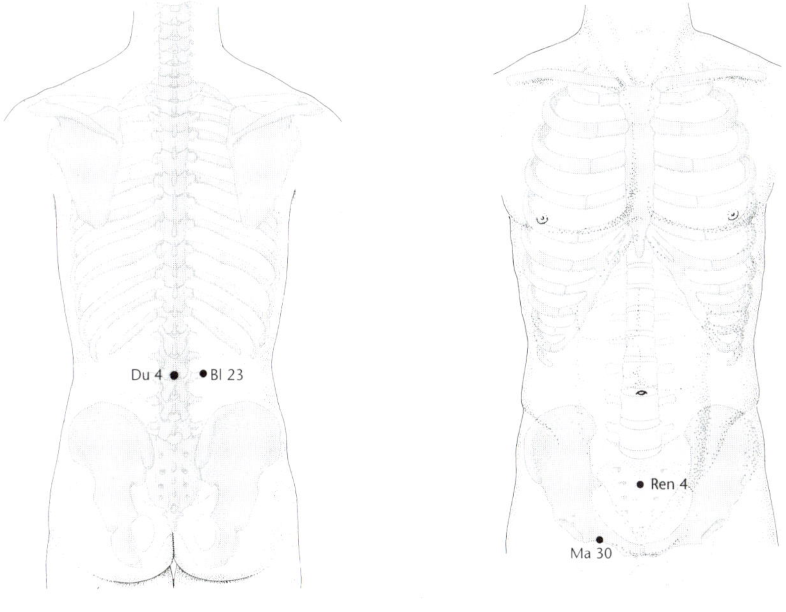

Abb. 9.8 Nahpunkte bei Potenzstörungen

Fertilitätsstörungen

Fertilitätsstörungen des Mannes (z. B. Azoo- oder Hypospermien) stellen eine eher undankbare Aufgabe für die Akupunktur dar. Sie werden daher im Rahmen dieses Buches nicht weiter besprochen, der Interessierte wird auf die weiterführende Literatur verwiesen. Fertilitätsstörungen bei Frauen werden im Abschnitt Gynäkologie besprochen (s. 9.6).

Prostatitis

Feuchtigkeit-Hitze

Symptome: brennende Dysurie, Allodynie und Oberflächenschmerz in Leiste und Genitalregion, evt. Hämaturie
Therapie: Mi 8⊖, Mi 9⊖, Mi 10⊖, Ni 2⊖, Ni 6⊖, lokale Punkte wie Ma 30, Ni 12, Ren 2, Ren 3, Bl 28 und *Baliao*-Punkte in neutraler Technik

Kälte-Blockade in der Leber-Leitbahn

Symptome: Kältegefühl in Hoden und Genitalregion, keine ausgeprägte Dysurie, Nachträufeln, Urin und Sekretabsonderungen eher klar
Therapie: Ren 2, Ren 3, Ma 30, Ni 11, Ni 12, Bl 28 mit **Moxa** behandeln; *Baliao* in neutraler Technik, Le 3⊖, Le 6⊖, Mi 8⊖

Chronische Verlaufsformen

Bei sehr chronischen Verlaufsformen ist auch an einen Nieren-*Yin*-Mangel zu denken (s. 9.5.3, Nieren-*Yin*-Schwäche).
Therapie: Behandlung des Grundmusters plus lokale Punkte.

> Die chronische Prostatitis zählt nicht zu den Erkrankungen, die von der TCM mit einem eigenen Syndrombild gewürdigt wurden. Die Zuordnung erfolgt anhand der geäußerten Beschwerden und des Allgemeinzustandes. Differentialdiagnostisch ist an Drucknekrosen inguinaler Nerven zu denken (Fahrradfahrer). Bei diesem Krankheitsbild ist die Prognose eher mäßig.

9.6 Gynäkologie und Geburtshilfe

9.6.1 Gynäkologie in der TCM

Der Uterus zählt in der TCM interessanterweise zu den außerordentlichen *Yang*-Organen, da er zwar hohl ist und Flüssigkeiten ausscheidet wie ein *Yang*-Organ, aber andererseits Blut speichert und einen Fetus heranwachsen lassen kann, was mehr einem *Yin*-Organ entsprechen würde.

In den Lebenszyklus der Frau, den Ablauf des weiblichen Zyklus und die Physiologie von Menstruation, Empfängnis, Schwangerschaft und Geburt sind verschiedene Funktionskreise und Leitbahnen eingebunden:

Ren mai liefert *Qi* ↓	*Chong mai* liefert Blut ↓	Niere Essenz ↓
	Uterus	

- Der **Niere** wird die energetische und generative Funktion zugeschrieben; ihr *Yang* ist verantwortlich für die Libido, die Nieren-Essenz ist die Grundlage für die Fertilität.
- Die **Milz** übernimmt die nährende, tragende und haltende Funktion und ist auch wichtig für die ausreichende Blutbildung. Die Milz ist übrigens nach der TCM auch für die Laktation zuständig.
- Die **Leber** ist der Impulsgeber, sie reguliert die zeitliche Dynamik des Zyklus. Die Ursachen für Regeltempo-Störungen sind also häufig bei der Leber zu suchen.

Die TCM betrachtet einen regelmäßigen 28-Tage-Zyklus mit 4 Tage währenden Blutungen als Normalzustand und hat genaue Vorstellungen über den physiologischen Ablauf des Zyklus entwickelt (Abb. 9.9). Allerdings glaubte man lange, dass die Empfängnis zum Zyklusende hin stattfände.

Nach diesem Modell, das sowohl in der Diagnostik als auch in der Therapie eine Rolle spielt, wird klar, dass sich prämenstruell besonders Störungen des *Qi*- und Blut-Flusses, z. B. eine Leber-*Qi*-Stagnation, bemerkbar machen; in der ersten Zyklushälfte aber Leere-Erkrankungen. Für die Differenzierung gynäkologischer Störungen orientieren wir uns anhand der Zyklusanamnese (Tab. 9.4), bei der Intensität, Farbe und Beschaffenheit des Menstruationsblutes erfragt werden und

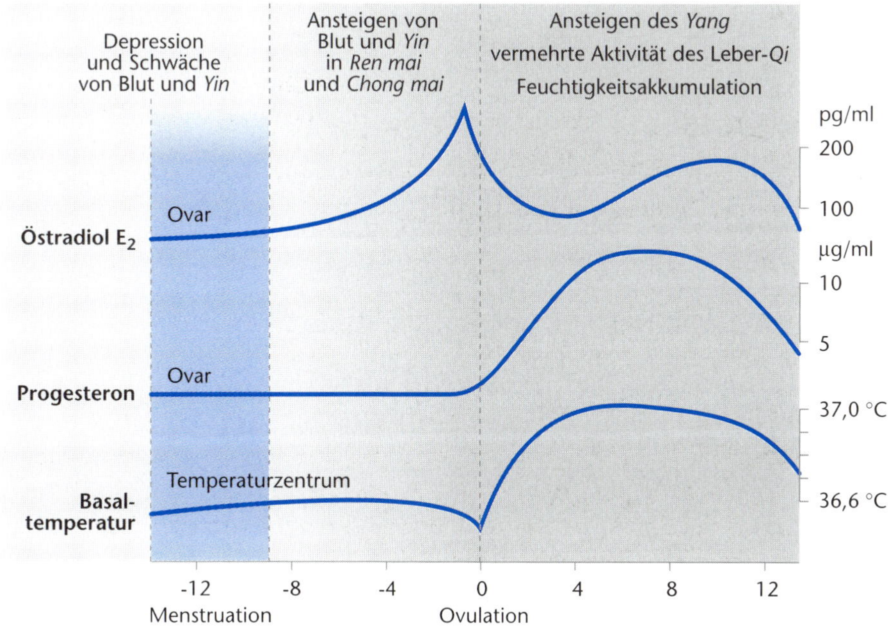

Abb. 9.9 Physiologischer Ablauf des Zyklus nach TCM-Verständnis

anhand der Qualitäten, Lokalisation und Modalitäten begleitender Schmerzen sowie an Allgemeinsymptomen der Patientin.

Tabelle 9.4 Zyklusanamnese

Verlängerter Zyklus	Schwache Blutung	• Milz-*Qi*-Schwäche • Blut- und *Qi*-Schwäche • *Yang*-Schwäche
	Koagel	• *Qi*-Stagnation • Blut-Stagnation • Schleim • Kälte
Verkürzter Zyklus	Schwache Blutung	• Milz-*Qi*-Schwäche • *Qi*- und Blut-Mangel
	Starke Blutung	• Blut-Hitze
Oligomenorrhö	Schwache, helle Blutung	• Milz-*Qi*-Schwäche • Blut- und *Qi*-Schwäche • Nieren-Schwäche (kann *Yang*, *Qi* und *Yin* betreffen)
	Dunkles Blut, Koagel	• Blut-Stase
Metromenorrhagie	Schwache, profuse, helle Blutung	• Milz-*Qi*-Schwäche
Menorrhagie	Starke Blutung, tiefrot, Koagel	• Blut-Hitze
Geruchlose Blutung		• Kälte
Riechende Blutung		• Hitze

Im Rahmen dieses Buches kann nicht auf alle gynäkologischen Störungen eingegangen werden, wir werden uns daher auf einige ausgewählte Krankheitsbilder beschränken.

Dysmenorrhö

Dysmenorrhö ist eine relativ häufige Erscheinung in der Praxis des akupunktierenden Arztes. Die erste Differenzierung betrifft Fülle (Leber-*Qi*-Stagnation, Blut-Stagnation, Kälte-Obstruktion, Feuchtigkeit-Hitze) oder Leere (*Qi*- und Blut-Schwäche, Nieren-Leere [v. a. *Yin*]) – allerdings sind die Fülle-Störungen in der Praxis ungleich häufiger als die Leere-Muster. Auch die häufig geäußerte Besserung durch Wärme verweist nicht immer auf eine Leere-Erkrankung, sie kommt genauso bei einer Kälte-Obstruktion des Uterus wie bei Blut-Stagnation vor.

Nahpunkte

Baliao, Ex B 8, Ex B 7, Ex CA 1, Ma 28 – Ma 30 (Abb. 9.10) sowie lokale Punkte auf Nieren- und Milz-Leitbahn. Darüber hinaus kommen weitere, im Folgenden genannte Punkte in Betracht.

Es empfiehlt sich, bei den Fülle-Mustern nach den ersten 4 – 6 Behandlungen dazu überzugehen, nur noch in der zweiten Zyklushälfte zu behandeln; bei den Leere-Mustern ebenso, auch sollte noch eine Behandlung postmenstruell folgen.

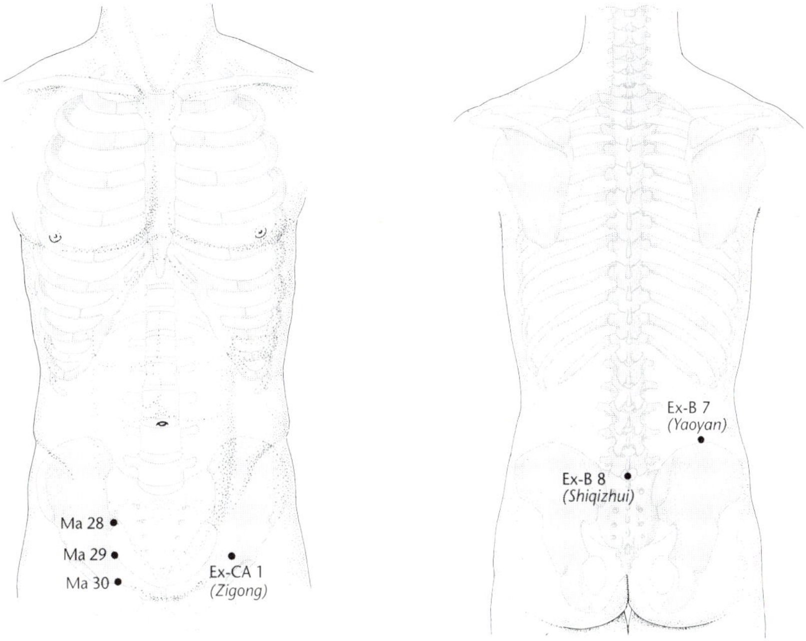

Abb. 9.10 Nahpunkte bei Dysmenorrhö

(Leber-)*Qi*-Stagnation

Symptome: Spannungsgefühl, wellenförmiger Schmerz, Maximum zu Beginn der Menses und davor, Verschlimmerung durch Kälte, besonders am Unterbauch, unregelmäßiger Zyklus, Koagel, oft mit PMS

Therapie: Le 3⊖, Di 4⊖, Gb 34⊖, Mi 6, Ren 6, Ma 36, Ma 28, Ma 29, Ren 3, Ren 4, Bl 18 und Bl 32, Ren 3/Ren 4, Bl 32

Blut-Stagnation

Symptome: verlängerter Zyklus, dunkles Blut, Koagel. Schmerzen zu Beginn und vor den Menses, stechend, lokalisiert

Therapie: Mi 10⊖, Bl 17, Mi 6, Mi 8⊖, Ren 6⊕, Ma 28⊖, Ma 29⊖, Ren 3, Ren 4, Bl 32, Mi 4, Ma 30⊖

Kälte-Obstruktion

Symptome: krampfartige Schmerzen, Verschlimmerung durch Kälte. Helles, geruchloses Blut, Koagel

Therapie: Ma 36⊕, Mi 6⊕, Mi 8⊖, Ren 6⊕, Le 8⊖, Ren 3 und Ren 4 sowie Ma 28, Ma 29 **Moxa**

Feuchtigkeit/Hitze

Symptome: Schmerz heftig, brennend, verkürzter Zyklus, starke Blutung

Therapie: Le 2⊖, Le 8⊖, Mi 6, Mi 9⊖, Mi 10⊖, Bl 40⊖, Ni 10, Ren 3, Ma 28⊖, Ma 29⊖. Bl 32 blutig schröpfen; evtl. Mikroaderlass

Qi- und Blut-Schwäche

Symptome: Schmerzen zum Ende der Menses; dumpf und ziehend, Druck und Wärme bessern, Müdigkeit; eher schwache Blutung

Therapie: Mi 6⊕, Mi 4⊕, Mi 3⊕, Ma 36⊕, Ren 4⊕, Ren 6⊕, Bl 20⊕ **Moxa**

Nieren-Leere, v. a. *Yin*

Symptome: Spärliche Blutung, Schmerzen zum Ende der Menses. Dumpfe Schmerzen, oft im Sakralbereich, oder Lumbalgie. Besserung durch Druck, nicht unbedingt durch Wärme

Therapie: Ni 3⊕, Ni 6⊕, Ni 7⊕, Ren 4⊕, Bl 23⊕, Lu 7, Mi 6⊕ **Moxa**; nicht bei *Yin*-Mangel

Prämenstruelles Syndrom (PMS)

Wie das oben beschriebene Modell deutlich macht, handelt es sich beim typischen prämenstruellen Syndrom meist um stagnierendes Leber-*Qi*. Im Körper persistierende Feuchtigkeit oder Schleim zeigen ebenfalls häufig eine Beschwerdezunahme in der zweiten Zyklushälfte (s. 9.6.1). Die oben aufgeführten Muster sollten unterschieden werden von den perimenstruellen Beschwerden präklimakterischer Patientinnen, die einem Nieren- und Leber-*Yin*-Mangel zuzuordnen sind und sich deutlich vom Klassiker des PMS unterscheiden (kaum Spannungsgefühl in der Brust, eher Unruhe und Neurasthenie als reizbare Dysphorie, Zeichen des *Yin*-Mangels).

Leber-*Qi*-Stagnation

Symptome: Spannungsgefühl und Schmerzen der Brust, Reizbarkeit, Dysphorie, manchmal auch Aktivitätszunahme, Globusgefühl, Spannungsgefühl in Thorax und Oberbauch, Obstipation; *Zunge:* normal oder geschwollen, vor allem am Rand; *Puls:* saitenförmig

Therapie: Le 3⊖, Gb 34⊖, Pe 6, Gb 41⊖, SJ 6⊖, Gb 21⊖, Ma 36, Mi 6. Bei abdominellen Beschwerden plus Le 14, bei thorakalen Beschwerden plus Ren 17

(Leber-)Blut-Stagnation

Symptome: wie oben, aber drastischere Beschwerden; deutliche Besserung ab Einsetzen der Regel (evtl. Endometriose); *Zunge:* livide verfärbt, deutlich gestaute Unterzungenvenen; *Puls:* gespannt

Therapie: s. o.; evtl. zusätzlich psychotrope Punkte wie Pe 6

Schleim-Feuchtigkeit

Symptome: Schwellung und Schmerzen der Brust, häufig Mastopathie, Müdigkeit, Schwindel, Dysphorie, Gefühl der Aufgedunsenheit, Schwere, Beklemmungsgefühl im Thorax, klebriger Mundgeschmack; *Zunge:* geschwollen, klebriger, fadenziehender Belag; *Puls:* schlüpfrig

Therapie: Le 3⊖, Gb 34⊖, Gb 41⊖, SJ 6⊖, Mi 9⊖, Ma 40⊖, Bl 22⊖, Mi 6⊕, Ma 36⊕, Bl 20⊕, *Yintang*, Pe 6, Ma 8

Klimakterische Beschwerden

Die TCM betrachtet zwar die gesunde Menstruation als sinnvolle Einrichtung, aber die Vorstellung der Menstruation als sinnvollem Ausleitungsprozesses ist ihr fremd. Sie sieht eher den Verlust der Vitalsubstanzen. Die außerordentliche Leitbahn *Chong mai*, die während der fruchtbaren Jahre Blut vom Herzen zum Uterus transportiert, kehrt in der Menopause ihren Blutfluss um und das Blut aus dem *Chong mai* kann künftig die Weisheit im Herzen nähren. Nach den Kriterien der TCM wäre es also fatal, in der Menopause für eine Fortsetzung der Regelblutungen zu sorgen. Wechseljahresbeschwerden sind in Asien übrigens kaum bekannt, möglicherweise, weil mit Reis und Soja reichlich Phytoöstrogene zugeführt werden.

Der *Chong mai* selbst wird nach Vorstellung der modernen TCM durch Operationen im Unterbauch, speziell durch Hysterektomien, empfindlich geschädigt. Typische Pathologien des *Chong mai* drücken sich häufig in rebellierendem *Qi* aus (Übelkeit, Palpitationen, Hitzeempfindungen oben bei gleichzeitig kalten Füßen). Therapiert wird symptomatisch unter Einbeziehung der Kreuzungspunkte und des Einschaltpunktes (Mi 4, Ma 30, Ni 11 bis Ni 19, Pe 6).

Das häufigste Krankheitsbild im Klimakterium entspricht einem kombinierten Nieren- und Leber-*Yin*-Mangel mit aufsteigendem Leber-*Yang*.

Nieren- und Leber-*Yin*-Mangel mit aufsteigendem Leber-*Yang*

Symptome: Nachtschweiß, tags Hitzewallungen, Hitzeempfindungen an Händen und Füßen, Rachenbrennen, labile Hypertonie, Tinnitus, Kopfschmerzen, Tachycardie, Schlafstörungen; *Zunge:* rot trocken, wenig oder kein Belag; *Puls:* fein, schnell

Therapie: Mi 6⊕, Ni 6⊕, Ren 4⊕, Ni 10⊕, Le 8⊕, Pe 6, Le 2⊖, Du 20⊖, He 7⊖, *Yintang*; additiv Schröpfen an Du 14 und Gb 21

Sinkendes Milz-*Qi* (Descensus uteri)

Therapie: Ma 36⊕, Mi 6⊕, Ren 6⊕, Du 20⊕ **Moxa** (Vorsicht: Kopf mit Alufolie abdecken, nicht bei Hitzeerkrankungen) plus lokale Punkte wie Ma 28 – Ma 30. Nadelung von unten nach oben; siehe auch bei Inkontinenz.

Fertilitätsstörungen

Ungewollte Kinderlosigkeit hat nach der TCM am häufigsten ihre Wurzeln in einer Schwäche der Nieren-Essenz, die sowohl *Yin* als auch *Yang* betreffen kann. Man geht so vor:

- In der ersten Zyklushälfte das *Yin* stärken: Mi 6, Ni 3, Bl 23, Ren 4, Ni 6, Ni 7, Ex-CA 1
- In der zweiten Zyklushälfte das *Yang* stärken: Ni 3, Ni 7 **Moxa**, Ren 4, Du 4, Bl 23, Bl 52 **Moxa**, Ex-UCA 1

Weitere Ursachen, die hier nicht näher besprochen werden können, sind Kälte- oder Feuchtigkeits-Blockaden des Uterus, eine *Qi*-Stagnation oder ein schwerer Blut-Mangel. Bei habituellen Aborten kommen nach der TCM auch Blut-Hitze oder eine Schwäche der Milz vor. Nach unseren Erfahrungen ist es selbst bei funktionellen Störungen nicht immer leicht, ausschließlich mit Akupunktur zum Erfolg zu gelangen; daher kombinieren wir sie obligatorisch mit der Arzneitherapie und anderen Verfahren. Besonders wichtig ist die Störfeldsuche und ggf. Sanierung (z. B. vordere Schneidezähne).

9.6.2 Akupunktur in Schwangerschaft und Geburtshilfe

Hyperemesis gravidarum

Therapie: Ohrakupunktur (s. Kap. 6). Pe 6, Ma 36, Ren 12, evtl. plus Mi 4 und Ma 30 Alle Punkte vorsichtig nadeln, ohne starke vegetative Reaktionen auszulösen und nach gründlicher Aufklärung der Patientin darüber, dass die Akupunktur der Schwangerschaft nicht abträglich ist. Man kann die Patientin anweisen, die Punkte mit frischem Ingwer abzureiben; die orale Einnahme frischen Ingwers wird ebenfalls empfohlen, kann in höheren Dosen aber wehenauslösend wirken.

Wendung aus Beckenendlage

Die Aussichten werden äußerst kontrovers gehandelt – in China drehen sich über 90 % aller Feten (man fängt aber auch schon in der 29. – 30. Woche an), die westlichen Feten, bei denen man meist vier Wochen später beginnt, sind nicht annähernd so wendewillig.
Therapie: Bl 67 und Mi 6, beide mit **Moxa** behandeln; ungefähr 3-mal wöchentlich bis zum Erfolg.

> Man sollte aber wissen, dass Wehen ausgelöst werden können (Mi 6 und Di 4 werden in China zur Geburtseinleitung oder zu Abtreibungszwecken elektrostimuliert) und durch den Versuch der Wendung erheblicher fetaler Stress entstehen kann, ähnlich wie bei einer manuellen Wendung. Daher empfehlen wir CTG-Kontrollen, wenn nach der Behandlung stärkere Kindsbewegungen oder Wehen verspürt werden.

Geburtsvorbereitung

Mittlerweile konnte in einigen Studien gezeigt werden, dass die vorbereitende Behandlung mit Akupunktur in den letzten vier Wochen der Schwangerschaft die Cervixreife beschleunigt und den Geburtsverlauf verkürzt. Es gibt verschiedene Schemata, z. B.:
Therapie: Ma 36, Mi 6, Gb 34 und Bl 67 auffüllend oder neutral. Andere Schemata addieren psychotrope Punkte wie Pe 6, Du 20, He 7 oder lokale Punkte, z. B. *Zigong*.

Plazentaretention

Therapie: Gb 21, Ni 16, Mi 6 und Di 4, alle ableitend. Gute Indikation!

Laktationsstörungen

Therapie: Dü 1⊖ Ma 18, SJ 6⊖, Le 3⊖, Gb 21⊖, Ren 17

Mastitis

Therapie: Le 14⊖, Ni 23, Ni 24, Dü 11⊖, Mi 18 und Hitze ableitende Punkte wie Di 4⊖, Di 11⊖, Ma 44⊖

9.7 Psychosomatik und psychosomatische Störungen

9.7.1 Einführung

Tian ren he yi – Himmel und Mensch sind eins –, so will es der holistische Ansatz der TCM. Mit dem Konzept *Qi*, das als funktionelle Kraft Träger aller physiologischen Prozesse und jeglicher Bewegung ist, wird eine universelle Kraft postuliert, die ebenso zwischen der Materie und der unsichtbaren, übernatürlichen Welt wie zwischen Psyche und Soma im Menschen vermittelt.

Dieser ganzheitliche Ansatz, der den Menschen als untrennbar verbunden mit der ihn umgebenden Welt sieht, beinhaltet allerdings auch, dass dem Individuum und der Individualität nicht der gleiche Rang zugewiesen wird wie in der westlichen Welt.

Geist und Körper

Die Vorstellung der TCM oder anderer antiker Heilsysteme, dass Körper und Geist eine untrennbare Einheit bilden, galt seit Descartes als unwissenschaftlich – selbst noch zu Zeiten, als schon Psychosomatik an Universitäten gelehrt wurde. Erst das relativ junge Fachgebiet der Psychoneuroimmunologie (PNI) konnte die cartesianische Teilung in eine materiell fassbare Welt und eine immaterielle, geistige Sphäre darüber zunehmend relativieren und somit auch das Konzept der TCM in Teilen bestätigen. Es konnte z. B. gezeigt werden, dass Neuropeptide, die negative Gefühle oder Stress vermitteln, auch unmittelbare Wirkungen auf physiologische Prozesse wie Schmerzwahrnehmung, Atmung oder sogar Makrophagenaktivität und Immunantwort zeigen.

Eine strikte Trennung zwischen Körper, Geist und unsterblicher Seele kennt die TCM nicht. Der Geist, aus drei Ebenen oder den „Drei Schätzen" bestehend (Abb. 9.11), hat eine materielle, flüssige Basis, das *jing* (Essenz, bedeutet eigentlich sexuel-

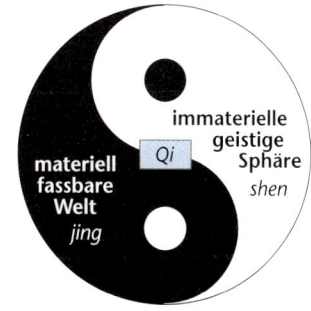

Abb. 9.11 ***Qi*** **vermittelt zwischen Psyche und Soma**

le Flüssigkeiten; s. 9.5.2, Die Essenz *jing*). Die abstrakteste Ebene *shen* (kann mit Bewusstsein oder Wahrnehmung wiedergegeben werden, beinhaltet aber auch Aspekte einer universellen, himmlischen Schöpferkraft, die dem Menschen mitgegeben wurde) ist eher immateriell und steht in enger Verbindung mit unserer unsterblichen Wanderseele *hun*. Zwischen *jing* und *shen* vermittelt das *Qi*. Das Gehirn ist in seiner Bedeutung als materieller Träger und Sitz der Geistesfunktion durchaus richtig eingeschätzt worden. Es gehört als eines der sechs außerordentlichen *Yang*-Organe zum „Mark" und entstammt damit der Essenz *jing*.

Die Seelen *hun* und *po*

Es gab und gibt in der chinesischen Philosophie auch die Vorstellung von individuellen, geistigen Kräften, die nach dem Tod des Individuums weiterleben und Träger seines persönlichen Schicksals sowie seiner besonderen Persönlichkeitsmerkmale sind. Meist ist von zwei Seelen, einer „Körperseele" und einer „Wanderseele" die Rede (vgl. *ba* und *ka* im alten Ägypten). Es wurden allerdings zu Zeiten auch mehr Seelen postuliert (bis zu 3 *hun* und 7 *po*; Linck 2000).

Die in der Leber (also im Bauchraum, wo auch in unserem Kulturkreis häufig Ahnungen und Gefühle gespürt werden) ansässige Wanderseele *hun*, die für die Intuition und die Verbindung zur Welt des Unbewussten steht, regiert Nacht und Träume, wenn das Bewusstsein *shen* sich ins Herz-Blut zurückgezogen hat und steht in enger Verbindung mit dem *shen*. Sie kann sich in tiefer Meditation oder im Traum vom Körper lösen und vermittelt dem Menschen neben dem spirituellen Aspekt auch ein Gefühl für die Richtung, die er seinem Leben geben sollte. Die Wanderseele *hun* lebt nach dem Tod des Körpers im Jenseits weiter, um vielleicht später wiedergeboren zu werden, während die Körperseele *po* vergänglich ist und mit dem verwesenden Körper dahinschwindet.

Die Körperseele *po* wohnt in der Lunge. Sie befähigt uns, „Schmerz und Jucken wahrzunehmen" *(Neijing)* und lässt z. B. ein Neugeborenes um Nahrung weinen und die Brust der Mutter suchen. Sie steht somit für unsere vorbewusste, sensorische und vegetative Empfindungsfähigkeit.

> Möglicherweise – die Spekulation sei erlaubt – ist die Dreiteilung in eine Ebene bewusster Wahrnehmung, das Unterbewusstsein und eine Ebene der „Bewusstlosigkeit", in der aber noch körperlich wahrgenommen werden kann (Apalliker, Mittelhirnsyndrom), nicht nur philosophisch begründet, sondern auch aus der Beobachtung von Schädel-Hirn-Traumatisierten in verschiedenen Stadien entstanden.

Denken und Gefühl

Während sich in unserem Kulturkreis Seele, Psyche und Gefühle auf das Herz konzentrieren, sind die Gefühle des Chinesen ebenso wie seine verschiedenen geistigen Qualitäten dezentralisiert im Körper zu finden, dort, wo sie situativ gespürt und erlebt werden können (s. 2.2; Tab. 9.5 und 9.6). Ist dieses Konzept heute noch von klinischer Relevanz?

Tabelle 9.5 Die *Qi jing* oder 7 Aspekte des Geistes

shen	Bewußtsein	xin	Herz
po	die vergängliche Körperseele	*fei*	Lunge
hun	die unsterbliche Wanderseele	*gan*	Leber
yi	Vorstellungskraft (aber auch Erinnerung)	*pi*	Milz
zhi	Weisheit (oder Tugend?)	*pi*	Milz
jing	Struktivkraft des Geistes, ererbter IQ	*shen*	Niere
zhi	Wille, Ideal, Zielstrebigkeit, Gedächtnis	*shen*	Niere

Die Pharmakologin C. Pert, Entdeckerin der Endorphine und Wegbereiterin der SSRI (Serotonin-Reuptake-Hemmer), die sich selbst als „Molecular-Reichianerin" bezeichnet, ist davon überzeugt, dass Emotionen die Brücke zwischen Körper und Geist darstellen und dass sie in Neuropeptiden und ihren Rezeptoren das biologische Korrelat der Emotionen gefunden hat. Wenn diese Körper-Emotionen vorbewusst bleiben und nicht auf höheren Bewusstseinsebenen integriert und der kognitiven Bearbeitung zugänglich gemacht werden können sie – so Pert – erhebliche Bedeutung als Krankheitsfaktor gewinnen.

Neuropeptide werden nicht nur im Gehirn, sondern in allen wesentlichen Organen und sogar in der Muskulatur exprimiert, gefühlt und (samt der zugehörigen emotionalen Erinnerung) gespeichert, d. h. dass die entsprechenden Emotionen tatsächlich auch dezentral im Körper wahrgenommen werden. In Perts eigenen Worten:

> *„In the end I find I can't separate brain from body. Consciousness isn't just in the head, nor is it a question of mind over body. If one takes into account the DNA directing the peptides, body is the outward manifestation of the mind."*
> (zit. in Grodzki 1995)

Somit gelangt die moderne neurobiologische Forschung zu Ergebnissen, die in wesentlichen Bestandteilen, an das psychosomatische Konzept der TCM erinnern.

Tabelle 9.6 Die 7 emotionalen Faktoren der chinesischen Medizin

xi	Freude	*xin*	Herz
nu	Zorn	*gan*	Leber
si oder *yousi*	Nachdenken	*pi*	Milz
you	Sorge	*fei*	Lunge
kong	Angst	*shen*	Niere
jing	Schrecken, Schock	*xin*	Herz
bei	Trauer	*fei*	Lunge

Noch einmal zusammengefasst lässt sich feststellen, dass sich die Akupunktur durch einige Besonderheiten als psychosomatische Medizin qualifiziert, denn

- sie trennt nicht strikt zwischen Psyche und Soma
- sie richtet sich an das *Qi*, das zwischen beiden vermittelt
- der Akzent liegt in Physiologie und Pathologie auf der Funktion, nicht auf der Struktur
- das Befinden ist ebenso Grundlage der Diagnose wie der Befund
- Krankheit und Schmerz bedürfen nicht zwingend eines morphologischen Substrates (was im Kontakt mit dem Patienten oft eine erhebliche Entlastung bedeutet)
- seit jeher wurden emotionale Faktoren als Krankheitsursachen erkannt
- sie wird in einigen Kernaussagen von Erkenntnissen der westlichen Psychosomatik und der neurobiologischen Forschung gestützt.

9.7.2 Emotionale und affektive Störungen in der TCM

In China wird intrapsychischen Prozessen nicht erst seit Mao wesentlich geringerer Wert beigemessen als im Westen; auch werden dort seelische Beeinträchtigungen häufig allein anhand körperlicher Symptome formuliert (oder darauf reduziert).

Echte affektive Störungen – *kuang, Yang*-Verrücktheit (entsprechend einer halluzinatorischen, agitierten Psychose oder einer schweren Manie) und *dian, Yin*-Verrücktheit (entsprechend dem schweren depressiven Schub einer bipolaren affektiven Störung oder einer katatonischen Starre) – wurden früher entweder als Resultat einer Besessenheit durch Totengeister oder Dämonen oder aber als Erkrankungen durch *feng xie*, Wind-Übel verstanden, während die jüngere TCM meist von Schleim-Erkrankungen spricht.

Psychosen sind im außerklinischen Bereich allerdings als Kontraindikationen für die Akupunktur anzusehen. Emotionale Störungen (*yu zheng*, Depression; *zang zao*, Hysterie, ebenso wie die vegetative Dystonie oder leichtere Angststörungen, *hai pa*) stellen eine gute Indikation dar, auch wenn sie in chinesischen Standardwerken selten Berücksichtigung finden.

9.7.3 Therapie emotionaler Störungen mit Akupunktur

Körperliches und seelisches Wohlbefinden hängen davon ab, dass der Körper ausreichend mit *Qi* und Blut-*Xue* versorgt ist und das *Qi* frei fließen kann. Das *Yin* sorgt für Ausgleich und Ruhe. Fehlen im Körper *Qi* oder *Yang*, oder kann das *Qi* nicht frei fließen, so entstehen lethargisch-depressive Zustände, wobei Adynamie und Müdigkeit im Vordergrund stehen. Fehlt Blut-*Xue*, kommen Gedächtnisschwäche, Schwindel, Schlafstörungen – neben den körperlichen Zeichen des Blut-*Xue*-Mangels (trockene Haut, Sehstörungen oder Sensibilitätsstörungen) dazu. Fehlt *Yin* oder überwiegt das *Yang*, treten Schlafstörungen, Neurasthenie, Hysterie und Unruhe in den Vordergrund.

Das Herz als Ort des Bewusstseins und der Wahrnehmung hat eine übergeordnete Funktion, da es als Filter und zentrale Schaltstelle dient. Von daher kommt der Behandlung des Herzens in der Therapie emotionaler Störungen besondere Bedeutung zu.

Müdigkeit, Erschöpfung, Depressionen

Neurotische oder reaktive Depressionen, chin. *yu zheng*, entsprechen meist Dysfunktion von Leber- und/oder Milz, kommen aber auch im Rahmen anderer Muster vor. Hier sind noch einmal die wichtigsten emotionalen Beeinträchtigungen in Beziehung zu den 5 *zang*-Organen gesetzt (Tab. 9.7).

Tabelle 9.7 Emotionale Beeinträchtigungen in Beziehungen zu den 5 *zang*-Organen

pathologische Trauerverarbeitung, fehlende Abgrenzungsfähigkeit, emotionaler Stress	**Lunge**
Burn-out-Syndrom, Erschöpfung, Überarbeitung	**Milz**
ängstlich-depressive Grundhaltung	**Niere**
Unruhe, Neurasthenie, affektive Psychosen, posttraumatische Belastungsstörung, Angsterkrankungen und Panikstörungen	**Herz**
reizbare Depression, Aggressionskonflikte, Frustration, aber auch Erschöpfung und Müdigkeit; bei emotionalen Störungen oft im Vordergrund als das Organ, das für den freien Fluss der Emotionen zuständig ist	**Leber**

Auch nach aktueller Studienlage hat sich die Akupunktur als wirksam bei milden Angststörungen, leichten bis mittelschweren Formen der Depression und bei Schlafstörungen erwiesen. Es versteht sich von selbst, dass sie im Normalfall Bestandteil eines mehrdimensionalen Therapiekonzeptes sein wird, in dem neben ordnungstherapeutischen und psychotherapeutischen Maßnahmen vielleicht auch gelegentlich Medikamente eingesetzt werden (z. B. aus dem Bereich der Phytotherapie). Dabei gilt es jedoch zu beachten, dass trizyklische Antidepressiva, MAO-Hemmer, SSRI und Serotoninantagonisten in höheren Dosen die Wirkung der Akupunktur erheblich beeinträchtigen können. Das Therapiekonzept ergibt sich aus den Punkten der Behandlung des Grundmusters sowie evtl. adjuvant eingesetzten psychotropen Punkten.

In der Körperakupunktur überwiegen die vegetativ entkoppelnden und sedierenden Punkte, während die Ohrakupunktur einige hochwirksame stimmungsaufhellende (und natürlich auch entspannende) Punkte bietet. Daher sollte die Ohrakupunktur unbedingt in das Konzept mit eingebunden werden (s. 6.3.5, Psychotrope Punkte).

Am Körper können als vegetativ ausgleichende und stimmungsaufhellende Punkte bei allen Mustern eingesetzt werden:

Yintang
Du 23 und Du 24
Pe 3, Pe 6 und Pe 7

Am Ende des Abschnitts findet sich eine Übersicht über alle Körperakupunktur-Punkte, denen eine psychotrope Wirkung zugestanden wird (Tab. 9.8, S. 370).

Bei den im folgenden beschriebenen *Qi*-Mangel-Syndromen stehen Erschöpfung, Leistungsknick und Müdigkeit im Vordergrund. Zwar kann ein ausgeprägtes Morgentief vorliegen, der Nachtschlaf ist jedoch im allgemeinen unbeeinträchtigt. Hinzukommen spezifische Symptome je nach Funktionskreisbezug. Allerdings wird die Störung nicht immer an einem bestimmten Organ oder Funktionskreis festgemacht; häufig wird auch von einer allgemeinen *Qi*-Schwäche oder einer Schwäche von *Qi* und Blut-*Xue* gesprochen. Fehlt nicht nur *Qi*, sondern auch *Yang*, treten neben den typischen körperlichen Symptomen des *Yang*-Mangels die gleichen psychischen Beeinträchtigungen auf; nur sind Müdigkeit und Lethargie noch ausgeprägter. In der Therapie steht dann die Moxibustion im Vordergrund.

Allgemeine *Qi*-Schwäche

Klinik: z. B. Fibromyalgie, somatoforme Schmerzstörung, chronisches Müdigkeitssyndrom
Symptome: Müdigkeit, Blässe, Leistungsknick, spontanes Schwitzen am Tag, evtl. weitere Symptome wie Infektanfälligkeit, orthostatische Probleme, chronischer Spannungskopfschmerz, unspezifische myofasziale Schmerzen und andere somatoforme Störungen; *Zunge:* unauffällig oder blass; *Puls:* schwach, kraftlos
Therapie: Ma 36⊕, Mi 6⊕, Ren 6⊕, weitere Punkte nach Symptomatik

Allgemeine Schwäche von *Qi* und Blut-*Xue*

Symptome: s. o. plus Zeichen des Blut-*Xue*-Mangels; d. h. Palpitationen, Wadenkrämpfe oder Parästhesien in den Extremitäten, Schlafstörungen; *Zunge:* blass und trocken; *Puls:* schwach, dünn
Therapie: Ma 36⊕, Mi 6⊕, Ren 6⊕, Mi 4⊕, Bl 17⊕, weitere Punkte nach Symptomatik

Lungen-*Qi*-Schwäche

Symptome: Müdigkeit, auffällige Blässe, spontanes Schwitzen am Tag, Ängstlichkeit, Schwächegefühl, Dyspnoe, leise Stimme, Infektlabilität; oft nach schweren Lungenerkrankungen oder psychischen Traumata; *Zunge:* meist unauffällig; *Puls:* schwach
Therapie: Lu 7 oder Lu 9⊕, Bl 12 oder Bl 13⊕, Du 12⊕, Ma 36⊕, Mi 6⊕, Ren 17⊕

Milz-*Qi*-Schwäche

Symptome: Müdigkeit, Depressivität, blassgelbes Hautkolorit, spontanes Schwitzen tags, Ängstlichkeit, Schwächegefühl, Oberbauchbeschwerden, Appetitmangel,

weiche Stühle; *Zunge:* blass, Zahneindrücke, evtl. geschwollen; *Puls:* schwach oder sanft
Therapie: Ma 36⊕, Mi 6⊕, Ren 6 und Ren 8 **Moxa**, Ren 12⊕, Bl 20⊕

Herz-*Qi*-Schwäche

Symptome: Müdigkeit, Blässe, spontanes Schwitzen am Tag, Ängstlichkeit, Schwächegefühl, Belastungsdyspnoe, Palpitationen; *Zunge:* meist unauffällig; *Puls:* schwach oder dünn
Therapie: He 5⊕, Bl 15⊕, Pe 6⊕, Ren 6⊕, Ren 17⊕, Ma 36⊕, Mi 6⊕

Nieren-*Qi*-Schwäche

Symptome: Müdigkeit, Blässe, spontanes Schwitzen am Tag, dunkel-gräuliches Hautkolorit, Ängstlichkeit, Schwächegefühl, Rückenschmerzen, sexuelle Störungen; *Zunge:* meist unauffällig; *Puls:* schwach
Therapie: Ni 3⊕, Ni 7⊕, Bl 23⊕, Ren 6⊕, Ren 4, Ma 36⊕, Mi 6⊕

> Es gibt auch Fülle-Erkrankungen, die zu Abgeschlagenheit und Müdigkeit bis hin zu schweren Depressionen führen können. In der Praxis sicherlich am häufigsten ist die Leber-*Qi*-Stagnation, die oft zusammen mit einer Milz-*Qi*-Schwäche vorkommt.

Leber-*Qi*-Stagnation

(s. 9.1.2, 9.4.2 und 9.6.1)
Symptome: Stimmungswechsel zwischen Depression und „Explodieren", Allgemeinsymptome in Thorax und Oberbauch, Globusgefühl, Seufzen, Durchschlafstörungen (1 – 3 Uhr, Maximalzeit der Leber), prämenstruelles Syndrom, Kopfschmerzen, oft erhebliche Depressivität mit Müdigkeit und Abgeschlagenheit; *Zunge:* meist unauffällig, evtl. geschwollener Rand; *Puls:* saitenförmig
Therapie: Le 3⊖, Pe 6, SJ 5⊖, SJ 6⊖, Gb 34⊖, Ma 36, Mi 6, Ren 6, Ren 17, *Yintang*

> Der im folgenden beschriebene Symptomenkomplex erinnert deutlich an die charakteristischen Allgemeinbeschwerden einer (chronischen) Sinusitis. Kann man keinen Schleim in den Atemwegen oder in der Nase beobachten, muss es sich nach Ansicht der TCM eben um „nichtsubstantiellen" Schleim handeln, der die Sinnesöffnungen verlegt und den Geist benebelt; d. h. auch hier wird dem subjektiven Empfinden des Patienten vorrangiger Stellenwert zugewiesen. Hier kommt es nicht nur zu Müdigkeit und Niedergeschlagenheit, sondern auch zu mehr oder weniger ausgeprägten mnestischen und kognitiven Beeinträchtigungen.

Schleim/Feuchtigkeit

Symptome: Lethargie, Benommenheit, Schwindel, Konzentrationsstörungen, dumpfe Kopfschmerzen, Sekretabsonderungen (Rachen, Sinusitis!); *Zunge:* geschwollen, klebriger Belag; *Puls:* schlüpfrig
Therapie: Pe 6, Mi 6⊕, Ma 36⊕, Ren 6⊕, Ma 8, Ma 40⊖, Mi 3, Du 20⊖, Ren 12, Ren 22⊖

Natürlich können auch Blut-*Xue*- und *Yin*-Mangel zu Erschöpfung und Depression führen. Da dann jedoch auch Schlafstörungen im Vordergrund stehen, werden die entsprechenden Syndrome im nächsten Abschnitt besprochen.

Schlafstörungen

Während des Schlafes ruht der Geist *shen* im Herzen, die Wanderseele *hun*, die für unsere Verbindung zur unbewussten Welt und zur Ideenwelt sorgt, zieht sich in die Leber zurück. Ein gesunder Schlaf, erholsam und nicht durch Träume gestört, hängt entscheidend davon ab, dass Herz und Leber durch ihr Blut bzw. *Yin* Geist und Wanderseele ausreichend halten und verwurzeln können; sonst kann sich der Geist nicht erholen und die Wanderseele schweift während des Schlafes unruhig umher und bringt von ihrer Reise Alpträume und Unruhe mit.

Man sollte daher auch auf einen Spiegel im Schlafzimmer verzichten, die Wanderseele erschrickt nämlich leicht, wenn sie sich im Spiegel sieht – so will es der Volksglaube.

Beeinträchtigungen der Schlafqualität finden wir hauptsächlich bei **Hitze-Erkrankungen der Leber bzw. des Herzens**, bei denen es zu einer Beeinträchtigung von Blut und *Yin* kommt bzw. bei **Leere von Blut- und *Yin*** von **Herz, Niere und Leber**. Diagnose und Therapiekonzept ergeben sich nicht nur aus der Art der Schlafstörung, sondern auch anhand begleitender Symptome sowie der konstitutionellen Einschätzung.

Einige Punkte können symptomatisch bei allen Mustern eingesetzt werden:

Ex *Anmian* I und II (am Mastoid; 1 *cun* dorsal SJ 17 oder 1 *cun* ventral Gb 20; eigentlich wirken alle Punkte um die Schädelbasis sympathicolytisch)
Gb 12, Du 20 *Baihui* mit den *Sishencong*, He 7
vegetativ entspannende Ohrpunkte, z. B. *shen men*, Polster, Jérome und Retro-Jérome, Herz u. a.

Das Therapiekonzept für die im folgenden besprochenen Syndrome ergibt sich aus den Punkten zur Behandlung des Grundmusters sowie einem oder mehreren symptomatischen Punkten aus Ohr- oder Körperakupunktur.

Schlafstörungen: Fülle-Muster

Leber-Feuer

Symptome: Im Vordergrund stehen Durchschlafstörungen durch einen hohen Sympathicotonus, meist ohne schwer wiegende Tagesmüdigkeit: unruhiger Schlaf, lebhafte und aufregende Träume, Reizbarkeit, morgendlicher bitterer Mundgeschmack, Kopfschmerzen, Durst (s. 9.4.2, Leber-Feuer); *Zunge:* rot, praller Rand, gelber Belag; *Puls:* schnell, voll, saitenförmig

Therapie: Le 2⊖, Le 3⊖, Gb 43⊖, Gb 20⊖, Bl 18 und/oder Bl 47 (⊖ oder blutiges Schröpfen), Du 23, *Yintang*, Du 20⊖, Pe 6, Mi 6⊕

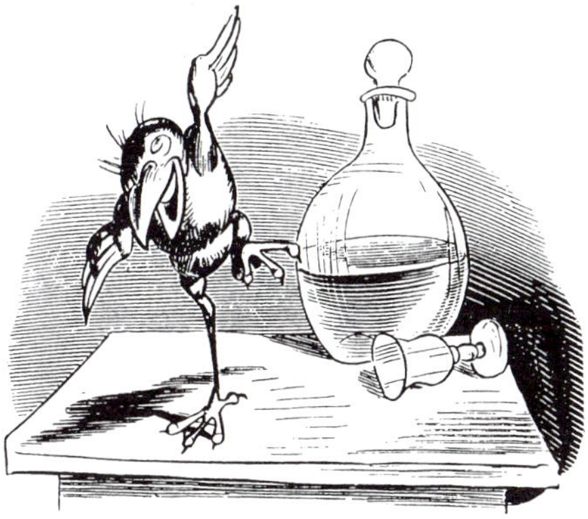

Abb. 9.12 ... typisches Verhalten eines Manikers mit Herz-Feuer (Aus: Wilhelm Busch, Hans Huckebein)

Herz-Feuer

Symptome: Schwere Durchschlafstörungen führen zu emotionalen und kognitiven Beeinträchtigungen am Tag, seltener zu Müdigkeit: häufiges Aufwachen, quälende Alpträume nachts, Unruhe und Rastlosigkeit bis hin zu manischen Zuständen (Abb. 9.12), Palpitationen, Panikattacken tags; hinweisgebend: Zungengeschwüre, v. a. an der Zungenspitze; *Zunge:* rot, v. a. an der Spitze, dort evtl. purpurn, kleine Ulzerationen; *Puls:* schnell, voll

Therapie: He 7⊖, He 8⊖, Pe 6, Di 11⊖, Bl 15⊖, Bl 44 (⊖ oder blutiges Schröpfen), Ren 14⊖, Ren 15⊖, Mi 6⊕

Nahrungs-Stagnation im Magen

Symptome: Durchschlafstörungen und Tagesmüdigkeit in Verbindung mit gastrointestinalen Symptomen: Appetitlosigkeit, Völlegefühl im Oberbauch, Aufstoßen, Übelkeit, Mundgeruch, häufiges Aufwachen, unruhige Träume (Abb. 9.13). Wichtig: Ordnungstherapie! Keine Mahlzeiten nach 19.00 Uhr, nicht zu schnell, nebenbei und unregelmäßig essen (kann langfristig zu einer Schleim-Hitze-Erkrankung des Magens führen); *Zunge:* dicker, klebriger Belag; *Puls:* voll, schlüpfrig

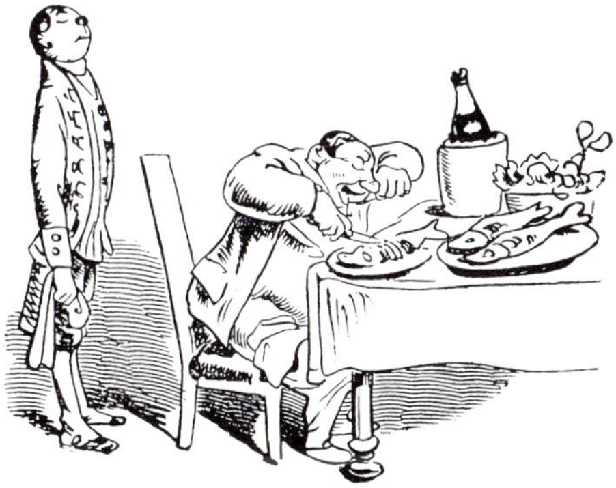

Abb. 9.13 Zu hastiges und reichliches Essen am Abend führt zu Nahrungs-Stagnation im Magen (Aus: Wilhelm Busch, Die fromme Helene)

Therapie: Ma 40⊖, Ma 44⊖, Ren 12 (evtl. zusätzlich Ren 10, Ren 11, Ren 13), Ma 21, Bl 21, Gb 34⊖, Pe 6, Ma 8

Schleim oder Schleim-Hitze (wird meist bezogen auf Magen oder Herz)

Symptome: im Vordergrund ist die Tagesmüdigkeit; während der Patient selbst meint, er hätte nachts kein Auge zugetan, wird der Partner häufig schildern, dass er

laut schnarchend geschlafen habe: unruhiger, traumreicher, wenig erholsamer Schlaf, Schweregefühl, Schwindel, Kopfschmerzen, Benommenheit, Leistungsknick und leichte Übelkeit tagsüber, morgens klebriger, zäher Schleim im Mund, Schnarchen! (Das hier beschriebene Krankheitsbild dürfte einem klassischen Schlaf-Apnoe-Syndrom entsprechen.); *Zunge:* evtl. gerötet, Zahneindrücke; dicker, klebriger, evtl. gelber oder bräunlicher Belag; *Puls:* voll, schlüpfrig, evtl. beschleunigt
Therapie: Ma 40⊖, Ren 12, Ren 22⊖, Mi 3, Mi 6⊕, Bl 20⊖, Di 11⊖, Ma 8⊖, *Yintang*, Pe 6

Schlafstörungen: Leere-Muster

Herz-Blut-Mangel

> Der Herz-Blut-Mangel ist häufig Folge einer chronischen Milz-*Qi*-Schwäche. Er findet sich z. B. bei Patienten mit Fibromyalgie oder chronischem Spannungskopfschmerz. Hier kombinieren sich Ein- und Durchschlafstörungen; die Patienten klagen auch meist über eine erhebliche Tagesmüdigkeit.

Symptome: Einschlafstörungen, Träume und Hochschrecken in den frühen Morgenstunden, Müdigkeit v. a. mittags; Ängstlichkeit, Panikattacken, Palpitationen, Gedächtnisstörungen, Blässe, abnorme Ermüdbarkeit; *Zunge:* blass, trocken; *Puls:* dünn, schwach
Therapie: Ma 36⊕, Mi 6, He 5, He 7, Mi 4, Bl 15, Bl 17, Bl 20, Du 24, Ren 14, Ex HN 3

Leber-Blut-Mangel

> Der Leber-Blut-Mangel tritt besonders häufig bei Frauen auf, v. a. im Klimakterium, nach mehreren Geburten oder nach langen Phasen mit starken Blutverlusten (z. B. Hypermenorrhö), kommt aber auch konstitutionell vor. Wichtige Hinweise liefert die Zyklusanamnese (Nachlassen der Blutungsintensität, Leere-Zeichen verstärkt am Ende der Mens und in der ersten Zyklushälfte).

Symptome: Unruhiger Schlaf, Schlafwandeln, Reden im Schlaf, lebhafte Träume, Durchschlafstörungen, Tagesmüdigkeit v. a. nachmittags; Schwindel, Benommenheit, Sehstörungen (Nachtblindheit, Mouches volantes), Kopfschmerzen, trockene Haut und Schleimhäute, splitternde Nägel, Kribbeln in Armen und Beinen und Wadenkrämpfe; nach TCM auch fehlendes Gefühl für die richtige „Richtung" im Leben, da die Wanderseele *hun* nicht ausreichend verankert ist; *Zunge:* blasse, v. a. am Rand, dort manchmal auffällige orange-blasse Tönung; *Puls:* dünn, schwach
Therapie: Ma 36⊕, Mi 6⊕, Ren 6⊕, Ren 12⊕, Mi 4⊕, Pe 6, Le 8⊕, Bl 17⊕, Bl 18, Bl 47, Ren 4

> In der Praxis kommen Herz- und Nieren-*Yin*-Mangel meist zusammen vor und können nicht immer klar voneinander abgegrenzt werden; v. a. dann nicht, wenn der Herz-*Yin*-

Mangel seine Wurzel in einer Erschöpfung des Nieren-*Yin* hat (hohes Alter, Z. n. chronischen Hitze-Erkrankungen). Ein isolierter Herz-*Yin*-Mangel kommt nach fieberhaften Erkrankungen des Thorax (Pneumonie, Scharlach, Myokarditis) oder nach schweren seelischen Traumata vor.

Herz-*Yin*-Mangel

Symptome: Im Vordergrund stehen Durchschlafstörungen und eine seelische „Dünnhäutigkeit": häufiges Aufwachen, der Patient kann meist ab 3 oder 4 Uhr nicht mehr weiterschlafen; tagsüber psychische Unruhe, Palpitationen, Gedächtnisstörungen, Erschöpfung, 5 Flächen-Hitze, trockener Rachen; *Zunge:* rot, belaglos, Risse v. a. an der Spitze; *Puls:* dünn, evtl. schnell
Therapie: He 5⊕, He 8⊖, He 1, Bl 15, Ren 14, Mi 6⊕, Ren 4⊕, Ni 6⊕

Nieren-*Yin*-Mangel

Symptome: erhebliche Einschlafstörungen, Aufwachen in den frühen Morgenstunden; allgemeine Leere-Hitze-Zeichen, Nachtschweiß, Neurasthenie; Tinnitus, Lumbalgie; typische Schlafstörungen des alten Menschen; *Zunge:* rot, trocken, rissig, manchmal insgesamt klein, belaglos; *Puls:* dünn oder trommellederförmig
Therapie: Ren 4⊕, Ni 6⊕, Mi 6⊕, He 7, Bl 23⊕, Bl 15, Bl 52⊕

Leber-*Yin*-Mangel

Auch der Leber-*Yin*-Mangel ist eine häufige Erscheinung des Klimakteriums und tritt oft kombiniert mit einem Leber-Blut-Mangel oder – noch häufiger – in Verbindung mit einem Nieren-*Yin*-Mangel auf. Ein anderer Entstehungsmodus ist der auf dem Boden eines chronischen Leber-Feuers. Fast immer begleiten ihn Symptome des aufsteigenden Leber-*Yang* (s. 9.6.1, Klimakterische Beschwerden).
Symptome: Durchschlafstörungen, Tagesmüdigkeit, vegetative Übererregbarkeit, Schwindel, Tinnitus, Zeichen des *Yin*-Mangels, labile Hypertonie, Hitzewallungen, Kopfschmerzen; *Zunge:* rot, trocken, manchmal auffällig dünner, „welker" Rand; *Puls:* dünn, schnell
Therapie: Mi 6⊕, Ni 6⊕, Ren 4⊕, Le 8⊕, Pe 6, Le 2⊖, Bl 18, plus symptomatische Punkte

Schlafstörungen gehören zu besonders guten Indikationen für die Akupunktur, v. a. wenn man dem Patienten noch einige einfache ordnungstherapeutische Regeln an die Hand gibt, wie z. B. das Meiden von zu reichlichem Essen, zu aufregenden Krimis und zu vielen Zigaretten vor dem Schlafengehen. Allerdings sollte man bei Patienten, die einen Abusus mit Benzodiazepinen betreiben die Erwartungen nicht allzu hoch ansetzen. Im Vordergrund steht zunächst der Entzug, der zwar sehr gut mit Akupunktur unterstützt werden kann, aber nur in Ausnahmefällen einmal ambulant durchgeführt wird. Auch bei Patienten mit Schlaf-Apnoe-Syndrom steht die Akupunktur nicht als alleiniges Verfahren im Vordergrund. In der Praxis sollte man es vermeiden, die Patienten in den frühen Morgenstunden einzubestellen: der vegetativ entspannende Effekt der Akupunktur lässt sonst einen ausgedehnten Mittagsschlaf folgen. Abends ist der Patient dann wach und ausgeschlafen.

Tabelle 9.8 Punkte, die den Geist beeinflussen

Lu 11	Unruhezustände, öffnet die Sinne; eines der 13 „Dämonenlöcher"
Di 11	Unruhezustände, psychovegetative Erkrankungen
Ma 36	psychovegetative und mentale Störungen, roborierend
Ma 40	mentale Störungen, Schwindel, klärt und beruhigt den Geist
Ma 23, Ma 24, Ma 41, Ma 45	wirken beruhigend auf den Geist
He 3	Nervosität, agitierte Depression, Unruhe, Gedächtnis- und Konzentrationsstörungen
He 4, He 6	Unruhezustände
He 5	Depressionen, psychovegetative Dystonie, wirkt stimmungsaufhellend
He 7	psychovegetative Dystonie, Depressionen, Unruhe, Schlafstörungen, Prüfungsangst
He 8, He 9	agitierte und nervöse psychovegetative Störungen
Dü 2, Dü 3	Schlafstörungen, Unruhe
Bl 10	Schlafstörungen
Bl 62	Schlafstörungen, wirkt beruhigend
Bl 65, Bl 66	wirken beruhigend auf den Geist
Bl 42 *Pohu**	bei psychosomatischen Störungen, die im entsprechenden Segment somatisiert werden – „Tor der Körperseele"
Bl 44 *Shentang**	bei psychosomatischen Störungen, die im entsprechenden Segment somatisiert werden – „Halle der Geisteskraft"
Bl 47 *Hunmen**	bei psychosomatischen Störungen, die im entsprechenden Segment somatisiert werden – „Tor der Wanderseele"
Bl 49 *Yishe**	bei psychosomatischen Störungen, die im entsprechenden Segment somatisiert werden – „Sitz der Vorstellungskraft"
Bl 52 *Zhishi**	bei psychosomatischen Störungen, die im entsprechenden Segment somatisiert werden – „Sitz des Willens"
Bl 42 *Pohu**	bei psychosomatischen Störungen, die im entsprechenden Segment somatisiert werden
Bl 44 *Shentang**	bei psychosomatischen Störungen, die im entsprechenden Segment somatisiert werden
Bl 47 *Hunmen**	bei psychosomatischen Störungen, die im entsprechenden Segment somatisiert werden
Bl 49 *Yishe**	bei psychosomatischen Störungen, die im entsprechenden Segment somatisiert werden
Bl 52 *Zhishi**	bei psychosomatischen Störungen, die im entsprechenden Segment somatisiert werden
Ni 3	Libidostörungen, Schlafstörungen
Ni 6	Schlafstörungen, Absencen, Depressionen

* Bei diesen Punkten weist schon der Name auf ihren Wirkort hin!

Pe 3	Depressionen (fraglich stimmungsaufhellend)
Pe 4, Pe 5	Unruhezustände
Pe 6	Depressionen, Schlafstörungen, beruhigt und klärt den Geist
Pe 7	Depressionen, Affektlabilität, vegetative Dystonie
Pe 8	Unruhe, Schlafstörungen
Gb 4	Benommenheit
Gb 9	depressive Störungen
Gb 12	Schlafstörungen, sympathicolytisch
Gb 13	Benommenheit, Depressionen
Gb 20	Schlafstörungen, sympathicolytisch
Gb 35	Depressionen, Unruhezustände
Gb 36	Depressionen
Gb 43	beruhigende Wirkung
Gb 44	Unruhe, Schlafstörungen mit vielen Träumen
Le 3	vegetative Dystonie, agitierte Depressionen, Hysterie, Schlafstörungen, wirkt beruhigend
Du 8	sedierend
Du 11	TCM: „herzstärkend“, bei Schlafstörungen, Vergesslichkeit, Hysterie
Du 12, Du 13, Du 14	beruhigende Wirkung bei Unruhe
Du 16	Schlafstörungen, agitierte Depressionen, Unruhe
Du 17, Du 18, Du 19	Benommenheit, Konzentrationsstörungen, Depressionen, Angststörungen
Du 20	vegetative Dystonie, Schlafstörungen, Depressionen
Du 23	Depressionen
Du 24	Schlafstörungen, vegetative Dystonie, Depressionen
Du 26	schwere Depression, Agitation, Manie, Bewusstseinsstörungen
Ren 4	sexuelle Störungen, schwache Konstitution, Neurasthenie
Ren 6	schwache Konstitution, Leistungsminderung, Konzentrationsstörungen, unspezifischer Schwindel
Ren 14	funktionelle Herzbeschwerden, Depressionen, Schlafstörungen, Unruhezustände, beruhigt Herz (*Mu*-Punkt) und Geist
Ren 15	Manien, Unruhezustände, Angstzustände, funktionelle Herzbeschwerden; TCM: *Luo*-Punkt, geistig beruhigend
Ren 17	Palpitationen, funktionelle Herzschmerzen, vegetative Dystonie
Ex Hn 1, Ex Hn *Anmian*	Schlafstörungen, Unruhe
Ex Hn 3	depressive Störungen, Benommenheit, Konzentrationsstörungen

* Bei diesen Punkten weist schon der Name auf ihren Wirkort hin!

9.7.4 Therapie von Suchterkrankungen

Opiatabhängigkeit, Analgetika- oder Benzodiazepinabusus hat es im alten China nicht gegeben; sicherlich aber den Alkoholabusus. So wie gewürdigt wurde, dass Wein in maßvollen Dosen „das Herz weitet" und „das *Shen* harmonisiert", wurde andererseits vor übermäßigem Alkoholkonsum und der daraus resultierenden Zügellosigkeit und Haltlosigkeit nachdrücklich gewarnt (Linck 2000). Eine historisch überlieferte Zuordnung der Alkoholkrankheit zu bestimmten TCM-Syndromen gibt es allerdings nicht.

Eine typische „Sucht-Persönlichkeit" gibt es auch in der Vorstellung der modernen Psychiatrie nicht; allerdings können aus der Wahl des Suchtmittels doch gelegentlich Rückschlüsse auf bestimmte Persönlichkeitsmerkmale getroffen werden. Die medizinische, vegetative und biographische Anamnese sowie die aus der Suchterkrankung resultierenden körperlichen und psychischen Beeinträchtigungen helfen ebenfalls bei der Einschätzung.

Alkoholmißbrauch

Nur in seltenen Fällen und bei bester Compliance des Patienten wird man – dann natürlich unter engmaschiger Überwachung – ambulant einen Alkoholentzug durchführen. Zwar tritt nicht bei jedem Alkoholkranken im Entzug ein Delir auf, dessen Mortalität liegt jedoch auch heute noch um 5 %; zu bedenken ist auch, dass es – wenn beim Prädelir der „point of no return" überschritten wird – selbst dann noch zu dramatischen Verläufen kommen kann, wenn unverzüglich medikamentös behandelt wird. Die Akupunktur ist daher als adjuvantes Verfahren anzusehen, das überwiegend unter klinischen Bedingungen zum Einsatz kommen sollte.

Alkohol wirkt anxiolytisch, vegetativ entspannend und analgetisch, bei den meisten Konsumenten – in Abhängigkeit von der eingenommenen Dosis – auch anregend und enthemmend, in hohen Dosen fast immer sedierend. Daher wird die Droge Alkohol häufig als „Selbst-Therapieversuch" (Dörner 1978) angewandt von Patienten mit

- sozialen Problemen und Anpassungsstörungen
- Schmerzerkrankungen
- neurotischen Depressionen
- Angsterkrankungen und posttraumatischen Belastungsstörungen
- psychotischen Erkrankungen (Abwehr einer psychotischen Krise).

Im Verständnis der TCM handelt es sich beim Alkohol um eine scharfe, heiße Droge, die hervorragend geeignet ist, (Leber-)*Qi*-Stagnation zu beseitigen („Frusttrinker"). Ein erhöhter Alkoholkonsum führt zunächst zur Ansammlung von Feuchtigkeit und Hitze im Körper; langfristig resultiert eine Schädigung des *Yin*. In Abhängigkeit vom Typus der Alkoholkrankheit und des Schweregrades der Erkrankung finden sich vorwiegend folgende TCM-Syndrome:

- Leber-*Qi*-Stagnation
- Leber-Feuer
- Leber-Feuer mit aufkommendem Leber-Wind (vgl.: Leber-Zirrhose; Korsakow-Syndrom)

- Herz-Feuer und Herz-Schleim-Feuer
- Magen-Feuer und Magen-Schleim-Feuer
- Leber-, Herz- und Nieren-*Yin*-Mangel

Therapie
Neben der Behandlung des Grundmusters kommen vorwiegend sedierende und vegetativ entspannende Punkte zum Einsatz.

Körperakupunktur

- *Du* 20 plus *Sishenzong*; Anmian, evtl. *Du* 26
- He 7, He 8, Pe 6, Pe 8, Pe 9, *Ren* 14 und *Ren* 15
- Gb 20, Gb 12, Le 2, Le 3

Ohrakupunktur (s. Kap. 6)

- *Shenmen* (55)
- Vegetativ I (51)
- Herz (100)
- Plexus solaris (83)
- das Suchtdreieck (s. 6.4.12)
- PT 2,3,4
- Jérome und Retro-Jérome
- sowie symptomatische Punkte

Adipositas

Auch hier ist die konstitutionelle Einschätzung sorgfältig zu treffen. Neben dem „fröhlichen Fresser", der mit Genuss und im Übermaß isst (Magen-Feuer) und dem „Frustfresser" (Leber-*Qi*-Stagnation, meist in Verbindung mit Milz-*Qi*-Schwäche) gibt es, wenn auch seltener, Patienten mit einem niedrigen Grundumsatz oder sogar endokrinen Störungen, die übergewichtig sind, obwohl sie nicht übermäßig essen (Nieren- und Milz-*Yang*-Mangel).

Das Behandlungsschema in der Körperakupunktur orientiert sich am Grundmuster. Folgende Akupunkturpunkte am Körper sollten immer eingesetzt werden:

- *Ren* 12
- Ma 36
- Mi 6
- Ohrakupunktur (s. 6.4.12)

Magen-Feuer

- Ma 21, Ma 36, Ma 40, Ma 44
- Di 11
- *Ren* 6, *Ren* 9, *Ren* 12
- Mi 6, Mi 69
- Bl 20, Bl 21
- sowie symptomatische Punkte

Leber-*Qi*-Stagnation mit Milz-*Qi*-Schwäche

- Pe 6, Le 3, Gb 34
- *Ren* 6, *Ren* 12
- Ma 36, Mi 6
- Bl 18, Bl 20, Bl 21

Nieren- und Milz-*Yang*-Schwäche

- *Ren* 6, *Ren* 8, *Ren* 4, *Ren* 12 **Moxa**
- Ma 36, Mi 6
- Ni 7

Analgetika-Abusus

Eine ausführliche Darstellung des medikamenteninduzierten Dauerkopfschmerzes findet sich in Kapitel 8.

Benzodiazepin-Abusus

Nach Dörner (1978) handelt es sich beim Missbrauch von Tranquilizern, der „Valiophilie", um eine „von Patienten und Ärzten gemeinsam betriebene Sucht". Zu unterscheiden sind die Patienten, die relativ gut integriert sind und nur seit Jahren allabendlich ihre „Einschlafdosis" konsumieren, von den Patienten, die ursprünglich wegen einer Angststörung oder einer larvierten Depression mit der Einnahme begonnen haben und die Sedativa nun in steigender Dosis weiternehmen, bis hin zu den Patienten, die neben Lexotanil®, Rohypnol®, Valium® etc. noch zusätzlich Alkohol, Analgetika oder andere Drogen konsumieren und eine erhebliche (manchmal auch kriminelle) Energie entwickeln, um an die entsprechenden Suchtmittel zu gelangen.

> Dies ist – dank Chipkarten-Tourismus – nicht immer schwierig; zumal in einer Großstadt. Einer unserer Patienten hat sich – auf völlig legalem Wege – bis zu 14 (!!!) Tabletten Rohypnol® täglich besorgt.

Typische Störungen bei Benzodiazepin-Abusus sind:

- Herz-*Yin*-Mangel
- Herz-Feuer
- Herz-Blut-Mangel
- Nieren-*Yin*-Mangel
- Leber-*Yin*-Mangel
- Leber-Blut-Mangel

Therapie

Von einem ambulanten Benzodiazepin-Entzug kann im Falle stark wirksamer Präparate wie Rohypnol® nur dringend abgeraten werden; zwar stehen körperliche Entzugssymptome nicht im Vordergrund, doch können durch den Schlafentzug delirante und psychotische Zustände sowie – vor allem bei älteren Patienten – erhebliche Koordinations- und Bewusstseinsstörungen auftreten. Daher kommt die Akupunktur hier nur als adjuvantes Verfahren und meist unter stationären Bedingungen zum Einsatz.

Da vorwiegend Patienten mit Schlafstörungen und Angsterkrankungen Benzodiazepine missbrauchen, finden sich bei Tranquilizer-Abhängigen vorwiegend Störungen des Herzens, der Niere und der Leber mit relativem *Yang*-Überschuss. Die Therapie orientiert sich wiederum am Grundmuster; zusätzlich werden vegetativ entspannende und beruhigende Punkte eingesetzt (s. o.)

Opiat-Abhängigkeit

Mittlerweile gibt es umfangreiche Daten und Erfahrungen zum stationären und ambulanten Opiat-Entzug bei Drogenabhängigen sowohl aus den USA als auch aus Deutschland. Es gilt allerdings zu bedenken, dass zum Erfolg der Akupunktur in den Einrichtungen der NADA unspezifische Therapieeffekte durch das besondere Setting und die Ritualisierung der Behandlung nicht unerheblich beitragen und die Situation in einer „normalen Praxis" prinzipiell anders ist. Bei Polytoxikomanen oder schwer heroinabhängigen Patienten wird ein ambulanter Entzug von uns kritisch beurteilt. Nach Ansicht der Autorin können aber bei sehr guter Compliance des Patienten (und wenn die Erreichbarkeit des Behandlers für den Notfall gegeben ist), bei Schmerzpatienten – bei denen die Situation natürlich anders ist – Opiate durchaus ambulant ausgeschlichen werden. Hier hilft die Akupunktur erheblich (s. Kap. 8).

Aus dem Blickwinkel der TCM betrachtet, findet sich bei Drogenpatienten (die überproportional häufig schwere psychische oder physische Traumata hinter sich haben) besonders häufig ein mehr oder weniger schwerer Herz-*Yin*-Mangel oder ein Herz-Feuer; langfristig gesehen resultiert schließlich ein Nieren-*Yin*-Mangel.

Therapie

Neben der Behandlung des Grundmusters kommen wiederum sedierende und vegetativ entspannende Punkte zum Einsatz. Einen besonderen Stellenwert hat die Ohrakupunktur (s. Kap. 6); entweder nach dem Schema der NADA (National Acupuncture Detoxification Association) oder mit psychotropen und vegetativ entkoppelnden Punkten nach Empfindlichkeit.

NADA-Schema (Punkte am Ohr s. 6.4.12)

- *Shenmen* (55)
- Vegetativ I (51)
- 95 Niere (95)
- 98 Leber (98)
- 101 Lunge (101)

Nikotin-Abusus

Auch wenn es sich nach den EBM-Kriterien um eine unwirksame Behandlungsform handelt (s. Tab. 1.1 und 1.2): Die Autoren dieses Buches haben gute Erfahrungen mit der akupunkturgestützten Raucherentwöhnung. Wir arbeiten fast ausschließlich mit Ohrakupunktur; es sei denn, es gilt darüber hinaus, eine chronische Bronchitis zu behandeln.

Therapie

(s. Kap. 6)

	Syndrom	Leere/Fülle	Wichtigste Symptome
Leber-Muster	Leber-*Qi*-Stagnation	Innen-Fülle	• Reizbarkeit und depressive Verstimmung, leichte Durchschlafstörungen, Kopfschmerzen • Druck- und Spannungsgefühl in Oberbauch und Brustkorb, evtl. weitere Beschwerden seitens des des Gastrointestinaltrakts wie Sodbrennen, Mage schmerzen, Obstipation • Dysmenorrhö, Regeltempo-Störungen, PMS
	(Aufsteigendes) Leber-Feuer	Innen-Fülle-Hitze	• Kopfschmerzen, Durchschlafstörungen, Schwind rotes Gesicht und rote Augen, Hypertonus, Reizb keit mit Zornausbrüchen, Tinnitus, Sehstörunger • Schmerzen in Oberbauch und Thorax, Mundtrockenheit, bitterer Mundgeschmack, Obstipatio
	Innerer Leber-Wind	Innen-Fülle	• vor allem neurologische Symptome wie Kopfschr zen, Bewusstseinsstörungen, Aphasie, Tics, Lähm gen, Konvulsionen, fibrillierendes Zittern, heftige Schwindel, Sehstörungen • weitere Symptome nach Ätiologie (Leber-Feuer o Leber-Blut-Mangel)
	Aufsteigendes Leber-*Yang*	Innen-Erkrankung: oben Fülle, unten Leere	• Schwindel, Tinnitus, Augenflimmern, (anfallsarti Kopfschmerzen • Reizbarkeit, Neurasthenie, labiler Hypertonus, Sc störungen • nächtliches Schwitzen, Brennen in Händen und Füßen, Hitzewallungen
	Leber-Blut-Mangel	Innen-Leere	• Schlafstörungen, Müdigkeit, Schwindel, Tinnitus • Wadenkrämpfe, trockene Haut, brüchige Nägel, Augentrockenheit, Sehstörungen • Hypomenorrhö oder Amenorrhö
	Leber-*Yin*-Mangel	Innen-Leere	• Schlafstörungen, Schwindel, Kopfschmerzen • Leere-Hitze-Zeichen wie Nachtschweiß, Augenbrennen, Obstipation, Mundtrockenheit • Fast immer mit aufsteigendem Leber-*Yang* verbu
	Kälte-Stagnation in der Leber-Leitbahn	Fülle-Kälte	• Schmerzen und Kältegefühl in Unterbauch und Genitale, z. B. Dysmenorrhö, chron. Prostatitis • Besserung durch Wärme, Verschlechterung durch
	Feuchte Hitze in der Gallenblase	Innen-Fülle-Hitze	• Schmerzen und Druckgefühl im Oberbauch, Übe Erbrechen, Gelbfärbung von Sekreten, Augen und • bitterer Mundgeschmack, Fieber, evtl. Schüttelfr Durst

9.8 Störungen der wichtigsten *zang fu*-Syndrome und kombinierte Störungen in der Übersicht

Die verschiedenen in der nachfolgenden Tabelle aufgeführten Symptome werden in diesem Kapitel bei verschiedenen westlichen Diagnosen auftauchen. Neben den genannten Basispunkten werden weitere Punkte nach Syndromdiagnose und weiteren spezifischen Beschwerden ausgewählt.

	Zunge	Basispunkte	Besprochen in
nförmig	• normale oder leicht livide Farbe des Körpers • normaler Belag • evtl. geschwollener, praller Rand	Ma 36, Mi 6, Ren 6, Pe 6, Le 3*	Kopfschmerzen s. 8.9 Erkrankungen der Verdauungsorgane s. 9.1 Psychosomatik s. 9.7
ell, nförmig	rot, gelber Belag	Le 2, Le 3, Di 11, Mi 6, Pe 6, *Taiyang*; weitere Punkte nach Symptomatik	Schlafstörungen s. 9.7.3 Herz-Kreislauf-Erkrankungen s. 9.3 Kopfschmerzen s. 8.9
nförmig, schnell, dünn	nach Ätiologie rot oder blass; fibrillierend, steif, evtl. nach einer Seite abweichend	Le 3, Gb 20, Du 15, Di 4, Mi 6*	Neurologische Erkrankungen s. 9.4.3 Herz-Kreislauf-Erkrankungen s. 9.3
nförmig, dünn	rot, evtl. trocken	Le 3, Pe 6, Mi 6, Ni 3 oder Ni 6, Du 20, Gb 20*	Kopfschmerzen s. 8.9 Gynäkologie s. 9.6
n, nförmig	blass, trocken, evtl. orangefarbener Rand	Mi 4, Mi 6, Le 8, Le 3, Bl 17, Bl 18, Ma 36*	Schlafstörungen s. 9.7.3 Gynäkologie s. 9.6
, schnell	rot, trocken, manchmal „welker", geschrumpfter Rand	Le 3, Le 8, Mi 6, Bl 18*	s. 9.4.2, Aufsteigendes Leber-*Yang*
am, nnt	normal oder weiß belegt	Le 3, Le 6, Mi 8, Lokalpunkte; **Moxa**!	
schnell, förmig	• rot • gelber, klebriger Belag	Le 14, Gb 24, Ren 12, Le 3, Gb 34, Pe 6, Di 11, SJ 6*	Verdauungsorgane s. 9.1

Störungen der wichtigsten *zang fu*-Syndrome (Forts.)

	Syndrom	Leere/Fülle	Wichtigste Symptome
Herz-Muster	Herz-*Qi*-Schwäche	Innen-Leere	• Palpitationen, ängstlich-depressive Grundhaltung Sprechunlust, Stottern, leise Stimme • reduzierte Belastbarkeit, Müdigkeit, Kurzatmigkei
	Herz-*Yang*-Schwäche	Innen-Leere-Kälte	• Palpitationen oder Bradycardie, ängstlich-depress Grundhaltung • Erschöpfung, Blässe, spontanes Schwitzen, Ödem kalte Extremitäten
	Herz-*Yin*-Mangel	Innen-Leere-Hitze	• Schlafstörungen, psychische Unruhe, mnestische Störungen • Leere-Hitze-Zeichen wie Nachtschweiß, Rachenbrennen, 5-Flächen-Fieber • Palpitationen, Tachycardien
	Herz-Blut-Mangel	Innen-Leere	• Müdigkeit, Vergesslichkeit, Schreckhaftigkeit, Pan attacken, Ängstlichkeit • Palpitationen, Vergesslichkeit, Schwindel, Sehstöru • trockene Haut und Haare
	Herz-Feuer	Innen-Fülle-Hitze	• Schlafstörungen, Alpträume, Unruhe und manisc Verhalten, Logorrhö • Palpitationen, Tachycardie, Zungengeschwüre an Spitze, morgendlicher bitterer Mundgeschmack, Nasenbluten • Hitzezeichen wie Gelbfärbung des Urins, Durst, Obstipation, Schwitzen, rotes Gesicht
	Schleim-Feuer des Herzens	Innen-Fülle-Hitze	• Unruhiger Schlaf, Schweregefühl, Schwindel • affektive und kognitive Störungen, manisches Verh • Hitzezeichen wie rote Augen, rotes Gesicht, Gelb färbung von Sekreten, morgens klebriger Schleim Rachen
	Trüber Schleim benebelt das Herz	Innen-Fülle	• Affektive und kognitive Störungen, Somnolenz, Bewusstseinsverlust (mit Blickwendung nach ob Sprachstörungen und zusammenhangloses Rede • Hypersalivation, Völlegefühl in Oberbauch und Tl
	Blut-Stagnation im Herzen	Innen-Fülle	• Palpitationen, Stenocardien mit Ausstrahlung im Leitbahnverlauf, thorakales Oppressionsgefühl, Angstzustände • Zyanose, kalte Extremitäten, Dyspnoe
Milz-Muster	Milz-*Qi*-Schwäche	Innen-Leere	• Müdigkeit, Appetitlosigkeit, reduzierte Belastbar Blässe • dyspeptische Beschwerden, Bauchschmerzen und Spannungsgefühl im Oberbauch, Blähungen, we Stühle, evtl. unverdaute Reste im Stuhl • evtl. Ödeme, Bindegewebsschwäche (Sonderforn sinkendes Milz-*Qi* bei Organprolaps-Symptome
	Milz-*Yang*-Mangel	Innen-Leere-Kälte	• Wie bei der Milz-*Qi*-Schwäche, auffällige Blässe; zusätzlich: • Bauchschmerzen, die sich durch Wärme und Dr bessern • kalte Extremitäten, Frieren, • Ödeme, Fluor vaginalis, evtl. Blasenentleerungsstörungen

uls	Zunge	Basispunkte	Besprochen in
raftlos	• normal oder blass • normaler Belag	He 5, He 7, Pe 6, Ren 17, Ren 6, Ma 36, Mi 6, Ren 6	Psychosomatik s. 9.7 Herz-Kreislauf-Erkrankungen s. 9.3
hwach, tief	blass, geschwollen	Wie beim Herz-*Qi*-Mangel, **Moxa**!	Psychosomatik s. 9.7 Herz-Kreislauf-Erkrankungen s. 9.3
ünn, schnell	• rot, rissig • ohne Belag, v. a. an der Spitze	He 7, He 8, Ren 4, Mi 6, Ren 14*	Schlafstörungen s. 9.7.3 Psychosomatik s. 9.7
inn, rau, hwach	blass, trocken	Mi 4, Pe 6, Ma 36, Mi 6, Ren 14, Bl 15, Bl 17, Bl 20; weitere Punkte nach Symptomatik	Schlafstörungen s. 9.7.3 Psychosomatik s. 9.7
hnell, voll	rot, an der Spitze purpurn	He 8, Pe 6, Pe 8, Di 11, Bl 15, Bl 44, Mi 6, Ni 6	Herz-Kreislauf-Erkrankungen s. 9.3 Schlafstörungen s. 9.7.3 Psychosomatik s. 9.7
hnell, hlüpfrig	rot, gelber, klebriger Belag	Pe 6, Pe 8, He 8, Ma 40, Mi 6, Du 14*	Schlafstörungen s. 9.7.3 Psychosomatik s. 9.7
hlüpfrig	klebriger weißer Belag	He 5, Du 20, Du 23, *Yintang*, Du 26, Ma 36, Mi 6	Psychosomatik s. 9.7
ahtig-gespannt, u; evtl. geknotet	purpur-livide, evtl. Ekchymosen	Pe 4, Mi 4, Pe 6, Mi 10, Bl 17, Ma 36, Mi 6, Ren 17	Herz-Kreislauf-Erkrankungen s. 9.3
aftlos, hwach	normal oder blass, Zahneindrücke	Ma 36, Mi 6, Ren 6, Ren 12, Bl 20, (+Du 20 bei sinkendem Milz-*Qi*)	Psychosomatik s. 9.7 Kopfschmerzen s. 8.9 Erkrankungen der Verdauungsorgane s. 9.1
f, kraftlos, gsam	• blass, nass • Zahneindrücke	Ma 36, Mi 6, Ren 6, Ren 12, Bl 20, **Moxa**!	Erkrankungen der Verdauungsorgane s. 9.1

Störungen der wichtigsten *zang fu*-Syndrome (Forts.)

	Syndrom	Leere/Fülle	Wichtigste Symptome
	Die Milz kontrolliert das Blut nicht	Innen-Leere	• Wie bei der Milz-*Qi*-Schwäche, zusätzlich: • Meno-Metrorrhagien • Petechien/Blutungen an Haut und Schleimhäuten auch im Gastrointestinaltrakt
	Kälte-Feuchtigkeit in der Milz	Innen-Kälte-Fülle	• Völlegefühl und Schmerzen im Abdomen, Durch Appetitverlust, Übelkeit, Schweregefühl in Körper und Gliedern, Müdigkeit • wenig Durst, fader Geschmack im Mund (oder Ve lust der Geschmackswahrnehmung), trüber Urin Ausfluss, blass-gelbes Hautkolorit
	Retention von Hitze-Feuchtigkeit in der Milz	Innen-Fülle-Hitze	• Stinkender Durchfall, Völlegefühl und Schmerzen Abdomen, Appetitverlust • Ikterus, konzentrierter, stark gelblicher, oranger o brauner Urin, Durst ohne Trinkbedürfnis • Müdigkeit, Krankheitsgefühl
Magen-Muster	Magen-*Yin*-Schwäche	Innen-Leere-Hitze	• Dumpfer Schmerz im Epigastrium, Appetitmang Gewichtsverlust • trockene Schleimhäute, Obstipationsneigung, allg Zeichen des *Yin*-Mangels
	Kälte im Magen	Innen-Fülle-Kälte	• Kältegefühl und helle Schmerzen im Epigastrium • Erbrechen klarer Flüssigkeiten, wässrige Diarrhö • wenig Durst • keine abnormen Geschmackswahrnehmungen • kalte Glieder
	Magen-Feuer	Innen-Fülle-Hitze	• Brennender Schmerz im Epigastrium, Erbrechen saures Aufstoßen • Durst und Verlangen nach kalten Getränken, Hu gefühl • bitterer Mundgeschmack, Zahnfleischblutungen, Parodontose • allg. Hitzezeichen, Obstipation, evtl. Kopfschmer Schlafstörungen (v. a. bei Magen-Schleim-Feuer)
	Nahrungsstagnation im Magen	Innen-Fülle	• Völlegefühl im Oberbauch, übel-fauliger Mundge Aufstoßen, saurer Reflux, Übelkeit, Erleichterung durch Erbrechen • weiche, stinkende Stühle • Schlafstörungen, Kopfschmerzen (durch das resu rende Magen-Schleim-Feuer)
Lungen-Muster	Lungen-*Qi*-Schwäche	Innen-Leere	• Kurzatmigkeit, kraftloser Husten, spontanes Schwitzen am Tag, Infektlabilität • Erschöpfung, Müdigkeit, reduzierte Belastbarkeit Sprechunlust, leise Stimme
	Lungen-*Yin*-Schwäche	Innen-Leere-Hitze	• Kurzatmigkeit, trockener Reizhusten, Heiserkeit • Erschöpfung, Müdigkeit, Belastungsinsuffizienz, Auszehrung • Nachtschweiß, Nachmittagsfieber, Rachenbrenne
	Wind-Kälte-Invasion der Lunge	Außen-Fülle-Kälte	• Husten mit reichlich klarem oder weißem Sekret verstopfte Nase, reichlich wasserklares Sekret • wenig Fieber, Abneigung gegen Kälte, kein Schwi kein Durst

s	Zunge	Basispunkte	Besprochen in
n, schwach	• blass • normaler Belag	Ma 36, Mi 6, Ren 6, Ren 12, Bl 20, Bl 17	
üpfrig, sam	• blass, geschwollen • weißer, klebriger Belag	Ma 36, Mi 6, Ren 6, Ren 12, Mi 9, Ren 9	Erkrankungen der Verdauungsorgane s. 9.1
ell, üpfrig	• rot • klebrig-gelber Belag	Ma 36, Mi 6, Ren 6, Ren 12, Ren 9, Mi 9, Mi 10, Ma 40, Gb 34, Di 11, Pe 6	Erkrankungen der Verdauungsorgane s. 9.1
n, schnell	• rot, trocken • evtl. Mittelriss • v.a. im Zentrum fehlender Belag	Ma 36, Mi 6, Ren 12, Pe 6, Bl 20, Bl 21	Erkrankungen der Verdauungsorgane s. 9.1
langsam	• blass • weißer Belag	Ren 12, Ma 21, Ren 11, Ren 13, Ma 36, Mi 6, Ma 34, Pe 6	Erkrankungen der Verdauungsorgane s. 9.1
schnell, schlüpfrig	rot, dicker gelber oder braunschwarzer Belag	Ma 36, Mi 6, Ma 40, Ma 44, Di 11, Ren 12, Ma 21, Pe 6	Erkrankungen der Verdauungsorgane s. 9.1 Schlafstörungen s. 9.7.3
ıpfrig	dicker, klebriger Belag, manchmal quarkartig (Soor)	Ma 36, Mi 6, Mi 4, Ren 12, Ma 40, Ma 44, Pe 6, lokale Punkte	Erkrankungen der Verdauungsorgane s. 9.1 Schlafstörungen s. 9.7.3
ach	• normal oder blass • normaler Belag	Ma 36, Mi 6, Ren 6, Ren 17, Bl 13, Du 12	Psychosomatik s. 9.7 Atemwegserkrankungen s. 9.2
, schnell	• rot, trocken • evtl. Risse im vorderen Drittel	Bl 12, Bl 13, Lu 7, Ni 6, Mi 6, Ren 4; hitzeableitende Punkte nach Symptomatik	Atemwegserkrankungen s. 9.2 Psychosomatik s. 9.7
lächlich, nnt	weiß belegt	Du 14, Bl 12, Bl 13, SJ 5, Lu 7, Di 4	Atemwegserkrankungen s. 9.2

Störungen der wichtigsten *zang fu*-Syndrome (Forts.)

	Syndrom	Leere/Fülle	Wichtigste Symptome
	Wind-Hitze-Invasion der Lunge	Außen-Fülle-Hitze	• Husten und verstopfte Nase mit zähem, gelbem Se brennender Rachen • Fieber, Schwitzen, Durst
	Schleim-Feuchtigkeits-Retention in der Lunge	Innen-Fülle-Kälte	• Husten mit reichlich dickem, weißem, leicht abzu hustendem Sekret, rasselndes Atemgeräusch • Völlegefühl im Thorax, Dyspnoe
	Retention von Schleim-Hitze in der Lunge	Innen-Fülle-Hitze	• Husten mit dickem, gelbem, übelriechendem und blutigem Sekret, lauter Husten, laute Atemgeräus • Fieber, Durst, allg. Hitzezeichen wie Obstipation konzentrierter Urin • Völlegefühl im Thorax, Dyspnoe
	Trockenheitsinvasion der Lunge	Außen-Fülle-Hitze	• Trockener Husten mit wenig Sputum (schlecht ab husten) • trockene, juckende Schleimhäute
Dickdarm-Muster	*Qi*-Schwäche des Dickdarms	Innen-Leere (oft auch Kälte)	• Meist Durchfallneigung, Stuhlinkontinenz, (aber auch atonische Obstipation möglich) • mäßige, dumpfe Bauchschmerzen, die sich durch Druck und Wärme bessern • Erschöpfung, evtl. Rectumprolaps (große Ähnlich mit Milz-*Qi*-oder *Yang*-Schwäche)
	Feuchte Hitze im Dickdarm	Innen-Fülle-Hitze	• Bauchschmerzen, Tenesmen, schleimige, evtl. blu stinkende Durchfälle, Brennen am After • evtl. Fieber, Durst
	Flüssigkeitsmangel im Dickdarm	Innen-Leere-Hitze	• Obstipation mit trockenem Stuhl, Schwierigkeite bei der Defäkation • trockene Schleimhäute
Nieren-Muster	Nieren-*Qi*-Schwäche	Innen-Leere	• Schwächegefühl und Schmerzen im LWS-Bereich abnorme Ermüdbarkeit • Ejaculatio praecox, Störungen von Potenz und Li Abortneigung, Fluor vaginalis, Enuresis, Nykturi Inkontinenz (Harnträufeln)
	Die Niere empfängt das *Qi* nicht	Innen-Leere	• Wie bei der Nieren-*Qi*-Schwäche; zusätzlich: • Asthma, COLD (per definitionem erschwerte Ins ration), spontanes Schwitzen, Belastungsinsuffizi
	Nieren-*Yang*-Schwäche	Innen-Leere-Kälte	• Schmerzen und Schwäche im LWS-Bereich, schw Knie, abnorme Müdigkeit, Antriebslosigkeit, Frie kalte Extremitäten (v. a. Füße), Blässe • Ödeme, Inkontinenz, Polyurie, „Hahnenschrei-Di • Libido- und Potenz-Verlust, Fertilitätsstörungen
	Nieren-*Yin*-Schwäche	Innen-Leere-Hitze	• Schmerzen und Wundheitsgefühl in LWS und K • Schwindel, Tinnitus, Schwerhörigkeit, Schlaflosig Neurasthenie, Unruhe, Vergesslichkeit • Leere-Hitze-Zeichen wie Nachtschweiß, Obstipat Schleimhauttrockenheit, brennende Hände und • Fertilitätsstörungen, Potenzstörungen bei erhalte Libido, Ejaculatio praecox, Oligomenorrhö, Amen

	Zunge	Basispunkte	Besprochen in
rflächlich, iell	• gelb belegt • evtl. rot	Du 14, Di 4, Di 11, Lu 10, SJ 5, Lu 5, Bl 12	Atemwegserkrankungen s. 9.2
üpfrig	• blass • klebriger, weißer Belag	Ma 40, Ren 22, Pe 6, Ma 36, Mi 6, Ren 6,	Atemwegserkrankungen s. 9.2
iell, üpfrig	• rot • dicker, gelber Belag	Di 4, Di 11, Ma 40, Lu 10, Lu 6, Pe 6, Ren 22, Bl 12	Atemwegserkrankungen s. 9.2 COLD - [illegible]
iell	• trockener, gelber Belag • evtl. rot	Lu 5, Di 11, Lu 10, Bl 12 oder Bl 13, SJ 5, Mi 6	Rhinitis, Pollinose Bronchitis
vach	• blass • weiß belegt	Ma 36, Mi 6, Ren 6, Ren 12, Ma 25, Ren 4, **Moxa**!	Erkrankungen der Verdauungsorgane s. 9.1
iell, ipfrig	• schmierig-gelb belegt • evtl. rot	Ma 25, Ma 40, Di 11, Ren 2, Mi 9, Ren 4, SJ 6	Erkrankungen der Verdauungsorgane s. 9.1
	trocken, rot	Ren 4, Ma 25, Mi 6, Ren 12, Ma 36, SJ 6, Ma 37	Erkrankungen der Verdauungsorgane s. 9.1
ach	normal oder blass	Ni 3, Ni 7, Bl 23, Ma 36, Mi 6, Ren 4	Psychosomatik s. 9.7 Rückenschmerzen s. 8.8 Gynäkologie s. 9.6 Urologie s. 9.5
schwach	normal oder blass	Ni 7, Ma 36, Mi 6, Ren 4, Ren 17, Ren 6	Atemwegserkrankungen s. 9.2
schwach	• blass, geschwollen • weißer Belag	Ni 7, Bl 23, Du 4, Ren 4, Bl 52, **Moxa**!	Urologie s. 9.5 Gynäkologie s. 9.6 Rückenschmerzen s. 8.8 Psychosomatik s. 9.7 Herz-Kreislauf-Erkrankungen s. 9.3
ı, schnell	• rot, trocken • ohne Belag	Ni 6, Ni 7, Ni 3, Bl 23, Ren 4, Mi 6, symptomatische Punkte	Schlafstörungen s. 9.7.3 Rückenschmerzen s. 8.8 Urologie s. 9.5 Gynäkologie s. 9.6

Störungen der wichtigsten *zang fu*-Syndrome (Forts.)

	Syndrom	Leere/Fülle	Wichtigste Symptome
	Nieren-Essenz-Mangel	Innen-Leere	• Variieren je nachdem, ob aktuell ein Mangel von Y oder *Yang* im Vordergrund steht • körperliche und geistige Retardierung bei Kinderr schlechte Konstitution, Haarausfall, frühes Ergrau Zahnverluste, Taubheit, mnestische und kognitive Defekte • Infertilität, Impotenz, Amenorrhö
Blasen-Muster	Feuchte Hitze in der Blase	Innen-Fülle-Hitze	• Dysurie, Pollakisurie, erschwerte Miktion, trüber, dunkelgelber oder blutiger, evtl. auch trüber und riechender Urin; Gefühl, die Blase nicht entleeren können • evtl. Durst und Fieber

Kombinierte Störungen mit Affektionen mehrerer Organ-Systeme

Syndrom	Leere/Fülle	Ätiologie	Wichtigste Symptome
Herz- und Nieren-*Yang*-Mangel	Innen-Leere-Kälte	• häufig im Alter, resultierende auch einer Nieren-Yang-Schwäche • auch nach schweren Erkrankungen • oder durch chronische Überanstrengung	Blässe, Frieren, kalte Extremitäten, Zyanose von Lippen und Zunge, Ödeme, Miktionsstörungen, Müdig Benommenheit, Belastungsinsuffizi Palpitationen, Rückenschmerzen
Milz- und Nieren-*Yang*-Mangel	Innen-Leere-Kälte	• chronische Erkrankungen (z. B. durch äußere Feuchtigkeit, chronische Diarrhö	Blässe, Frieren, Abneigung gegen K Rückenschmerzen, Kniebeschwerde chronische Diarrhö und Dyspepsie Meteorismus, abdominelles Spannu gefühl, Ödeme und Schwellungen, Miktionsstörungen
Herz- und Lungen-*Qi*-Mangel	Innen-Leere	• chronische Lungenerkrankungen • hohes Alter • konstitutionell	Palpitationen, thorakales Druckgef COLD, Husten mit dünnflüssig wei Expektorat, Kurzatmigkeit, Belastu insuffizienz, spontanes Schwitzen an schwache Stimme
Milz- und Lungen-*Qi*-Mangel	Innen-Leere	• Überarbeitung in Verbindung mit Fehlernährung • als Residuum nach einer schweren Lungenerkrankung kung	COLD, Husten mit lockerem, weiß Sputum, Kurzatmigkeit, Appetitlosi Meteorismus, Druckgefühl im Bau dyspeptische Beschwerden, Durchf Blässe, Schwächegefühl, spontanes Schwitzen am Tag, evtl. Lidödeme geschwollenes Gesicht
Herz- und Milz-Schwäche	Innen-Leere	• chronische Milz-*Qi*-Schwäche führt zu Herz-Blut-Mangel: • z. B. in der Rekonvaleszenz nach schweren Erkrankungen • als Resultat schwerer emotionaler Belastungen	Palpitationen, Ängstlichkeit und A attacken, Schlafstörungen, Vergeßli keit, Schwächegefühl, Menstruatior störungen, Neigung zu blauen Flec abdominale Beschwerden wie Durc neigung, Bauchschmerzen, Blähun

s	Zunge	Basispunkte	Besprochen in
›ach	s. o., kann rot oder blass sein	Ni 3, Ni 6, Ni 7, Ren 4, Mi 6, Du 4, symptomatisch	Rückenschmerzen s. 8.8 Gynäkologie s. 9.6
ıell, üpfrig	rot, oft nur an der Wurzel; dort gelegentlich erhabene Papillen	Ren 3, Ren 4, Bl 40, Mi 9, Bl 28, Bl 66	Urologie s. 9.5

s	Zunge	Basispunkte
schwach, evtl. unregelmäßig dünn	• blass-zyanotisch oder livide • dünner, feuchter, weißer Belag	Ni 7, Ren 4, Ren 14, Ren 17, Bl 15, Bl 23, Bl 52, Pe 6
schwach	• blass und geschwollen • feuchter, weißer Belag	Ren 4, Ren 6, Ren 8, Du 4, Ni 7, Ma 36, Mi 6, symptomatische Punkte; **Moxa**!
schwach, evtl. unregelmäßig	• normal oder blass • normaler Belag	Ma 36, Mi 6, Ren 6, Ren 14, Ren 17, Du 12, Bl 12 bis Bl 15 (nach Tastbefund), Pe 6
›ach	• normal oder blaß • evtl. geschwollener Rand	Ma 36, Mi 6, Ren 6, Ren 17, Du 12, Bl 12, Bl 13, Bl 20, Lu 7, Pe 6
n, schwach	• blass und trocken • dünner, weißer Belag	Ma 36, Mi 4, Mi 6, Ren 6, Ren 14, Ren 15, Ren 17, Pe 6, Bl 17, symptomatische Punkte

Kombinierte Störungen mit Affektionen mehrerer Organ-Systeme (Forts.)

Syndrom	Leere/Fülle	Ätiologie	Wichtigste Symptome
Herz- und Leber-Blut-Mangel	Innen-Leere	• schwere emotionale Belastungen • emotionale Traumata • nach schweren Geburten • nach langjähriger Hypermenorrhö • im Klimakterium • konstitutionell	Palpitationen, Ängstlichkeit, Schlafstörungen, Schlafwandeln, Benomm heit, Konzentrationsstörungen, Rich tungslosigkeit im Leben, Wadenkrämpfe, Kribbeln in Armen und Beinen, Sehstörungen, Ohrgeräusch trockene Haut, brüchige Nägel, Hyp menorrhö bis Amenorrhö
Lungen- und Nieren-*Yin*-Mangel	Innen-Leere-Hitze	• meist nach schweren, hochfieberhaften Atemwegserkrankungen • im Alter	trockener Husten mit wenig, evtl. bl tingiertem Sekret; Mund- und Rach trockenheit, Heiserkeit, Kurzatmigk Erschöpfung, Nachtschweiß, „5-Fläch Fieber“, nachmittägliche subfebrile T peraturen, Rückenschmerzen, sexue Störungen
Nieren- und Leber-*Yin*-Mangel	Innen-Leere-Hitze	• häufig im Klimakterium • nach Überarbeitung • nach schweren Erkrankungen • nach jahrelangen emotionalen Frustrationen	durch das aufsteigende Leber-*Yang*: Schwindel, Sehstörungen, Tinnitus, Kopfschmerzen, labiler Hypertonus, Hitzewallungen; Schlafstörungen, Na schweiß, trockene Schleimhäute, „5-Flächen-Fieber“, Rückenschmerz sexuelle Störungen, Menstruationsstörungen
Disharmonie zwischen Herz und Niere	Innen-Hitze	• als Resultat eines Nieren-Yin-Mangels (altersbedingt, Überarbeitung) • nach schweren Hitze-Erkrankungen • nach emotionalen Traumata • Das Syndrom meint eine Überaktivität des Herz-*Yang* bei relativem *Yin*-Mangel; es kann sowohl eine Fülle-Hitze-Erkrankung des Herzens wie eine Leere-Hitze-Erkrankung der Niere vorliegen.	Schlafstörungen, Unruhe, Konzentr tionsstörungen, Vergeßlichkeit, Tinnitus, Palpitationen, Hitzeempfi dungen präkordial und in den Hand flächen, Rachenbrennen, gleichzeiti oft kalte Füße, Rückenschmerzen, sexuelle Störungen
Disharmonie zwischen Milz und Leber		• Meist auf dem Boden chronischer emotionaler Frustrationen entstanden (Leber-Problem). • Verstärkt sich, wenn auch noch Streß, Überarbeitung, unregelmäßiges Essen und Fehlernährung dazukommen (letzteres schädigt vor allem die Milz). • Nach den 5 Wandlungsphasen spricht man oft von „Das Holz greift die Erde an“.	Symptome von **Leere** wie Müdigkei Abgeschlagenheit, Appetitverlust, **neben Fülle**-symptomen wie Spannungsgefühl im Oberbauch, Feucht keitsakkumulation, wandernde Schmerzen in Thorax und Magengegend, Reizbarkeit. Häufiges Seufz zählt zu den Leitsymptomen.

	Zunge	Basispunkte
…, schwach	• blass und trocken • häufig auffällig blass-oranger Rand	Ma 36, Mi 4, Mi 6, Ren 6, Ren 14, Ren 15, Pe 6, Le 8, Bl 17, Bl 18, Bl 47, symptomatische Punkte
…, schnell	• rot und trocken • kein Belag	Ren 4, Mi 6, Ni 6, Ni 7, Lu 7, Pe 6, symptomatische Punkte
…, schnell	• rot und trocken • „welker" Rand	Ren 4, Ni 6, Ni 7, Mi 6, Le 3, Le 8, Bl 18, Du 20, symptomatische Punkte
…, schnell	• rot, vor allem vorne, trocken	He 7, He 8, Pe 6, Pe 8, Ni 6, Ren 4, Ren 14, Ren 15, Du 20, Du 24, Mi 4, symptomatische Punkte
…förmig und schwach, …uch schlüpfrig	• normale Farbe • geschwollenerRand • normaler oder etwas klebriger Belag	Le 3⊖, Gb 34⊖, Le 13, Ren 12, Ma 36⊕, Mi 6⊕, Ren 6⊕, Pe 6, symptomatische (z. B. auch psychotrope) Punkte

Kombinierte Störungen mit Affektionen mehrerer Organ-Systeme (Forts.)

Syndrom	Leere/Fülle	Ätiologie	Wichtigste Symptome
Disharmonie zwischen Leber und Magen	Innen-Fülle-Hitze	• Ursächlich ist meist eine Leber-Qi-Stagnation auf dem Boden chronischer emotionaler Frustrationen. • Wenn sich aufgrund der Stagnation Feuer entwickelt, entstehen die typischen Symptome.	Schmerzen im Hypochondrium, Sc brennen, (saures) Aufst0ßen, Schlu auf, Reizbarkeit, Schlafstörungen
Leber attackiert die Lunge	Innen-Fülle-Hitze	• Leber-Feuer (s. o., häufig durch unterdrückte Wut und Frustration) lodert nach oben und greift die Lunge an.	brennende Schmerzen und Druckge im Thorax; Asthma- oder Hustenan mit zähem, gelbem Expektorat und stickungsgefühl; Reizbarkeit, Versti mung, bitterer Mundgeschmack, rc Augen

	Zunge	Basispunkte
ell und saitenförmig	• rot • roter Rand • gelber Belag	Le 2⊖, Le 3⊖, Ren 11, Ren 12, Ren 13, Ma 21, Le 14, Ma 36, Mi 6, Pe 6, Bl 18 evtl. blutig schröpfen, symptomatische (z. B. auch psychotrope) Punkte
ell, saitenförmig	• rot • gelber Belag	Blutiges Schröpfen z. B. an Bl 12, Bl 13, Bl 18, Du 14, Pe 6, Lu 5⊖, Lu 6⊖, Di 11⊖, Lu 10⊖, Huatuo-Punkte D 12 bis D 18, Dingchuan, Le 3, Mi 6, Mi 10

10 Anhang

Indikationenliste der Akupunktur*

Erkrankungen des Stütz- und Bewegungssystems

- Arthralgien, Arthrosen **M 19.9**
- Arthritis, rheumatoide Arthritis **M 13.9**
- BWS-Syndrom, Thorakalsyndrom **M 54.1**
- Epicondylopathie, Karpaltunnelsyndrom **G 56.0**
- Gonarthrose, Gonalgie **M 17.9**
- HWS-Syndrom, zervikale Spondylitis **M 47.8**
- Coccygodynie **M 53.3**
- Coxarthrose, Coxalgie **M 25.5**
- Lumbosakrales Schmerz-Syndrom **M 54.1**
- LWS-Syndrom, Lumbago, Ischialgie **M 54.5**
- Morbus Sudeck **M 89.0**
- Myofasziales Schmerzsyndrom **M 79.1**
- Periarthritis humeroscapularis **M 75.0**
- Pseudoradikulärsyndrom **M 54.1**
- Radikulärsyndrom **M 54.1**
- Schulter-Arm-Syndrom, frozen shoulder **M 54.1**
- Tendinopathie, Achillodynie **M 76.6**
- Tortikollis **M 43.6**

Neurologische Erkrankungen

- Atypischer Gesichtsschmerz **G 50.1**
- Entwicklungsstörungen im Kindesalter **F 89.0**
- Interkostalneuralgie, Zosterneuralgie **G 58.0**
- Kopfschmerz, Migräne **R 51 (G 43.9)**
- Lähmungen, Hemiparese, Facialisparese **G 83.9**
- Minimale cerebrale Dysfunktion **G 93.9**
- Phantomschmerz, Stumpfschmerz **G 54.6**
- Polyneuropathie, Parästhesie **G 62.9**
- Trigeminusneuralgie **G 50.0**
- Vegetative Dysfunktion **F 45.9**
- Cerebrale Anfallsleiden **G 45.9**

Psychische und Psychosomatische Störungen und Suchterkrankungen

- Bulimie, Adipositas **E 66.9**
- Depressive Verstimmung, Depression **F 32.9**
- Entgiftungsbehandlung und Therapiebegleitung bei Suchterkrankungen (z. B. Alkohol, Nikotin, Arzneimittel, illegale Drogen) **F 15.4**
- Psychovegetatives Syndrom, Unruhezustand **F 15.4**
- Schlafstörungen, Erschöpfungszustand **G 47.8**

Bronchopulmonale Erkrankungen

- Asthma bronchiale **J 45.9**
- Bronchitis. Pseudokrupp **J 38.5**
- Hyperreagibles Bronchialsystem **J 44.8**

Herz-Kreislauf-Erkrankungen

- Durchblutungsstörung **J 99.0**
- Funktionelle Herzerkrankung **J 51.8**
- Herzrhythmusstörung **J 49.9**
- Hypertonie, Hypotonie **J 10.0**
- Stenokardie, koronare Herzerkrankung **J 20.8**

Gastrointestinale Erkrankungen

- Cholangitis, Cholecystitis **K 83.0**
- Funktionelle Magen-Darm-Störung **K 92.9**
- Gallenwegsdyskinesie, Hepatitis **K 82.8**
- Colitis, Colitis ulcerosa **K 52.9**
- Colon irritabile, Morbus Crohn **K 58.9**
- Obstipation, Diarrhö **K 59.0**
- Ösophagitis, Gastritis, Gastroenteritis **K 29.7**
- Singultus, Hyperemesis **K 06.6**
- Ulcus ventriculi, Ulcus duodeni **K 25.9**

* Indikationenliste erstellt von DÄGfA, DAGD, DgfAN, SMS, FATCM; mit freundlicher Genehmigung des Berufsverbandes Deutscher Akupunkturärzte

Urologische Erkrankungen	
• Cystitis, Prostatitis **N 30.9** • Enuresis nocturna **R 32.–** • Funktionelle Störung des Urogenitaltraktes, Reizblase **N 32.8**	• Harninkontinenz **N 39.4** • Impotenz **N 48.4** • Pyelonephritis **N 12.–**
Gynäkologische Erkrankungen	
• Adnexitis, Salpingitis **N 70.1** • Fertilitätsstörungen, Frigidität **N 97.9** • Geburtserleichterung, Laktationsstörung **O 92.7** • Geburtsvorbereitung, Geburtseinleitung **O 63**	• Klimakterisches Syndrom **N 95.9** • Mastopathie **N 60.1** • Prämenstruelles Syndrom **N 94.3** • Zyklusstörungen, Dysmenorrhö **N 92.6**
Hals-Nasen-Ohren-Erkrankungen	
• Geruchsstörung, Geschmacksstörung **R 43.8** • Hörsturz, Schwerhörigkeit, Tinnitus **H 93.1** • Labyrinthitis **H 83.0** • Morbus Menière, Schwindel, Reisekrankheit **H 81.0**	• Otitis **H 62.0** • Pollinosis **J 30.1** • Rezidivierende Stomatitis **K 12.1** • Rhinitis. Sinusitis, Tonsillitis **J 31.0** • Stimmstörung **R 49.8**
Augenerkrankungen	
• Glaukom **H 40.–** • Conjunctivitis, Blepharitis, Uveitis **B 30.–**	• Retinitis pigmentosa, Maculadegeneration **H 30.9** • Visusschwäche **H 53.9**
Hauterkrankungen	
• Akne vulgaris, Furunkulose **L 70.0** • Entzündliche Hauterkrankungen **L 23.9** • Herpes simplex, Psoriasis **L 40.9** • Neurodermitis, atopisches Ekzem **L 20.8**	• Ulcera cruris, schlecht heilende Wunden **T 79.3** • Urticaria **L 50.–**
Sonstiges	
• Immunstörung **D 84.9** • Kollaps, Schockzustand **R 55.–** • Postoperativer Schmerz, Zahnschmerz **K 08.8**	• Posttraumatischer Schmerz **G 44.3** • Tumorschmerz **R 52.1**

Checkliste Anamnese

Kopf, ZNS, Sinnesorgane, Emotionen
☐ Sehstörungen (mouches volantes – Flimmern – Verschwommensehen – Doppelbilder), trockene Augen
☐ Hörstörungen, Ohrgeräusche
☐ Andere HNO-Erkrankungen, Nasennebenhöhlen
☐ Schwindel, Konzentrationsstörungen, Vergesslichkeit
☐ Zahnbehandlungen
☐ Ein- und Durchschlafstörungen, Alpträume, Tagesmüdigkeit
☐ Seelische Ausgeglichenheit, Ängste, Umgang mit Aggression, „life events"
Thorax
☐ Husten/Auswurf
☐ Atemnot, Belastungsinsuffizienz, Kreislaufstörungen
☐ Druckgefühl im Thorax, Herzschmerzen
☐ Herzklopfen, Herzrasen, unregelmäßiger Herzschlag
Oberbauch
☐ Sodbrennen, Aufstoßen, saurer Reflux
☐ Druckgefühl und Völlegefühl im Oberbauch, Magenschmerzen
☐ Schmerzen am Unterrand des Rippenbogens
☐ Übelkeit, evtl. Erbrechen
☐ Nahrungsmittelunverträglichkeiten
☐ Besondere Vorlieben oder Abneigungen gegen bestimmte Lebensmittel
☐ Durst und Trinkverhalten
Verdauung
☐ Stuhlfrequenz, Stuhlform und Stuhlfarbe
☐ Blähungen, Bauchschmerzen
☐ Stuhlinkontinenz
Niere/Blase
☐ Blasenentzündungen, Dysurie
☐ Miktionsfrequenz, Nykturie
☐ Stress- oder Dranginkontinenz, Nachträufeln
☐ Farbe des Urins, Trübungen
☐ Ödeme
☐ Sexualität und Fertilität
Gynäkologische Anamnese
☐ Zyklus- und Blutungsdauer
☐ Intensität und Konsistenz der Blutung
☐ Dysmenorrhö, prämenstruelles Syndrom
☐ Geburten und Wochenbett
☐ Ausfluss
Temperatur
☐ Schwitzen (tags, nachts, stark, riechend)
☐ Wärme- oder Kälteunverträglichkeit

Haut
☐ Ausschläge oder Ekzeme
Störfelder
☐ wurzelbehandelte Zähne ☐ schlecht verheilte Narben ☐ beruflicher oder privater Kontakt mit Umweltgiften
Schmerzen
☐ Qualität, Intensität, Frequenz ☐ Auslöser ☐ Zirkadianrhythmik ☐ Besserungs- und Verschlechterungsmodalitäten
Andere körperliche Beschwerden
☐ ☐ ☐

Patientenmerkblatt

Liebe Patientin, lieber Patient,

Sie und Ihr Therapeut haben sich zur Linderung Ihrer Beschwerden für eine Akupunkturbehandlung entschieden. Bei der Akupunktur kann mittels Nadeln, die in bestimmte Körperstellen gesetzt werden, nachgewiesenermaßen eine schmerzlindernde, vegetativ ausgleichende, die Abwehrkraft steigernde und heilende Wirkung erzielt werden.

Behandlungsablauf

Ihr Therapeut wird Sie zunächst ruhig und entspannt lagern (meist liegend, zur Nadelung bestimmter Akupunkturpunkte sind auch andere Positionen möglich). Beim Einstich spüren Sie eventuell kurz eine minimale unangenehme Empfindung, die dann verschwinden sollte. Wenn der richtige Punkt durch Vorschieben der Nadel getroffen wurde, sollte ein unterschiedlich stark ausgeprägtes dumpfes, ziehendes Gefühl oder eine Wärmeempfindung, aber auch ein Gefühl wie ein Stromschlag entstehen, das zum Teil auch ausstrahlen kann. Diese Empfindung nennen die Chinesen „*De-Qi*", und sie ist für den Therapieerfolg mit entscheidend. Meist lässt das „*De-Qi*" nach einigen Minuten nach. Der Therapeut wählt immer so wenig Nadeln wie möglich pro Sitzung (max. 16). Währen der Nadelung sollten Sie möglichst ruhig und entspannt in der Lagerungsposition verbleiben. Sollten Schmerzen auftreten (z. B. nach Bewegung) oder sonstige unangenehme Symptome, informieren Sie bitte sofort Therapeut oder Hilfskraft.

Nebenwirkungen

Bei richtiger Anwendung ist die Akupunktur praktisch nebenwirkungsfrei. In seltenen Fällen kann es zu einem „Nadelkollaps", einer vegetativen Kreislaufreaktion, kommen, die durch sofortige Nadelentfernung und Lagerungsmaßnahmen zu beheben ist. Selten sind kleinere Blutergüsse. Möglich sind auch das Auftreten von Müdigkeit (Achtung: Verkehrsteilnehmer) sowie eine vorübergehende Verschlechterung des Krankheitsbildes. Es ist wichtig, dass Sie eine eventuell bestehende Schwangerschaft angeben, da einige Punkte dann nicht genadelt werden dürfen. Nach einer Wärmebehandlung mittels Moxibustion bitte zunächst nichts Kaltes trinken oder essen, um die Wärmewirkung auszunutzen.

Patientenvertrag*

Frau/Herr ____

Adresse ____

Sie haben sich für die Behandlung mit Akupunktur entschieden. Von mir, Ihrem in Akupunktur qualifizierten Arzt, sind Sie über die Möglichkeiten und Grenzen der Akupunktur als auch über andersartige Behandlungsmöglichkeiten aufgeklärt worden.
Ihre Krankenkasse übernimmt für die Körperakupunkturbehandlung bei bestimmten Erkrankungen einen Kostenanteil. Die Akupunktur kann im Einzelfall wirksamer sein, wenn die Punktauswahl und Stimulationstechnik nach den Regeln der Traditionellen Chinesischen Medizin vorgenommen werden; das heißt aufgrund von spezieller Anamnese (Krankengeschichte einschließlich Befindensstörungen und Modalitäten) und spezifischer Untersuchungstechniken wie Zungen- und Pulsdiagnostik etc. Zur Nadeltherapie muss ggf. der Punkt mit Hitze (Moxa) gereizt, mit dem Schröpfkopf behandelt oder zum Bluten gebracht werden.
Diese speziellen ärztlichen Leistungen sind ebenso wie Ohrakupunktur oder Schädelakupunktur oder Akupunktur mit Softlaser nicht im Leistungsumfang Ihrer Krankenkasse enthalten, sie dürfen auch nicht über die Chipkarte der Krankenkasse abgerechnet werden und sind nach der offiziellen Gebührenordnung für Ärzte (GOÄ) und den Empfehlungen des Berufsverbandes Deutscher Akupunkturärzte abzurechnen (siehe Rückseite). Für die Behandlung Ihrer Erkrankung werden __________ Akupunktursitzungen vorgeschlagen.
Mit Ihrer Unterschrift bestätigen Sie, dass Sie über den Leistungsumfang der Krankenkasse hinaus obige Leistungen wie spezielle Anamnese, spezifische Untersuchung, besondere Stimulationstechniken, andere Akupunkturformen etc. zusätzlich zur Körperakupunkturbehandlung in Anspruch nehmen wollen und diese Leistungen nach Privatrechnung selber begleichen werden. Über die etwaigen Kosten sind Sie von mir informiert und über oben Vermerktes aufgeklärt worden.

Praxisstempel

Ort, Datum

____
Unterschrift des Patienten

* mit freundlicher Genehmigung des Berufsverbandes Deutscher Akupunkturärzte

Abrechnung der Akupunktur über die GOÄ

Abrechnungsempfehlungen entsprechend der gültigen Gebührenordnung für Ärzte von 1996 (Stand 9/2001**; GOÄ-Test und Ausschlusskriterien beachten)

GOÄ Nr.	Leistungslegende	F2,3 €
Anamnese		
30*	Erstanamnese, Mindestdauer 60 min bei chronisch kranken bzw. multimorbiden Patienten und für bestimmte Verfahren wie Akupunkur	120,65
31*	Anamnese, Mindestdauer 30 min …	60,3
4*	Anamnese	29,49
Untersuchung		
5	Symptombezogene Untersuchung	10,73
831	Vegetative Funktionsdiagnsotik	10,73
6*	Untersuchung zur Akupunktur (zusätzlich zu 5,6,7,8 möglich)	26,22
7*	Vollständige TCM-Diagnostik (zusätzl. zu Nr. 5,6,7,8 möglich) Zungen- und Pulsdiagostik, Punkt- bzw. Meridiandiagnostik	41,95
Behandlung		
269	Akupunktur (Nadelstichtechnik) zur Behandlung von Schmerzen, je Sitzung	26,81
269a	Akupunktur (Nadelstichtechnik) mit einer Mindestdauer von 20 min zur Behandlung von Schmerzen, je Sitzung	46,92
269*	Akupunktur, je Sitzung	26,81
269a*	Akupunktur mit einer Mindestdauer von 20 min je Sitzung	46,92
567*	Moxaanwendung (zusätzlich zu 269 oder 269a möglich)	9,55
747	Schröpfen (zusätzlich zu 269 oder 269a möglich)	5,90
523	Massage im extramuskulärem Bereich (*Schröpfkopfmassage)	6,82
748	Hautdrainage durch multiple Inzisionen (zusätzlich zu 747 bei blutigem Schröpfen)	10,19
Beratung, Therapie, Bericht		
1	Beratung, auch mittels Fernsprecher	10,73
3	Eingehende, das gewöhnliche Maß übersteigende Beratung – auch mittels Fernsprecher	20,11
34	Erörterung (Dauer mindestens 20 min der Auswirkung einer Krankheit auf die Lebensgestaltung in unmittelbarem Zusammenhang mit der Feststellung oder erheblichen Verschlimmerung …	40,22
78*	Erstellung einer individuellen Rezeptur, z. B. zur chinesischen Pharmakotherapie (zusätzlich zu 30* oder 31* oder 7*)	24,13
76	Schriftlicher, individueller Diätplan	9,38
75	Ausführlicher schriftlicher Krankheits- und Befundbericht	17,43
95	Schreibgebühr, je angefangene DIN A4-Seite	3,07

* analog GOÄ § 6, 2)

** Berufsverband Deutscher Akupunkturärzte, Geschäftsstelle: Bernadottestr. 107, 22605 Hamburg, Fax (0 40) 85 41 46 41; Internet: www.bv-aku.de, e-mail: bv-aku@t-online.de

Verwendete Literatur

Advanced Textbook on Traditional Chinese Medicine and Pharmacology, New World Press, Bejing 1995

Ali Abu Sina (Avicenna) (Prof. Rad Nin, persönliche Mitteilung) Prof. Jutta Rall-Niu, persönliche Mitteilung und Dr. Mustfa Sadre-Ghazi, persönliche Mitteilung

Bäcker, M., Sander, D., Hammes, M. et al.: Transcrancial doppler evaluation of cerebral hemodynamics in migraineurs before and after prophylactic treatment with acupuncture (Poster, Deutscher Schmerzkongress 2000)

Basler, H. D., Franz, C. et al.: Psychologische Schmerztherapie. Grundlagen, Krankheitsbilder, Behandlung. Springer, Berlin 1999

Batey, R. G., Bensoussan, A., Y. Y. Fan et al.: Preliminary report of a randomized, double-blind plavebo-controlled trial of a Chinese herbal medicine preparation CH-100 in the treatment of chronic hepatitis C. Besprochen in: FACT 4/99 (C. Stevinson)

Bensoussan, A., Talley, N. Y., Hing, M. et al.: Treatment of irritable bowel syndrome with Chinese herbal medicine: a randomized controlled trial. Besprochen in: FACT 2/99 (C. Stevinson)

Carlsson, C. P.: Long-term effects of acupuncture. Thesis. University of Lund, Schweden, 2000 und Vortrag auf dem ICMART 2001

Cheng, R., Pomeranz, B.: Electroacupuncture analgesia could be mediated by at least two pain-relieving mechanisms: endorphin and non-endorphin systems. Life Sci 25 1957 – 1962

Chirali, I. Z.: Traditional Chinese Medicine, Cupping Therapy. Churchill Livingstone, London – Edinburgh 1999. Deutsch: Schröpftherapie in der chinesischen Medizin. Urban & Fischer, München 2002

Cho, Z.-H., Na, C.-S. et al.: Functional magnetic resonance imaging of the brain in investigation of acupuncture, 2001 (in: Stux, G., Hammerschlag, R.: Clinical Acupuncture)

Cibot, Dujardin: Les secrets de la medicine des Chinoises, 1671 (zitiert nach Heise, Th.: Chinas Medizin bei uns)

Cleyer, A.: Specimen Medicinae Sinicae, sive Opuscula Medica ad Mentem Sinensium, Frankfurt 1682 (zitiert nach Heise, Th.: Chinas Medizin bei uns)

Colegrave, Sukie: Yin und Yang. Fischer, Frankfurt 1984.

Crenshaw, T: Die Alchemie von Liebe und Lust. Hormone steuern unser Liebesleben. DTV, München 1999

Dabry de Thiersant, P.: La Medicine chez les Chinois. Paris 1863

de Morant Soulie G: The Passion of Yang Kwei-Fei: From Ancient Chinese Texts. Fredonia Books, NL, 2001

Dörner, K., Plog, U.: Irren ist menschlich. Lehrbuch der Psychiatrie. Psychiatrie-Verlag, Bonn 1996

Dung, H. C.: Anatomical features contributing to the formation of ap. Am. J. of Acupuncture 12 (1984)

Eachou Chen: Cross Sectional Anatomy of Acupoints. Churchill Livingstone, Edinburgh 1995

Ezzo, J., Berman, B. et al.: Is acupuncture effective for the treatment of chronic pain? A systematic review. Pain 86 (2000) 217 – 225

Feldmann (in: Uexküll 2001)

Focks, Claudia, Hildenbrand, Norman: Leitfaden Traditionelle Chinesische Medizin. 3. Auflage. Urban & Fischer, München 2002

Gehema, A. J.: Die eroberte Gicht mit der chinesischen Waffe der Moxa (zitiert nach Heise, Th.: Chinas Medizin bei uns und Wuhke, B., Berlin, persönliche Mitteilung)

Gibot, Dujardin: Les secrets de la Medicine des Chinoises. Grenoble 1671 (nach: Heise, Th.: Chinas Medizin bei uns)

Gleditsch, Jochen: Akupunktur in der HNO- Heilkunde. Hippokrates, Stuttgart 1999

Grodzki, L.: Approching a Theory of Emotion: An Interview with Candace Pert. ISNIP Conference 1995

Hammes, Der Schmerz. Abstractband Schmerzkongreß 1997

Han, J. S.: Acupuncture activates endogenous system of analgesia. Acupuncture NIH Consensus Statement online, 1997, Nov 3 – 5, pp 55 – 60

Han, J. S.: Opioid and antiopioid peptides: A model of yin yang balance in acupuncture (zitiert nach Stux, G., Hammerschlag, R.: Clinical acupuncture 2001)

Handwerker, H. O.: Einführung in die Pathophysiologie des Schmerzes. Springer, Heidelberg 1998

Hasenbring, M.: Prozesse der Chronifizierung von Schmerzen (in: Basler, H. D., Franz, C. et al. Psychologische Schmerztherapie. Grundlagen, Krankheitsbilder, Behandlung)

Heine, H.: Lehrbuch der biologische Medizin. Hippokrates, Stuttgart 1998

Heise, Th.: Chinas Medizin bei uns. VWB, Berlin 1996

Heise, Th.: Traditionelle chinesische Medizin: Vorstellungen zur „Psyche“ und deren Beeinflussung. Psychotherapeut 46 (2001) 188 – 195

Hsieu, J. C., Chen, F. P. et al.: Activation of the hypothalamus characters the acupuncture stimulation at the analgesic point in human: a PET Study. Neuroscience Letters 307 (2001) 105 – 107

Hübotter, F.: Geschichte und Grundlagen der chinesischen Medizin. Universitätsverlag, Leipzig 1929

I Xue Yu Men, erschienen 1575 (in: Hübotter, F.: Geschichte und Grundlagen der chinesischen Medizin)

Irnich, D.: Neurobiologische Grundlagen der Akupunktur. Schmerz 4 (2002)

Jaffe, L., Barker, A. T.: The glabrous epidermis of cavies contains a powerful battery. Am. J. Physiol. 242 (1982) R 358 – R 366

Lehmann, Hans-Joachim: Akupunkturpraxis. Urban & Fischer, München 1999

Linck, Gudula: Yin und Yang. Auf der Suche nach Ganzheit im chinesischen Denken. Beck, München 2000

Maric-Oehler, W., Hünten, K.: Akupunktur und Universität. Hippokrates, Stuttgart 1997

Nogier, P.: Über die Akupunktur der Ohrmuschel. Dtsch. Zschr. f. Akupunktur 1 (1957) 6.3 – 4

Ots, T.: Dreiunddreißig Fallbeispiele zur Akupunktur aus der VR China. Hippokrates, Stuttgart 1996

Ots, T.: Medizin und Heilung in China. Dietrich Reimer, Berlin 1999

Pert, C.: Molecules of emotion. Scribner 1997

Pomeranz, B., Chiu, D.: Naloxone blocks acupuncture analgesia and causes hyperalgesia: endorphin is implicated. Life Sci 19 (1976) 1757 – 1762

Pomeranz, B.: Acupuncture analgesia – basic research, 2001 (in: Stux, G., Hammerschlag, R.: Clinical Acupuncture)

Pomeranz, B.: Wissenschaftliche Grundlagen der Akupunktur, 1999 (in: Stux, G., Stiller, N.: Akupunktur, Lehrbuch und Atlas)

Popp, A.: Deutungsversuche zur Akupunktur. Deutsche Zeitschrift für Akupunktur 5 (1979) 118 – 121

Popp, A.: Biophotonen. Verlag für Medizin Dr. Ewald, Heidelberg 1976

Pothmann, R.: TENS. Hippokrates, Stuttgart 1996

Reuter, I., Aldridge, D.: Qigon yangsheng as complementary therapy in the management of asthma. Dissertation. Universität Witten-Herdecke 1997, veröffentlicht im J. Altern. Complement. Med. 4(2) (1998) 189–202

Schedlowsky, Tewes: Psychoneuroimmunologie. Spektrum Akad. Verlag, Heidelberg 1996

Seemann, H., Zimmermann, M.: Regulationsmodell des Schmerzes aus systemtheoretischer Sicht, eine Standortbestimmung (in: Basler, H. D., Franz, C. et al.: Psychologische Schmerztherapie. Grundlagen, Krankheitsbilder, Behandlung)

Stux, G., Hammerschlag, R.: Clinical Acupuncture. Springer, Heidelberg 2001

Stux, G., Stiller, N.: Akupunktur, Lehrbuch und Atlas. Springer, Berlin 1999

Tang, N. M., Dong, H. W. et al.: Cholecystokinin antisense RNA increases the analgesic effect induced by electroacupuncture or low dose morphine: conversion of low responder rats into high responders. Pain 1 (1997) 71–80

Titsing, I.: Memoires sur l'électroacupuncture. Hrsg. von J. B. Sarlandier 1825

Travell, J. G., Simons, D. G.: Handbuch der Muskel-Triggerpunkte. Urban & Fischer, München 1998

Uexküll, Th. von: Psychosomatische Medizin. 5. Auflage. Urban & Fischer, München 2001

Unschuld, P. (in: Maric-Oehler, W., Hünten, K.: Akupunktur und Universität)

Unschuld, P.: Medizin in China. C. H. Beck, München 1980

Unschuld, P.: Vortrag auf dem Mainzer Akupunktursymposium 1999

Walker et al. (in: Uexküll, Th. von: Psychosomatische Medizin)

Wall, E. D., Melzack, R. Textbook of pain. Churchill Livingstone, London 1984

Whorff, B. L.: Language, Thought and Realitiy. Caroll, New York 1956

Wu und Hsieh: Central Nervous Pathway for Acupuncture. Radiology 212 (1999) 133–141

Yu-Lin Lian, Chun-Yan Chen, Michael Hammes, Bern C. Kolster: Seirin Bild-Atlas der Akupunktur. Könemann, Marburg 1999

Zens, M.: Lehrbuch der Schmerztherapie. Wissenschaftliche Verlagsgesellschaft, Stuttgart 1993.

Zhang zhongjing shanghan lun. Neu herausgegeben vom Verlag für ganzheitliche Medizin (VGM), Kötzting 1997

Zieglgänsberger, W., Tölle, W.: A Central Control of Nociception. In: Mountcastle, V. B., Bloom, F.: Handbook of Physiology. Williams & Wilkins, Baltimore 1986

Zieglgänsberger, W., Larbig, S.: Zelle und Schmerz (Video) 1995, herausgegeben von Göddecke AG, Freiburg

Zimmermann, M., Handwerker, H. O.: Schmerz, Konzepte und ärztliches Handeln. Springer, Heidelberg 1984.

Zimmermann, M.: Physiologische Grundlagen des Schmerzes und der Schmerztherapie. In: Zens, M.: Lehrbuch der Schmerztherapie. Wissenschaftliche Verlagsgesellschaft, Stuttgart 1993.

Empfohlene Literatur

Angermaier, M.: Leitfaden Ohrakupunktur. Urban & Fischer Verlag, München 2000

Beck, R. et al.: Akupunktur in der Neurologie. Hippokrates Verlag, Stuttgart 1994

Beer, M.-A.: Akupunktur in der Geburtshilfe. Handbuch für Ärzte und Hebammen. Urban & Fischer Verlag, München 2000

Chinesische Akupunktur und Moxibustion. Verlag für Ganzheitliche Medizin, Kötzting 1988

Deadman, P., Al-Khafaji, M., Baker, K.: A Manual of Acupuncture. Journal of Chinese Medicine Publications, East Sussex 1998, Deutsch: Verlag für Ganzheitliche Medizin, Kötzting 2000

Ellis, A., Wiseman, N.: Fundamentals of Chinese Acupuncture. Paradigm Publications, Brookline MA 1991

Ellis, A., Wiseman, N.: Grasping the Wind. Paradigm Publications, Brookline MA 1989

Engelhardt, U., Hempen, C.-H.: Chinesische Diätetik, 2. Auflage, Urban & Fischer, München 2000

Flaws, B., Finney, D.: A Compendium of TCM Patterns & Treatments. Blue Poppy Press, Boulder CO 1996

Flaws, B.: Chinese Pulse Diagnosis. Blue Poppy Press, Boulder CO 1995

Flaws, B.: Sticking to the Point. Deutsch: Der wirkungsvolle Akupunkturpunkt. Verlag für Ganzheitliche Medizin, Kötzting 1993; Bd. 2. Blue Poppy Press, Boulder CO 1998

Focks, C.: Atlas Akupunktur. Urban & Fischer, Müchnen 2000

Garten, H.: Akupunktur bei Inneren Erkrankungen. Hippokrates Verlag, Stuttgart 2. Aufl. 1999

Gleditsch, J.: Akupunktur in der HNO-Heilkunde. Hippokrates Verlag, Stuttgart 1997

Hammes, M., Ots, Th.: 33 Fallbeispiele zur Akupunktur aus der VR China. Hippokrates Verlag, Stuttgart 1996

Han Chaling: Leitfaden Tuina. Urban & Fischer 2002

Hecker, U.: Ohr-, Schädel-, Mund-, Hand-Akupunktur. Hippokrates Verlag, Stuttgart 2. Aufl. 1998

Hecker, U.; Steveling, A.; Peuker, E.; Kastner, J.: Lehrbuch und Repetitorium Akupunktur mit CD-Rom, Hippokrates, Stuttgart 2001

Heise, Th.: Chinas Medizin bei uns. VWB, Berlin 1996

Hempen, C. H.: dtv-Atlas zur Akupunktur. DTV, München 1995

Kaptchuk, T. J.: Chinese Medicine. The Web That Has No Weaver. Rider, London 1983. Deutsch: Das große Buch der chinesischen Medizin. O. W. Barth Verlag, Wien 1992

Kastner, J.: Propädeutik der chinesischen Diätetik. Hippokrates, Stuttgart 2000

Kirschbaum, B.: Atlas und Lehrbuch der Chinesischen Zungendiagnostik. Bd. 1, Verlag für Ganzheitliche Medizin, Kötzting 1998

Kirschbaum, B.: Die 8 außerordentlichen Gefäße in der traditionellen chinesischen Medizin. ML-Verlag, Uelzen 1995

König, G., Wancura, I.: Praxis und Theorie der Neuen Chinesischen Akupunktur. Bd. 1 & 2, Wilhelm Maudrich Verlag, Wien 1979 und 1983

König, G., Wancura, I.: Praxis und Theorie der Neuen Chinesischen Akupunktur. Bd. 3: Ohr-Akupunktur. Verlag Wilhelm Maudrich, Wien 1987

Kubiena, G.: Chinesische Syndrome verstehen und verwenden. Maudrich, Wien – München – Bern 1996

Lange, G.: Akupunktur der Ohrmuschel. WBV Biologisch-Medizinischer Verlag, Schorndorf 1985

Lehmann, H.-J.: Akupunkturpraxis. Urban & Fischer Verlag, München 1999

Linde, N.: Ohrakpunktur, Leitfaden für Theorie und Praxis. Sonntag Verlag, Stuttgart 2. Aufl. 1999

Lorenzen, U., Noll, A.: Die Wandlungsphasen der traditionellen chinesischen Medizin. Bd. 1 – 5 (1992, 1994, 1996, 1998, 2000), Müller & Steinicke, München

Maciocia, G.: Obstetrics & Gynecology in Chinese Medicine, Churchill Livingstone, New York 1998, Deutsch: Verlag für Ganzheitliche Medizin, Kötzting 2000

Maciocia, G.: The Foundations of Chinese Medicine, Churchill Livingstone, New York 1989: Deutsch: Die Grundlagen der Chinesischen Medizin. Verlag für Ganzheitliche Medizin, Kötzting 1995

Maciocia, G.: The Practice of Chinese Medicine. Churchill Livingstone, Edinburgh 1994 (auch Kräuterangaben), Deutsch: Grundlagen der chinesischen Medizin. Verlag für Ganzheitliche Medizin, Kötzting 1994

Maciocia, G.: Tongue Diagnosis in Chinese Medicine. Eastland Press, Seattle 1987. Deutsch: Zungendiagnose in der chinesischen Medizin. ML-Verlag, Uelzen 1996

Meng, A.: Lehrbuch der Tuina-Therapie. Haug, Heidelberg 1998

Ogal, H., Kolster, B.: Neue Schädelakupunktur nach Yamamoto (YNSA). KVM-Verlag, Marburg 1997

Ogal, H., Kolster, B. C.: Ohrakupunktur, Grundlagen-Praxis-Indikationen. KVM-Verlag, Marburg 2. Aufl. 1999

Ogal, H., Stör, W. (Hrsg.): Seirin-Bildatlas der Akupunktur. KVM-Verlag, Marburg 1999

Platsch, K. D.: Psychosomatik in der Chinesischen Medizin. Urban & Fischer, München 2000

Pollmann, A.: Fünf Wandlungsphasen in fünf Streichen. Haug, Heidelberg 2001

Pöntinen, P., Pothmann, R.: Laser in der Akupunktur. Hippokrates Verlag, Stuttgart 2. Aufl. 1998

Porkert, M., Hempen, C. H.: Systematische Akupunktur, 2. Aufl., Urban & Schwarzenberg, München 1997

Porkert, M.: Neues Lehrbuch der chinesischen Diagnostik. Phainon Edition & Media GmbH, Dinkelscherben 1993

Pothmann, R. (Hg.): Systematik der Schmerzakupunktur. Hippokrates Verlag, Stuttgart 1996

Pothmann, R.: Injektionsakupunktur. Hippokrates Verlag, Stuttgart 1992

Pothmann, R.: TENS. Transkutane Elektrische Nervenstimulation. Hippokrates Verlag, Stuttgart 1991

Richter, K., Becke, H. (Hrsg.): Akupunktur, Tradition-Theorie, Praxis. Ullstein Mosby, Berlin 3. Aufl. 1995

Römer, A., Weigel, M., Zieger, W. (Hrsg.): Akupunkturtherapie in Geburtshilfe und Frauenheilkunde, Hippokrates Verlag, Stuttgart 1998

Römer, A.: Akupunktur für Hebammen, Geburtshelfer und Gynäkologen. Hippokrates Verlag, Stuttgart 1999

Ross, J.: Akupunkturpunktkombinationen. ML-Verlag, Uelzen 1998

Rubach, A.: Propädeutik der Ohr-Akupunktur. 2. Auflage, Hippokrates Verlag, Stuttgart 2000

Strauß, K., Weidig, W. (Hrsg.): Akupunktur in der Suchtmedizin. Hippokrates Verlag, Stuttgart 2. Aufl. 1999

Strittmatter, B.: Taschenatlas Ohrakupunktur. Hippokrates, Stuttgart 2001

Stux, G., Stiller, N., Pomeranz, B.: Akupunktur, 5. Aufl., Springer, Heidelberg 1999

Tang, Y.: Akupunktur in der Gynäkologie. Urban & Fischer Verlag, München 2000

Wendling, D.: Traditionelle Chinesische Akupunktur bei orthopädischen Erkrankungen. Hippokrates Verlag, Stuttgart 1999

Wühr, E.: Chinesische Syndromdiagnostik. Verlag für Ganzheitliche Medizin Dr. Erich Wühr, Kötzting 1999

Yamamoto, T., Maric-Oehler, W.: Yamamoto-Neue Schädelakupunktur-YNSA. Chun-Jo Verlag 1991

Yuan, H.: Chinesische Zungendiagnostik. Urban & Fischer, München 2001

Yuan, H.: Traditionelle Chinesische Akupunktur. Ullstein Mosby, Wiesbaden 1999

Ausbildungsadressen für Akupunktur und TCM

Deutschland

- **Akupunktur Kolleg Kirchhoff**, Oststr. 38, D-45549 Sprockhövel. Tel.: 0 23 39/71 26, Fax: 0 23 39/49 55.
- **Arbeitsgemeinschaft für Klassische Akupunktur und Traditionelle Chinesische Medizin e.V.**, (Heilpraktiker und Ärzte), Sekretariat der AG: Wisbacher Str. 1, D-83435 Bad Reichenhall, Tel.: 0 86 51/69 09 19, Fax: 0 86 51/71 06 94, Internet: www.agtcm.de.
- **Deutsche Ärztegesellschaft für Akupunktur e.V./DÄGfA**, Fortbildungszentrum Würmtalstr. 54, D-81375 München, Tel.: 0 89/7 10 05-11, -12; Fax: 0 89/7 10 05-25; e-mail: fz@daegfa.de; Internet: www.daegfa.de; Ausbildungszyklen in Akupunktur: Grundausbildung, Aufbaukurse, Vollausbildung (140 bis 350 Stunden), Sonderkurse in Reflextherapie, Somatotopie, YNSA, Mundakupunktur, Facharztkurse; Ausbildung in chinesischer Pharmakotherapie, Diätetik, Tuina; Ausbildungsreihe für Zahnärzte, Grundausbildung für Tierärzte; Seminare bundesweit in Wochenendkursen, Ausbildungsreihen und Akuwochen, Praxis- und Klinik-Hospitationen in Deutschland, Japan und China
- **Deutsche Akademie für Akupunktur und Aurikulomedizin e.V./DAAA**, Feinhalsstr. 8, D-81247 München, Tel.: 0 89/89 19 82-0, Fax: 0 89/89 19 82-11; e-mail: akademie@akupunktur-arzt.de; Internet: www.akupunktur-arzt.de
- **Deutsche Akupunktur Gesellschaft Düsseldorf** (Leiter: Dr. Stux), Goltsteinstr. 26, D-40211 Düsseldorf, Tel.: 02 11/36 90 99, Fax: 02 11/36 06 57; Internet: www.akupunktur-aktuell.de. Basisausbildung: 150 Stunden im Verlauf von 14 Wochenenden, zusätzlich Aufbaukurse
- **Deutsches Forschungsinstitut für Chinesische Medizin/DFCM**, Leitung Prof. h.c. Schnorrenberger (China College, Taichung/ Taiwan, Rep. China), Silberbachstr. 10, D-79100 Freiburg. Tel.: 07 61/7 72 34, Fax: 07 61/70 06 87. Akupunkturausbildung über 2–3 Jahre (750 Ausbildungsstunden) an Wochenenden incl. Video-Lehrsystem.
- **Deutsche Gesellschaft für Akupunktur und Neuraltherapie e.V./DGfAN**, Geschäftsstelle: Mühlweg 11, D-07368 Ebersdorf/ Thüringen; Tel.: 03 66 51/5 50 75; Fax: 03 66 51/5 50 74; e-mail: DgfAN@t-online.de; Internet: www.dgfan.de
- **Deutsche Gesellschaft für Traditionelle Chinesische Medizin/DGTCM**, Dr. med. J. Greten, Rohrbacherstr. 155, D-69126 Heidelberg, Tel./Fax: 0 62 21/37 45 46, e-mail: info@dgtcm.de; Internet: www.dgtcm.de/. Ausbildungskurse in Akupunktur und TCM in Heidelberg und Hamburg sowie in Tunesien und Frankreich
- **Fachgesellschaft für Akupunktur, Naturheilkunde und Schmerztherapie/FANS**, Freiburg; Rothweg 8, D-74842 Billigheim; Tel.: 0800-FANSKURS (32 67 58 77); Fax: 0800-FAX2FANS (32 92 32 67); e-mail: info@FANS-Freiburg.de; Internet: www.FANS-Freiburg.de; Faxabruf: 07 61/2 92 32 74. Akupunktur zum A-Diplom (140 Stunden) und zum B-Diplom (350 Stunden), Praxis- Hospitationskurse in Akupunktur
- **Forschungsgruppe Akupunktur und Traditionelle Chinesische Medizin e.V./FATCM**, (Dr. med. A. Molsberger, Dr. med. G. Böwing), Seminarorganisation: Sekretariat Gisela Kraus, Postfach 1333, D-85562 Grafing. Tel.: 0 80 92/8 47 34, Fax: 0 80 92/8 47 39; Internet: www.forschungsgruppe-akupunktur.de; e-mail: hostmaster@forschungsgruppe-akupunktur.de; Akupunkturausbildung in Frankfurt, Düsseldorf, München, Stuttgart, Berlin, Hamburg, Köln, Organisation der Bozner Akupunkturwochen (Frühjahr und Herbst in Italien)

- **Gottfried Gutmann Akademie und Ärzteforum für Akupunktur e.V.**, Ostenallee 83, D-59071 Hamm, Tel.: 0 23 81/9 86-702, Fax: 0 23 81/9 86-717, e-mail: info@Ausbildung GutmannAkademie.de; Internet: www.AusbildungGutmannAkademie.de
- **Kölner Akupunkturtage/KAT**, Sekretaritat Dr. F. Fischer, Benesisstr. 24–32, D-50672 Köln, 02 21/2 58 44 70, Fax: 02 21/2 58 44 72 (1-jährige Ausbildung in Akupunktur mit 150 Stunden)
- **Schule für TCM**, c/o TCM-Klinik Kötzting, Ludwigstr. 2, D-93444 Kötzting, Tel.: 0 99 41/60 90, Fax: 0 99 41-60 94 99. 2-jähriger Studiengang TCM; Studiengang *Tuina*-Therapie. Sonderkurse mit internationalen TCM-Experten
- **Societas Medicinae Sinensis/SMS**, Internationale Gesellschaft für Chinesische Medizin e.V., Franz-Joseph-Str. 38, D-80801 München, Tel.: 0 89/33 56 74, Fax: 0 89/33 73 52 (Faxabruf Ärzteliste); e-mail: sms@hempen.de; Internet: www.tcm.edu oder www.akupunktur.ch; 3-jährige Ausbildung in München, Hamburg oder Dortmund mit Fortbildungskursen in der Schweiz, China und auf der Insel Föhr, ca. 350 Unterrichtsstunden in Klein-gruppen; Organisation von Klinikpraktiken in der VR China
- **TCM Ausbildungszentrum Berlin**, Novalisstr. 10, D-10115 Berlin Mitte, Tel.: 0 30/56 59 62 24 (Ringleitung), Fax 0 30/56 59 62 23, e-mail: berlin@tcm-academy.org (deutsche Niederlassung der TCM- Akademie in Wien)
- **Universität Ulm**, Akupunktur und Traditionelle Chinesische Medizin. 3-jährige Ausbildung. Kontakt: Akademie für Wissenschaft, Wirtschaft und Technik an der Universität Ulm, Tel.: 07 31/5 02 52 66, Fax: 07 31/5 02 20 16, e-mail: akademie@uni-ulm.de
- **Universität Witten/Herdecke**, Fakultät für Medizin, Studiengang TCM in Witten/Herdecke, Alfred-Herrhausen-Str. 50, D- 58448 Witten. Info: Sekretariat TCM, Oststraße 38, D-45549 Sprockhövel. Tel.: 0 23 39/12 11 82, Fax: 0 23 39/49 55, e-mail: public@uni-wh.de, Internet: www.uni-wh.de. 3-jährige Postgraduierten Fortbildung in Akupunktur und TCM (ca. 360 Stunden einschließlich Einführung in Diätetik, Heilkräutertherapie, Tuina-Massage und Qigong). 2-jährige Pharmakotherapie-Ausbildung. Sonderkurse bei international anerkannten TCM-Experten

Österreich

- **Medizinische Gesellschaft für Chinesische Gesundheitspflege in Österreich**, Weimarer Straße 41, A–1180 Wien, Tel.: +43(0)1/4707173. Schwerpunkt: Ausbildung in chinesischer Arzneimitteltherapie; Qigong, Taiji
- **Österreichische Gesellschaft für Akupunktur und Aurikulotherapie/ÖGAA**, Ludwig-Boltzmann-Institut für Akupunktur, Leitung: Prim. Prof. Dr. H. Nissel, Kaiserin-Elisabeth-Spital, Huglgasse 1–3, A-1150 Wien, Tel.: +43/(0)1/9 81 04 57-58, Fax: +43/(0)1/9 81 04 57-59, e-mail: aku@kes.magwien.gv.at, Internet: www.akupunktur.at. Akupunkturausbildung, Ausbildung in Tuina-Massage
- **Österreichische Gesellschaft für kontrollierte Akupunktur**, Kreuzgasse 21, A-8010 Graz, Tel.: +43/(0)316/7374050, Fax: +43/(0)3 16/7 37 40 51, e-mail: office@ogka.at; Internet: www.ogka.at (österreichische Dependance der DAAA)
- **Österreichische Gesellschaft für TCM**, Lange Gasse 35A, A-1080 Wien, Tel./Fax (Praxis Dr. Meng): +43/(0)1/5 86 89 00. Schwerpunkte: Ausbildung in chinesischer Arzneimitteltherapie, Tuina
- **Österreichische Wissenschaftliche Ärztegesellschaft für Akupunktur/ÖWÄA**, Dr. med. G. König, Schwindgasse 3, A-1040 Wien. Auskunft und Anmeldung: Tel.: +43/(0)1/5 05 03 92, Fax: +43/(0)1/5 04 15 02, e-mail: office@akupunktur.org, Internet: www.akupunktur.org

- **TCM-Akademie**, Grinzinger Straße 79, A-1190 Wien, Tel. +43/(0)1/6 41 67 38, Fax +43/(0)1/6 41 67 28, www.tcm-academy.org, office@tcm-academy.org
- **Wiener Schule für TCM**, Hasnerstr. 29/7+9, A-1160 Wien, Tel.: +43/(0)1/4 94 96 00, Fax +43/(0)1/4 94 14 64-19, Internet: www.wstcm.at, office@wstcm.at. Schwerpunkt: Ausbildung in chinesischer Arzneimitteltherapie

Schweiz

- **Ärztegesellschaft für Traditionelle Chinesische Medizin/AG TCM**, Sekretariat Dr. med. Doris Renfer-Martin, Kirchplatz 3, CH-8953 Dietikon, Tel: +41/(0)1/7 40 52 23, Fax +41/(0)1/7 40 48 45, e-mail: drenferm@hin.ch
- **Akademie für Chinesische Naturheilkunst**, Dr. H. Montakabbox 604, CH-1965 Savièse, Sekretariat: Esther Aubry, Islikerstr. 21, CH-8355 Aadorf, Tel +41/(0)523653543, Fax +41/(0)5 23 65 35 42, e-mail: Aubry@ChiConnection.com
- **Akademie für Taoistische Medizin und Akupunktur/ATMA**, Eulerstr. 55, CH-4054 Basel, Tel.: +41/(0)61/2 73 12 65, Fax: +41/(0)61/2 73 12 63, hp-braun@bluewin.ch
- **Association Genevoise des Médecins Acupuncteurs/AGMA**, 7, Hugo-de-Senger, CH-12205 Genève, Tel.: +41/ (0)2 23 22 20 30, Fax: +41/(0)2 23 22 20 31
- **Assoziation Schweizer Ärztegesellschaften für Akupunktur und chinesische Medizin/ASA** (Dachorganisation der folgenden Ärztegesellschaften), Sekretariat ASA, Postfach, CH-8575 Bürglen, www.akupunktur.ch
- **Basler Gesellschaft für Traditionelle Chinesische Medizin/BSG TCM**, Sekretariat: Iris Schmidlin, Flachslanderstr. 12, 4057 Basel, Tel +41/(0)61/6 93 46 94
- **Berner Gesellschaft für Traditionelle Chinesische Medizin/BG TCM**, Sekretariat: Christina Fournier, Unterer Zelgweg 21, 3252 Worben, Tel.: +41/(0)32/3 84 66 02, e-mail: Ch.Fournier@bluemail.ch
- **Institut für Traditionelle Chinesische Medizin Basel AG**, Klosterberg 11, 4051 Basel, Tel./Fax: +41/(0)61/9 23 88 23, e-mail: ausbildung@i-tcm-b.ch
- **Schweizerische Ärztegesellschaft für Akupunktur, Chinesische Medizin/SAGA TCM**, Sekretariat: SAGA-TCM, Postfach 2003, 8021 Zürich, Sekretariat Tel.: +41/(0)49/8 78 80 22 88; Internet: www.chinesische-medizin.ch
- **Schweizerische Ärztegesellschaft für Aurikulomedizin und Akupunktur/SAEGAA**, Sekretariat: Postfach 176, CH-8575 Bürglen, Tel.: +41/(0)71/6 34 66 19, Fax +41/(0)/71/6 34 66 18
- **Schweizerische Berufsorganisation für Traditionelle Chinesische Medizin/SBO TCM**, Sekretariat/Geschäftsleitung: Heidi Weilenmann Luzernerstr. 69, CH-6030 Ebikon/ Luzern, Tel.: +41/(0)4 29/81 89, Fax: +41/(0)4 29/81 85, e-mail: sbo-tcm@gmx.ch
- **Zürcher Gesellschaft für Traditionelle Chinesische Medizin/ZG TCM**, Sekretariat: Irene Meyer, Postfach 346 9201, Gossau Tel.: +41/(0)71/3 85 13 30

Register

B

C

G

I

J

K

O

P

Q

R

S

T

U

V

W

Akupunkturpunkte

(*Pinyin*-Name)

A
Anmian (Ex-HN) 161

B
Bafeng (Ex-LE 10) 168
Baichongwo (Ex-LE 3) 167
Baihuanshu (Bl 30) 118
Baihui (Du 20) 157
Baohuang (Bl 53) 117
Baxie (Ex-UE 9) 165
Benshen (Gb 13) 137
Biguan (Ma 31) 94
Binao (Di 14) 87
Bingfeng (Dü 12) 108
Bitong (Ex-HN 8) 160
Bulang (Ni 22) 127
Burong (Ma 19) 92

C
Changqiang (Du 1) 154
Chengfu (Bl 36) 119
Chengguang (Bl 6) 112
Chengjiang (Ren 24) 153
Chengjin (Bl 56) 120
Chengling (Gb 18) 138
Chengman (Ma 20) 92
Chengqi (Ma 1) 89
Chengshan (Bl 57) 120
Chize (Lu 5) 82
Chongmen (Mi 12) 101
Chongyang (Ma 42) 97
Ciliao (Bl 32) 119

D
Dabao (Mi 21) 102
Dachangshu (Bl 25) 115
Dadu (Mi 2) 98
Dadun (Le 1) 145
Dagukong (Ex-UE 5) 164
Dahe (Ni 12) 126
Daheng (Mi 15) 101
Daimai (Gb 26) 140
Daju (Ma 27) 93
Daling (Pe 7) 130
Dangyang (Ex-HN 2) 159
Dannang (Ex-LE 6) 167
Danshu (Bl 19) 115
Danzhong/Shanzhong (Ren 17) 152
Daying (Ma 5) 90
Dazhong (Ni 4) 124
Dazhu (Bl 11) 114
Dazhui (Du 14) 156
Dicang (Ma 4) 90
Diji (Mi 8) 100
Dingchuan (Ex-B 1) 162
Diwuhui (Gb 42) 144
Dubi (Ma 35) 95
Duiduan (Du 27) 158
Dushu (Bl 16) 115
Duyin (Ex-LE 11) 168

E
Erbai (Ex-UE 2) 164
Erheliao (SJ 22) 134
Erjian (Di 2) 84–85
Erjian (Ex-HN 6) 160
Ermen (SJ 21) 134

F
Feishu (Bl 13) 115
Feiyang (Bl 58) 120
Fengchi (Gb 20) 138–139
Fengfu (Du 16) 156
Fenglong (Ma 40) 96
Fengmen (Bl 12) 114
Fengshi (Gb 31) 141
Fuai (Mi 16) 101
Fubai (Gb 10) 137
Fufen (Bl 41) 117
Fujie (Mi 14) 101
Fuliu (Ni 7) 125
Fushe (Mi 13) 101
Futonggu (Ni 20) 126
Futu (Di 18) 87
Futu (Ma 32) 94
Fuxi (Bl 38) 119
Fuyang (Bl 59) 120

G
Ganshu (Bl 18) 115
Gaohuang (Bl 43) 116
Geguan (Bl 46) 116–117
Geshu (Bl 17) 115
Gongsun (Mi 4) 99
Guanchong (SJ 1) 131
Guangming (Gb 37) 142

Q
Qianding (Du 21) 157
Qiangu (Dü 2) 106
Qichong (Ma 30) 94
Qiduan (Ex-LE 12) 168
Qihai (Ren 6) 150
Qihaishu (Bl 24) 115
Qihu (Ma 13) 92
Qimai (SJ 18) 134
Qimen (Le 14) 148
Qingling (He 2) 103
Qishe (Ma 11) 91
Qiuhou (Ex-HN 7) 160
Qiuxu (Gb 40) 143
Qixue (Ni 13) 126
Quanliao (Dü 18) 109–110
Qubin (Gb 7) 136
Qucha (Bl 4) 112
Quchi (Di 11) 86
Quepen (Ma 12) 92
Qugu (Ren 2) 149
Quiangjian (Du 18) 157
Quinglengyuan (SJ 11) 133
Ququan (Le 8) 146–147
Quyuan (Dü 13) 108
Quze (Pe 3) 128–129

R
Rangu (Ni 2) 124
Renying (Ma 9) 91
Renzhong (Du 26) 158
Riyue (Gb 24) 139
Rugen (Ma 18) 92
Ruzhong (Ma 17) 92

S
Sanjian (Di 3) 85
Sanjiaoshu (Bl 22) 115
Sanyangluo (SJ 8) 133
Sanyinjiao (Mi 6) 99–100
Shangguan (Gb 3) 136
Shangjuxu (Ma 37) 95
Shanglian (Di 9) 86
Shangliao (Bl 31) 119
Shangqiu (Mi 5) 99
Shangqu (Ni 17) 126
Shangwan (Ren 13) 151
Shangxing (Du 23) 157
Shangyang (Di 1) 84
Shangyingxiang (Ex-HN 8) 160
Shaochong (He 9) 105
Shaofu (He 8) 105
Shaohai (He 3) 103–104
Shaoshang (Lu 11) 83
Shaoze (Dü 1) 106
Shencang (Ni 25) 127
Shendao (Du 11) 156
Shenfeng (Ni 23) 127
Shenma (Bl 62) 121
Shenmen (He 7) 105
Shenque (Ren 8) 150–151
Shenshu (Bl 23) 115
Shentang (Bl 44) 116
Shenting (Du 24) 157–158
Shenzhu (Du 12) 156
Shidou (Mi 17) 101
Shiguan (Ni 18) 126
Shimen (Ren 5) 150
Shiqizhui (Ex-B 8) 164
Shixuan (Ex-UE 11) 166
Shousanli (Di 10) 86
Shouwuli (Di 13) 87
Shuaigu (Gb 8) 136–137
Shufu (Ni 27) 127
Shugu (Bl 65) 121
Shuidao (Ma 28) 93
Shuifen (Ren 9) 151
Shuiquan (Ni 5) 124
Shuitu (Ma 10) 91
Sibai (Ma 2) 89–90
Sidu (SJ 9) 133
Sifeng (Ex-UE 10) 166
Siman (Ni 14) 126
Sishencong (Ex-HN 1) 159
Sizhukong (SJ 23) 134
Suliao (Du 25) 158

T
Taibai (Mi 3) 98–99
Taichong (Le 3) 146
Taixi (Ni 3) 124
Taiyang (Ex-HN 5) 159
Taiyi (Ma 23) 93
Taiyuan (Lu 9) 83
Taodao (Du 13) 156
Tianchi (Pe 1) 128
Tianchong (Gb 9) 137
Tianchuang (Dü 16) 109
Tianding (Di 17) 87
Tianfu (Lu 3) 82
Tianjing (SJ 10) 133
Tianliao (SJ 15) 133
Tianquan (Pe 2) 128
Tianrong (Dü 17) 109
Tianshu (Ma 25) 93
Tiantu (Ren 22) 152

Akupunkturpunkte

(numerische Bezeichnung)

G

H

L

Ohrpunkte

Videos zur Akupunktur

Nadelstichtechniken

Differenzierte Nadelstichtechniken werden in China in jahrelangem Training vom Lehrer an den Schüler weitergegeben. In diesem Video demonstriert die Autorin – erfahrene Kursdozentin (DÄGfA) – alle konventionellen und neuen Nadeltechniken bei verschiedenen Krankheitsbildern direkt am Patienten: von den Stimulationstechniken über Dry Needling, Mikroaderlass, Laser, Injektionsakupunktur, Elektrostimulation, TENS, Moxibustion und Schröpftherapie. Kompliziertere Methoden werden anschaulich durch Grafiken und Trickbilder erläutert.

Ohrakupunktur mit Sekundeneffekt

- Rekapitulation der theoretischen Grundlagen mit anschaulichen Trickbildern
- Systematische Punktlokalisation und praktische Anwendung beim Patienten
- Erklärung der Punktauswahl.

Teil 1: Behandlung chronischer Schmerzen des Bewegungsapparates
Teil 2: Kopfschmerz-, Allergie- und Suchtbehandlung
Teil 3: Behandlung vegetativer und organischer Erkrankungen

Systemvoraussetzungen der Video-CD

IBM-kompatibler PC (Pentium II) mit mind. 266 MHz
MS Windows 95, 98, NT, 2000 oder XP mit installiertem MGEG-1 Codec,
CD-ROM-Laufwerk,
mind. 128 MB RAM,
ca. 500 MB freier Festplattenspeicher,
VGA-Bildschirm mit mind. 16 Bit Farbtiefe, 17 Zoll,
Maus.

Auf die Bleche, fertig, los!

„EINFACH UMBLÄTTERN!"

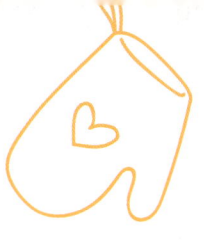

Mein, dein, unser Backofen

Der eine stammt noch von Oma Elisabeth, der andere ist ein nagelneuer Alleskönner, der in der ebenso nagelneuen Küche im Eigenheim steht. Unabhängig von Modell und Alter, ein guter Backofen ist wichtig, ohne geht's einfach nicht. Nicht nur Kuchen und Gebäck schmecken selbst gemacht am allerbesten, auch Gemüse, Fisch und Teigtäschchen werden im Ofen wunderbar.

Da jeder Ofen anders ist, lässt sich erahnen, dass jeder Ofen auch ein bisschen anders bäckt. Wir hatten mal einen, der konnte nur Umluft, und das bei gefühlt 160 °C Höchsttemperatur, da hat eben alles etwas länger gedauert. Unser neuer Ofen hat gar kein normales Umluft-Programm mehr, nur noch Umluft-3D: Das ist zwar praktisch, weil zwei Bleche auf einmal gebacken werden können, aber das kommt ja nicht so häufig vor. Ich fahre eigentlich immer ganz gut mit Ober-/Unterhitze.

Manchmal schalte ich für extra Kruste gegen Ende den Grill ein paar Minuten dazu. Vorheizen ist schon sinnvoll, aber ich vergesse es oft, dann bleibt das Essen eben ein paar Minuten länger drin, bis es ganz fertig ist. Hier also meine Bitte, dass Sie sich voll und ganz auf Ihren eigenen Backofen einstimmen, beziehungsweise ihn kennenlernen und sich mit ihm abstimmen.

„JEDER BACKOFEN IST ANDERS."

„SCHNELLER GEHT'S ECHT NICHT!"

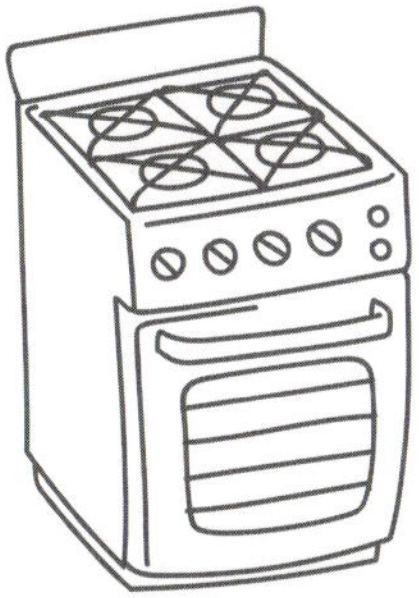

OFENTEMPERATUR UND GARZEIT

Meine Temperatur- und Zeitvorgaben sind gute Richtwerte, die aber aus den genannten Gründen variieren können. Heizt Ihr Ofen nicht so richtig bei 175 °C, dann schalten Sie ihn bitte höher. Sie werden selbst sehen, wann das Gebäck durchgebacken, das Hähnchen knusprig, das Gemüse bissfest, aber weich genug, und die Tarte am Rand knusprig, innen aber fest gebacken, ist. Spüren Sie ein bisschen hin und vertrauen Sie darauf, Ihr Backofen kann das!

ZUBEREITUNGSZEIT

Ich hab es wirklich versucht, bei maximal 15 Minuten zu bleiben. Deshalb kommen Fertigteige zum Einsatz, werden Zwiebeln schnell im Mixer gehackt, wird alles durcheinandergewürfelt. Das tut dem Geschmack keinen Abbruch, sieht prima aus und klappt einfach gut. Wenn Sie mehr Zeit haben und Zwiebeln gerne von Hand schneiden, dann bleibt es wohl nicht bei der Viertelstunde, aber das ist ja nicht schlimm. Hauptsache, Sie kochen mit Freude und das Ergebnis schmeckt!

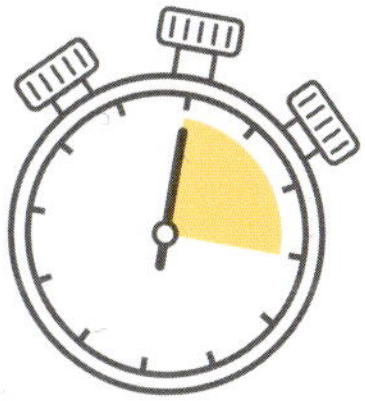

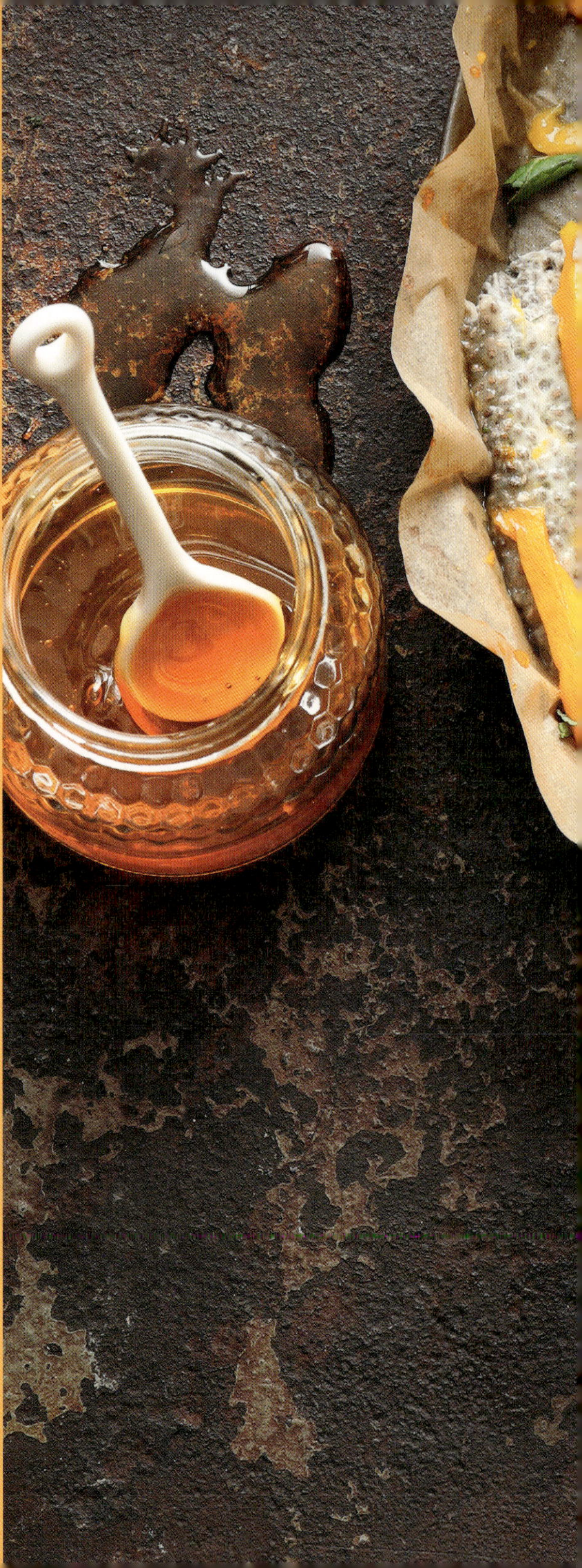

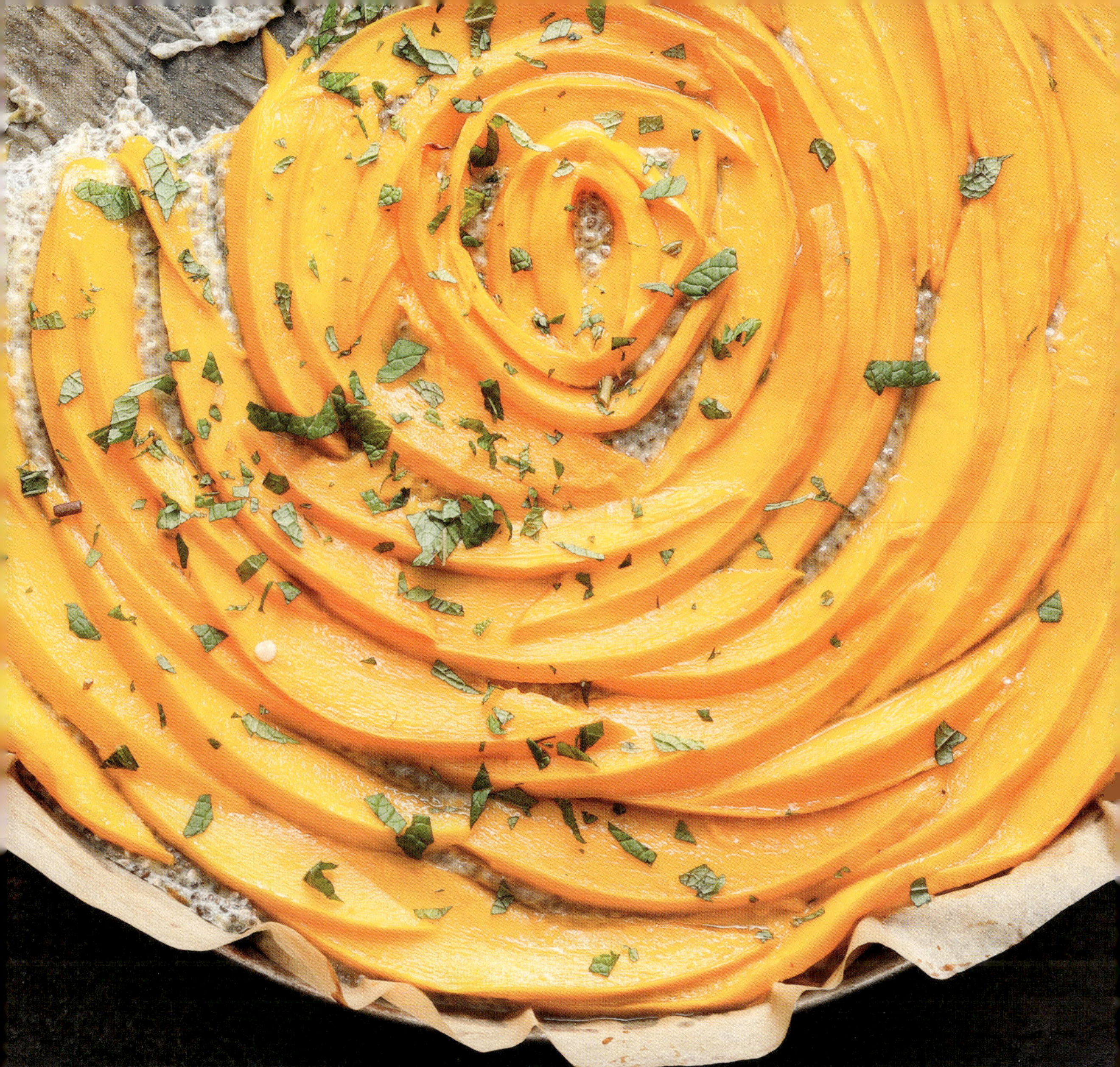

Frühstück

FÜR NULL STRESS AM MORGEN

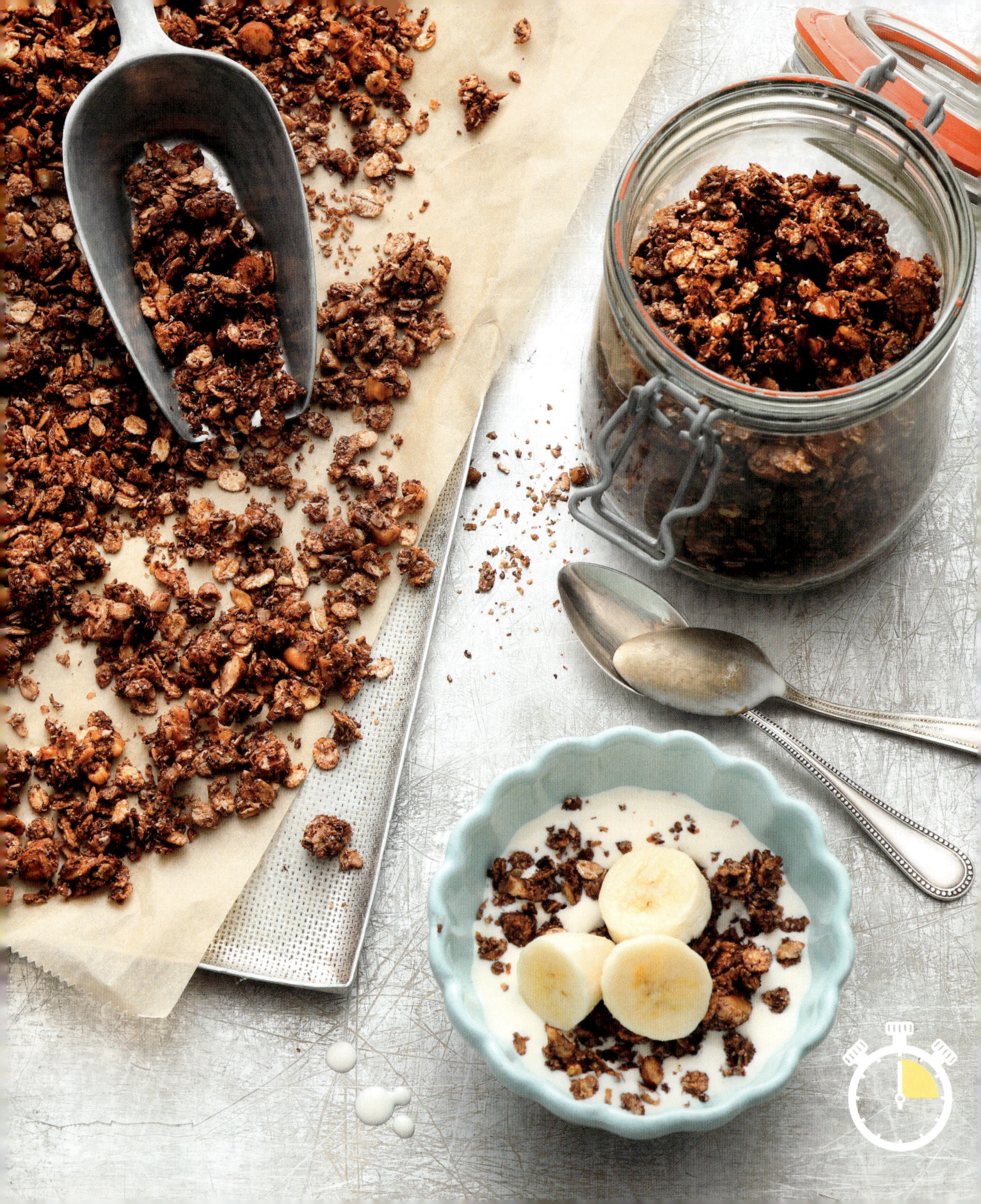

Schoko-Knusper-Müsli

LEGEN SIE SICH EINEN VORRAT VON DIESEM TOLLEN GRANOLA AN – IN EINEM FEST VERSCHLIEßBAREN GLAS HÄLT SICH DAS MÜSLI SUPER. ABER SO LANGE WIRD ES GAR NICHT DARIN BLEIBEN, DAS VERSPRECHE ICH IHNEN!

1 Alle trockenen Zutaten, den Ahornsirup und das Öl sowie 100 ml Wasser in einer großen Schüssel mischen. Die Eiweiße zu steifem Schnee schlagen und mit dem Müsli mischen. Das Müsli auf ein mit Backpapier belegtes Backblech streichen und im Ofen etwa 30 Minuten backen.

2 Das Blech herausnehmen und das Müsli auf dem Blech erkalten lassen. Mit den Fingern auseinanderbrechen und in ein großes Gefäß mit Deckel umfüllen. Das Schoko-Knusper-Müsli portionsweise mit Quark, Joghurt oder Milch sowie nach Belieben ein paar Bananenscheiben genießen.

ZUBEREITUNGSZEIT: 15 MINUTEN
BACKZEIT: 30 MINUTEN
BACKOFEN: 175 °C (OBER-/UNTERHITZE, MITTE)

FÜR CA. 20 PORTIONEN
500 G KERNIGE HAFERFLOCKEN
200 G WEIZENKLEIE
150 G MANDELKERNE
150 G GEHACKTE WALNÜSSE
50 G CHIASAMEN
100 G ZARTBITTERSCHOKOLADE, GERASPELT
4 EL UNGESÜßTES KAKAOPULVER
100 ML AHORNSIRUP
100 ML RAPSÖL
3 EIWEIß

„MACHT AUCH MORGENMUFFEL FIT!"

Kokos-Orangen-Granola

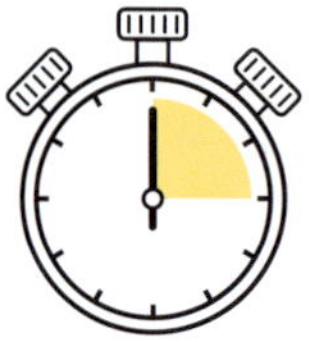

DIESES MÜSLI SCHMECKT BESONDERS GUT MIT VANILLE- ODER NATURJOGHURT.
ABER AUCH EINFACH NUR SO, ZUM KNUSPERN FÜR ZWISCHENDURCH.

FÜR CA. 20 PORTIONEN
300 G KERNIGE HAFERFLOCKEN
100 G QUINOA-POPS
(AUS DEM REFORMHAUS)
100 G CASHEWKERNE
80 G KÜRBISKERNE
50 G KOKOSFLOCKEN
4 EL KOKOSÖL
5 EL AHORNSIRUP
ABGERIEBENE SCHALE VON
1 BIO-ORANGE

1 Die trockenen Zutaten in einer Schüssel mischen. Das Öl in einem kleinen Topf erhitzen und dann mit dem Ahornsirup unter das Müsli mischen. Ein Backblech mit Backpapier belegen und die Müslimischung daraufstreichen.

2 Das Müsli im Ofen etwa 30 Minuten backen. Das Blech aus dem Ofen nehmen und die Orangenschale über das warme Müsli streuen. Die Mischung auf dem Blech erkalten lassen und mit den Fingern etwas zerbröseln. In ein großes Gefäß mit Deckel umfüllen.

ZUBEREITUNGSZEIT: 15 MINUTEN
BACKZEIT: 30 MINUTEN
BACKOFEN: 175 °C (OBER-/UNTERHITZE, MITTE)

„FÜR MICH DER
PERFEKTE START IN DEN TAG!"

Dattel-Nuss-Riegel

DIE STECKEN VOLLER KRAFT UND VITAMINE – UND SIND AUCH SUPERGUT FÜR DIE BROTZEITBOX!

FÜR CA. 30 STÜCK
100 G DATTELN (ENTSTEINT)
300 G KERNIGE HAFERFLOCKEN
50 G KAKAOPULVER
50 G GEHACKTE MANDELN
50 G HASELNUSSBLÄTTCHEN
1 EL ZIMTPULVER
80 G SONNENBLUMENÖL
250 G HONIG

1 Die Datteln in kleine Würfel schneiden und mit allen anderen Zutaten in einer großen Schüssel vermischen. Ein Backblech mit Backpapier belegen. Die Masse gleichmäßig auf dem Blech verteilen, glatt streichen und mit den Händen fest andrücken.

2 Die Masse im Ofen etwa 20 Minuten knusprig backen. Das Blech herausnehmen, das Ganze etwa 5 Minuten abkühlen lassen und noch warm in Rechtecke schneiden.

TIPP: Die warme Masse können Sie mit etwas flüssiger Schokolade beträufeln und abkühlen lassen.

ZUBEREITUNGSZEIT: 15 MINUTEN
BACKZEIT: 12 MINUTEN
BACKOFEN: 175 °C (OBER-/UNTERHITZE, MITTE)

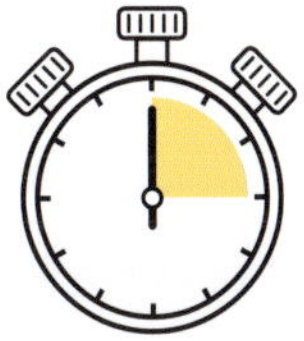

„LECKER!“

Gebackener Chiapudding

DEN MACHEN WIR GANZ OFT AM WOCHENENDE – WENN EIN BISSCHEN ZEIT IST. AUCH DEN KINDERN SCHMECKT DER VERRÜCKTE PUDDING.

FÜR 6 PERSONEN
300 G CHIASAMEN
1 L KOKOSMILCH
ABGERIEBENE SCHALE VON
1 BIO-ORANGE
3 EIWEIẞ
SALZ
1–2 MANGOS
(CA. 600 G FRUCHTFLEISCH)
CA. 3 EL AKAZIENHONIG
1 HANDVOLL MINZEBLÄTTER

1 Die Chiasamen in die Kokosmilch rühren und 5 Minuten quellen lassen. Dann die Orangenschale unterrühren. Die Eiweiße mit 1 Prise Salz zu steifem Schnee schlagen und unter den Chiapudding heben. Eine flache ofenfeste Form mit Backpapier auslegen. Den Chiapudding flach in die Form streichen.

2 Die Mangos schälen, das Fruchtfleisch auf den flachen Seiten vom Stein schneiden und in dünne Spalten schneiden. Die Mangospalten auf dem Pudding verteilen und mit dem Honig beträufeln. Den Pudding im Ofen etwa 30 Minuten backen.

3 Inzwischen die Minzeblätter waschen, trocken tupfen und fein hacken. Den Pudding auf Teller verteilen und mit Minze bestreuen.

ZUBEREITUNGSZEIT: 15 MINUTEN
BACKZEIT: 30 MINUTEN
BACKOFEN: 160 °C (UMLUFT, MITTE)

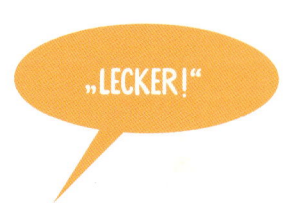

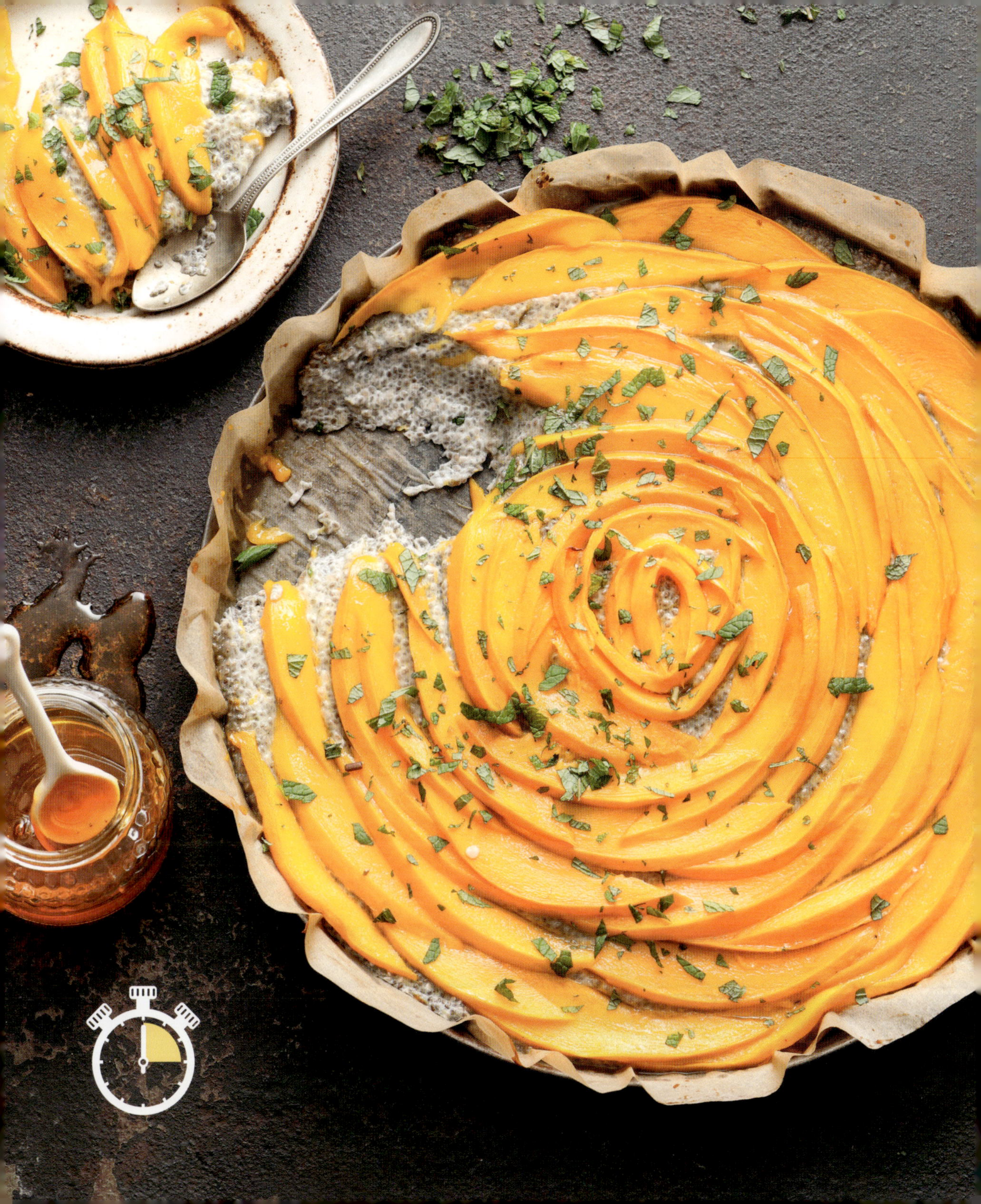

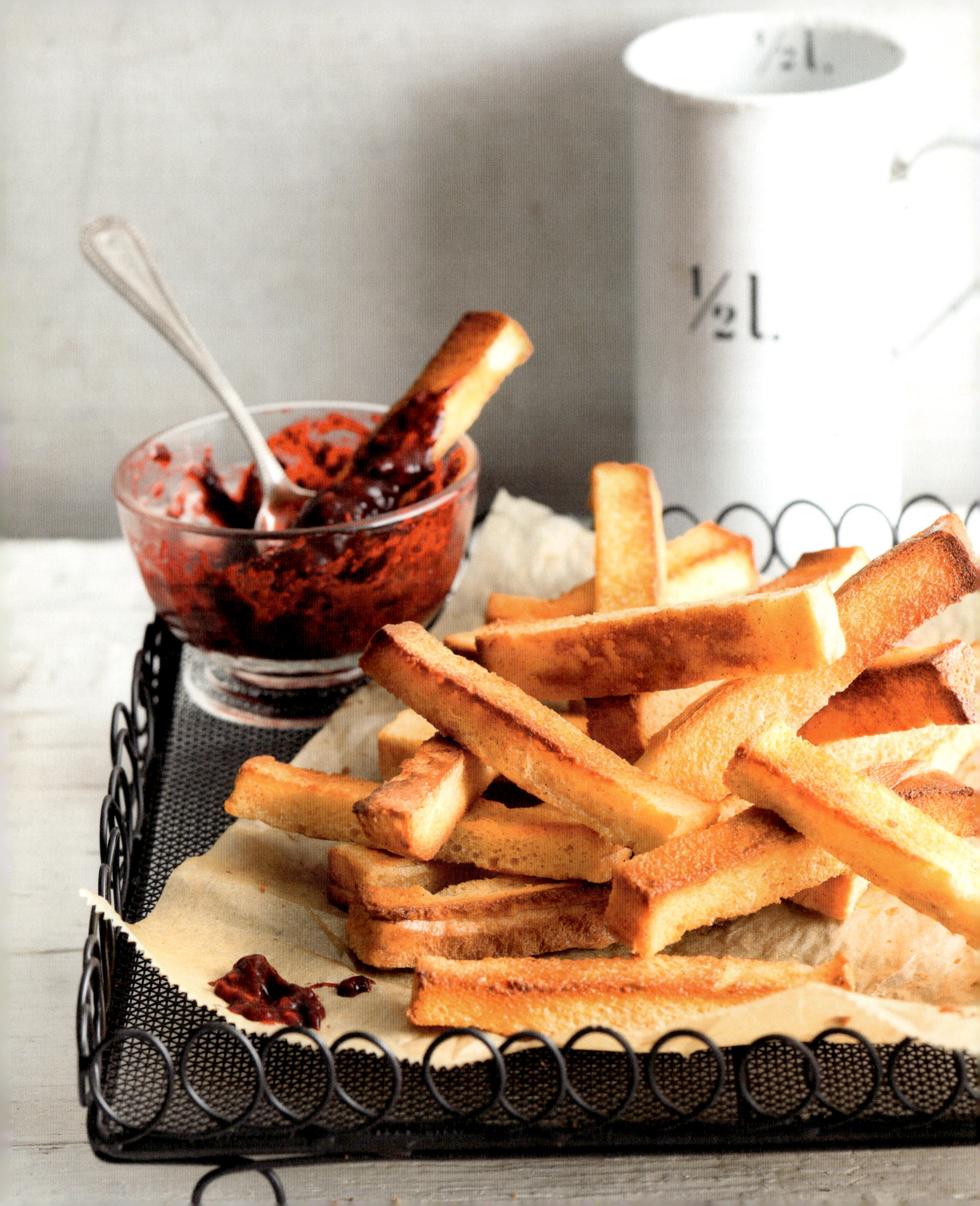
½ l.
½ l.

Sweet Toast-Sticks

EIN SUPERSCHNELLER HAPPEN ZUM FRÜHSTÜCK, DEN DIE KINDER LIEBEN. MEINEN JUNGS UND MIR SCHMECKEN DIE STICKS AUCH MITTAGS, WENN MAL KEINE ZEIT ZUM KOCHEN IST!

FÜR 4 PERSONEN
- 6 SCHEIBEN TOASTBROT
- 3 EIER
- 50 ML MILCH
- 2 EL ZIMTZUCKER
- 1 EL RAPSÖL

1 Ein Backblech mit Backpapier belegen. Den Toast in etwa 1 cm breite Streifen schneiden. Die Eier in eine Schüssel aufschlagen und mit der Milch gut verquirlen. Den Zimtzucker untermischen.

2 Die Toasts-Sticks in die Ei-Milch-Mischung tauchen und auf das Backpapier legen. Die Sticks mit dem Öl beträufeln und im Ofen 10 Minuten knusprig backen.

DAS PASST DAZU: Die Sticks in den Beerendip von S. 122 tunken oder einen klein geschnippelten Obstsalat dazu anrichten. Lecker!

ZUBEREITUNGSZEIT: 5 MINUTEN
BACKZEIT: 10 MINUTEN
BACKOFEN: 180 °C (UMLUFT, MITTE)

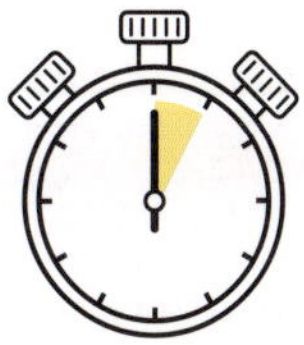

Erdnussbutter-Sticks

PERFEKT FÜR FRÜHSTÜCKSMUFFEL VOR EINEM LANGEN ARBEITS- ODER SCHULTAG. SCHNELL IN DIE HAND UND EIN PAAR MAL GEDIPPT, LOS GEHT'S!

FÜR 8 STÜCK
3 EIER
100 G GROẞBLÄTTRIGE HAFERFLOCKEN
100 G DINKELMEHL
200 G ERDNUSSBUTTER
8 EL LIEBLINGSKONFITÜRE

1 Ein Backblech mit Backpapier belegen. Die Eier mit den Haferflocken, dem Mehl und der Erdnussbutter cremig rühren. Die Masse auf das Backblech streichen (es ist nicht komplett voll) und im Ofen etwa 15 Minuten backen.

2 Das Blech aus dem Ofen nehmen und die gebackene Platte etwas abkühlen lassen. In Streifen schneiden und dünn mit der Lieblingskonfitüre bestreichen oder in die Konfitüre dippen.

ZUBEREITUNGSZEIT: 10 MINUTEN
BACKZEIT: 15 MINUTEN
BACKOFEN: 180 °C (UMLUFT, MITTE)

„DA STECKT VIEL POWER DRIN – IDEAL AM MORGEN ODER ALS SNACK FÜR ZWISCHENDURCH."

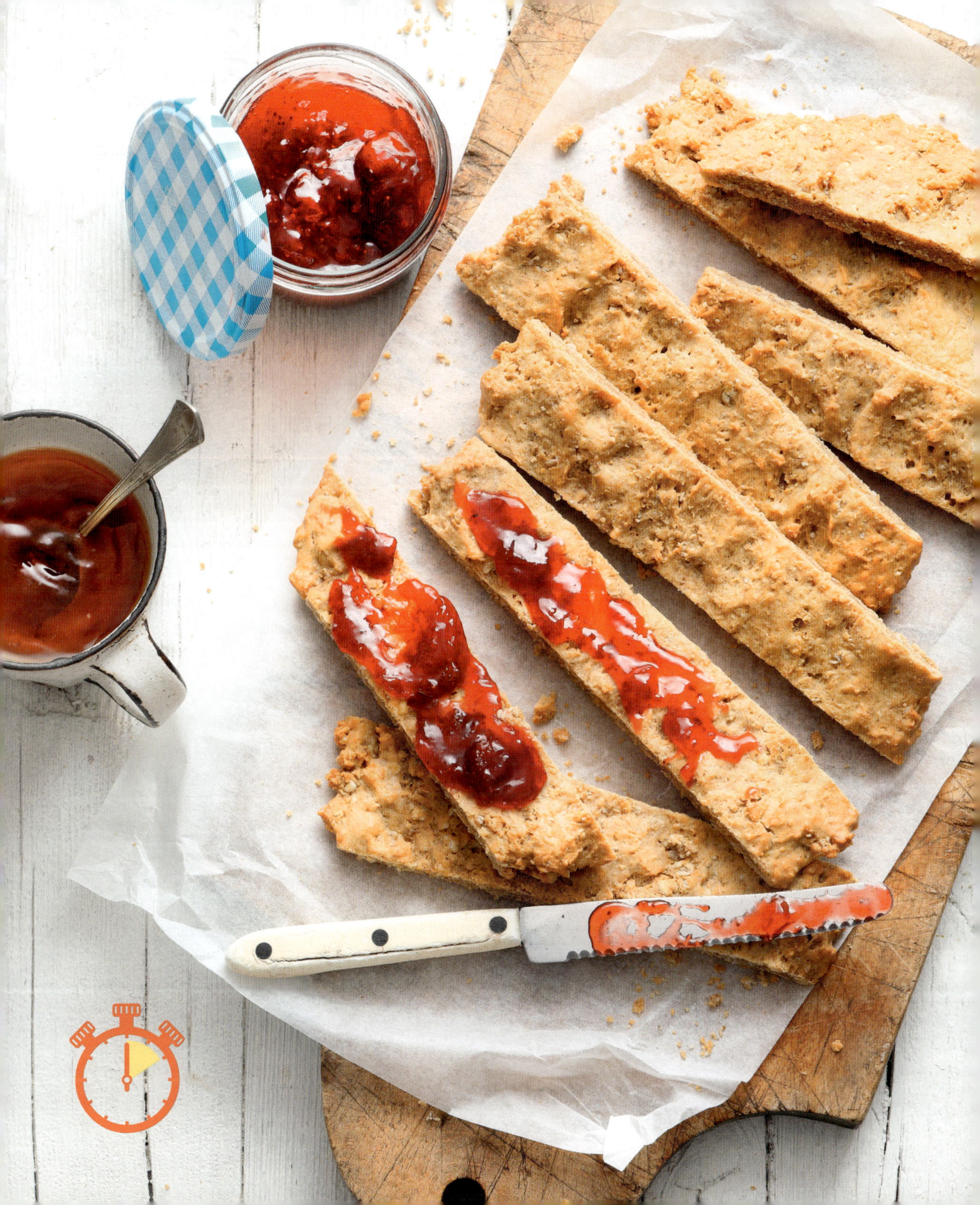

Beeren-Pancake-Schnitten

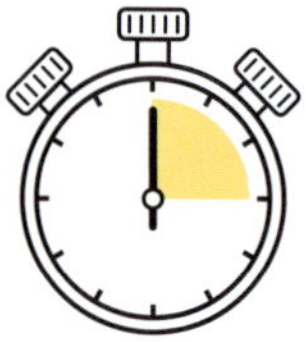

EIN FRÜHSTÜCK, DAS RICHTIG LANGE SATT MACHT.
AUCH SUPER FÜR DEN SONNTAGSBRUNCH!

FÜR 4 PERSONEN
5 EIER
SALZ
300 G FRISCHKÄSE
2 REIFE BANANEN
6 EL MEHL
100 ML MILCH
4 EL ZUCKER
1 PÄCKCHEN VANILLEZUCKER
200 G HEIDELBEEREN
200 G ROTE JOHANNISBEEREN

1 Die Eier trennen und die Eiweiße mit 1 Prise Salz zu steifem Schnee schlagen. Die Eigelbe mit dem Frischkäse in einer Schüssel schaumig rühren. Die Bananen schälen und in Stücke schneiden. Zur Eigelb-Frischkäse-Mischung geben und gut unterrühren. Das Mehl, die Milch, den Zucker und den Vanillezucker ebenfalls dazugeben und alle Zutaten zu einem glatten Teig verrühren.

2 Den Eischnee unter den Teig heben. Ein Backblech mit Backpapier belegen und den Teig auf das Backblech streichen. Die Beeren waschen, verlesen und auf dem Teig verteilen. Den Pancake im Ofen auf der mittleren Schiene 20 Minuten backen. Herausnehmen, noch warm in Stücke schneiden und genießen.

ZUBEREITUNGSZEIT: 15 MINUTEN
BACKZEIT: 20 MINUTEN
BACKOFEN: 180 °C (UMLUFT, MITTE)

„EIN KÖSTLICH-FLUFFIGER START IN DEN TAG!“

Bacon & Cheese Omelett

**KOMMEN FREUNDE ZUM FRÜHSTÜCK VORBEI?
DANN IST HIER DAS PERFEKTE REZEPT, UM ALLE GLÜCKLICH ZU MACHEN.**

1 Die Eier in eine Schüssel aufschlagen und mit den Quirlen des Handrührgeräts aufschlagen. Die Sahne steif schlagen und unter die Eier rühren. Ein Backblech mit der weichen Butter einfetten und die Eiermasse auf das Blech gießen.

2 Den Speck in Streifen schneiden und auf der Eiermasse verteilen. Den Mais abtropfen lassen und auf die Eiermasse streuen. Die Tomaten waschen und ebenfalls auf der Eiermasse verteilen. Alles mit Salz und Pfeffer würzen und im Ofen auf der mittleren Schiene 15 bis 20 Minuten stocken lassen.

3 Das gebackene Omelett aus dem Ofen nehmen und sofort in acht Streifen schneiden. Den Parmesan über das warme Omelett hobeln.

ZUBEREITUNGSZEIT: 10 MINUTEN
BACKZEIT: 15–20 MINUTEN
BACKOFEN: 180 °C (UMLUFT, MITTE)

FÜR 4–8 PERSONEN
- 10 EIER
- 200 G SAHNE
- 20 G WEICHE BUTTER
- 150 G FRÜHSTÜCKSSPECK (BACON)
- 150 G MAIS (AUS DER DOSE)
- 10–15 COCKTAILTOMATEN
- SALZ
- PFEFFER AUS DER MÜHLE
- 100 G PARMESAN (AM STÜCK)

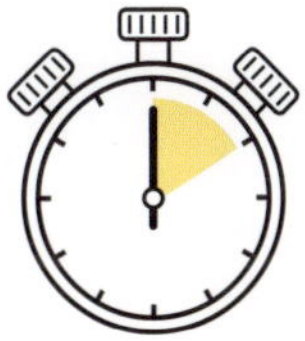

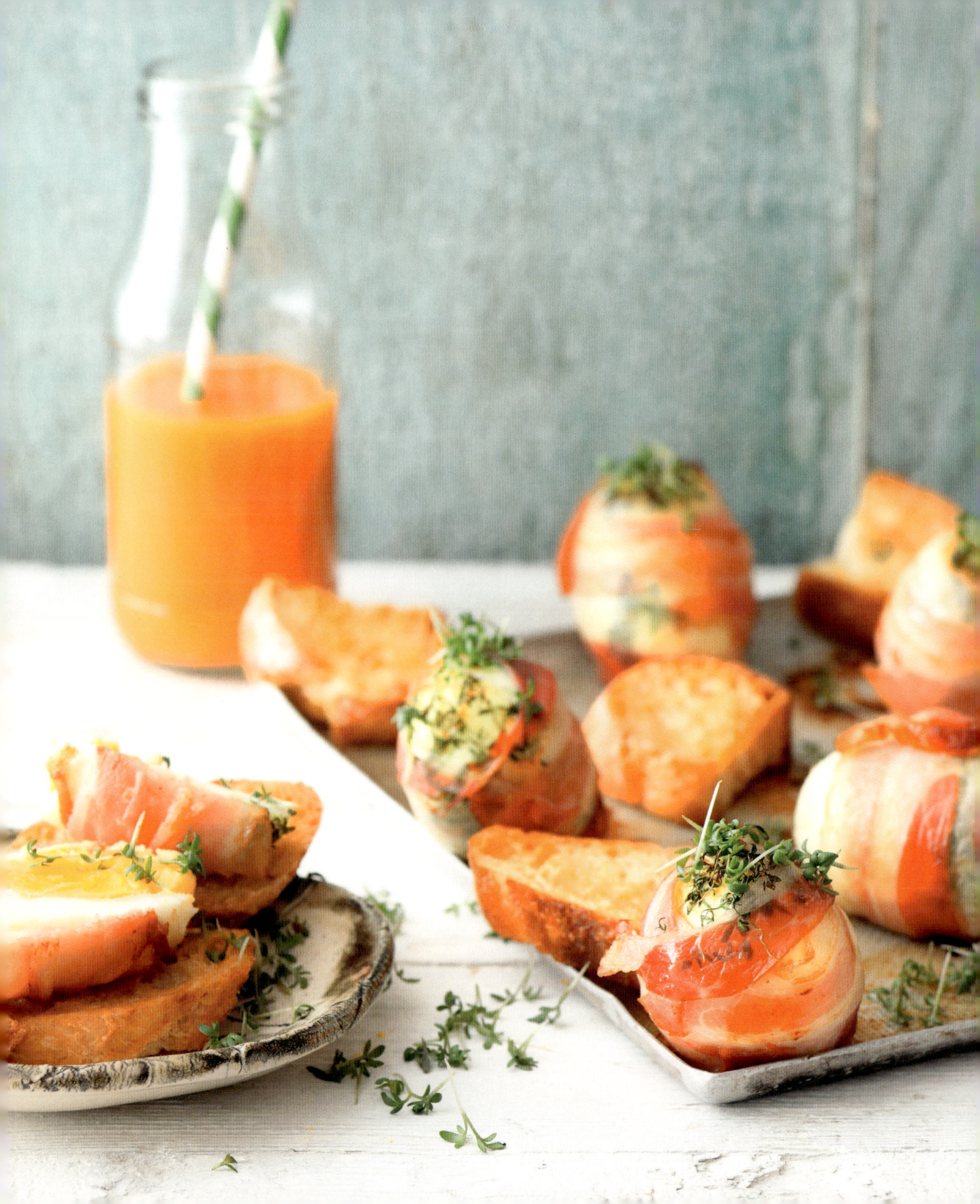

Ei im Speckmantel

DAS SCHMECKT BESONDERS GUT ZUM OSTERFRÜHSTÜCK,
IST ABER AUCH EINE ORIGINELLE IDEE ALS MITBRINGSEL ZUM BRUNCH.

1 Die Eier pellen und rundum mit dem Senf bestreichen. Die Kresse waschen, abschneiden und auf einem flachen Teller ausbreiten. Die Eier in der Kresse wälzen.

2 Jedes Ei mit je 2 Scheiben Frühstücksspeck komplett umwickeln. Das Baguette nach Belieben in Scheiben oder Würfel schneiden und mit den Eiern auf ein Backblech legen. Das Baguette mit dem Olivenöl beträufeln.

3 Die Eier und das Brot im Ofen 5 bis 10 Minuten rösten, bis der Speck knusprig und das Brot goldgelb geröstet ist. Herausnehmen, mit Pfeffer und nach Belieben mit Kresse bestreuen und servieren.

TIPP: Für den Frischekick unbedingt den Schoko-Bananen-Smoothie von S. 96 oder einen anderen Obst-Smoothie dazu servieren.

ZUBEREITUNGSZEIT: 10 MINUTEN
BACKZEIT: 5–10 MINUTEN
BACKOFEN: 180 °C (UMLUFT, MITTE)

FÜR 6 PERSONEN
6 HART GEKOCHTE EIER
2 EL SÜßER ODER MITTELSCHARFER SENF
1 KÄSTCHEN KRESSE
12 SCHEIBEN FRÜHSTÜCKSSPECK (BACON)
½ BAGUETTE
2 EL OLIVENÖL
PFEFFER AUS DER MÜHLE

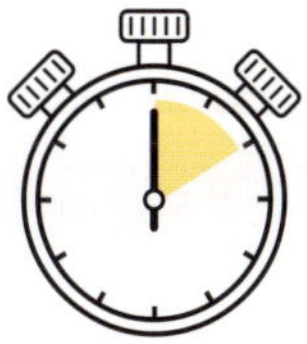

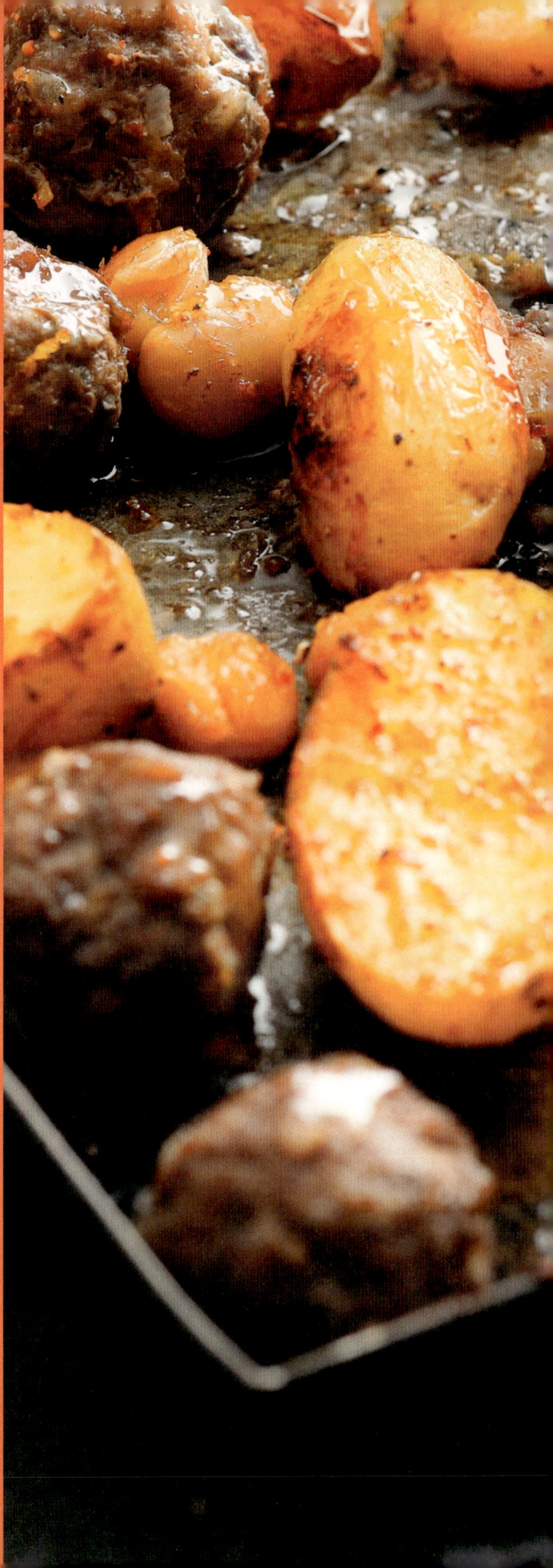

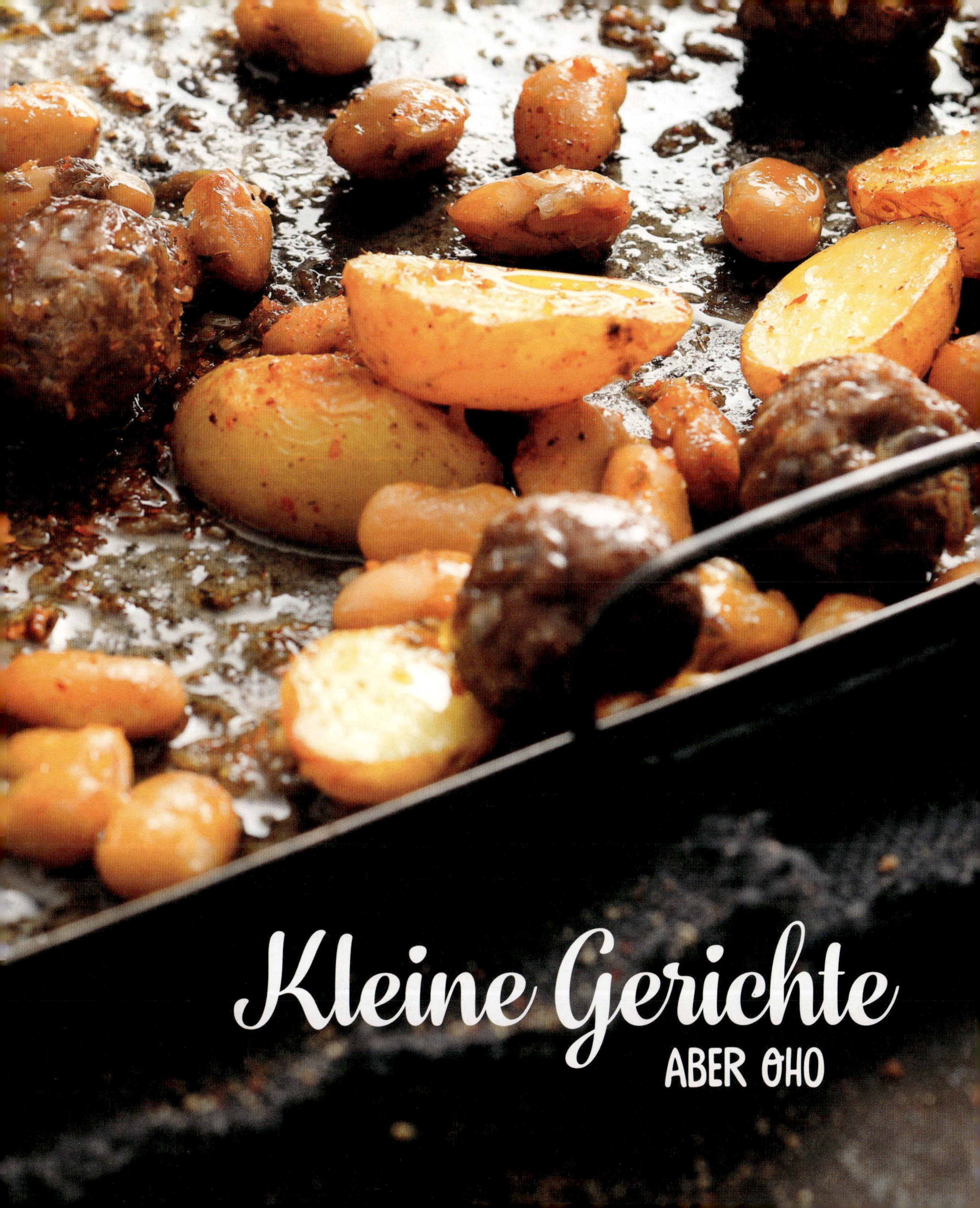

Kleine Gerichte

ABER OHO

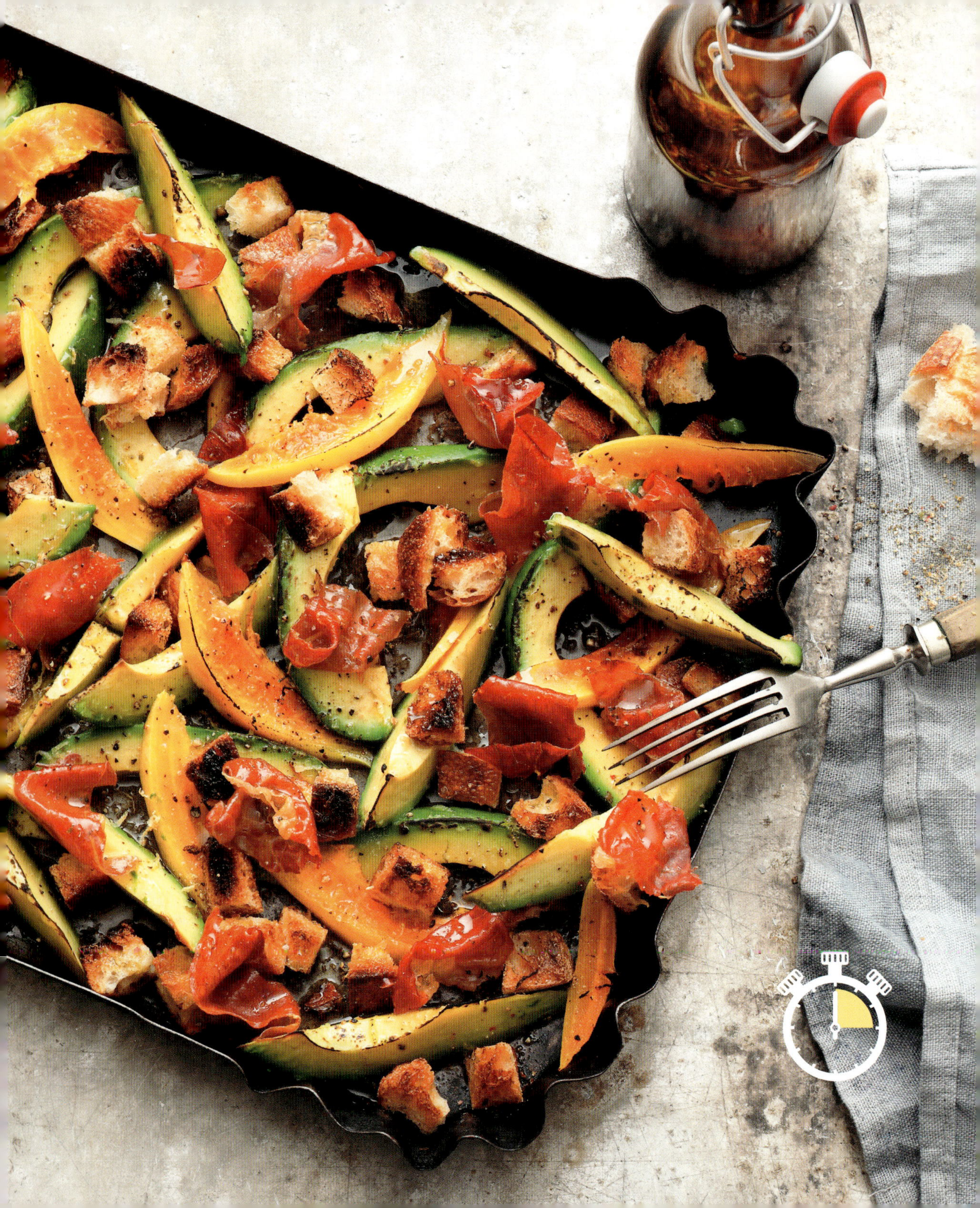

„JA, DAS GEHT! JA, DAS GEHT WIRKLICH!“

Gegrillte Avocado
MIT PARMASCHINKEN

FÜR 4 PERSONEN
3 FESTE, ABER REIFE AVOCADOS
½ PAPAYA
½ BAGUETTE
4 EL OLIVENÖL
SAFT UND ABGERIEBENE SCHALE VON ½ BIO-ZITRONE
SALZ
PFEFFER AUS DER MÜHLE
8 SCHEIBEN PARMASCHINKEN

1 Die Avocados halbieren und den Stein entfernen. Die Avocadohälften schälen und das Fruchtfleisch in schmale Spalten schneiden. Die Papaya schälen, ggf. Kerne entfernen und das Fruchtfleisch ebenfalls in dünne Spalten schneiden. Das Baguette in kleine Würfel schneiden.

2 Ein Backblech mit etwas Olivenöl einfetten. Avocados, Papaya und Brotwürfel nebeneinander auf dem Backblech verteilen. Das übrige Olivenöl, den Zitronensaft und die -schale über die Zutaten geben und mit Salz und Pfeffer würzen. Den Parmaschinken in Stücke zupfen und beiseitelegen.

3 Das Ganze im Ofen 10 bis 12 Minuten grillen. Den Parmaschinken auf den Zutaten verteilen und alles weitere 2 Minuten grillen. Das Blech aus dem Ofen nehmen und die Köstlichkeit mit Weißwein oder Bier servieren.

TIPP: Vegetarier lassen den Parmaschinken weg und hobeln etwas Parmesan über die Avocados.

ZUBEREITUNGSZEIT: 15 MINUTEN
BACKZEIT: 12–14 MINUTEN
BACKOFEN: 180 °C (GRILLSTUFE, MITTE)

Ziegenkäse-Omelett mit Minze

DAS HABEN WIR AUF KORSIKA GEGESSEN, UND SEITDEM KOMMT ES BEI UNS IMMER WIEDER IN DEN OFEN UND AUF DEN TISCH!

FÜR 4 PERSONEN
10 EIER
200 ML MILCH
200 G ZIEGENKÄSEROLLE
OLIVENÖL ZUM EINFETTEN
½ BUND MINZE
SALZ
PFEFFER AUS DER MÜHLE

1 Die Eier in eine Schüssel aufschlagen, die Milch dazugießen und beides mit dem Schneebesen schaumig aufschlagen. Den Ziegenkäse fein zerbröseln und unter die Eiermasse rühren.

2 Ein Backblech mit Olivenöl einfetten. Die Minze waschen und trocken schütteln, die Blätter abzupfen und in feine Streifen schneiden. Unter die Eiercreme rühren und die Mischung mit Salz und Pfeffer würzen.

3 Die Masse auf das Blech gießen und gut verstreichen. Im Ofen 20 bis 25 Minuten stocken lassen. Das Blech aus dem Ofen nehmen und das Omelett heiß in Stücke schneiden. Dazu unbedingt frisches Baguette essen.

TIPP: Sie können auch die halbe Menge für 2 Personen in einer Quicheform backen, dann die Backzeit gut 5 Minuten verlängern.

ZUBEREITUNGSZEIT: 10 MINUTEN
BACKZEIT: 20–25 MINUTEN
BACKOFEN: 180 °C (OBER-/UNTERHITZE, MITTE)

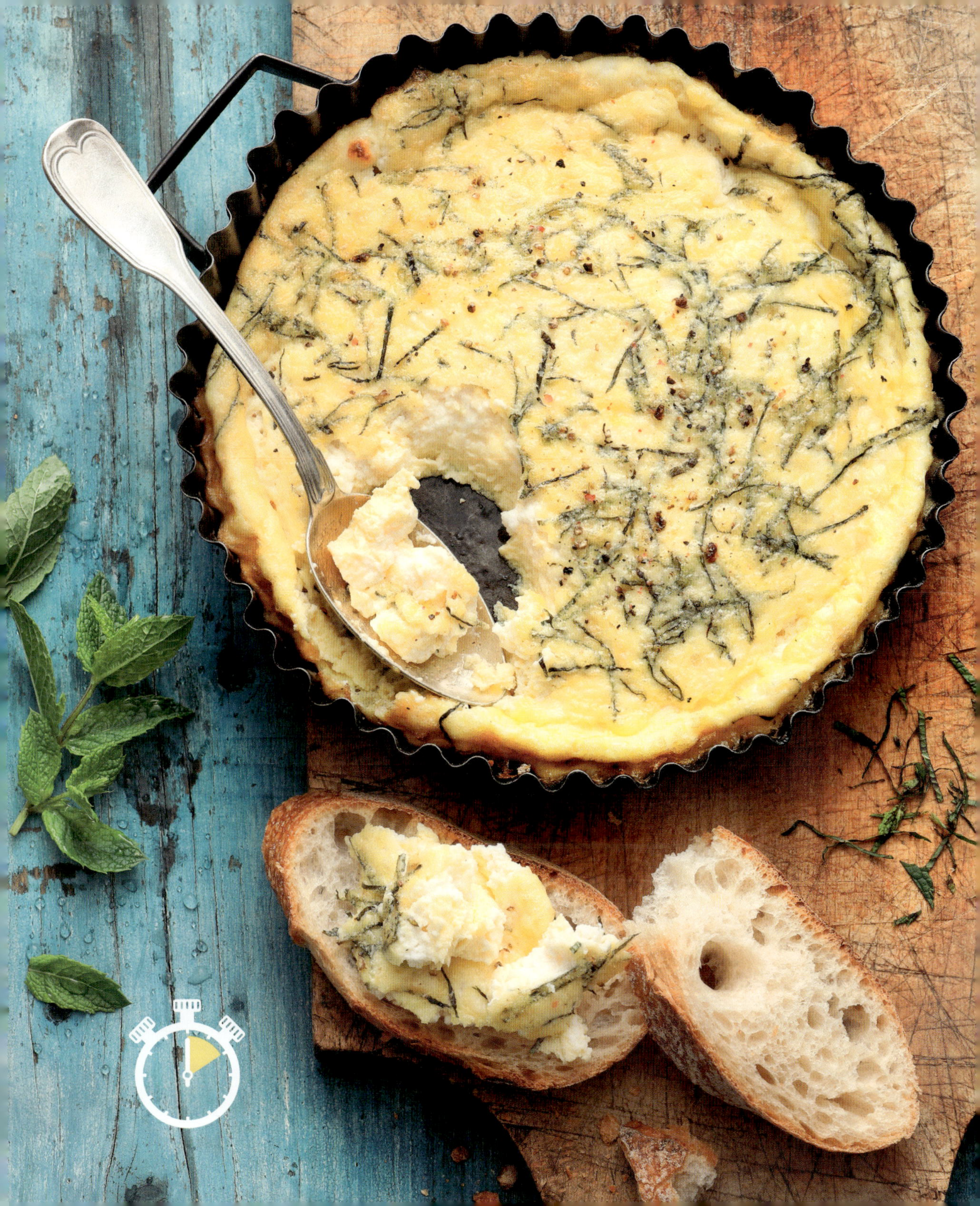

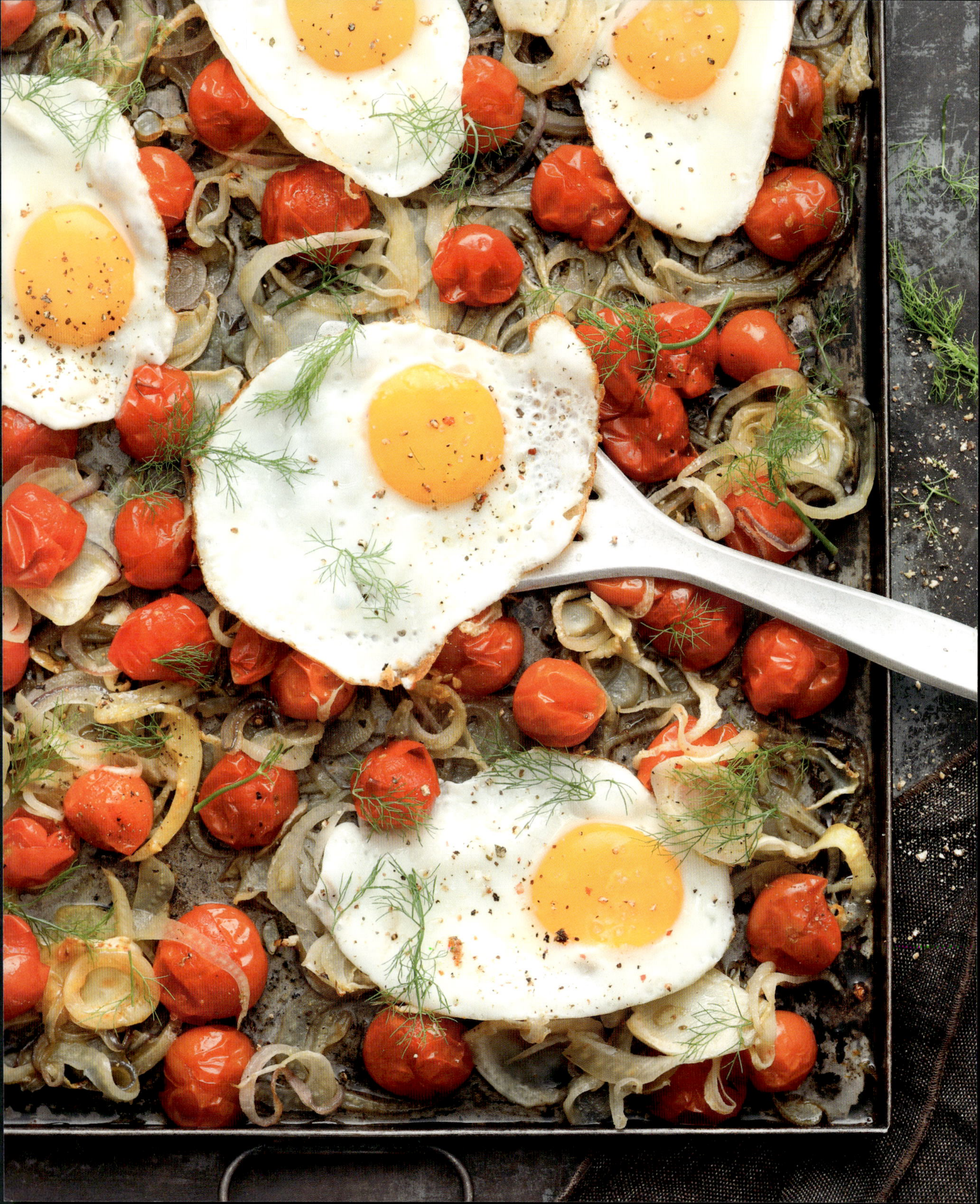

„TOLLE SACHE,
DIESE TOMATEN-FENCHEL-KOMBI."

Gegrillte Tomaten
MIT FENCHEL UND SPIEGELEI

FÜR 6 PERSONEN
- 1 KG COCKTAILTOMATEN
- 2 FENCHELKNOLLEN
- 1 ROTE ZWIEBEL
- 6 EL OLIVENÖL
- SALZ
- PFEFFER AUS DER MÜHLE
- ZUCKER
- 1 TL BUTTER
- 6 EIER

1 Die Cocktailtomaten waschen, nach Belieben den Stielansatz entfernen. Die Fenchelknollen putzen, waschen und halbieren, den harten Strunk entfernen und die Hälften in feine Streifen schneiden. Die Zwiebel schälen und ebenfalls in feine Ringe schneiden.

2 Gemüse und Zwiebel auf einem Backblech verteilen und großzügig mit Olivenöl beträufeln. Mit Salz, Pfeffer und etwas Zucker würzen. Im Ofen etwa 25 Minuten grillen.

3 Die Butter in einer sehr großen (oder zwei normalen) beschichteten Pfanne erhitzen, die Eier vorsichtig darin aufschlagen und zu Spiegeleiern braten. Mit Salz und Pfeffer würzen. Die Spiegeleier auf das gegrillte Gemüse geben und nach Belieben mit etwas getoastetem Bauernbrot genießen.

ZUBEREITUNGSZEIT: 15 MINUTEN
BACKZEIT: 25 MINUTEN
BACKOFEN: 180 °C (GRILLSTUFE, MITTE)

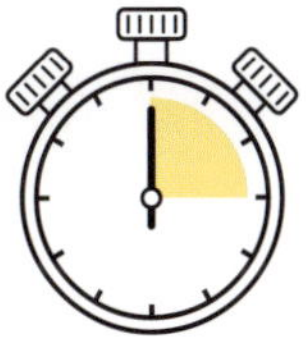

„FLOTT, FLOTTER, AM FLOTTESTEN!"

Rote Bete
MIT KNUSPRIGEM FETA

FÜR 4 PERSONEN
1 KG ROTE BETEN
(VORGEGART UND VAKUUMIERT)
400 G FETA (SCHAFSKÄSE)
100 G SEMMELBRÖSEL
4–5 EL OLIVENÖL
SAFT VON 1 ZITRONE
100 G PINIENKERNE
SALZ
PFEFFER AUS DER MÜHLE
1 BUND SCHNITTLAUCH

1 Die Roten Beten abtropfen lassen und in etwa ½ cm dicke Scheiben schneiden. Die Scheiben dachziegelförmig auf einem Backblech verteilen.

2 Den Feta in kleine Würfel schneiden. Die Semmelbrösel auf einen großen Teller geben und die Fetawürfel darin wälzen. Auf den Roten Beten verteilen. Das Olivenöl und den Zitronensaft über das Gemüse und die Fetawürfel geben. Das Ganze mit den Pinienkernen bestreuen und mit Salz und Pfeffer würzen.

3 Die Roten Beten und den Feta im Ofen 15 bis 20 Minuten backen. Den Schnittlauch waschen, trocken schütteln und in Röllchen schneiden. Das Gericht mit den Schnittlauchröllchen bestreuen und nach Belieben mit den Blattsalaten mit Kartoffelcreme von S. 116 servieren.

ZUBEREITUNGSZEIT: 15 MINUTEN
BACKZEIT: 15–20 MINUTEN
BACKOFEN: 180 °C (UMLUFT, MITTE)

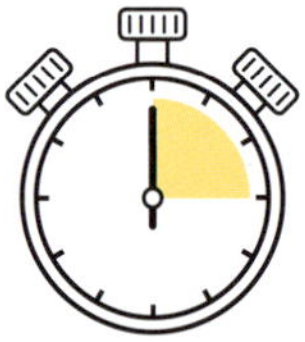

Kürbissalat
MIT TOMATEN, MANGO UND DILL

FÜR 4 PERSONEN

- 1 HOKKAIDOKÜRBIS (CA. 1,5 KG)
- 1 HALBFESTE MANGO
- CA. 20 COCKTAILTOMATEN
- 4 EL OLIVENÖL
- 6 EL ACETO BALSAMICO
- 4 EL HONIGSENF
- SALZ
- PFEFFER AUS DER MÜHLE
- 1 BUND DILL

1 Den Kürbis waschen, vierteln und die Kerne mit einem Löffel entfernen. Die Kürbisviertel in Spalten oder Würfel schneiden. Die Mango schälen, das Fruchtfleisch auf den flachen Seiten vom Stein schneiden und in kleine Würfel schneiden. Die Cocktailtomaten waschen.

2 Kürbis, Mango und Tomaten auf einem Backblech verteilen. Das Olivenöl unterrühren und alles im Ofen 20 bis 25 Minuten backen.

3 Inzwischen den Balsamico und den Honigsenf mit 3 EL Wasser cremig rühren. Mit Salz und Pfeffer würzen. Den Dill waschen und trocken schütteln, fein hacken und unter das Dressing rühren. Den Gemüsesalat aus dem Ofen nehmen, in einer Schale lauwarm abkühlen lassen, großzügig mit dem Dressing beträufeln und auf Teller verteilen.

ZUBEREITUNGSZEIT: 15 MINUTEN
BACKZEIT: 20–25 MINUTEN
BACKOFEN: 180 °C (UMLUFT, MITTE)

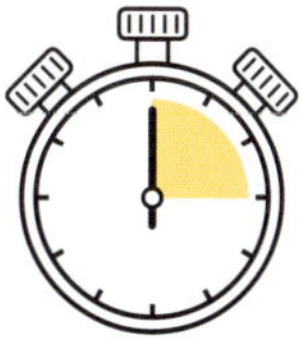

„IRGENDWIE ZUFÄLLIG ENTDECKT UND EINE SUPER KOMBI GEWORDEN."

„DAS MÖGEN MEINE JUNGS RICHTIG, RICHTIG GERN!"

Lauwarme Bohnen
UND KARTOFFELN MIT HACKBÄLLCHEN

FÜR 4 PERSONEN
400 G GROSSE WEISSE BOHNEN (AUS DER DOSE)
250 G DRILLINGE (DAS SIND DIE GANZ KLEINEN KARTÖFFELCHEN, DIE MAN PRIMA MIT SCHALE ESSEN KANN)
2 KNOBLAUCHZEHEN
4 EL OLIVENÖL
ABGERIEBENE SCHALE VON 1 BIO-ZITRONE
SALZ
PFEFFER AUS DER MÜHLE
1 TL ZUCKER
1 ROTE ZWIEBEL
400 G RINDERHACKFLEISCH (ODER GEMISCHTES HACKFLEISCH)

1 Die Bohnen in einem Sieb abbrausen, abtropfen lassen und auf einem Backblech verteilen. Die Kartoffeln waschen, halbieren und zu den Bohnen geben. Den Knoblauch schälen, in feine Würfel schneiden und mit dem Olivenöl und der Zitronenschale mischen. Mit Salz, Pfeffer und dem Zucker würzen. Das Würzöl über die Bohnen und die Kartoffeln geben und alles im Ofen etwa 15 Minuten braten.

2 Inzwischen die Zwiebel schälen und im Mixer pürieren. Unter das Hackfleisch mischen und mit Salz und Pfeffer würzen. Aus dem Fleischteig etwa walnussgroße Hackbällchen formen und nach 15 Minuten zu den Bohnen und den Kartoffeln auf das Blech geben.

3 Das Ganze noch 8 bis 10 Minuten braten, bis die Kartoffeln und die Hackbällchen schön knusprig sind.

ZUBEREITUNGSZEIT: 15 MINUTEN
BACKZEIT: 25 MINUTEN
BACKOFEN: 190 °C (UMLUFT, MITTE)

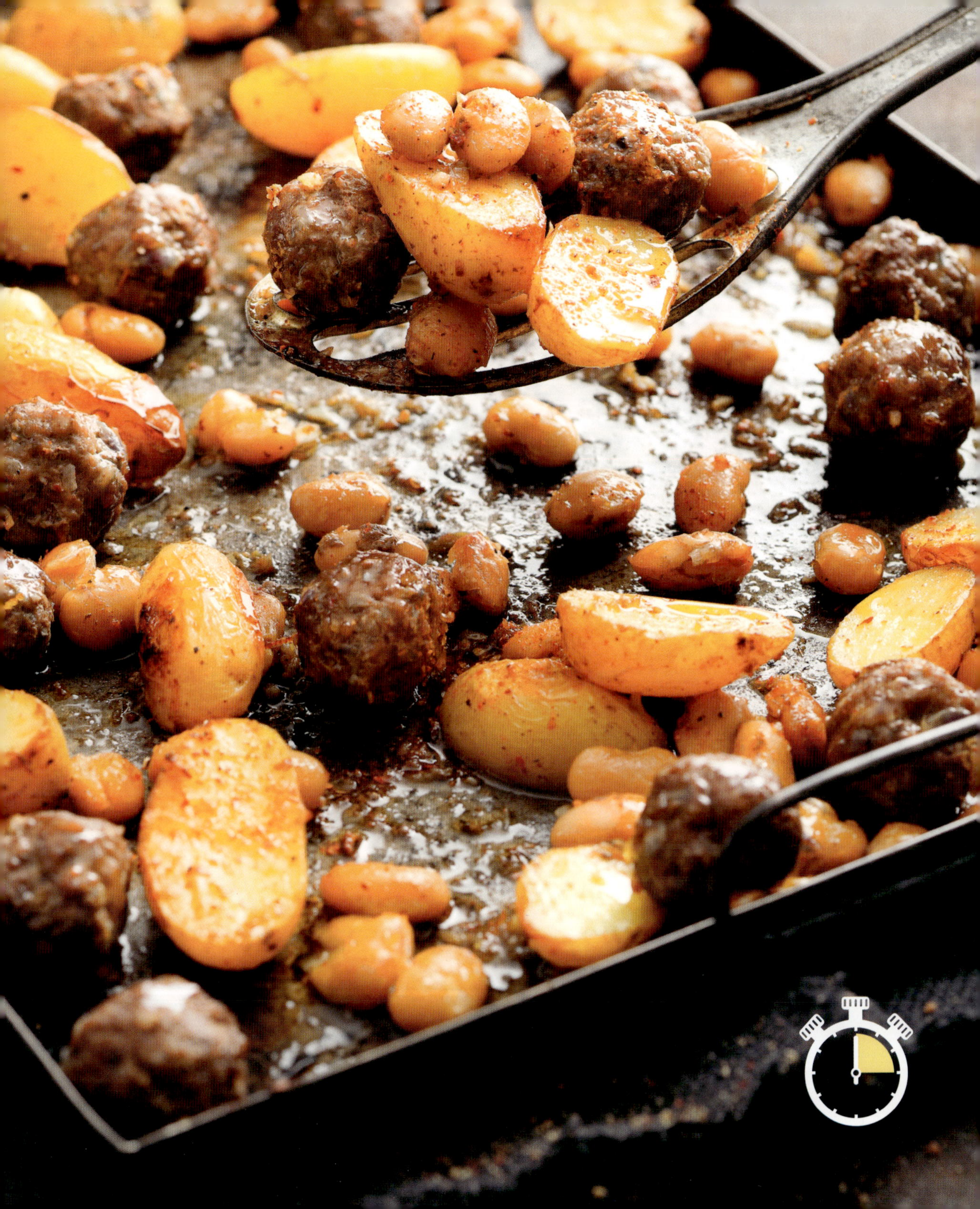

Fix aus dem Vorrat

Manchmal klappt es einfach nicht mit dem Einkauf. Die Woche war anstrengend, die Arbeitstage waren lang und weder am Mittwoch noch am Freitag oder sonst einem Tag war abends noch Zeit und Muße, um in den Supermarkt zu sprinten. Das passiert uns allen mal.

Mir geht es oft nach dem Urlaub so. Meist kommen wir samstags am frühen Abend zu Hause an, das Auto oder die Koffer und Taschen voll bis obenhin! Im Gegensatz zu vollen Koffern und Taschen ist der Kühlschrank leider leerer als leer! Kennen Sie auch? Damit dann aber trotzdem noch was Leckeres auf den Tisch kommt, greife ich zum absoluten Basic-Vorrat. Hier drei leichte Ideen für Sie, was sich daraus zaubern lässt.

Theoretisch können Sie jetzt noch drei Tage mit dem Einkauf warten …

„WIE PRAKTISCH!“

BUNTER KARTOFFELAUFLAUF

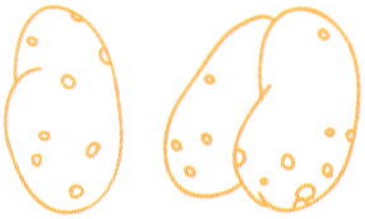

400 g Kartoffeln (die halten sich ja, deshalb hab ich die immer daheim)

waschen und in kleine Würfel schneiden.

- + 200 g Mais
- + 1 Zwiebel (siehe Kartoffeln) schälen und in feine Würfel schneiden.
- + 1 Knoblauchzehe (siehe Zwiebel) schälen und hacken.
- + 500 g stückige Tomaten (aus der Dose, hält länger als ewig)
- + 200 g H-Sahne
- + 200 g Feta
- + 2 EL getrockneter Oregano
- + 1 EL Zucker
- + Salz und Pfeffer aus der Mühle

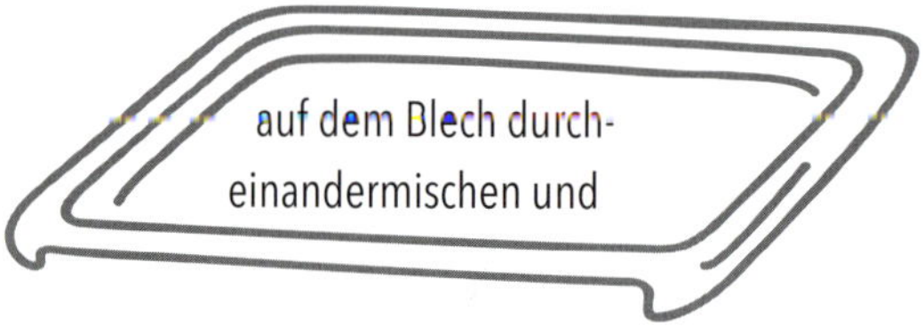

auf dem Blech durcheinandermischen und

im Ofen bei 180 °C etwa 50 Minuten backen.

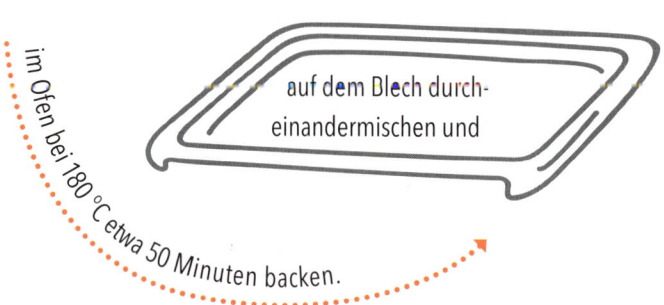

„SUPER FÜR DEN KLEINEN HUNGER!“

KICHERERBSEN-BRÖTCHEN

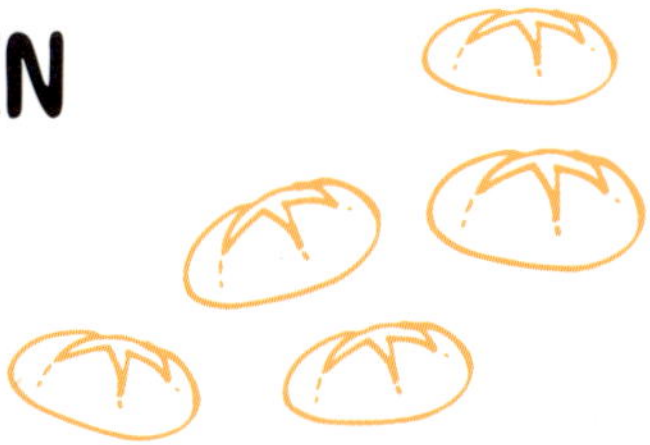

5 Vollkorn-Aufbackbrötchen

nach Packungsanleitung aufbacken, danach quer aufschneiden.

1 Tube Tomatenmark

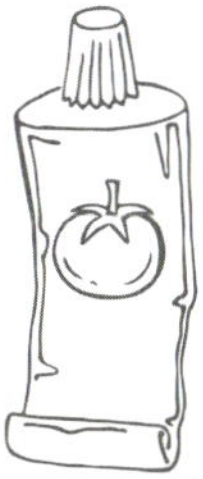

+ 4 EL Tahin (Sesampaste)
+ 1 TL gemahlener Kreuzkümmel
+ ½ TL Zimtpulver
+ 1 TL Honig

mischen, mit Salz und Pfeffer aus der Mühle würzen und auf den Brötchen verteilen.

1 Dose Kichererbsen (ca. 275 g Abtropfgewicht) abgießen + in 2 EL Olivenöl in der Pfanne rösten.

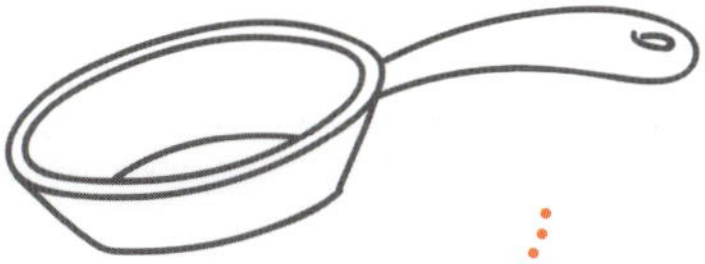

Auf den Brötchen verteilen.

LINSEN-CURRY

1 Tüte Edamame (TK-Produkt, gepult ca. 300 g)

in einem Sieb waschen.

+ 200 g gelbe Linsen
+ 1 Glas milde Peperoni (ca. 175 g Abtropfgewicht)
+ 200 ml passierte Tomaten
+ 200 ml Kokosmilch
+ ¼ l Hühnerbrühe (Instant, mit Wasser anrühren)
+ 1 EL gemahlener Kreuzkümmel
+ 1 Msp. Chilipulver
+ 1 TL Knoblauchpulver
+ Saft von 1 Zitrone (oder 4 EL Zitronensaft aus der Flasche)
+ Salz und Pfeffer aus der Mühle

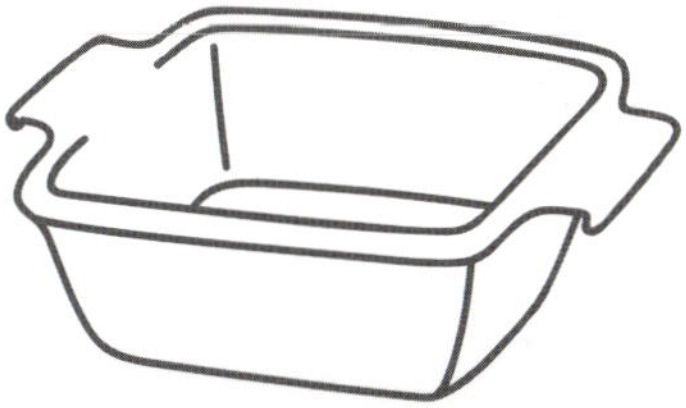

Alles in eine große Auflaufform geben und im Ofen bei 185 °C etwa 50 Minuten garen.

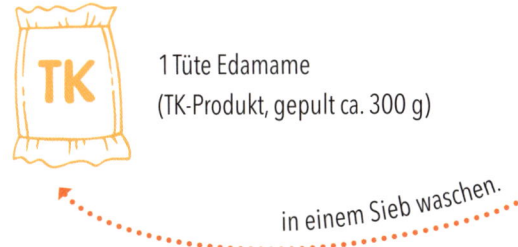

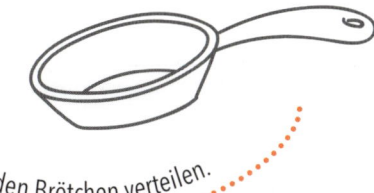

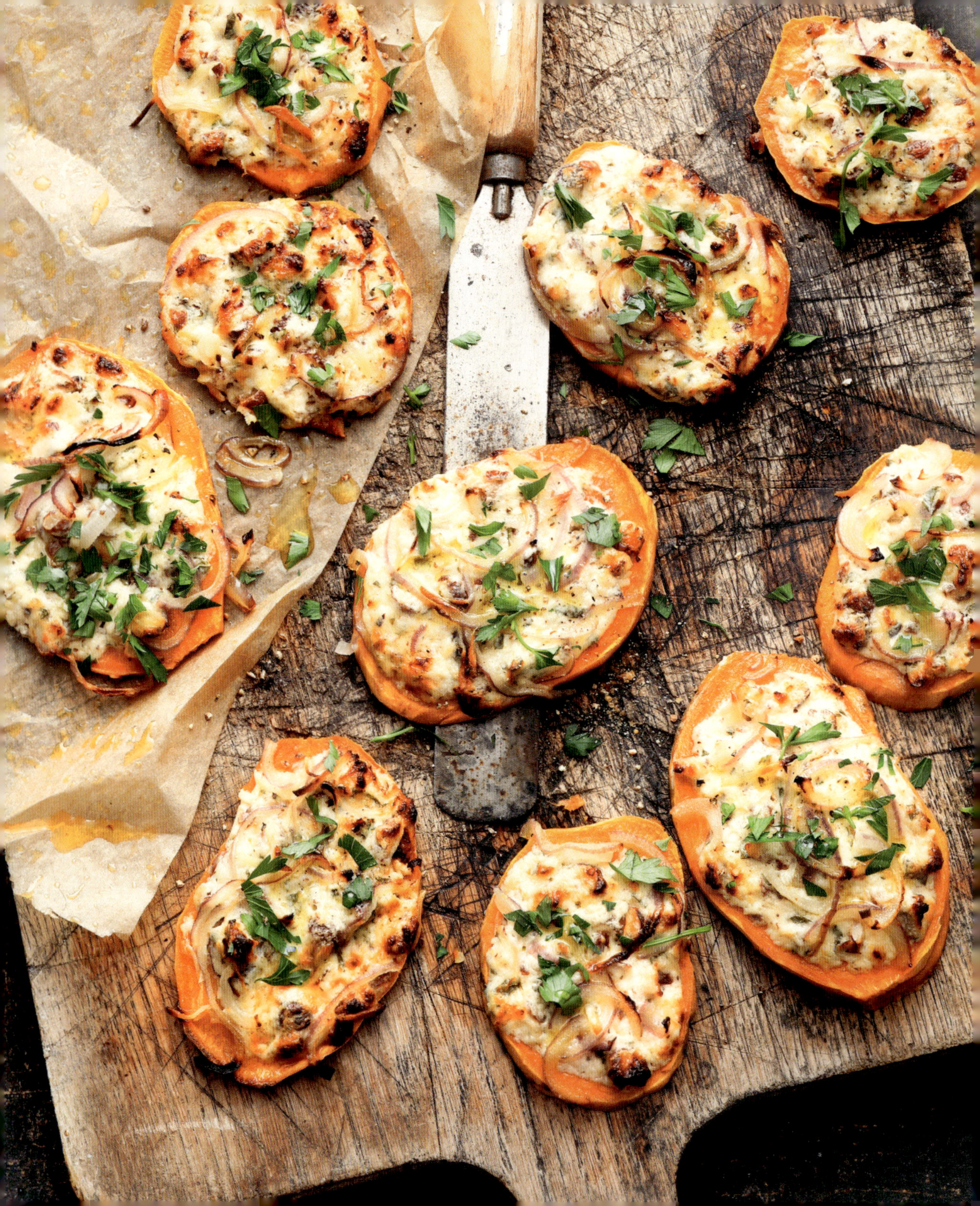

Süßkartoffel-Toasties

„SO EINFACH UND SCHNELL GEMACHT UND SO UNFASSBAR LECKER!“

1 Die Süßkartoffeln schälen, waschen und in etwa ½ cm dicke Scheiben schneiden. Auf ein mit Backpapier belegtes Backblech legen.

2 Den Parmesan reiben und mit dem Ricotta mischen. Die Haselnusskerne hacken und unter den Käse rühren. Die Petersilie waschen und trocken schütteln, die Blätter abzupfen, fein hacken und ebenfalls unterrühren. Die Zwiebel und den Knoblauch schälen, in feine Streifen bzw. Scheiben schneiden und mit 2 EL Olivenöl mischen.

3 Die Käse-Nuss-Petersilien-Mischung auf den Süßkartoffelscheiben verteilen. Mit dem restlichen Olivenöl beträufeln sowie mit Salz und Pfeffer würzen. Zwiebel-Knoblauch-Mischung darauf verteilen. Alles im Ofen etwa 20 Minuten goldbraun backen. Herausnehmen und auf Teller verteilen. Nach Belieben mit Petersilie bestreuen.

TIPP: Milder, und somit ideal für Kinder, schmecken die Toasties ohne Zwiebel und Knoblauch.

FÜR 4 PERSONEN
2 GROßE SÜßKARTOFFELN (CA. 900 G)
100 G PARMESAN (AM STÜCK)
400 G RICOTTA
1 HANDVOLL HASELNUSSKERNE
3–4 STIELE PETERSILIE
1 ROTE ZWIEBEL (NACH BELIEBEN)
2 KNOBLAUCHZEHEN
3 EL OLIVENÖL
SALZ
PFEFFER AUS DER MÜHLE

ZUBEREITUNGSZEIT: 15 MINUTEN
BACKZEIT: 20 MINUTEN
BACKOFEN: 180 °C (UMLUFT, MITTE)

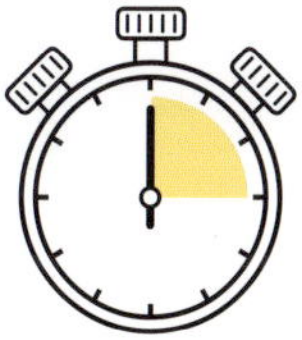

Toastecken

MIT SARDELLEN UND MOZZARELLA

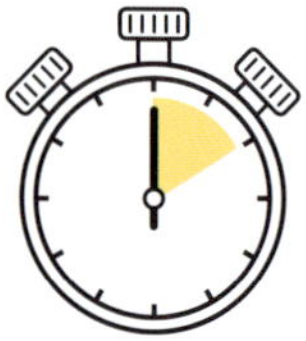

FÜR 4 PERSONEN
8 SCHEIBEN TOASTBROT
2 KUGELN MOZZARELLA (À 125 G)
2 GROßE EIERTOMATEN
1 FLACHE DOSE SARDELLEN (CA. 135 G)
PFEFFER AUS DER MÜHLE

1 Die Brotscheiben auf ein mit Backpapier belegtes Backblech legen. Den Mozzarella klein zupfen und auf dem Brot verteilen. Die Tomaten waschen und längs halbieren, mit einem Löffel das Fruchtfleisch herauslösen und anderweitig verwenden. Die Tomaten in feine Streifen schneiden und ebenfalls auf dem Brot verteilen.

2 Die Sardellen abtropfen lassen, in kleine Stücke schneiden und auf den Broten verteilen. Alles mit Pfeffer würzen.

3 Die Toasts im Ofen etwa 10 Minuten knusprig überbacken. Herausnehmen und diagonal durchschneiden. Die Toastecken zu einem Glas prickelndem Weißwein servieren.

TIPP: Aus dem übrig gebliebenen Tomatenfruchtfleisch lässt sich eine leckere Nudelsauce zubereiten.

ZUBEREITUNGSZEIT: 10 MINUTEN
BACKZEIT: 15 MINUTEN
BACKOFEN: 200 °C (UMLUFT, MITTE)

„KLEIN UND FEIN ALS VORSPEISE.“

Crostini
MIT GEBACKENEM FENCHEL UND CHORIZO

1 Das Baguette in etwa 2 cm dicke Scheiben schneiden. Die Scheiben mit dem Frischkäse bestreichen. Den Fenchel putzen, waschen und halbieren, den harten Strunk entfernen. Die Hälften in feine Spalten schneiden.

2 Die Baguettescheiben nebeneinander auf das Backblech legen und den Fenchel darauf verteilen. Mit Olivenöl beträufeln. Die Chorizos häuten, in Scheiben schneiden und auf den knusprigen Brotscheiben verteilen. Mit Salz und Pfeffer würzen. Im Ofen etwa 15 Minuten backen.

ZUBEREITUNGSZEIT: 10 MINUTEN
BACKZEIT: 15 MINUTEN
BACKOFEN: 200 °C (UMLUFT, MITTE)

FÜR 6 PERSONEN
1 KLEINES BAGUETTE
100 G FRISCHKÄSE
1 FENCHELKNOLLE (CA. 150 G)
1 EL OLIVENÖL
2 CHORIZOS (SPANISCHE PAPRIKA-WURST, AM STÜCK, À CA. 100 G)
SALZ
PFEFFER AUS DER MÜHLE

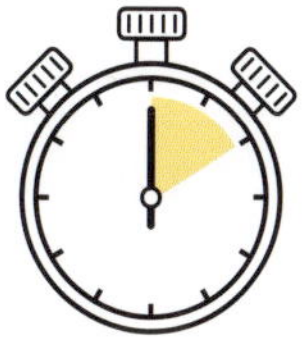

Deftige Würstchen im Schlafrock

EINES MEINER ABSOLUTEN LIEBLINGSREZEPTE IN DIESEM BUCH.
ERINNERT MICH AN MEINE ERSTEN EIGENEN KOCHVERSUCHE UND WURDE
JETZT AUF PIMP-ART ERWACHSEN GEMACHT!

FÜR 4–6 PERSONEN
6 PLATTEN TK-BLÄTTERTEIG
(AM BESTEN VOLLKORN)
2 EL DIJON-SENF
1 KLEINES GLAS VORGEGARTES
SAUERKRAUT
(CA. 240 G ABTROPFGEWICHT)
6 ROTE BRATWÜRSTCHEN
1 EI

1 Die Blätterteigplatten nebeneinander auf ein mit Backpapier belegtes Backblech legen und die Ränder leicht aufeinanderdrücken, sodass eine Teigplatte entsteht. Den Blätterteig mit dem Senf bestreichen und das Sauerkraut darauf verteilen. Die Würstchen hintereinander darauflegen und in die Teigplatte einwickeln. Das Ei verquirlen und den Blätterteig damit bestreichen.

2 Die Rolle im Ofen 20 bis 25 Minuten goldbraun backen. Das Blech herausnehmen und die Würstchen-Rolle zum Servieren in 3 bis 4 cm dicke Scheiben schneiden.

ZUBEREITUNGSZEIT: 15 MINUTEN
BACKZEIT: 20–25 MINUTEN
BACKOFEN: 180 °C (GRILLSTUFE, MITTE)

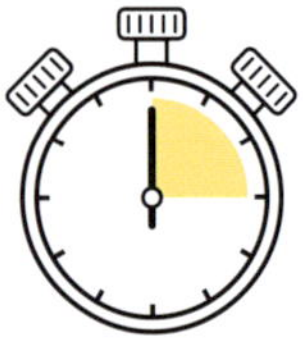

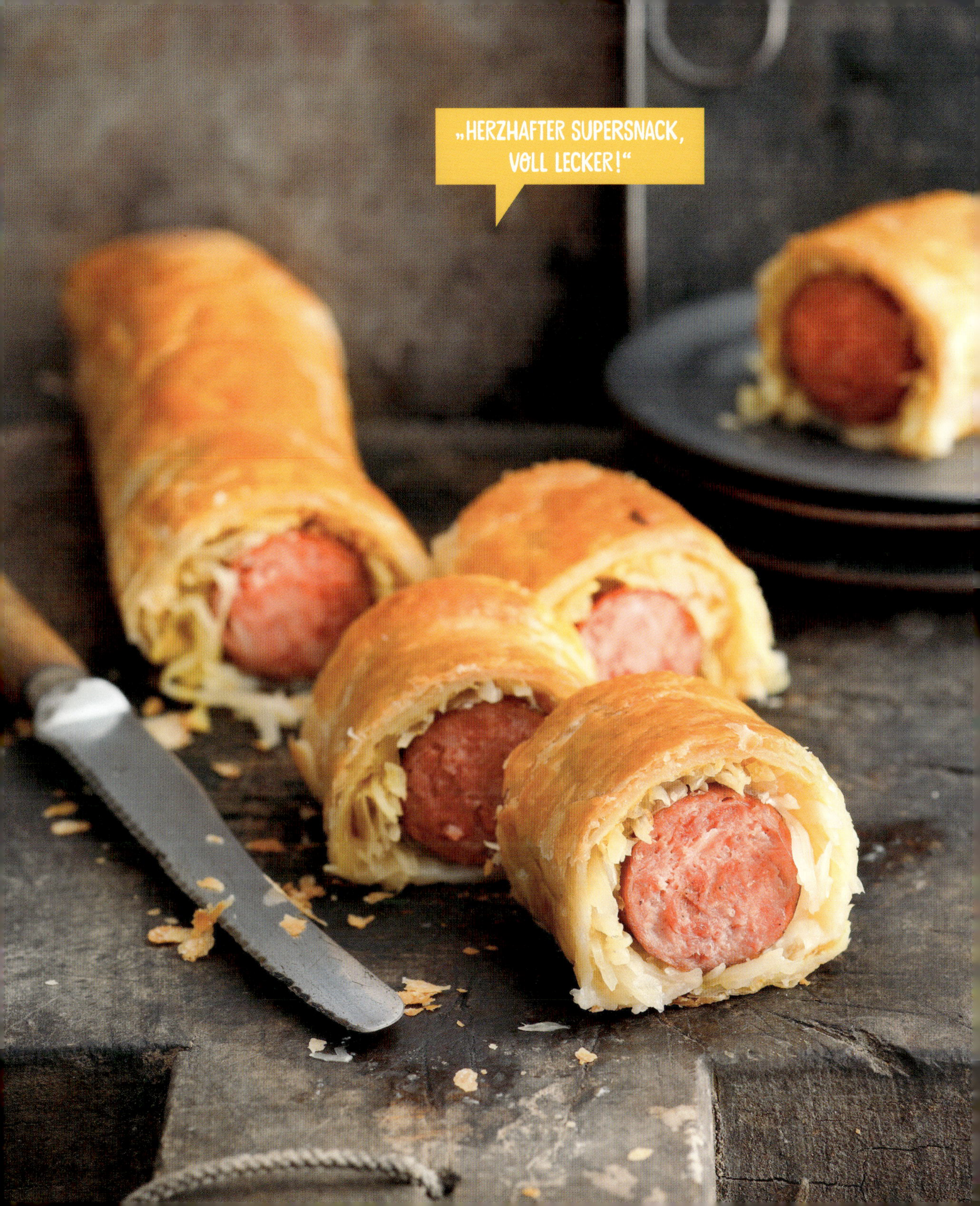
„HERZHAFTER SUPERSNACK,
VOLL LECKER!“

Süßkartoffel- und Zucchini-Sticks
MIT FISCH-NUGGETS

FÜR 4 PERSONEN
2 GROßE SÜßKARTOFFELN (CA. 600 G)
1 GROßE ZUCCHINI (CA. 200 G)
3 EIER
150 G PANKO (ASIAT. PANIERMEHL)
6 EL RAPSÖL
SALZ
600 G PANGASIUSFILET
100 G MEHL
PFEFFER AUS DER MÜHLE

1 Ein Backblech mit Backpapier belegen. Die Süßkartoffeln schälen, in etwa 1 ½ cm dicke Scheiben schneiden und diese in 1 ½ cm breite pommes-artige Sticks schneiden. Die Zucchini putzen, waschen und ebenfalls in Sticks schneiden.

2 Die Eier in einem tiefen Teller verquirlen. Die Gemüsesticks darin wenden, mit etwas Panko bestreuen und auf dem Backblech verteilen. Mit Rapsöl beträufeln und leicht salzen.

3 Das Fischfilet waschen, trocken tupfen und in Würfel schneiden. Die Fischwürfel im Mehl, dann in den Eiern und anschließend im Panko wenden. Mit Salz und Pfeffer würzen. Zum Gemüse legen und mit Öl beträufeln. Alles im Ofen etwa 25 Minuten knusprig backen.

ZUBEREITUNGSZEIT: 15 MINUTEN
BACKZEIT: 25 MINUTEN
BACKOFEN: 180 °C (UMLUFT, MITTE)

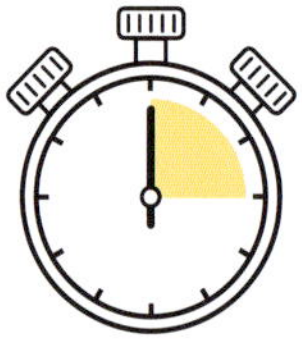

„DAS IST AUCH EIN AUSGEWOGENES, LECKERES UND LEICHTES ABENDESSEN FÜR DIE GANZE FAMILIE."

Crostini
MIT BRIE UND ORANGEN

FÜR 4 PERSONEN
1 KLEINES VOLLKORNBAGUETTE
200 G KRÄFTIGER BRIE
2 ORANGEN
SALZ
GRÜNER PFEFFER AUS DER MÜHLE

1 Das Baguette in etwa 2 cm dicke Scheiben schneiden und diese auf ein Backblech legen. Den Brie in Scheiben schneiden und je 1 Scheibe auf jedes Baguettestück legen.

2 Die Orangen so großzügig schälen, dass auch die weiße Haut mit entfernt wird. Die Filets zwischen den einzelnen Trennhäuten herausschneiden und auf den Crostini verteilen. Mit etwas Salz und grünem Pfeffer würzen.

3 Die Crostini im Ofen etwa 10 Minuten überbacken.

ZUBEREITUNGSZEIT: 5 MINUTEN
BACKZEIT: 10 MINUTEN
BACKOFEN: 200 °C (UMLUFT, MITTE)

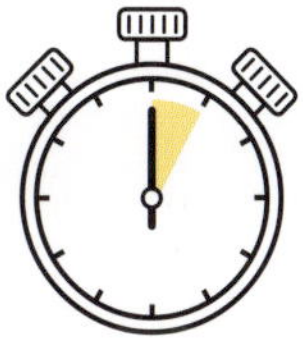

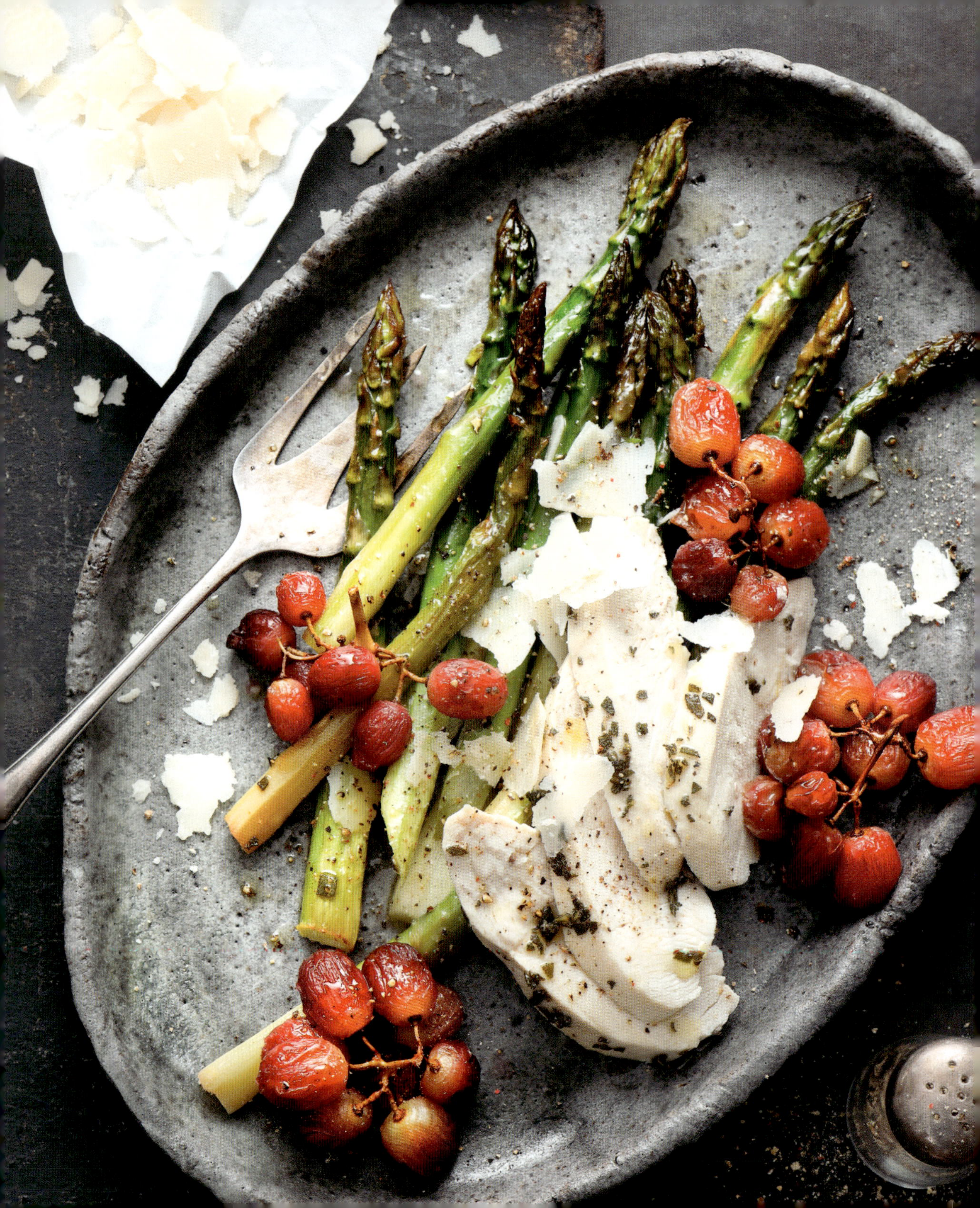

Spargel mit Hähnchen

GRÜNER SPARGEL IST EINFACH SUPER, WEIL MAN IHN KAUM SCHÄLEN MUSS – WIRKLICH PRAKTISCH FÜR DIESE 15-MINUTEN-GERICHTE.

FÜR 2 PERSONEN
- 500 G GRÜNER SPARGEL
- 200 G BLAUE ODER ROSÉ WEINTRAUBEN
- 4 EL OLIVENÖL
- SALZ
- PFEFFER AUS DER MÜHLE
- 400 G HÄHNCHENBRUSTFILET
- 6 SALBEIBLÄTTER
- 50 G PARMESAN (AM STÜCK)

1 Den Spargel waschen und im unteren Drittel schälen, die holzigen Enden abschneiden. Die Spargelstangen auf ein Backblech legen. Die Trauben waschen und zum Spargel geben. Alles mit 3 EL Olivenöl beträufeln und mit Salz und Pfeffer würzen.

2 Das Hähnchenbrustfilet waschen und mit Küchenpapier trocken tupfen. Mit Salz und Pfeffer einreiben. Die Salbeiblätter waschen, trocken reiben und fein hacken. Das Hähnchenbrustfilet auf den Spargel legen und mit dem Salbei bestreuen. Das übrige Olivenöl über das Hähnchen träufeln.

3 Gemüse und Hähnchen im Ofen etwa 30 Minuten garen. Das Gemüse auf Tellern anrichten, das Hähnchenbrustfilet in feine Scheiben schneiden und darauf anrichten. Den Parmesan in Spänen darüberhobeln.

ZUBEREITUNGSZEIT: 15 MINUTEN
BACKZEIT: 30 MINUTEN
BACKOFEN: 200 °C (UMLUFT, MITTE)

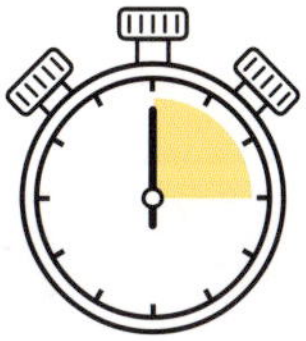

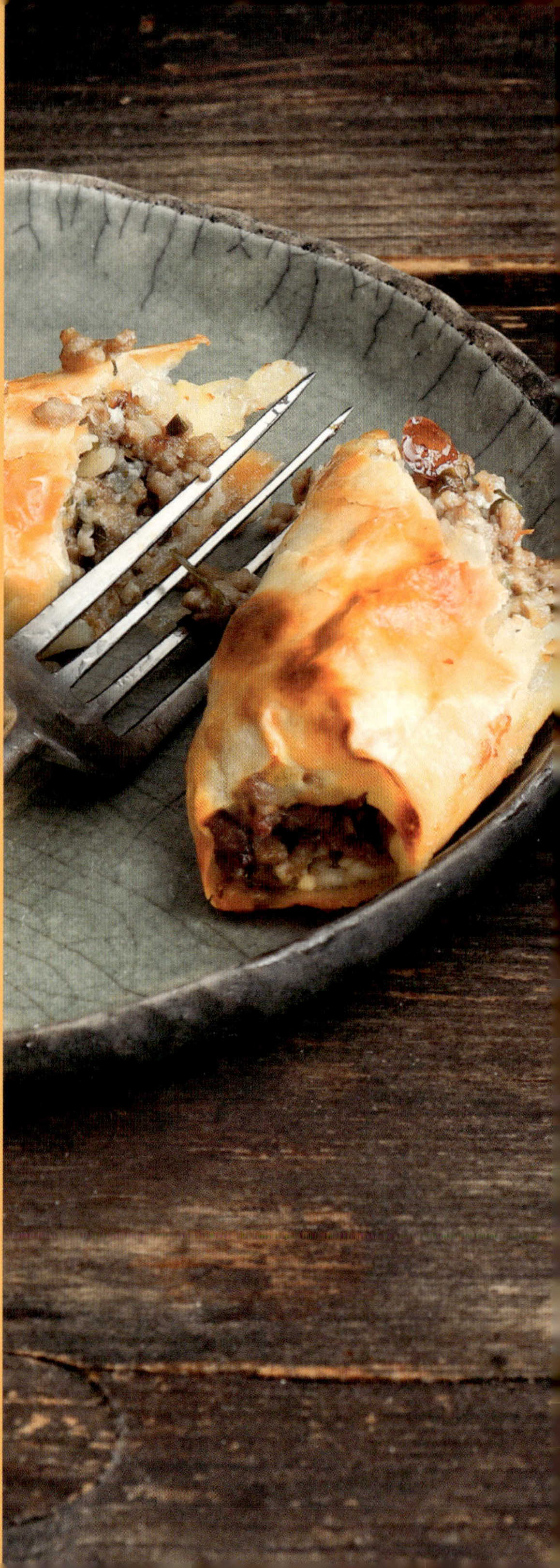

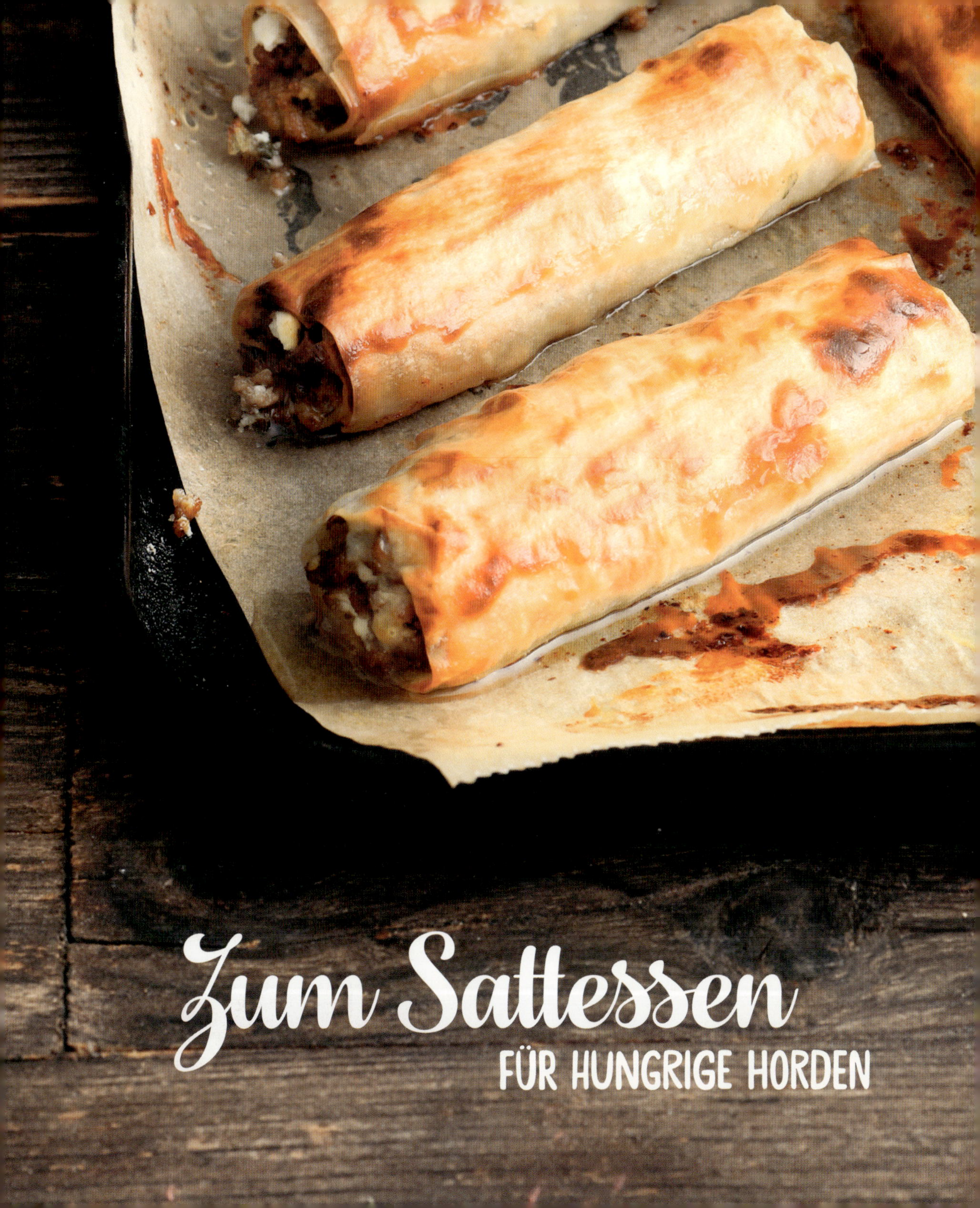

Zum Sattessen

FÜR HUNGRIGE HORDEN

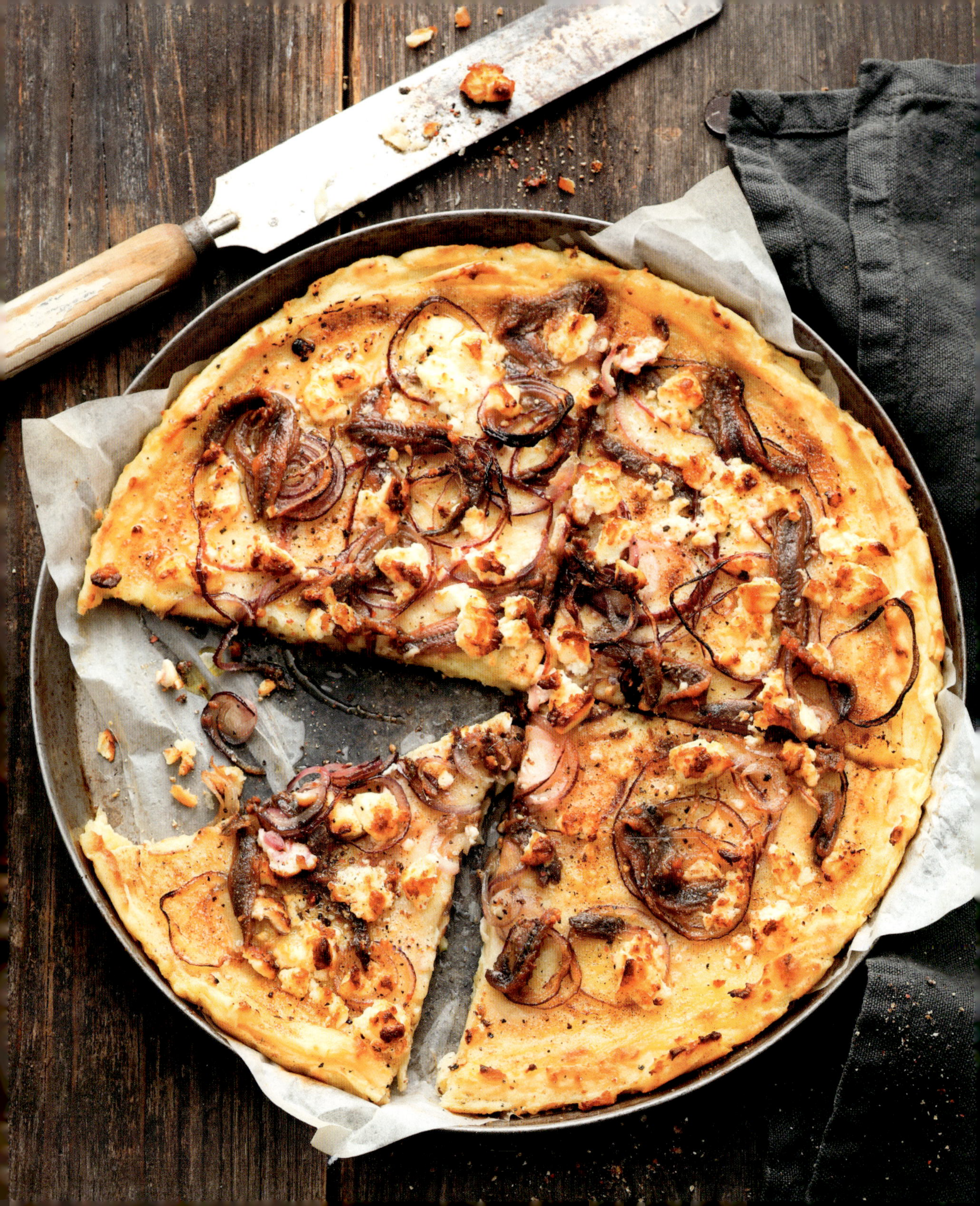

„PERFEKT –
GEKOCHTE KARTOFFELN VOM VORTAG
KOMMEN HIER WEG!"

Kartoffelpizza

WIR MÖGEN'S KNUSPRIG. BACKEN SIE DIE PIZZA RUHIG MAL ETWAS LÄNGER, SO WIRD DER BODEN SUPERKNUSPRIG UND DEM BELAG SCHADET ES AUCH NICHT.

FÜR 4 PERSONEN

500 G GEGARTE KARTOFFELN (GERNE VOM VORTAG)
2 EIER
6 EL MEHL
1 KNOBLAUCHZEHE
SALZ
PFEFFER AUS DER MÜHLE
1 ROTE ZWIEBEL
100 G SARDELLENFILETS (IM EIGENEN SAFT; ERSATZWEISE THUNFISCH)
3 EL OLIVENÖL

1 Die Kartoffeln pellen und durch die Kartoffelpresse in eine Schüssel drücken. Mit den Eiern und dem Mehl verkneten. Den Knoblauch schälen, durch die Presse dazudrücken und unterrühren. Den Kartoffelteig mit Salz und Pfeffer würzen. Die Zwiebel schälen und in feine Ringe schneiden.

2 Ein Backblech mit Backpapier belegen und die Kartoffelmasse auf das Papier streichen – rund, eckig oder oval, wie Sie möchten. Die Zwiebelringe und die Sardellenfilets auf der Kartoffelpizza verteilen. Das Olivenöl darüberträufeln und die Pizza im Ofen etwa 25 Minuten goldgelb backen, der Teig soll am Rand schön knusprig sein.

TIPP: Wer möchte, kann noch zerbröselten Feta oder Mozzarella auf die Pizza streuen und mitbacken. Sie lässt sich auch gut in einer Form backen.

ZUBEREITUNGSZEIT: 15 MINUTEN
BACKZEIT: 25 MINUTEN
BACKOFEN: 180 °C (UMLUFT, MITTE)

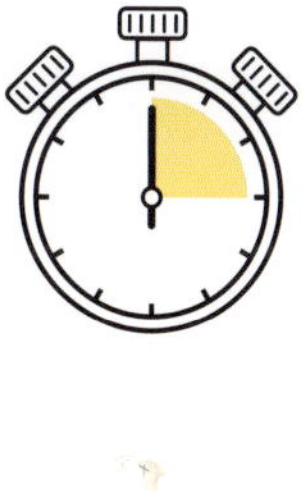

Polenta mit Gorgonzola

HAB ICH MAL IM TESSIN GEGESSEN – IST ZWAR KEIN LEICHTGERICHT, SCHMECKT ABER EINFACH UMWERFEND. DAFÜR LOHNEN SICH DIE KALORIEN!

FÜR 4 PERSONEN
1 L GEMÜSEBRÜHE
300 G POLENTA
FRISCH GERIEBENE MUSKATNUSS
2 EL OLIVENÖL
400 G GORGONZOLA
SALZ
PFEFFER AUS DER MÜHLE

1 Die Brühe aufkochen. Die Polenta einrühren und cremig rühren. Mit 1 Prise Muskatnuss würzen.

2 Ein Backblech mit dem Olivenöl einfetten. Die Polenta auf das Blech streichen. Den Gorgonzola in Stücke brechen und auf der Polenta verteilen. Das Ganze mit Salz und Pfeffer würzen und im Ofen 15 bis 20 Minuten backen.

TIPP: Unbedingt einen gemischten Salat aus Rucola, Tomaten und geschmorten Zwiebelchen dazu servieren.

ZUBEREITUNGSZEIT: 15 MINUTEN
BACKZEIT: 20 MINUTEN
BACKOFEN: 180 °C (UMLUFT, MITTE)

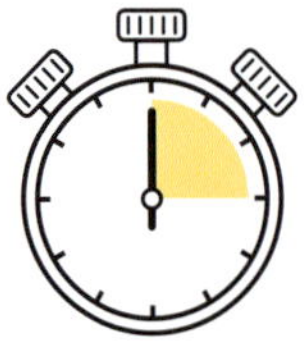

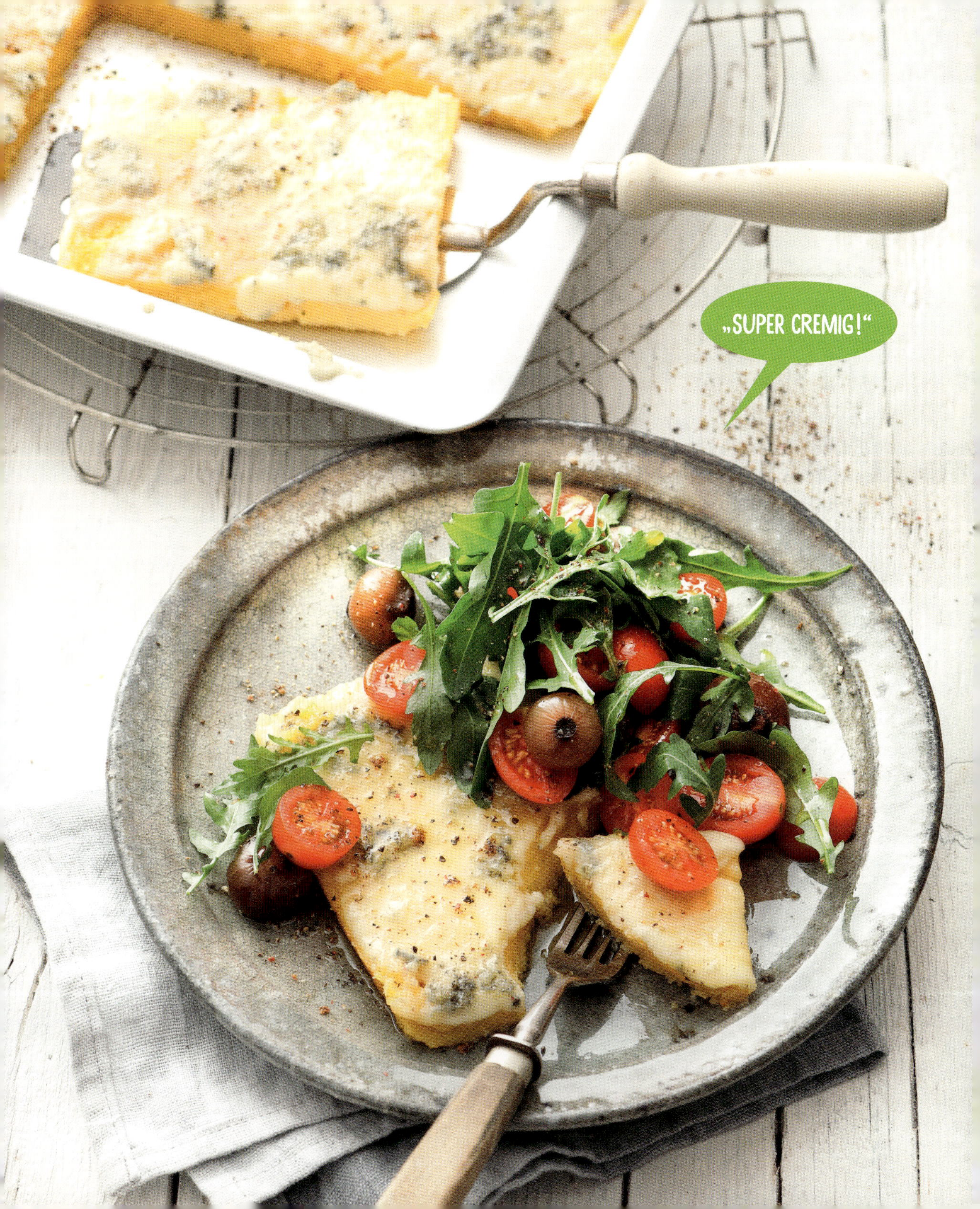
„SUPER CREMIG!“

„MIT SPECK UND ERBSEN – MMH!“

Ofenkäse

ICH FINDE, MAN MUSS IMMER MAL NEUE DINGE AUSPROBIEREN – WAS FÜR EIN GLÜCK, WENN DANN SOWAS DABEI HERAUSKOMMT.

FÜR 6 PERSONEN
4 HALLOUMI-KÄSE (WER LIEBER FETA MAG, NIMMT DEN)
300 G TIEFGEKÜHLTE ERBSEN
150 G SPECK- ODER SCHINKENWÜRFEL
1 GLAS ARTISCHOCKENHERZEN (CA. 285 G ABTROPFGEWICHT)
6 EL OLIVENÖL
SAFT UND ABGERIEBENE SCHALE VON ½ BIO-ZITRONE
1 EL AKAZIENHONIG
SALZ
PFEFFER AUS DER MÜHLE
½ BUND BASILIKUM

1 Den Käse auf ein Backblech legen, die Erbsen drumherum verteilen und die Speck- oder Schinkenwürfel auf die Mischung streuen. Die Artischockenherzen abgießen, abtropfen lassen und halbieren, dann ebenfalls auf dem Blech verteilen.

2 Aus dem Olivenöl, dem Zitronensaft und der -schale sowie dem Honig ein Dressing anrühren. Das Dressing über Käse, Speck und Gemüse verteilen und alles mit Salz und Pfeffer würzen. Im Ofen etwa 20 Minuten backen.

3 Das Basilikum waschen, trocken schütteln und die Blätter abzupfen. Das Blech aus dem Ofen nehmen und das Gericht mit Basilikum bestreuen. Mit einem Glas Weißwein servieren!

ZUBEREITUNGSZEIT: 15 MINUTEN
BACKZEIT: 20 MINUTEN
BACKOFEN: 180 °C (OBER-/UNTERHITZE, MITTE)

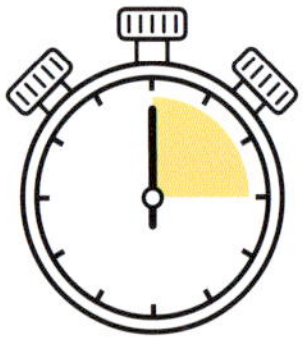

Nudelpizza

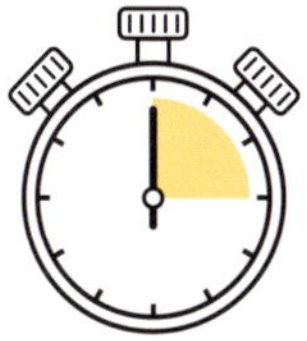

TOLL ALS RESTEVERWERTUNG FÜR ZU VIEL GEKOCHTE NUDELN UND ANDERE RESTE IM KÜHLSCHRANK!

1 Ein Backblech mit dem Olivenöl einfetten. Die gekochten Nudeln in eine Schüssel geben. Die Eier mit der Milch und der Hälfte des geriebenen Mozzarellas verrühren. Die Nudeln mit der Eier-Käse-Masse vermischen und auf dem Blech verteilen.

2 Die stückigen Tomaten mit den Kräutern, Zucker, Salz und Pfeffer würzen. Auf den Nudeln verteilen. Die Nudelpizza mit dem Schinken und weiteren Lieblingszutaten belegen. Mit dem restlichen geriebenen Mozzarella bestreuen.

3 Die Nudelpizza im Ofen auf der mittleren Schiene etwa 20 Minuten backen. Herausnehmen, in Stücke schneiden und genießen.

TIPP: Die Nudelpizza schmeckt auch kalt in der Brotzeitbox oder als Snack.

ZUBEREITUNGSZEIT: 15 MINUTEN
BACKZEIT: 20 MINUTEN
BACKOFEN: 180 °C (OBER-/UNTERHITZE, MITTE)

FÜR 4 PERSONEN
- 2 EL OLIVENÖL
- 1 KG GEKOCHTE NUDELN (AUS 500 G TROCKENEN)
- 4 EIER
- 100 ML MILCH
- 200 G GERIEBENER MOZZARELLA
- 250 G STÜCKIGE TOMATEN (AUS DER DOSE)
- 1 EL GETR. ITALIENISCHE KRÄUTER
- 2 TL ZUCKER
- SALZ
- PFEFFER AUS DER MÜHLE
- 100 G GEKOCHTER SCHINKEN
- WEITERE LIEBLINGSZUTATEN, Z.B. CHAMPIGNONS, PEPERONI, OLIVEN

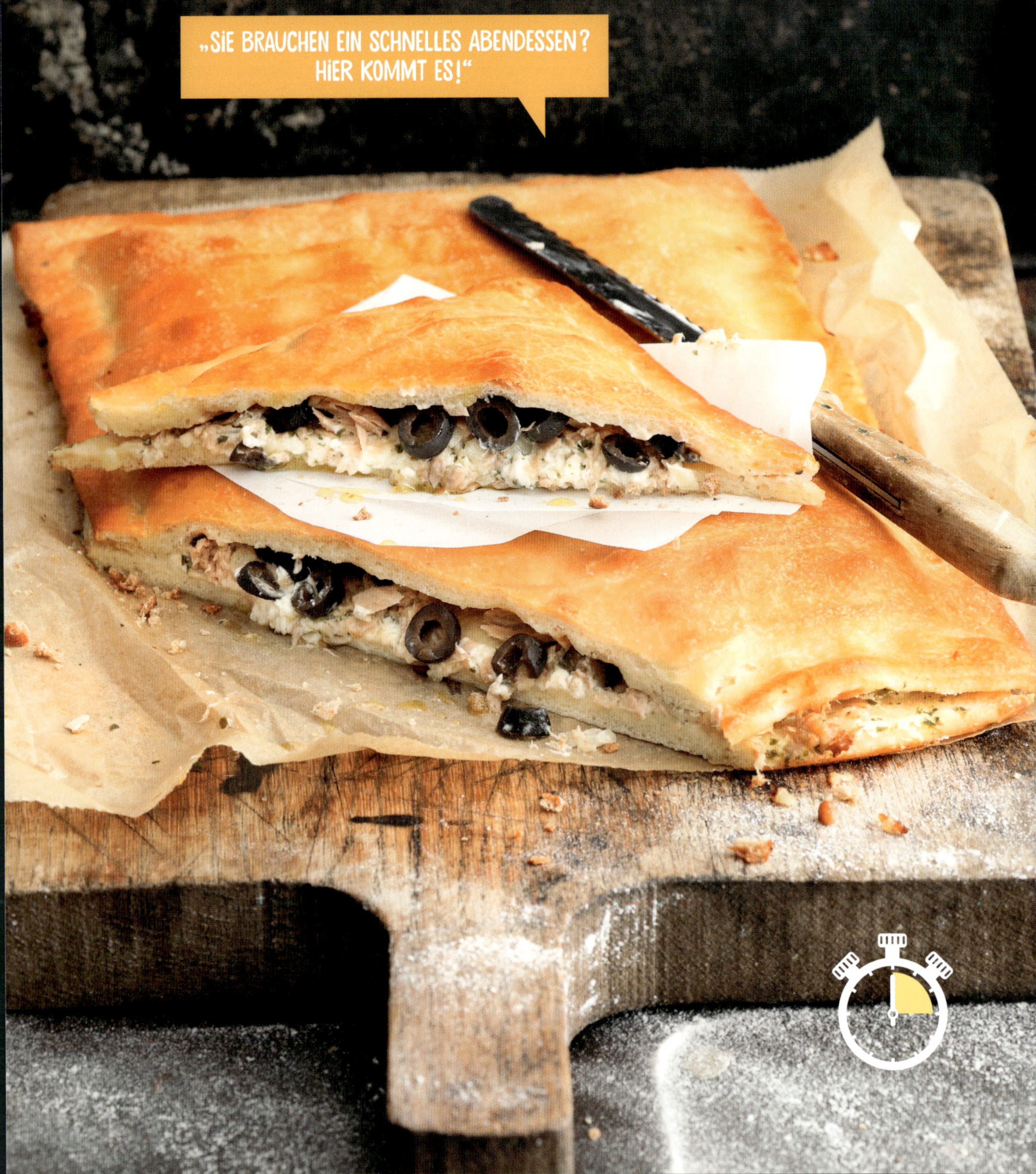
„SIE BRAUCHEN EIN SCHNELLES ABENDESSEN?
HIER KOMMT ES!“

Doppeldecker-Thunfischpizza

MACHT VIEL HER, MACHT SATT – UND GEHT GANZ FIX! DAFÜR DARF AUCH MAL FERTIGPIZZATEIG AUS DEM KÜHLREGAL MIT DABEI SEIN.

FÜR 6 PERSONEN
2 FERTIGPIZZATEIGE (AUS DEM KÜHLREGAL; À 400 G)
400 G FRISCHKÄSE
2 EL GEREBELTER OREGANO
SALZ
PFEFFER AUS DER MÜHLE
1 ZWIEBEL
2 KNOBLAUCHZEHEN
400 G THUNFISCH (AUS DER DOSE; IM EIGENEN SAFT)
1 GLAS SCHWARZE OLIVEN (OHNE STEIN; NACH BELIEBEN)
OLIVENÖL ZUM BESTREICHEN

1 Einen Pizzateig auf einem Backblech auslegen. Den Frischkäse mit Oregano, Salz und Pfeffer würzen und auf den Teig streichen, dabei die Ränder frei lassen.

2 Die Zwiebel und den Knoblauch schälen und in feine Würfel schneiden. Den Thunfisch mit der Zwiebel und dem Knoblauch mischen und auf dem Frischkäse verteilen. Wer mag, schneidet noch Oliven in Scheiben und verteilt sie auf dem Thunfisch.

3 Den zweiten Pizzateig auf die Füllung legen, gut andrücken und die Ränder rundum fest zusammendrücken. Den Pizzateig mit Olivenöl bestreichen und die Doppeldecker-Pizza im Ofen etwa 20 Minuten backen.

ZUBEREITUNGSZEIT: 15 MINUTEN
BACKZEIT: 20 MINUTEN
BACKOFEN: 180 °C (OBER-/UNTERHITZE, MITTE)

„LECKER WÜRZIG!“

Filoteigrollen „Hellas“

DAS GEHT NATÜRLICH AUCH MIT RINDERHACK- ODER GEMISCHTEM HACKFLEISCH, WENN SIE KEIN LAMM MÖGEN. SO SCHMECKT ES ABER EIN BISSCHEN MEHR NACH SÜDEN.

FÜR 4 PERSONEN
1 PACKUNG FILOTEIG
(250 G; AUS DEM KÜHLREGAL)
200 G NATURJOGHURT
5 EL MILCH
2 EIER
4 EL OLIVENÖL
1 METZGERZWIEBEL
1 KNOBLAUCHZEHE
½ BUND PETERSILIE
500 G LAMMHACKFLEISCH
(ERSATZWEISE RINDER- ODER
GEMISCHTES HACKFLEISCH)
200 G FETA (SCHAFSKÄSE)
1 EL GEREBELTER OREGANO
ABGERIEBENE SCHALE VON
1 BIO-ZITRONE
SALZ
PFEFFER AUS DER MÜHLE

1 Den Filoteig in 10 × 10 cm große Quadrate schneiden. Den Joghurt mit der Milch, den Eiern und 1 EL Olivenöl verrühren. 8 Teigquadrate mit etwas Joghurtmischung bestreichen, je 1 weiteres Teigquadrat darauflegen. Den Vorgang noch einmal wiederholen.

2 Die Zwiebel und den Knoblauch schälen und in feine Würfel schneiden. Die Petersilie waschen und trocken schütteln, die Blätter abzupfen und fein hacken. Restliches Olivenöl in einer Pfanne erhitzen, Zwiebel und Knoblauch darin anbraten. Das Hackfleisch dazugeben und unter Rühren krümelig braten. Den Feta dazubröseln und die Mischung mit Oregano, Zitronenschale, Petersilie, Salz und Pfeffer würzen.

3 Jeweils etwa 4 EL Füllung auf jedes Teigblatt geben und die Teigblätter wie Zigarren zusammenrollen oder zu Dreiecken falten. Die Rollen oder Dreiecke mit der restlichen Joghurtmischung bestreichen und auf einem mit Backpapier belegten Backblech im Ofen etwa 20 Minuten knusprig backen.

ZUBEREITUNGSZEIT: 15 MINUTEN
BACKZEIT: 20 MINUTEN
BACKOFEN: 180 °C (OBER-/UNTERHITZE, MITTE)

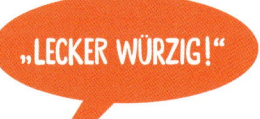

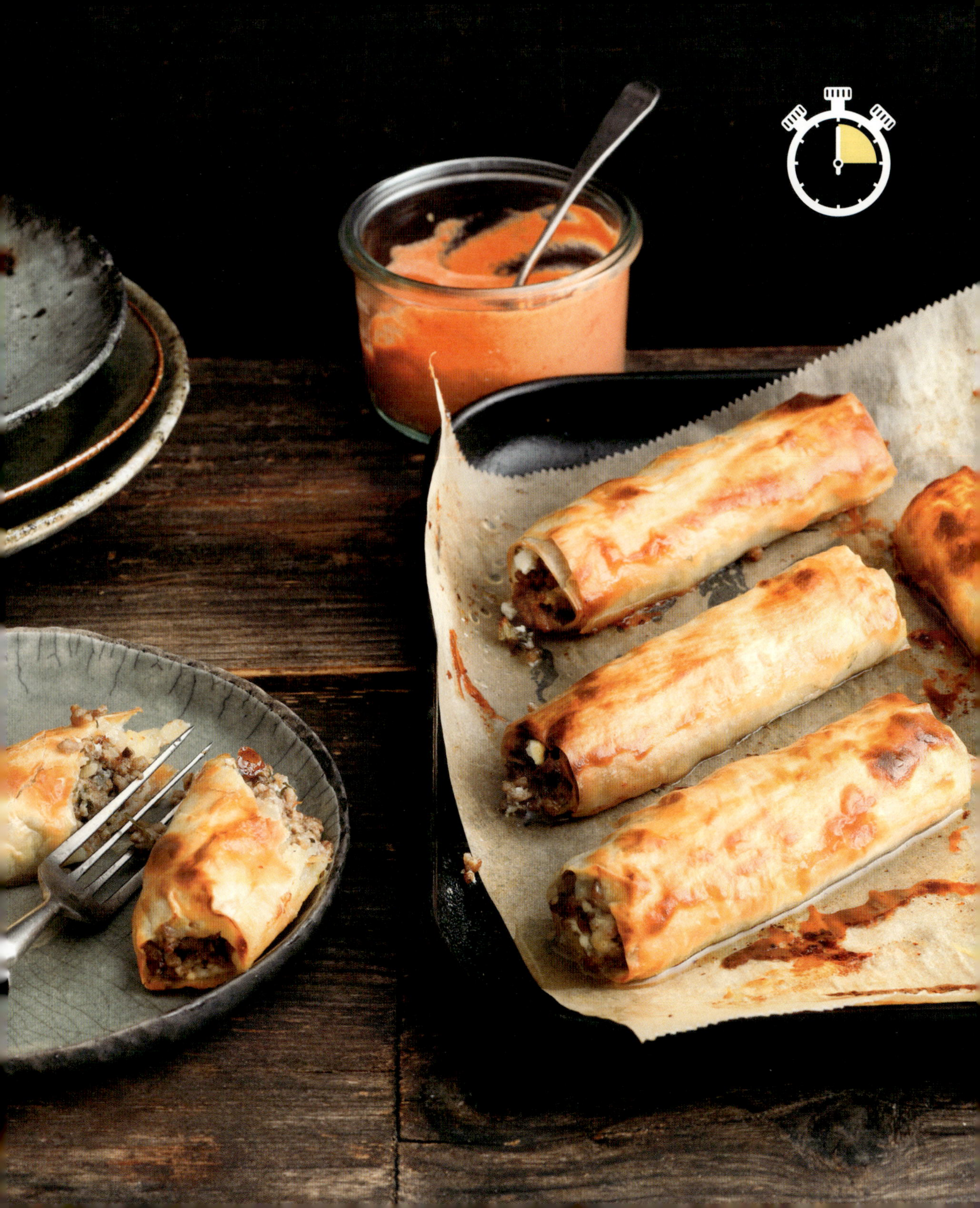

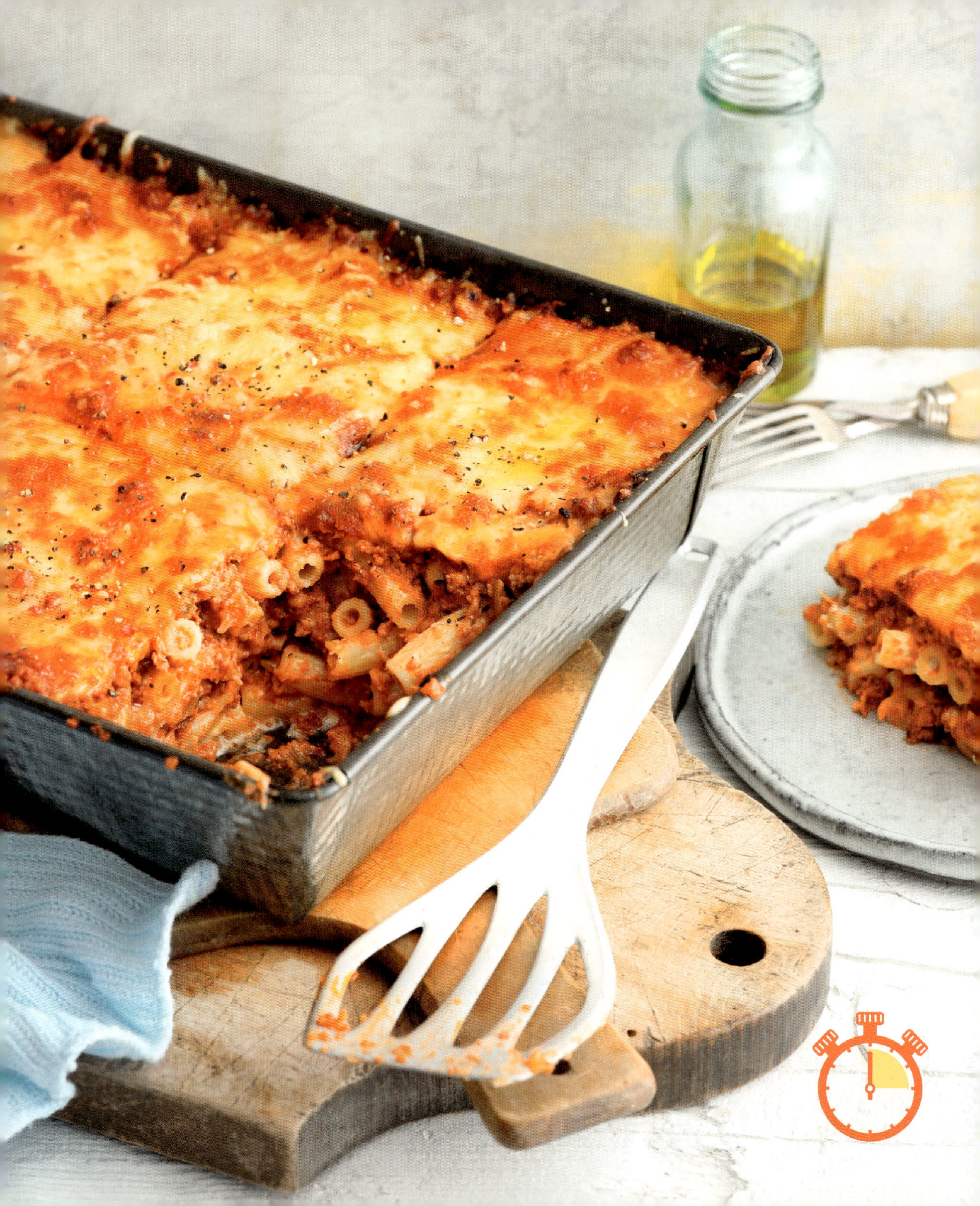

Falsche Lasagne

„BENISSIMO!"

EIN TOLLES FAMILIENESSEN, DAS GENAUSO GUT SCHMECKT WIE DAS ORIGINAL! HIER WERDEN SECHS HUNGRIGE LOCKER SATT!

FÜR 6 PERSONEN
800 G GEKOCHTE NUDELN
4 EL OLIVENÖL
800 G GEMISCHTES HACKFLEISCH
½ TUBE TOMATENMARK
1 GROẞE ZWIEBEL
2 KNOBLAUCHZEHEN
2 MÖHREN
2 STANGEN STAUDENSELLERIE
500 G PASSIERTE ODER STÜCKIGE TOMATEN (AUS DER DOSE ODER DEM TETRAPAK)
2 EL GETR. ITALIENISCHE KRÄUTER
1 EL ZUCKER
SALZ
PFEFFER AUS DER MÜHLE
2 PÄCKCHEN BÉCHAMELSAUCE (À 250 ML, AUS DEM TETRAPAK)
200 G GERIEBENER MOZZARELLA

1 Die Hälfte der Nudeln auf einem Backblech verteilen. Das Olivenöl in einem Topf erhitzen und das Hackfleisch darin unter Rühren krümelig anbraten. Das Tomatenmark unterrühren und mitrösten.

2 Inzwischen die Zwiebel und den Knoblauch schälen und in den Küchenmixer geben. Die Möhren und den Sellerie putzen, schälen bzw. waschen, grob zerkleinern und ebenfalls in den Mixer geben. Das Gemüse im Mixer sehr fein mixen und zum Hackfleisch geben. Die Tomaten untermischen und alles mit den Kräutern, dem Zucker sowie Salz und Pfeffer pikant würzen.

3 Die Hälfte der Béchamelsauce auf die Nudeln geben. Die Hälfte des Hackfleisches daraufstreichen. Die restlichen Nudeln auf dem Fleisch verteilen, die übrige Béchamelsauce daraufstreichen und mit dem übrigen Hackfleisch bedecken. Den Mozzarella darüberstreuen. Die Lasagne im Ofen 15 bis 20 Minuten backen.

ZUBEREITUNGSZEIT: 15 MINUTEN
BACKZEIT: 15–20 MINUTEN
BACKOFEN: 180 °C (OBER-/UNTERHITZE, MITTE)

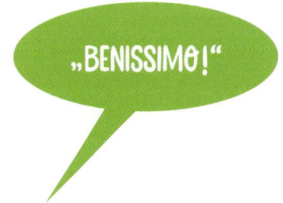

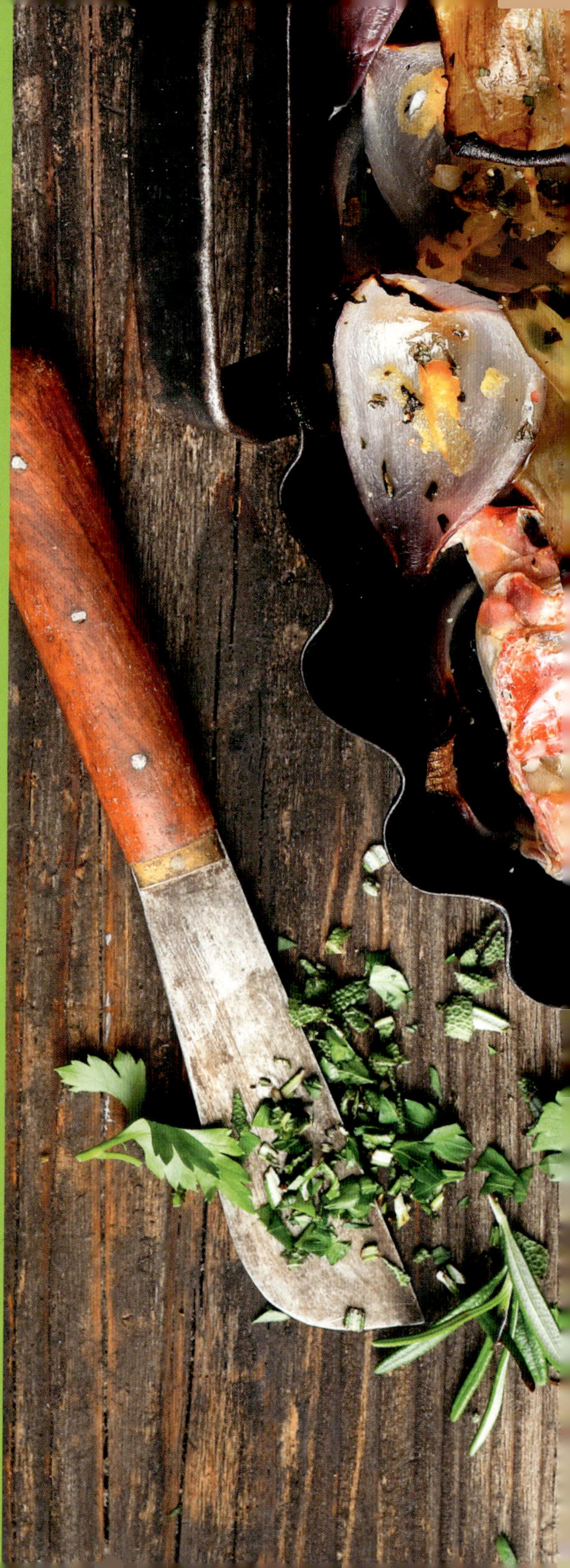

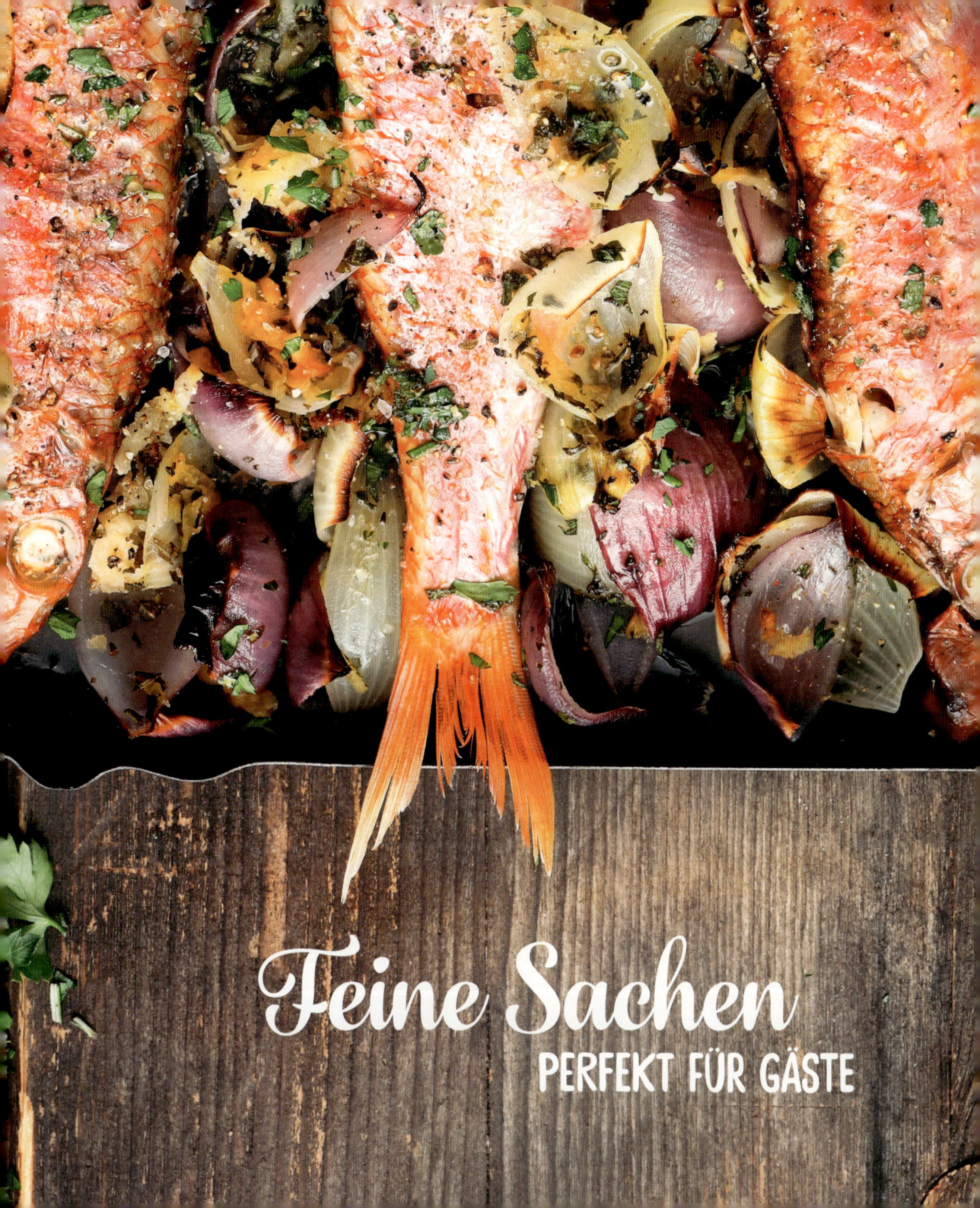

Feine Sachen

PERFEKT FÜR GÄSTE

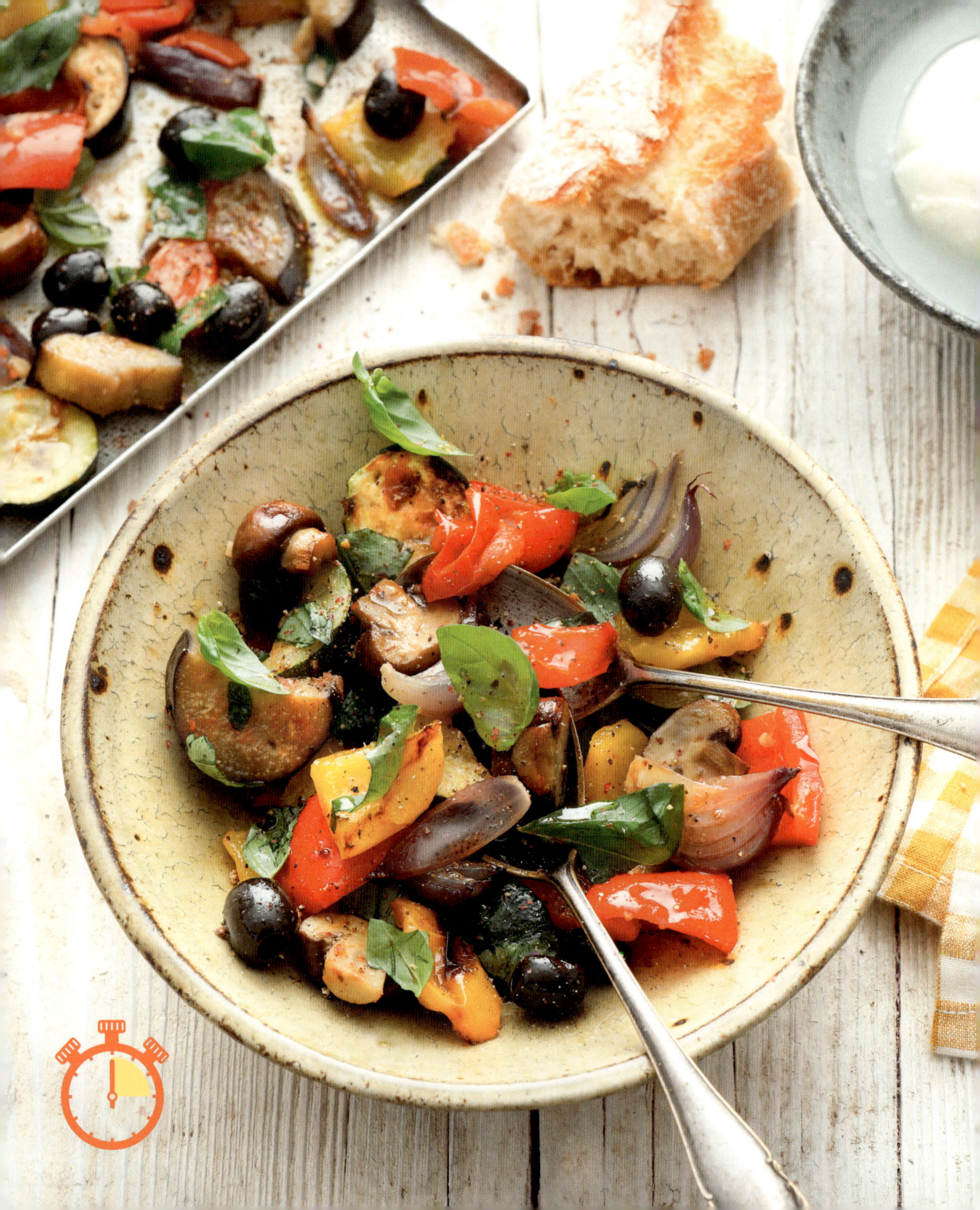

„SCHMECKT NACH URLAUB!"

Mediterraner Gemüsesalat

ICH KENNE NIEMANDEN, DER KEINEN ANTIPASTISALAT MAG. SO BUNT UND LECKER UND SO SCHNELL GEMACHT!

FÜR 6 PERSONEN
- 2 ZUCCHINI (CA. 400 G)
- 1 AUBERGINE (CA. 250 G)
- JE 1 ROTE UND GELBE PAPRIKASCHOTE (À 150 G)
- 4 EIERTOMATEN
- 250 G CHAMPIGNONS
- 4 KNOBLAUCHZEHEN
- 2 ROTE ZWIEBELN
- 1 GLAS SCHWARZE OLIVEN (OHNE STEIN; CA. 130 G ABTROPFGEWICHT)
- 6 EL OLIVENÖL
- 3 EL ACETO BALSAMICO
- 1 TL ZUCKER
- SALZ
- PFEFFER AUS DER MÜHLE
- 1 BUND BASILIKUM

1 Die Zucchini und die Aubergine putzen und waschen. Die Paprikaschoten längs halbieren, entkernen und waschen. Die Tomaten waschen, vierteln und die Stielansätze entfernen. Gemüse in mundgerechte Stücke schneiden. Die Champignons putzen, falls nötig trocken abreiben und halbieren. Knoblauch und Zwiebeln schälen, Knoblauch in feine Würfel, Zwiebeln in Spalten schneiden.

2 Das Gemüse auf einem Backblech verteilen. Zwiebeln, Knoblauch und die Oliven untermischen. Mit 4 EL Olivenöl beträufeln. Das Gemüse im Ofen 20 bis 25 Minuten grillen.

3 Das übrige Olivenöl mit dem Essig und dem Zucker mischen, mit Salz und Pfeffer würzen. Das Basilikum waschen, trocken schütteln und die Blätter abzupfen. Das Gemüse aus dem Ofen nehmen, mit dem Dressing mischen, mit dem Basilikum bestreuen und nach Belieben mit Brot servieren.

TIPP: Wer mag, kann noch 2 Kugeln Büffelmozzarella zum gegarten Antipasti-Salat geben. Einfach grob würfeln und untermischen. Schmeckt toll!

ZUBEREITUNGSZEIT: 15 MINUTEN
BACKZEIT: 20–25 MINUTEN
BACKOFEN: 210 °C (OBER-/UNTERHITZE, MITTE)

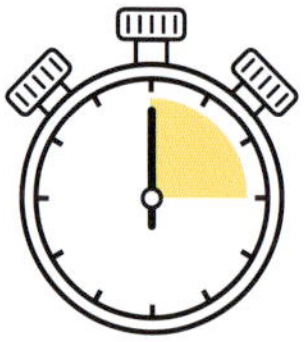

Gegrillte Focaccia
MIT BERGKÄSE UND TRAUBEN

FÜR 4 PERSONEN
500 G MEHL
½ WÜRFEL HEFE (21 G)
1 TL ZUCKER
SALZ
6 EL OLIVENÖL
500 G BLAUE KERNLOSE TRAUBEN
100 G WÜRZIGER BERGKÄSE
1 HANDVOLL SALBEIBLÄTTER
PFEFFER AUS DER MÜHLE

1 Das Mehl in eine Schüssel geben. Die Hefe mit dem Zucker und etwas Salz in 300 ml lauwarmem Wasser auflösen. Mit 3 EL Olivenöl zum Mehl geben und alles gut verkneten. Den Teig etwa 1½ cm dick auf einem mit Backpapier belegten Backblech ausrollen. Die Focaccia kann ruhig etwas „rustikal" aussehen, also nicht ordentlich und perfekt bis in die Ecken ausrollen.

2 Die Trauben waschen und abzupfen. Den Käse in Stücke schneiden. Die Focaccia mit dem restlichen Olivenöl bestreichen, die Trauben in den Teig drücken und den Käse darüber verteilen. Die Salbeiblätter waschen, trocken reiben und darüberstreuen. Alles mit Salz und Pfeffer würzen.

3 Die Focaccia mit einem Küchentuch abdecken und an einem warmen Ort etwa 30 Minuten gehen lassen. Anschließend im Ofen etwa 30 Minuten backen. Schmeckt warm, aber auch kalt.

ZUBEREITUNGSZEIT: 15 MINUTEN
RUHEZEIT: 30 MINUTEN
BACKZEIT: 30 MINUTEN
BACKOFEN: 180 °C (OBER-/UNTERHITZE, MITTE)

„PERFEKT FÜRS PICKNICK!"

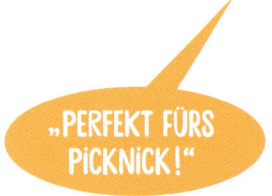

Herzhafter Käsekuchen

WER WÜRZIGEN BLAUSCHIMMELKÄSE MAG, WIRD DIESE VARIANTE DES KÄSEKUCHENS LIEBEN. SCHMECKT TOLL MIT EINEM KNACKIGEN BLATTSALAT ODER TOMATENSALAT.

1 Die Eier trennen und die Eiweiße mit 1 Prise Salz zu steifem Schnee schlagen. Den Quark mit den Eigelben, dem Frischkäse und dem Roquefort verquirlen und mit Salz und Pfeffer pikant würzen. Den Eischnee unter die Käsemischung heben.

2 Die Semmelbrösel mit den gehackten Nüssen und der Butter verkneten. Eine Springform (20 cm Durchmesser) mit der Vollkornbrösel-Nuss-Mischung großzügig auskleiden. Die Käsemasse in die Form füllen und im Ofen 50 Minuten backen.

TIPP: Wer mag, kann den Käsekuchen mit Balsamicocreme beträufeln und mit ein paar getrockneten Cranberrys bestreuen.

ZUBEREITUNGSZEIT: 15 MINUTEN
BACKZEIT: 50 MINUTEN
BACKOFEN: 175 °C (UMLUFT, MITTE)

FÜR 6 PERSONEN
4 EIER
SALZ
250 G MAGERQUARK
200 G FRISCHKÄSE
300 G ROQUEFORT
PFEFFER AUS DER MÜHLE
100 G VOLLKORNSEMMELBRÖSEL (AM BESTEN SELBST GEMACHT)
100 G GEHACKTE WALNÜSSE
100 G BUTTER

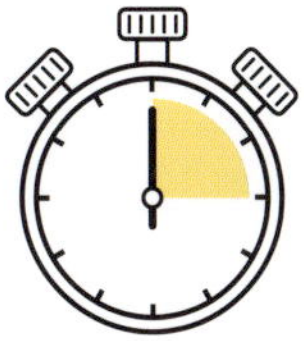

„GESUND SATTESSEN!“

Brokkoli-Blumenkohl-Blech

MANCHMAL MÖCHTE MAN JA NUR EIN LEICHTES ABENDESSEN.
DAS BLECH HIER IST PERFEKT, WEIL SO GUT WIE NICHTS ZU TUN IST.

FÜR 4 PERSONEN
2 BROKKOLI (À CA. 300 G)
2 BLUMENKOHL (À CA. 500 G)
4 EL KOKOSÖL
JE ½ TL CURRYPULVER,
GEMAHLENER KREUZKÜMMEL,
GEMAHLENE KURKUMA,
ZIMTPULVER UND GEMAHLENER
KNOBLAUCH
CAYENNEPFEFFER
SAFT VON ½ ZITRONE
SALZ

1 Brokkoli und Blumenkohl putzen, waschen und in Röschen teilen. Brokkoli- und Blumenkohlröschen auf ein mit Backpapier belegtes Backblech legen. Das Öl mit den Gewürzen, 1 Prise Cayennepfeffer und dem Zitronensaft mischen. Mit Salz würzen.

2 Das Gemüse gut mit dem Würzöl mischen und im Ofen 30 Minuten backen, bis es knusprig braun ist.

TIPP: Dazu schmeckt ein Dip aus 200 g saurer Sahne, angerührt mit je ½ TL gemahlenem Kreuzkümmel und Paprikapulver.
Wer richtig hungrig ist, brät noch ein schönes Stück Putenbrustfilet (ca. 600 g für 4 Personen) dazu.

ZUBEREITUNGSZEIT: 15 MINUTEN
BACKZEIT: 30 MINUTEN
BACKOFEN: 200 °C (UMLUFT, MITTE)

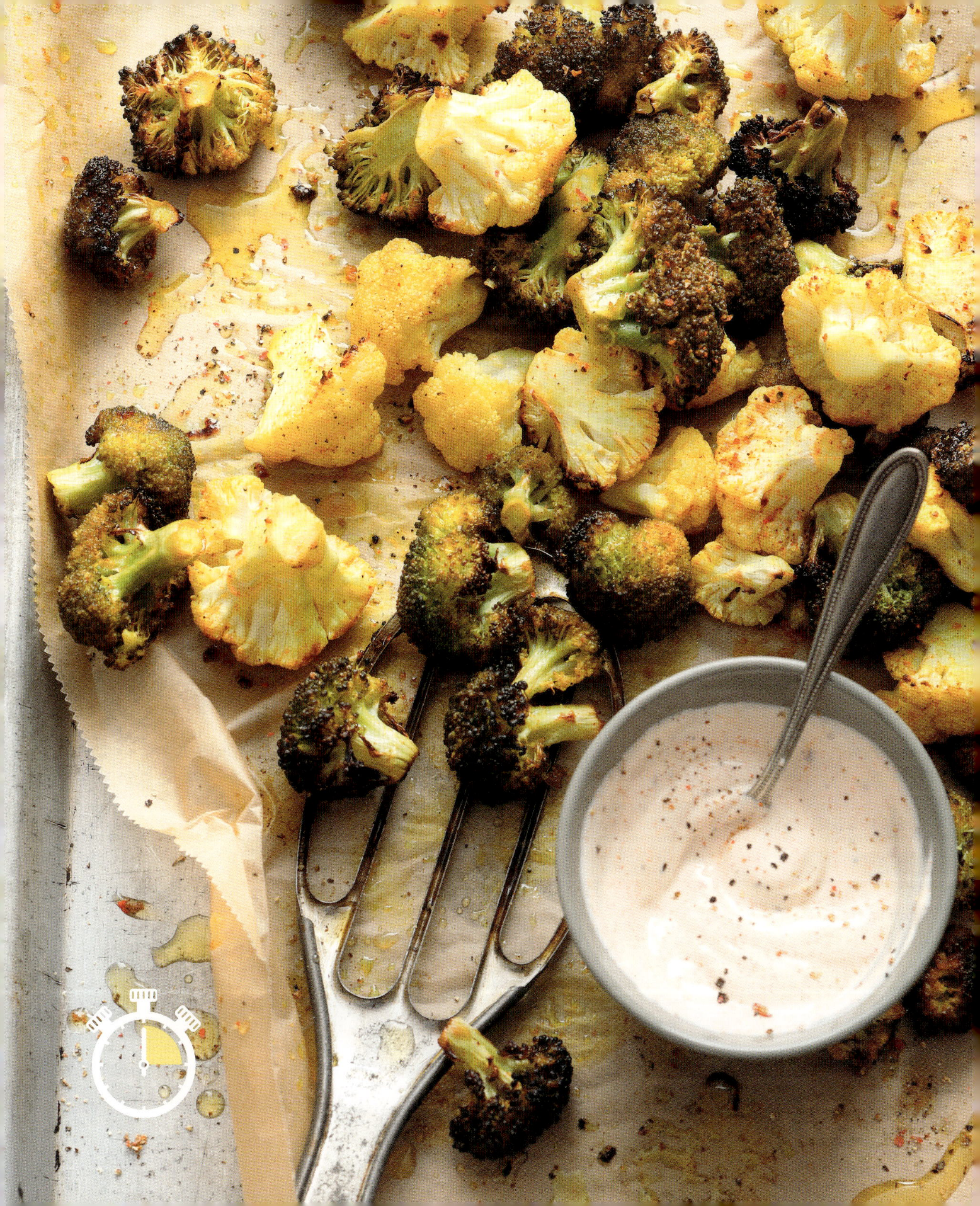

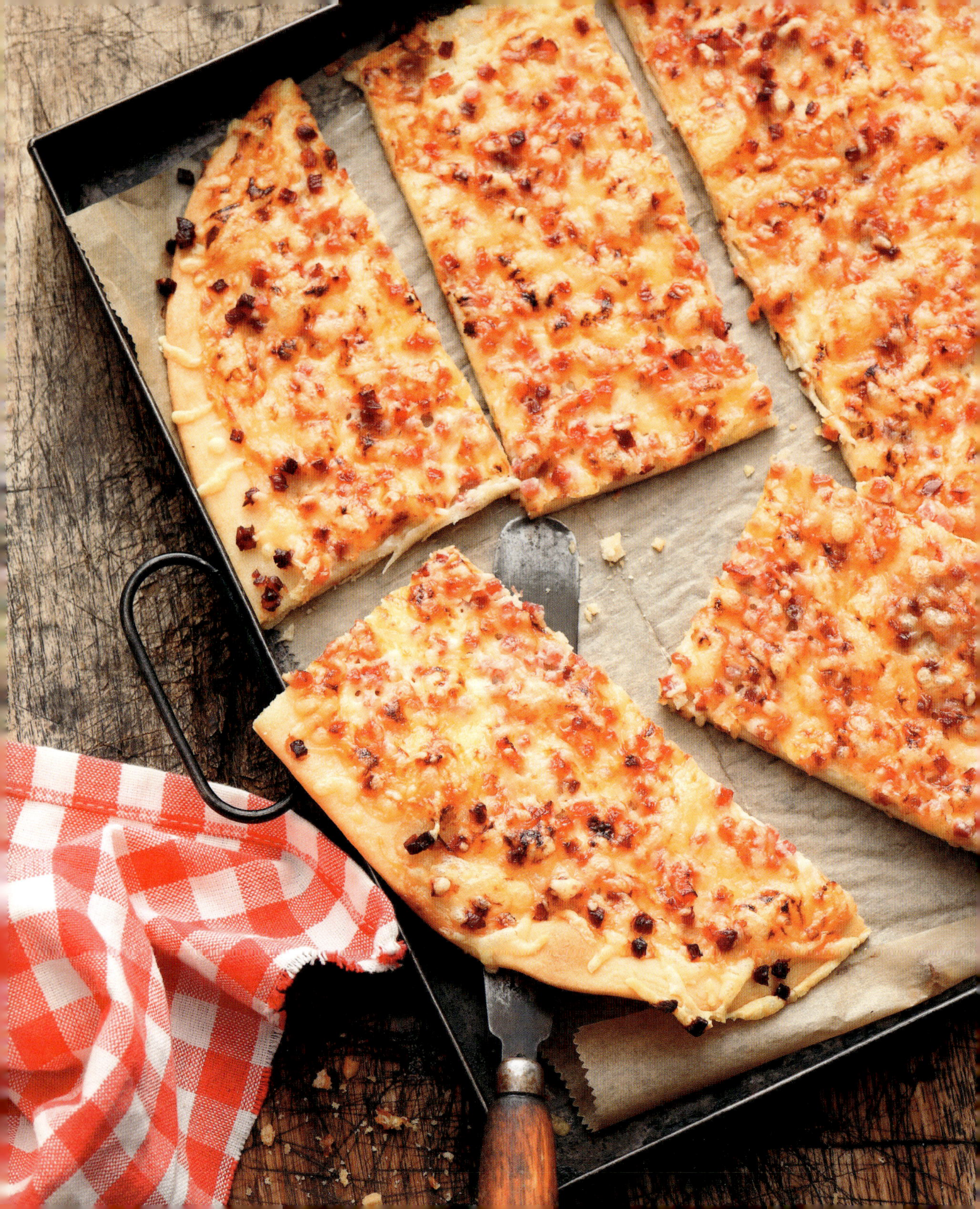

Flammkuchen

„EIN KLASSIKER, DER IMMER PASST!“

WENN ES FLAMMKUCHEN GIBT, FREUT SICH MEINE GANZE FAMILIE: DER EINE MAG MEHR BELAG, DER ANDERE WENIGER, DAS KANN ICH BEIM ZUBEREITEN SCHON PRIMA EINPLANEN.

FÜR 4 PERSONEN

- 350 G MEHL
- SALZ
- 1 TL ZUCKER
- ½ WÜRFEL HEFE (21 G)
- 200 G FRISCHKÄSE
- 3 EL MILCH
- PFEFFER AUS DER MÜHLE
- 125 G SCHINKENWÜRFEL
- 200 G GERIEBENER EMMENTALER

1 Das Mehl in eine Schüssel sieben. 1 TL Salz, den Zucker und die Hefe in 200 ml lauwarmem Wasser auflösen. Das Hefewasser zum Mehl gießen und alles mit den Knethaken des Handrührgeräts oder mit den Händen zu einem glatten Teig kneten. Ein Backblech mit Backpapier belegen und den Teig mit einer kleinen Teigrolle sehr dünn darauf ausrollen. Das Blech mit einem Küchentuch abdecken und den Teig an einem warmen Ort etwa 20 Minuten gehen lassen.

2 Den Frischkäse mit der Milch cremig rühren und mit Salz und Pfeffer würzen. Die Mischung auf den Teig streichen und die Schinkenwürfel gleichmäßig darauf verteilen. Den Flammkuchen mit dem Emmentaler bestreuen und im Ofen etwa 25 Minuten backen.

TIPP: 1 Stange Lauch putzen und waschen, den weißen Teil in feine Ringe schneiden und mit den Schinkenwürfeln auf den Flammkuchen streuen.

ZUBEREITUNGSZEIT: 15 MINUTEN
RUHEZEIT: 20 MINUTEN
BACKZEIT: 25 MINUTEN
BACKOFEN: 200 °C (OBER-/UNTERHITZE, MITTE)

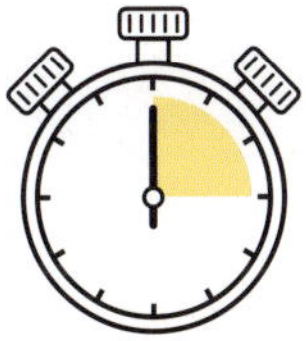

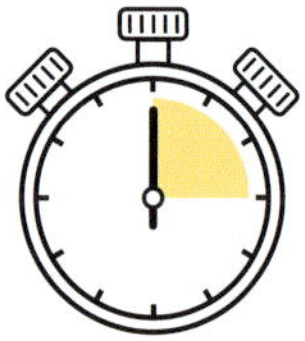

Knödelauflauf MIT PARMESAN

FÜR 6 PERSONEN
800 G KNÖDELBROT
(ODER BRÖTCHEN VOM VORTAG)
450 ML MILCH
2 KLEINE ZWIEBELN
1 BUND PETERSILIE
4 EIER
SALZ
PFEFFER AUS DER MÜHLE
3 EL ÖL
100 G BUTTER
200 G PARMESAN (AM STÜCK)

1 Das Knödelbrot oder die in Scheiben geschnittenen Brötchen in der Milch einweichen. Die Zwiebeln schälen, die Petersilie waschen, trocken schütteln und die Blätter abzupfen. Die Zwiebeln und die Petersilie im Küchenmixer ganz fein zerkleinern und zum eingeweichten Knödelbrot geben. Die Eier hinzufügen. Alles gut verkneten und mit Salz und Pfeffer pikant würzen.

2 Ein Backblech mit dem Öl einfetten. Die Knödelmasse auf das Blech streichen und im Ofen etwa 30 Minuten backen.

3 Die Butter zerlassen. Den Knödelauflauf aus dem Ofen nehmen, in Streifen schneiden, auf Tellern anrichten und mit etwas flüssiger Butter beträufeln. Den Parmesan frisch dazureiben.

ZUBEREITUNGSZEIT: 15 MINUTEN
BACKZEIT: 30 MINUTEN
BACKOFEN: 180 °C (UMLUFT, MITTE)

„DER SCHMECKT GANZ FRISCH AUS DEM OFEN UND AM NÄCHSTEN TAG SOGAR KALT IN DER BROTZEITBOX."

„EIN SCHÖNES FRÜHLINGSGERICHT.“

Möhrentarte
MIT PINIENKERNEN

FÜR 6 PERSONEN
2 PACKUNGEN TK-BLÄTTERTEIG
ÖL FÜR DAS BLECH
800 G JUNGE MÖHREN
2 BUND ZARTE FRÜHLINGSZWIEBELN
200 G SAHNE
200 G RICOTTA
4 EIER
SALZ
PFEFFER AUS DER MÜHLE
8 SALBEIBLÄTTER
50 G PINIENKERNE

1 Den Blätterteig antauen lassen. Ein Backblech einfetten, den Teig darin auslegen und einen 2 cm hohen Rand formen. Die Möhren putzen und gründlich waschen oder schälen. Die Möhren längs in feine Streifen schneiden und nebeneinander auf den Blätterteig legen. Die Frühlingszwiebeln putzen, waschen und die dunkelgrünen Teile abschneiden. Die Frühlingszwiebeln im Ganzen zu den Möhren legen.

2 Die Sahne mit dem Ricotta und den Eiern verrühren. Die Mischung mit Salz und Pfeffer würzen und auf dem Gemüse verteilen. Die Tarte im Ofen etwa 45 Minuten backen. Die Salbeiblätter waschen, trocken tupfen und mit den Pinienkernen auf die Tarte streuen. Etwa 5 Minuten mitbacken, bis der Salbei knusprig und die Pinienkerne gebräunt sind.

TIPP: Vielleicht haben Sie Glück und finden gelbe und violette Möhren auf dem Markt. Bunt in Streifen gelegt, macht die Tarte dann noch mehr her.

ZUBEREITUNGSZEIT: 15 MINUTEN
BACKZEIT: 50 MINUTEN
BACKOFEN: 175 °C (UMLUFT, MITTE)

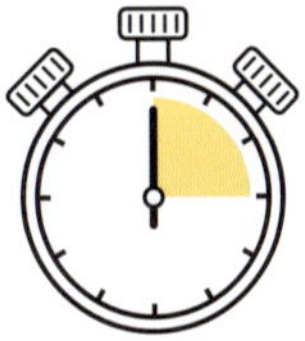

„HIMMLISCH!"

Schakschuka

DAS IST IRGENDWIE EIN RICHTIGES MÄNNERESSEN – OB DAS AN DEM SPIEGELEI OBENDRAUF LIEGT? KEINE AHNUNG, JEDENFALLS SCHMECKT ES SCHÖN DEFTIG, AUCH GANZ OHNE FLEISCH.

FÜR 4 PERSONEN
1 KG GESCHÄLTE TOMATEN (AUS DER DOSE)
2 ROTE PAPRIKASCHOTEN (ERSATZWEISE 1 GLAS GESCHÄLTE PAPRIKASCHOTEN)
1 METZGERZWIEBEL
2 KNOBLAUCHZEHEN
3 EL OLIVENÖL
1 TUBE TOMATENMARK
1 EL GEMAHLENER KREUZKÜMMEL
1 TL ZIMTPULVER
1 EL ZUCKER
1 EL PAPRIKAPULVER (EDELSÜß)
CHILIFLOCKEN (NACH BELIEBEN)
SALZ
PFEFFER AUS DER MÜHLE
8 EIER
1 BUND PETERSILIE

1 Die Tomaten mit Saft auf ein Blech gießen. Die Paprikaschoten längs halbieren, entkernen, waschen und klein schneiden. Die Zwiebel und den Knoblauch schälen und in feine Würfel schneiden. Das Olivenöl in einem Topf erhitzen und Zwiebel, Knoblauch und Paprikastücke darin 5 Minuten anbraten. Das Tomatenmark gut unterrühren und alles unter die Tomaten mischen. Die Gewürze mischen und unter das Gemüse rühren.

2 Das Gemüse im Ofen etwa 20 Minuten backen. Das Blech herausnehmen und mit einem Esslöffel acht Mulden in die Tomatenmasse drücken. In jede Mulde 1 Ei schlagen. Das Eiweiß mit einer Gabel vorsichtig unter die Tomaten mischen. Die Schakschuka mit Alufolie bedecken und weitere 25 Minuten im Ofen backen, bis die Eier fest sind.

3 Die Petersilie waschen und trocken schütteln, die Blätter abzupfen und fein hacken. Petersilie über die fertige Schakschuka streuen. Mit Fladenbrot oder knusprigem Baguette servieren.

ZUBEREITUNGSZEIT: 15 MINUTEN
BACKZEIT: 45 MINUTEN
BACKOFEN: 190 °C (UMLUFT, MITTE)

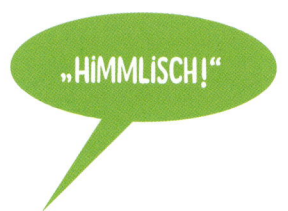

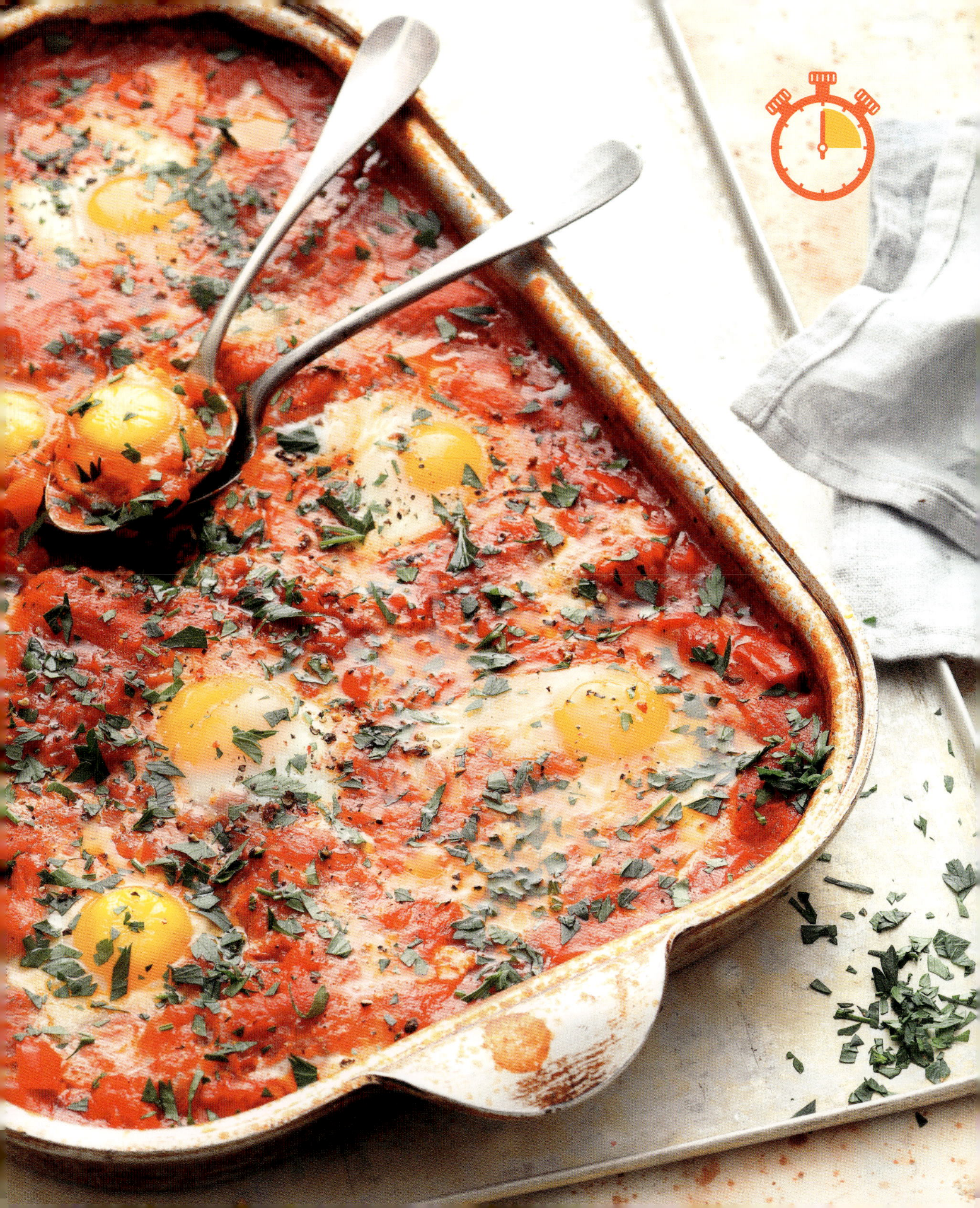

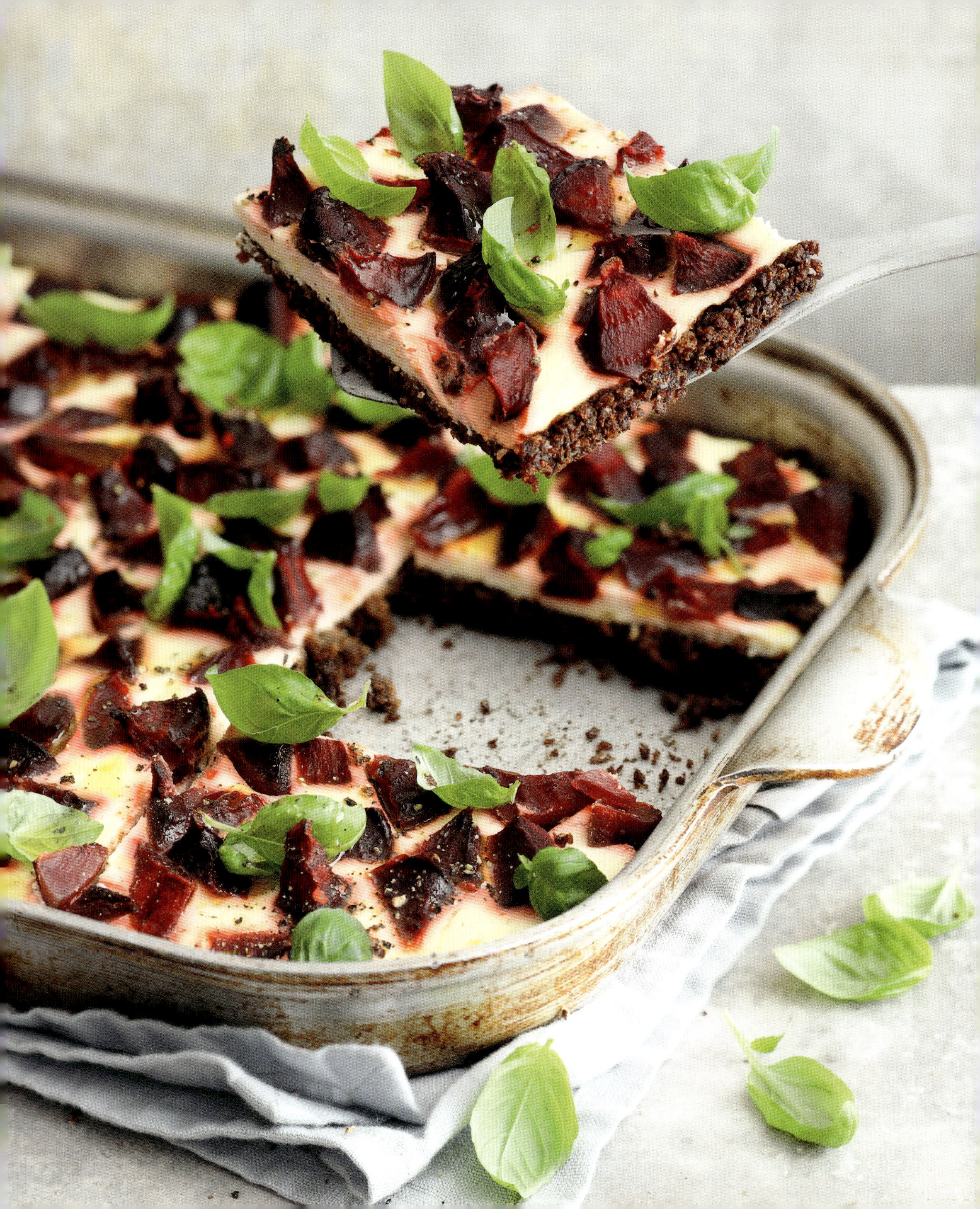

Pumpernickel-Rote-Bete-Allerlei

EINE SCHÖNE, IRGENDWIE GANZ BESONDERE MISCHUNG. DAS ALLERLEI SCHMECKT AUCH GUT AM NÄCHSTEN TAG, WENN ES ETWAS DURCHGEZOGEN IST.

FÜR 6 PERSONEN
750 G PUMPERNICKEL
(3 PÄCKCHEN À 250 G)
100 G WEICHE BUTTER
600 G FRISCHKÄSE
2 EIER
4 EL SCHARFER MEERRETTICH
SALZ
PFEFFER AUS DER MÜHLE
500 G ROTE BETEN
(VORGEGART UND VAKUUMIERT)
4 EL OLIVENÖL
1 BUND BASILIKUM

1 Den Pumpernickel zerbröseln, mit der Butter mischen und auf einem Backblech verteilen. Fest andrücken. Den Frischkäse mit den Eiern und dem Meerrettich cremig rühren. Mit Salz und Pfeffer würzen. Die Creme auf den Pumpernickelboden streichen.

2 Die Roten Beten abtropfen lassen und in kleine Würfel schneiden. Auf dem Frischkäse verteilen. Mit dem Olivenöl beträufeln und mit Salz und Pfeffer würzen. Alles im Ofen etwa 35 Minuten backen. Das Basilikum waschen, trocken schütteln und die Blätter abzupfen. Das Allerlei vor dem Servieren mit Basilikum bestreuen.

ZUBEREITUNGSZEIT: 15 MINUTEN
BACKZEIT: 35 MINUTEN
BACKOFEN: 175 °C (UMLUFT, MITTE)

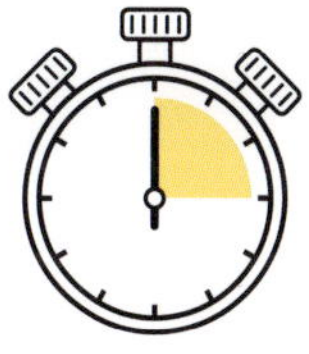

„MMH … SO FRISCH!“

Räucherlachspizza

DIE MACHT RICHTIG EINDRUCK UND IST DABEI TOTAL EASY. MANCHMAL MACHE ICH AUCH ZWEI KLEINERE PIZZAS IN RUNDEN FORMEN, SIEHT KLASSE AUS.

FÜR 4 PERSONEN
500 G MEHL
½ WÜRFEL HEFE (21 G)
SALZ
1 EL ZUCKER
2 EL OLIVENÖL
ÖL FÜR DAS BLECH
200 G SAURE SAHNE
200 G CRÈME FRAÎCHE
SAFT UND ABGERIEBENE SCHALE VON 1 BIO-ZITRONE
PFEFFER AUS DER MÜHLE
3–4 STIELE DILL
250 G RÄUCHERLACHS (IN SCHEIBEN)

1 Das Mehl in eine Schüssel geben. Die Hefe mit 1 TL Salz und dem Zucker in ¼ l lauwarmem Wasser auflösen. Mit dem Olivenöl zum Mehl geben und alle Zutaten zu einem glatten Teig verkneten. Den Teig auf einem gefetteten Backblech ausrollen, mit einem Küchentuch abdecken und 30 Minuten gehen lassen.

2 Den Teig im Ofen etwa 20 Minuten knusprig backen. Inzwischen die saure Sahne und die Crème fraîche mit dem Zitronensaft und der -schale verrühren, mit Salz und Pfeffer würzen. Den Dill waschen, trocken schütteln und die Spitzen abzupfen.

3 Den gebackenen Pizzateig aus dem Ofen nehmen und mit der Creme bestreichen, mit dem Räucherlachs belegen und mit den Dillspitzen garnieren. Dazu schmeckt kühles Bier.

ZUBEREITUNGSZEIT: 15 MINUTEN
RUHEZEIT: 30 MINUTEN
BACKZEIT: 20 MINUTEN
BACKOFEN: 180 °C (GRILLFUNKTION, MITTE)

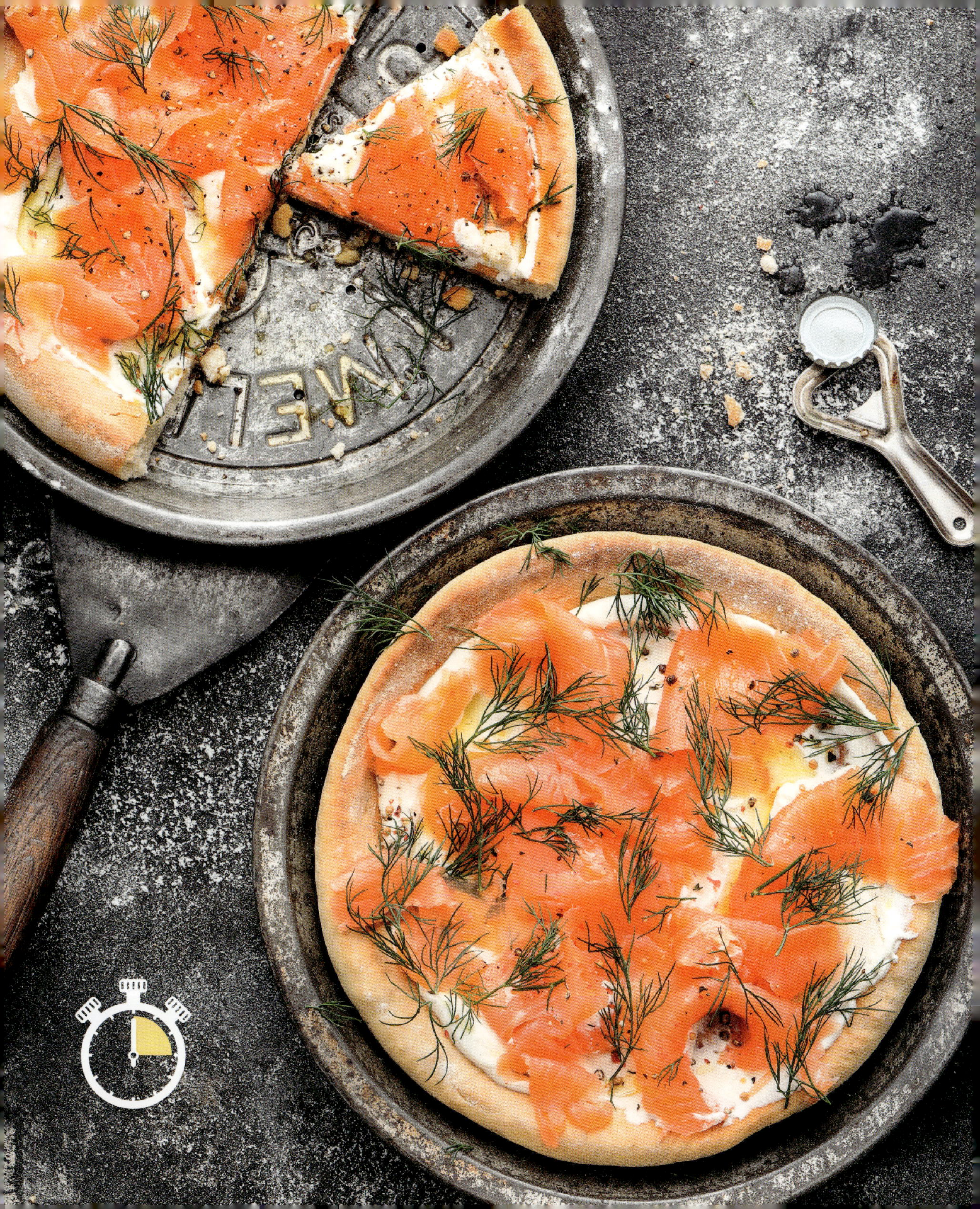

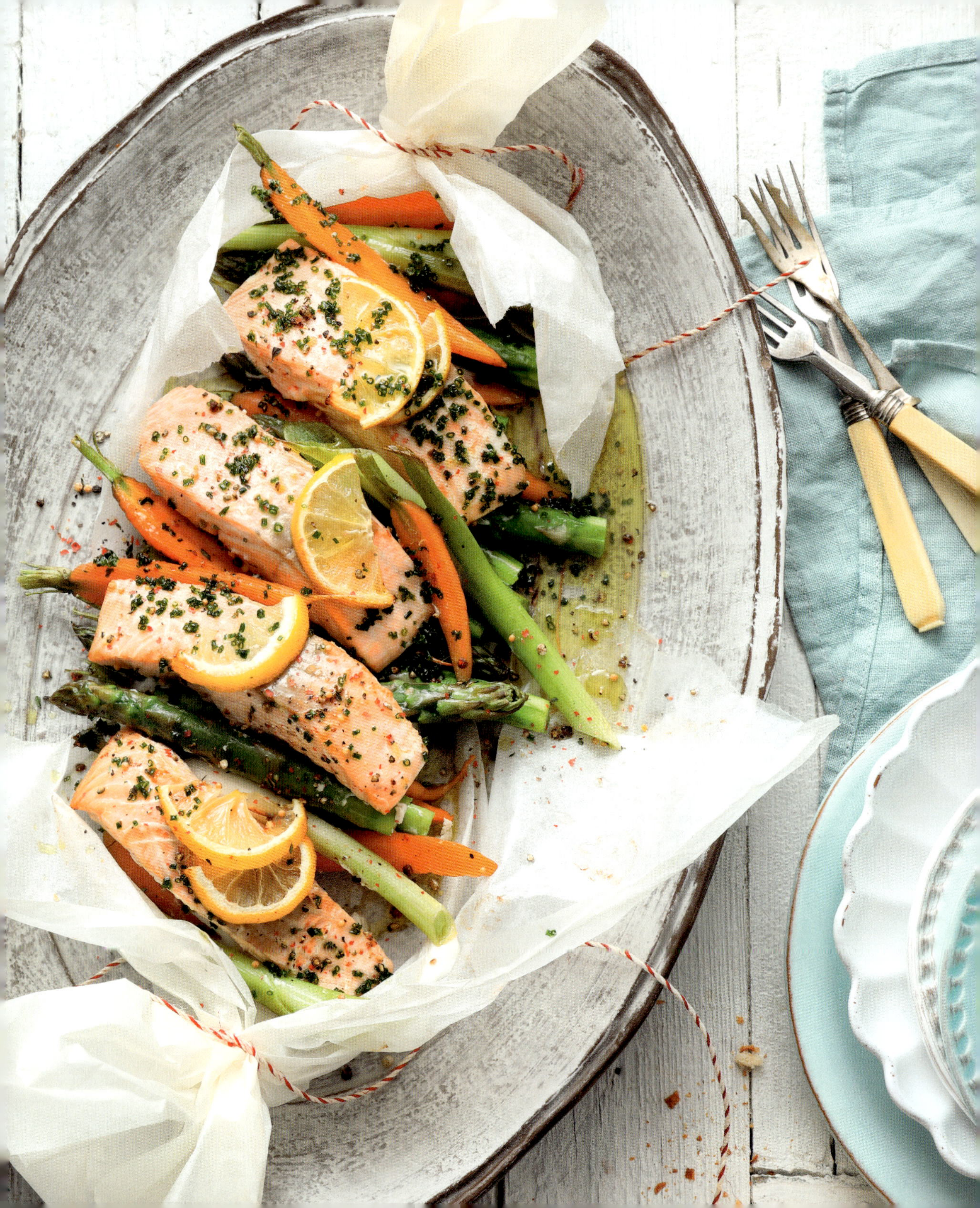

Spargel-Lachs-Päckchen

DA STECKT EINE BUNTE ÜBERRASCHUNG DRIN! MIT EINEM KALTEN GLAS WEIßWEIN DAS PERFEKTE LEICHTE ABENDESSEN FÜR FREUNDE.

1 Den Spargel waschen und im unteren Drittel schälen, die holzigen Enden abschneiden. Die Stangen nach Belieben halbieren. Die Möhren putzen, waschen und längs halbieren. Die Frühlingszwiebeln putzen, waschen und die dunkelgrünen Teile abschneiden. Den Schnittlauch waschen, trocken schütteln und in Röllchen schneiden.

2 Ein Backblech mit Backpapier belegen. Spargel, Möhren und Frühlingszwiebeln in der Mitte verteilen. Das Lachsfilet waschen, trocken tupfen, in vier Stücke schneiden und auf das Gemüse legen. Das Olivenöl und den Schnittlauch auf Gemüse und Lachs verteilen. Die Zitrone waschen, in Scheiben schneiden und auf den Lachs legen. Alles mit Salz und Pfeffer würzen.

3 Die langen Enden des Backpapiers übereinanderschlagen und die Seiten mit Küchengarn fest zubinden. Das Spargel-Fisch-Päckchen im Ofen etwa 30 Minuten garen. Herausnehmen und erst am Tisch öffnen.

FÜR 4 PERSONEN
800 G GRÜNER SPARGEL
400 G JUNGE MÖHREN
1–2 BUND FRÜHLINGSZWIEBELN
1 BUND SCHNITTLAUCH
400 G LACHSFILET
5 EL OLIVENÖL
1 BIO-ZITRONE
SALZ
PFEFFER AUS DER MÜHLE

ZUBEREITUNGSZEIT: 15 MINUTEN
BACKZEIT: 30 MINUTEN
BACKOFEN: 180 °C (GRILLFUNKTION, MITTE)

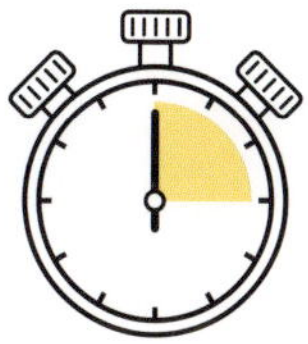

Gegrillte Rotbarben
MIT ZWIEBELGEMÜSE

FÜR 4 PERSONEN
4 GANZE ROTBARBEN
(KÜCHENFERTIG, À CA. 200 G)
1 KNOBLAUCHZEHE
1 STÜCK ZITRONE
SALZ
PFEFFER AUS DER MÜHLE
2 METZGERZWIEBELN (CA. 500 G)
2 GROßE ROTE ZWIEBELN
(CA. 400 G)
1 SÜßER APFEL (Z.B. PINK LADY)
JE EINIGE BLÄTTER BZW.
NADELN PETERSILIE,
SALBEI UND ROSMARIN
4 EL OLIVENÖL
1 EL BUTTER

1 Die Rotbarben vorsichtig waschen und trocken tupfen. Den Knoblauch schälen. Die Rotbarben mit dem Knoblauch und der Zitrone einreiben und mit Salz und Pfeffer würzen.

2 Die Metzgerzwiebeln und die roten Zwiebeln schälen und vierteln, die einzelnen Schichten voneinander lösen. Den Apfel waschen und ohne das Kerngehäuse grob reiben. Zwiebeln und Apfel mischen und auf einem mit Backpapier belegten Backblech verteilen.

3 Die Kräuter waschen, trocken tupfen und fein hacken. Unter das Zwiebelgemüse mischen. Das Olivenöl und die Butter ebenfalls untermischen bzw. -kneten. Das Gemüse mit Salz und Pfeffer würzen.

4 Die Fische auf das Gemüse legen und alles im Ofen 20 bis 25 Minuten grillen. Mit knusprigem Weißbrot servieren.

ZUBEREITUNGSZEIT: 15 MINUTEN
BACKZEIT: 20–25 MINUTEN
BACKOFEN: 180 °C (GRILLFUNKTION, MITTE)

„MILD, WÜRZIG, SÜß: EINE KÖSTLICHE KOMBO FÜR FISCHFANS!“

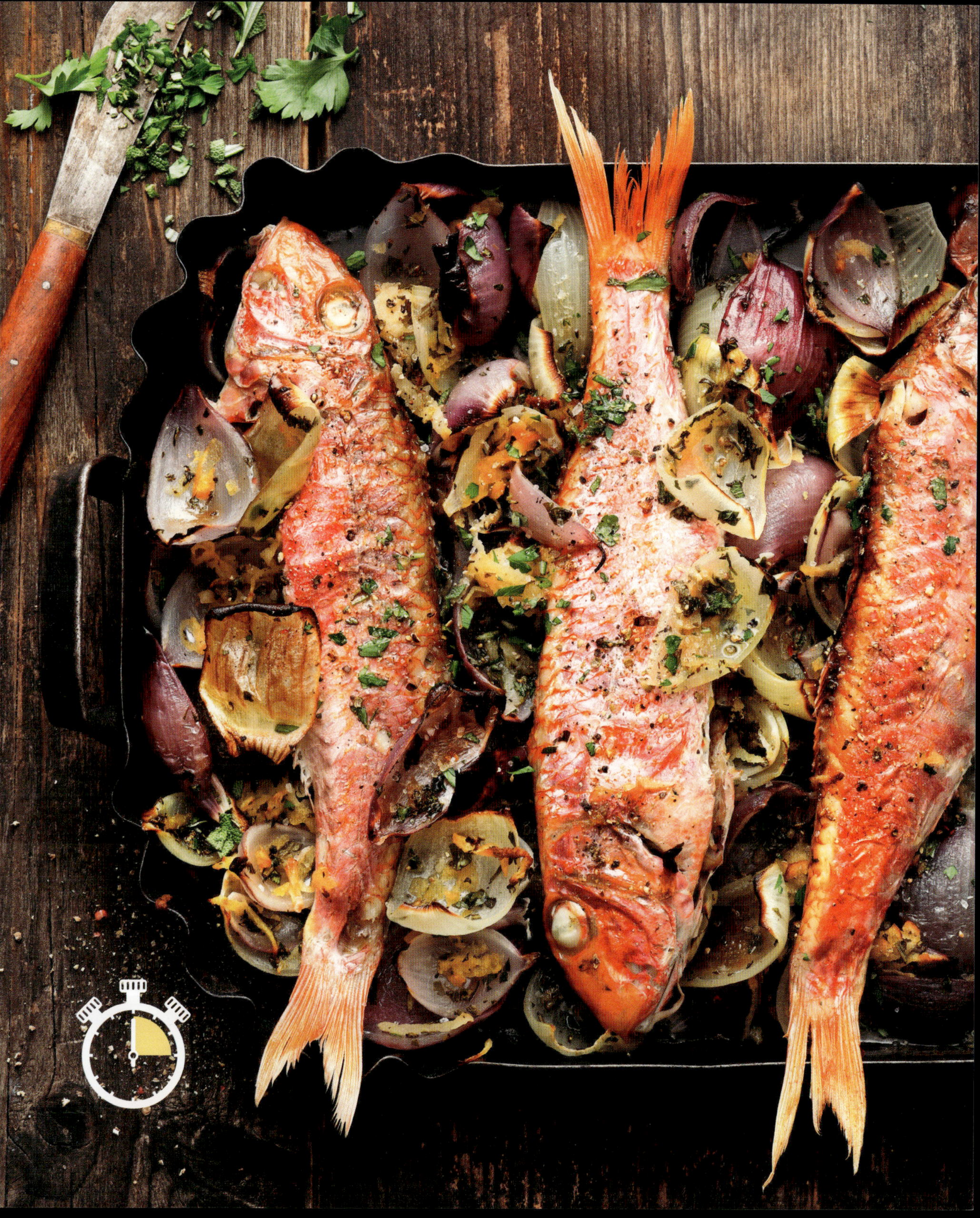

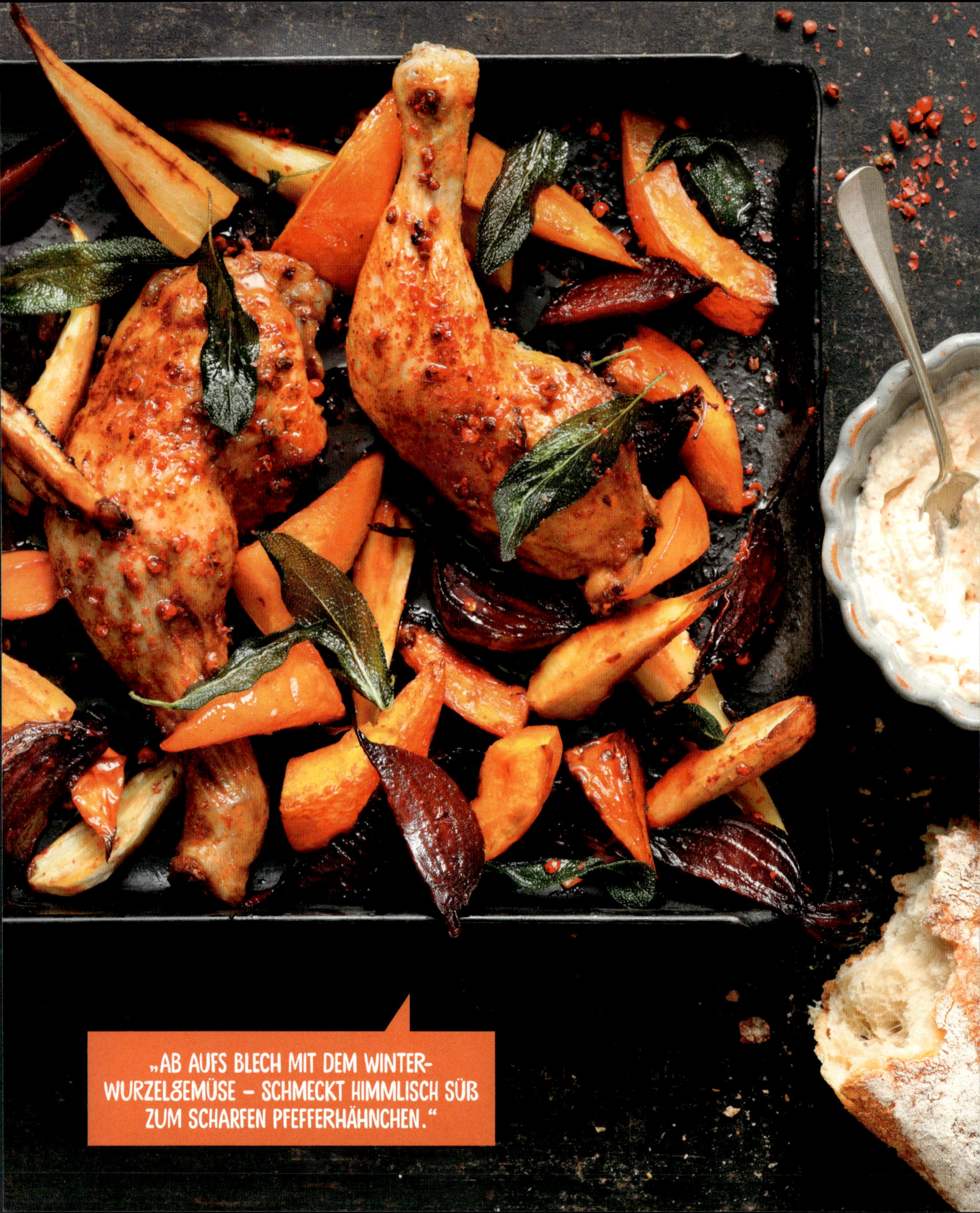
„AB AUFS BLECH MIT DEM WINTER-
WURZELGEMÜSE – SCHMECKT HIMMLISCH SÜß
ZUM SCHARFEN PFEFFERHÄHNCHEN.“

Buntes Ofengemüse MIT PFEFFERHÄHNCHEN

1 Die Hähnchenschenkel waschen und mit Küchenpapier trocken tupfen. 3 EL Öl in eine kleine Schüssel geben. Die rosa Pfefferbeeren zerstoßen und mit dem Öl und etwas Salz mischen. Die Hähnchenschenkel mit dem Pfefferöl einreiben.

2 Die Gemüse putzen und schälen bzw. waschen und in grobe Stücke schneiden. Die Stücke mit dem übrigen Öl, Salz und Pfeffer sowie dem Zimtpulver würzen und gleichmäßig auf einem Backblech verteilen. Die Hähnchenschenkel auf das Gemüse legen.

3 Hähnchen und Gemüse im Ofen etwa 35 Minuten garen. Je nach Größe der Hähnchenschenkel eventuell etwas länger braten – das Fleisch muss durchgegart sein! Mit dem Ricotta-Zitronen-Dip von S. 118 und Weißbrot servieren (Coverrezept).

ZUBEREITUNGSZEIT: 15 MINUTEN
BACKZEIT: 35 MINUTEN
BACKOFEN: 180 °C (UMLUFT, MITTE)

FÜR 4 PERSONEN
4 HÄHNCHENSCHENKEL
8 EL RAPSÖL
1 TL ROSA PFEFFERBEEREN
SALZ
2 ROTE-BETE-KNOLLEN (À CA. 200 G)
2 GROßE PASTINAKEN (À CA. 300 G)
½ HOKKAIDOKÜRBIS
PFEFFER AUS DER MÜHLE
1 TL ZIMTPULVER

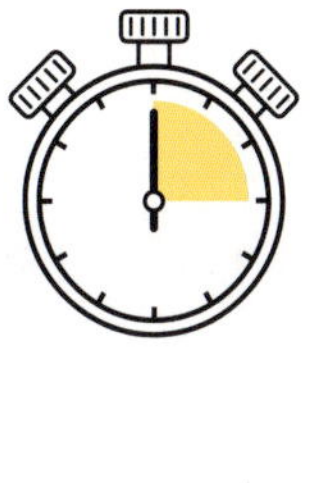

„EIN KLASSIKER, DEN ALLE MÄNNER LIEBEN – UND AUCH SCHON DIE KLEINSTEN SIND DAFÜR ZU BEGEISTERN.“

Steakblech

MIT ROSMARIN-KARTÖFFELCHEN

FÜR 4 PERSONEN
800 G DRILLINGE (DAS SIND DIE GANZ KLEINEN KARTÖFFELCHEN, DIE MAN PRIMA MIT SCHALE ESSEN KANN)
4 EL OLIVENÖL
1 EL GROBES MEERSALZ
4 ZWEIGE ROSMARIN
1 EL BUTTERSCHMALZ
4 RINDERSTEAKS (À 150–200 G)
SALZ
PFEFFER AUS DER MÜHLE

1 Die Kartoffeln waschen, trocken reiben, mit dem Olivenöl mischen und mit dem Meersalz würzen. Anschließend auf einem Backblech verteilen. Den Rosmarin waschen, trocken schütteln und die Nadeln abzupfen. Die Kartoffeln mit Rosmarin bestreuen und im Ofen etwa 20 Minuten backen.

2 Das Butterschmalz in einer Pfanne erhitzen. Die Steaks auf jeder Seite etwa 1 Minute scharf anbraten. Danach auf die Kartoffeln auf dem Blech legen und bis zum gewünschten Gargrad mitgrillen. Die Kartoffeln brauchen jetzt noch etwa 30 Minuten, bis sie knusprig goldgelb sind, die Steaks zwischen 10 und 15 Minuten.

3 Sobald die Steaks nach Wunsch gegart sind, herausnehmen, fest in Alufolie einschlagen und ruhen lassen, bis die Kartoffeln fertig sind. Mit Salz und Pfeffer würzen und mit der grünen Salsa von S. 121 oder dem Hacksalat von S. 113 genießen.

ZUBEREITUNGSZEIT: 15 MINUTEN
BACKZEIT: 50 MINUTEN
BACKOFEN: 200 °C (UMLUFT, MITTE)

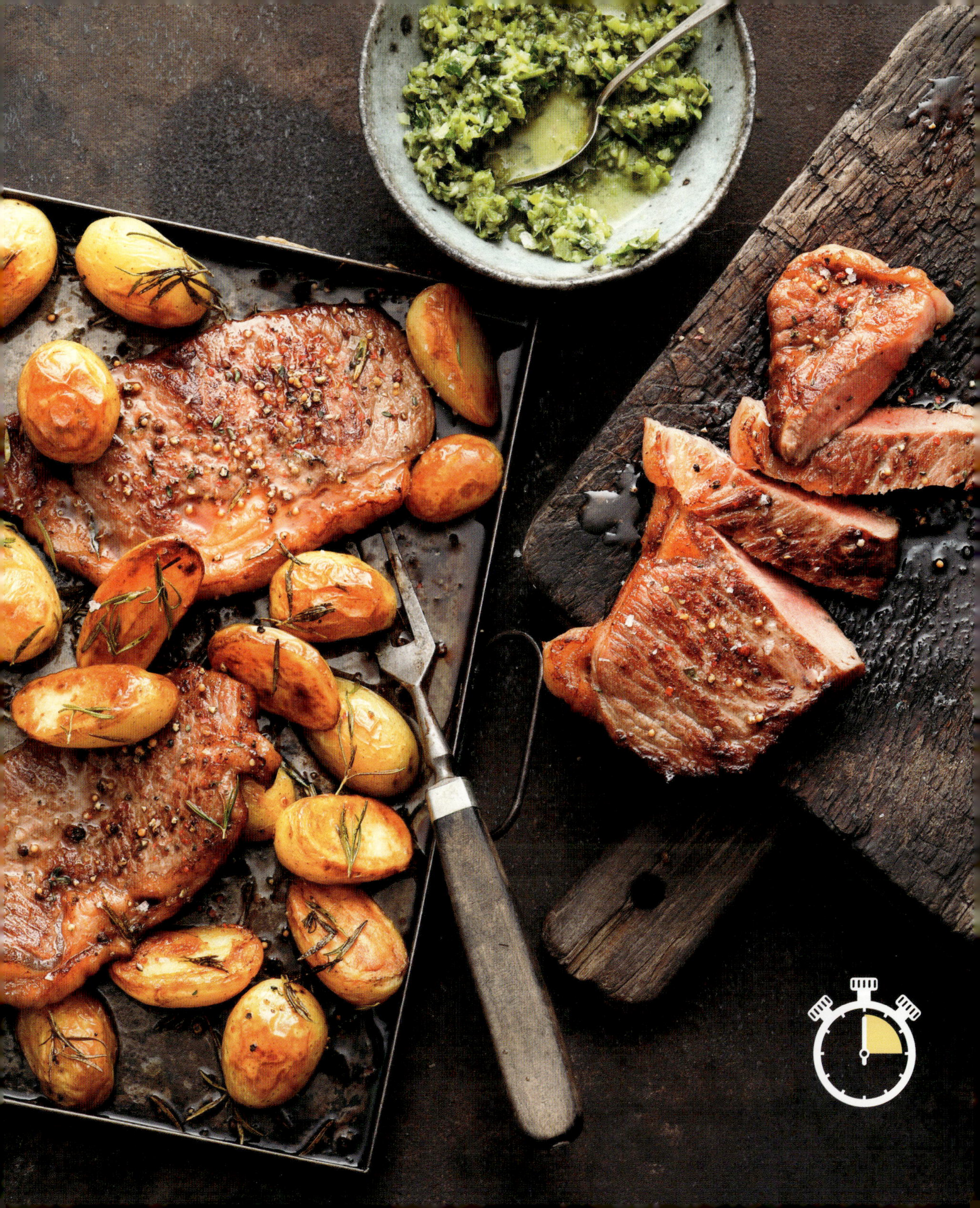

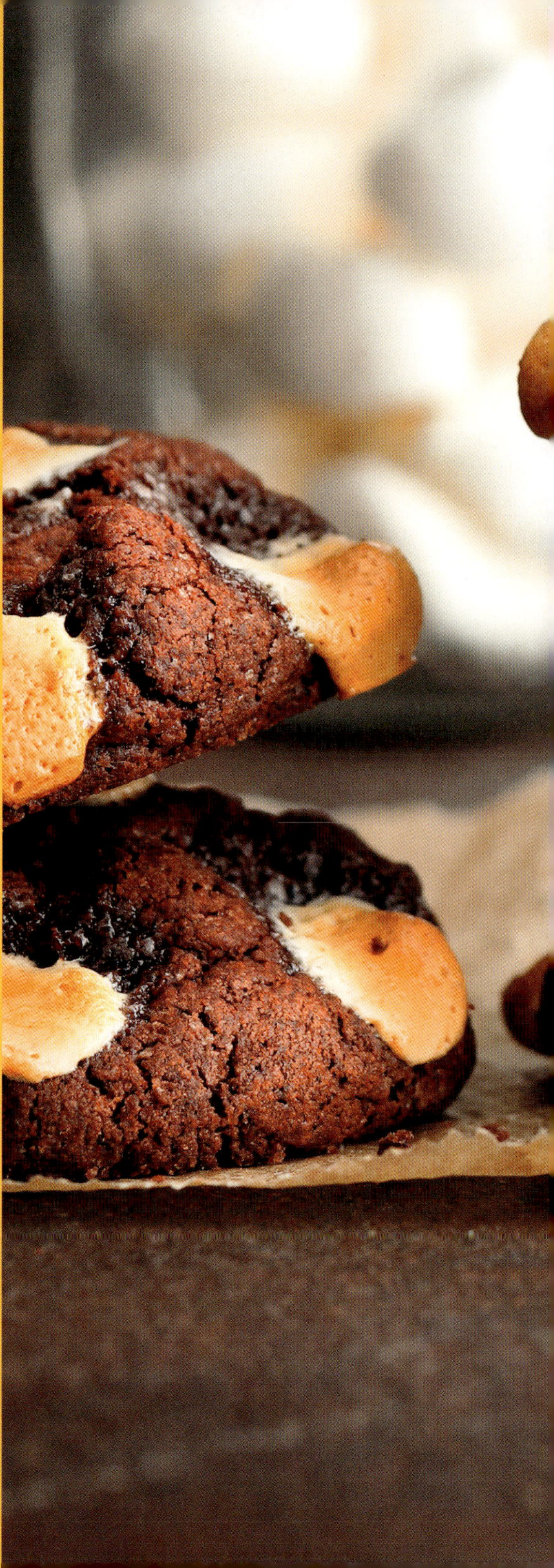

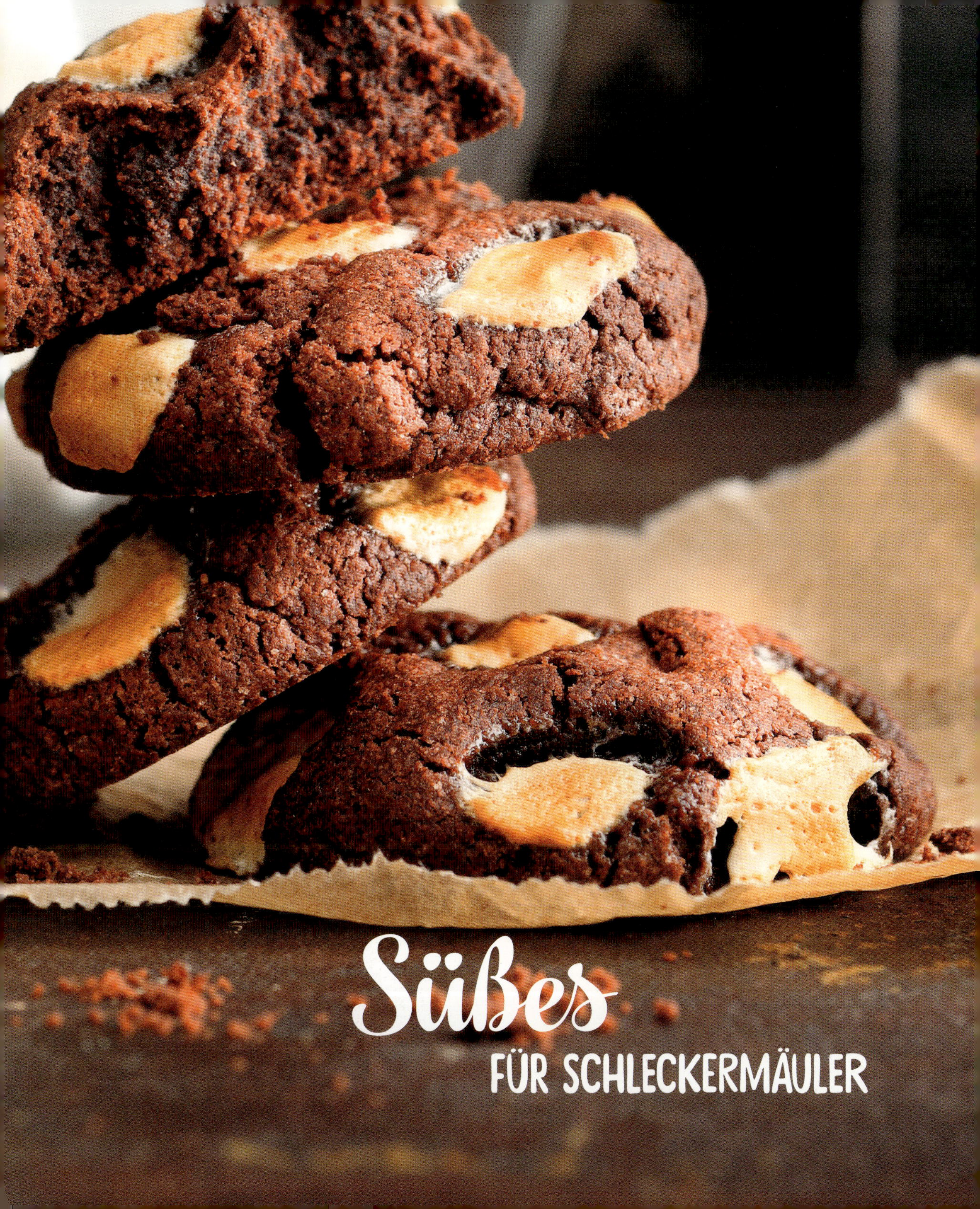

Süßes
FÜR SCHLECKERMÄULER

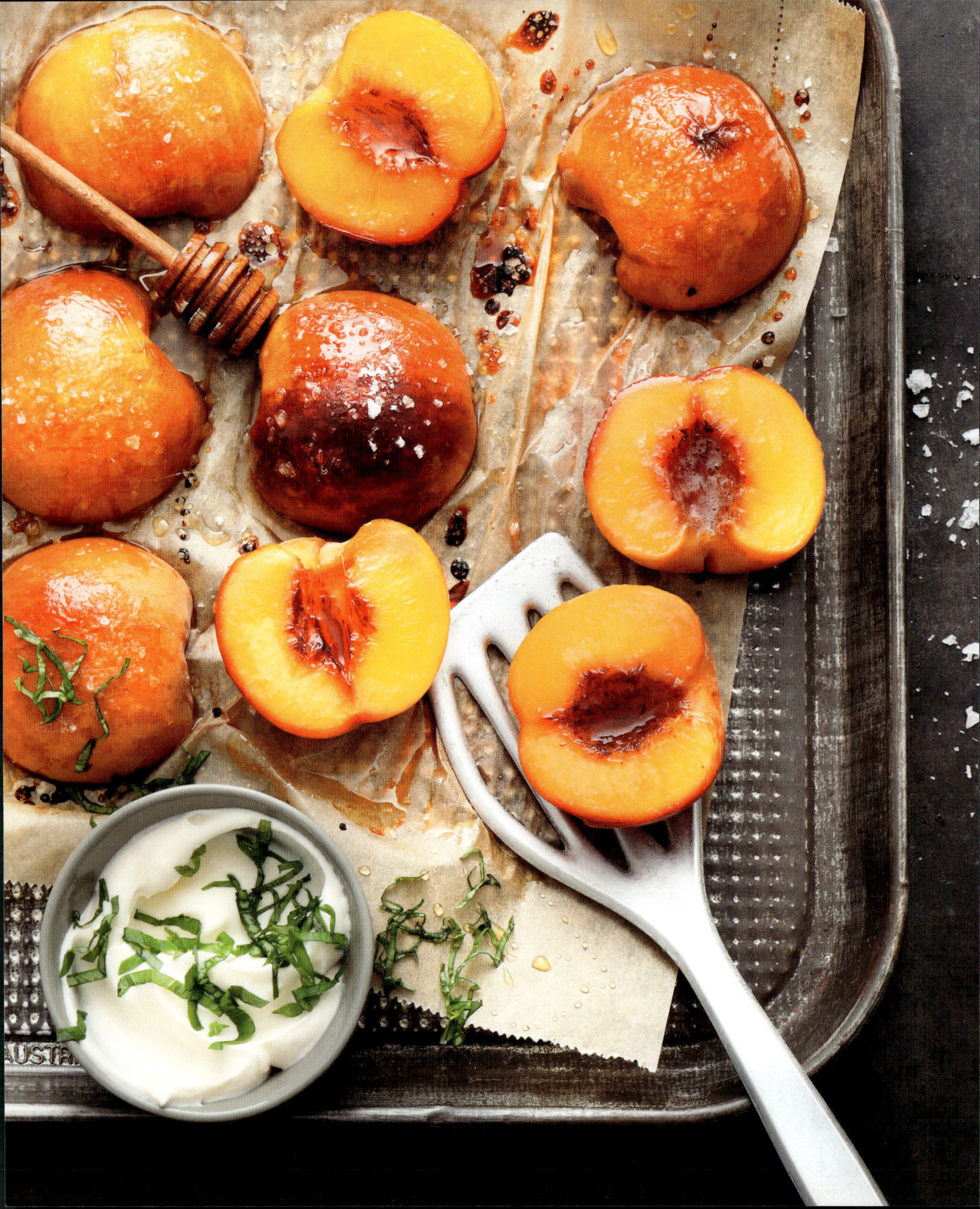

„SO KOMMEN AUCH ETWAS ÄLTERE, SCHON SCHRUMPELIGE PFIRSICHE AUF FEINE ART UND WEISE AUF DEN TISCH.“

Gegrillte Pfirsiche MIT AHORNSIRUP-CREME

FÜR 4 PERSONEN
- 1 KG PFIRSICHE (AUßERHALB DER SAISON PFIRSICHE AUS DER DOSE)
- 4 EL AKAZIENHONIG
- 1 TL GROBES MEERSALZ
- 300 G SAURE SAHNE
- 2–3 EL AHORNSIRUP
- EINIGE BASILIKUMBLÄTTER

1 Die Pfirsiche waschen, halbieren und entsteinen. Ein Backblech mit Backpapier belegen und die Pfirsiche mit der Schnittfläche nach unten darauflegen. Die Pfirsichhälften mit dem Honig beträufeln und mit dem Meersalz bestreuen. Im Ofen etwa 20 Minuten grillen.

2 Inzwischen die saure Sahne mit dem Ahornsirup verrühren. Die Basilikumblätter waschen, trocken reiben und in feine Streifen schneiden. Unter die Creme rühren. Die gegrillten Pfirsiche jeweils mit einem Klecks Ahornsirup-Creme servieren.

ZUBEREITUNGSZEIT: 15 MINUTEN
BACKZEIT: 20 MINUTEN
BACKOFEN: 180 °C (GRILLSTUFE, MITTE)

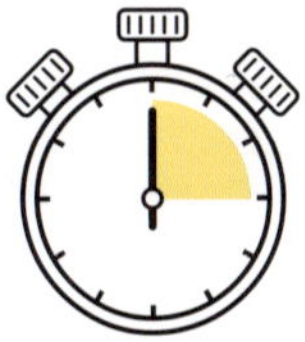

Apfel-Birnen-Crumble

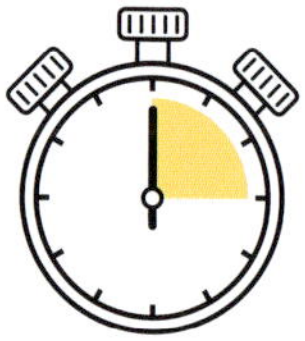

DER GEHT BEI UNS AUCH MAL ALS MITTAGESSEN DURCH! ABER NUR, WENN'S DAFÜR ABENDS EINE DEFTIGE BROTZEIT GIBT.

FÜR 6 PERSONEN
6 ÄPFEL
6 BIRNEN
250 G KALTE BUTTER
200 G DINKEL- ODER VOLLKORNMEHL
100 G KERNIGE HAFERFLOCKEN
200 G BRAUNER ZUCKER
1 TL ZIMTPULVER

1 Äpfel und Birnen waschen, vierteln und entkernen. Die Früchte in kleine Würfel schneiden, mischen und auf einem Backblech verteilen.

2 Die Butter in sehr kleine Würfel schneiden und mit den Fingern in einer Schüssel mit dem Mehl, den Haferflocken, dem Zucker und dem Zimtpulver zu Streuseln zerkrümeln. Die Streusel auf den Früchten verteilen.

3 Den Crumble im Ofen etwa 20 Minuten backen, bis die Streusel goldbraun sind. Aus dem Ofen nehmen und pur, mit geschlagener Sahne oder mit Vanilleeis servieren.

TIPP: Für einen Wintercrumble tiefgekühlte Pflaumen oder Pflaumen aus dem Glas verwenden. Etwas Lebkuchengewürz unter die Streusel rühren, und schon schmeckt das Ganze herrlich weihnachtlich.

ZUBEREITUNGSZEIT: 15 MINUTEN
BACKZEIT: 20 MINUTEN
BACKOFEN: 180 °C (OBER-/UNTERHITZE, MITTE)

Butter-Cornflakes-Kuchen

„DAS SIND MAL LECKERE STREUSEL!“

FÜR 12 STÜCKE

FÜR DEN TEIG:
250 G BUTTER
200 G ZUCKER
2 PÄCKCHEN VANILLEZUCKER
4 EIER
400 G MEHL
1 TL BACKPULVER
200 G SAHNE

FÜR DEN BELAG:
125 G KALTE BUTTER
50 G ZUCKER
50 G UNGESÜßTE CORNFLAKES
5 EL SAHNE

1 Für den Teig die Butter mit dem Zucker und dem Vanillezucker in einer Schüssel schaumig rühren. Die Eier nach und nach unterrühren und die Mischung etwa 3 Minuten auf höchster Stufe aufschlagen.

2 Das Mehl mit dem Backpulver mischen und löffelweise unter den Teig rühren. Die Sahne dazugeben und den Teig cremig rühren. Den Teig auf ein mit Backpapier belegtes Backblech streichen und im Ofen etwa 25 Minuten backen.

3 Für den Belag die Butter, den Zucker und die Cornflakes mit den Fingern zu Streuseln verkneten. Den Teig aus dem Ofen nehmen, mit der Sahne bestreichen und mit den Cornflakes-Streuseln bestreuen. Das Blech wieder in den Ofen schieben und den Kuchen noch 5 bis 10 Minuten backen, bis die Streusel goldgelb sind.

ZUBEREITUNGSZEIT: 15 MINUTEN
BACKZEIT: 30–35 MINUTEN
BACKOFEN: 180 °C (UMLUFT, MITTE)

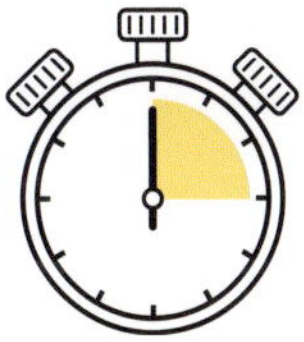

„SCHOKOLADE, VANILLE UND ERDBEEREN, EINE WAHNSINNSMISCHUNG!"

Schoko-Erdbeerkuchen

MIT DIESEM KUCHEN MACHEN SIE DIE KINDER GLÜCKLICH. AUCH PERFEKT MIT BUNTEN STREUSELN VERZIERT FÜR DEN GEBURTSTAGSTISCH!

FÜR 12 STÜCKE
300 G ZARTBITTERSCHOKOLADE
6 EIER
250 G WEICHE BUTTER
250 G ZUCKER
4 EL UNGESÜßTES KAKAOPULVER
100 G MEHL
FETT UND MEHL FÜR DAS BLECH
250 G MASCARPONE
300 G GRIECHISCHER JOGHURT
1 PÄCKCHEN VANILLEPUDDING-PULVER (OHNE KOCHEN)
250 G ERDBEEREN (WER MAG, NIMMT DIE DOPPELTE MENGE)

1 Die Schokolade grob hacken und in einer Metallschüssel im heißen Wasserbad schmelzen. Die Eier mit der Butter in einer Schüssel schaumig schlagen, den Zucker einrieseln lassen und weiter cremig schlagen. Die flüssige Schokolade, das Kakaopulver sowie das Mehl unter die Eier-Butter-Zucker-Mischung rühren.

2 Ein Backblech einfetten und mit Mehl bestäuben. Den Schokoladenteig daraufstreichen und im Ofen etwa 25 Minuten backen. Den Kuchen aus dem Ofen nehmen und abkühlen lassen.

3 Inzwischen den Mascarpone, den Joghurt und das Vanillepuddingpulver verrühren. Die Erdbeeren waschen, putzen und vierteln oder in kleine Stücke schneiden. Die Vanillecreme vorsichtig auf dem abgekühlten Schokokuchen verstreichen und die Erdbeeren auf der Creme verteilen.

ZUBEREITUNGSZEIT: 15 MINUTEN
BACKZEIT: 25 MINUTEN
BACKOFEN: 180 °C (GRILLSTUFE, MITTE)

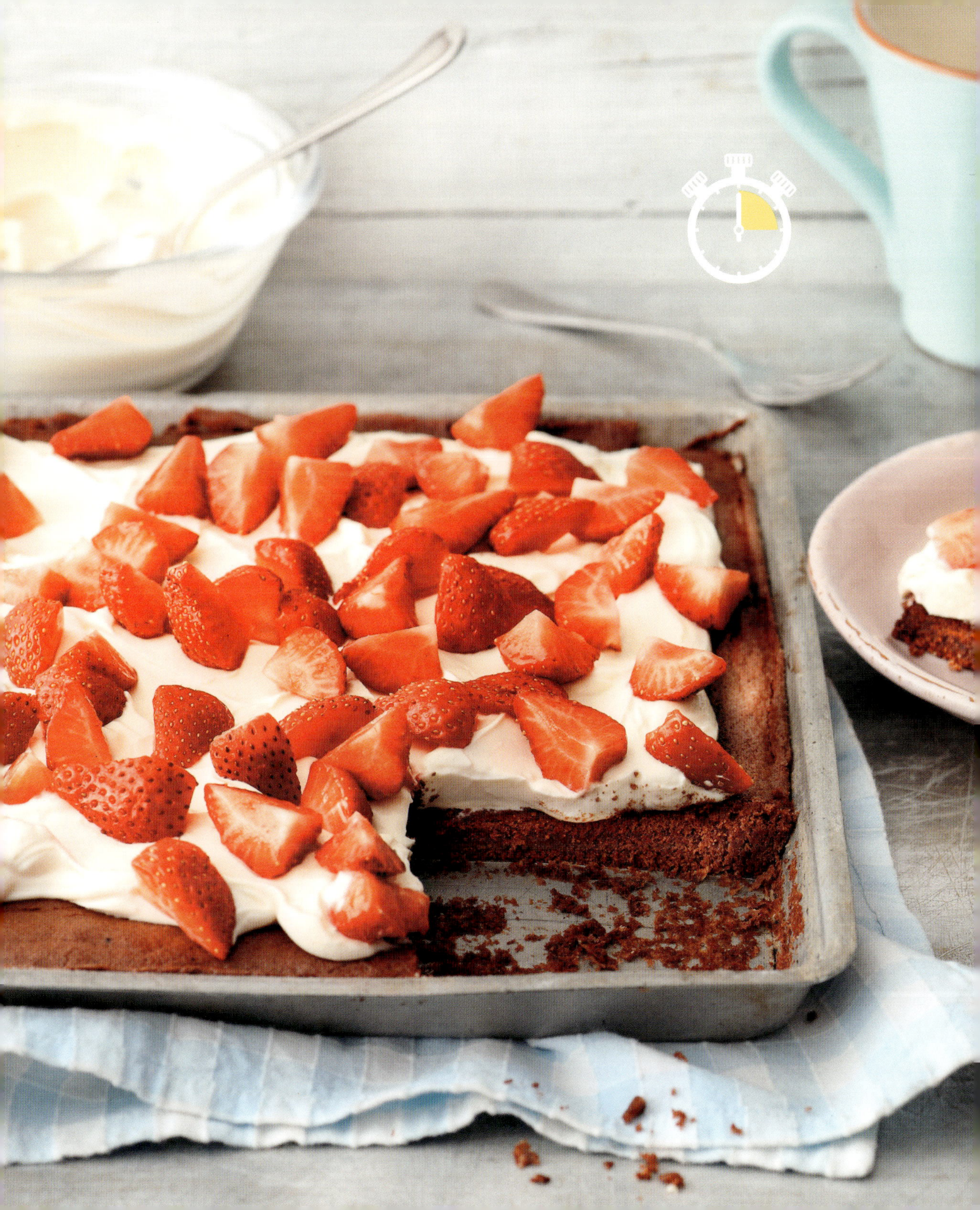

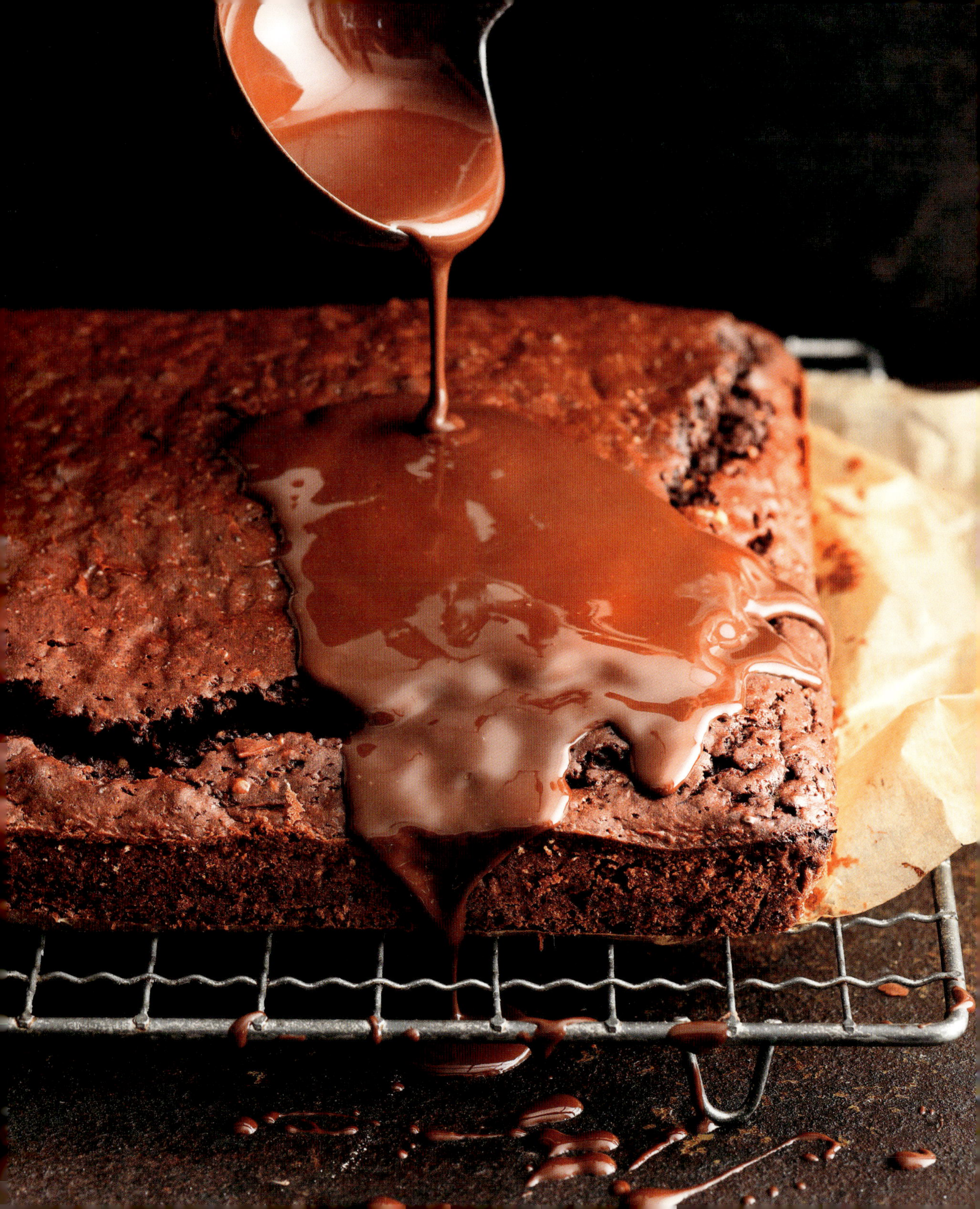

Superduperwandelkuchen

DER KUCHEN KOMMT BEI MIR IN JEDES BUCH: WEIL ER EINFACH SO TOLL WANDELBAR IST UND DESHALB NIE ZWEIMAL DER GLEICHE AUF DEM TISCH STEHT.

FÜR 12 STÜCKE
150 G BRAUNER ZUCKER
300 G MEHL
1 PÄCKCHEN BACKPULVER
1 PÄCKCHEN VANILLEZUCKER
150 ML RAPSÖL
150 ML KOHLENSÄUREHALTIGES MINERALWASSER
5 EIER
6 EL UNGESÜßTES KAKAOPULVER
200 G SCHOKOSPLITTER
100 G GEHACKTE HASELNÜSSE
ÖL UND MEHL FÜR DAS BLECH
300 G ZARTBITTERKUVERTÜRE ODER PUDERZUCKER (NACH BELIEBEN)

1 Den Zucker mit dem Mehl, dem Backpulver und dem Vanillezucker in einer Schüssel mischen. Das Öl, das Mineralwasser und die Eier dazugeben und alle Zutaten mit den Quirlen des Handrührgeräts cremig schlagen. Das Kakaopulver, die Schokosplitter und die gehackten Haselnüsse unterrühren.

2 Ein Backblech mit etwas Öl einfetten und mit wenig Mehl bestäuben. Den Teig auf das Blech streichen und im Ofen 25 bis 30 Minuten backen. Nach Belieben die Kuvertüre hacken, in einer Metallschüssel über dem heißen Wasserbad unter Rühren schmelzen und den Kuchen damit bestreichen. Oder den Kuchen mit reichlich Puderzucker bestäuben.

TIPP: Zum Abwandeln ist alles erlaubt, was schmeckt. Statt Haselnüssen Mandeln, Walnüsse oder Kokosraspel nehmen, helle statt dunkle Kuvertüre verwenden oder den Kuchen für den Kindergeburtstag mit Zuckerguss und Smarties verzieren.

ZUBEREITUNGSZEIT: 15 MINUTEN
BACKZEIT: 25–30 MINUTEN
BACKOFEN: 175 °C (UMLUFT, MITTE)

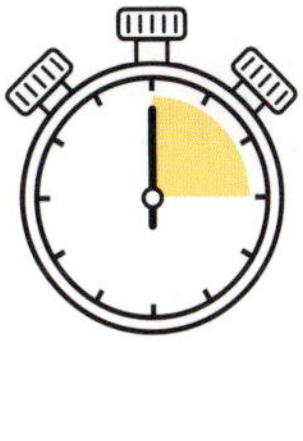

LIEBLINGSDRINKS … … zum Frühstück

SCHOKO-BANANEN-SMOOTHIE

FÜR 2 GLÄSER (À 350 ML)
1 TIEFGEKÜHLTE BANANE
100 G ERDBEEREN ODER HIMBEEREN
50 G ZARTSCHMELZENDE HAFERFLOCKEN
1 TL UNGESÜßTES KAKAOPULVER
400 ML MANDELMILCH

Die Banane schälen und grob zerkleinern. Die Beeren verlesen, waschen und putzen. Die Früchte mit den restlichen Zutaten in einem leistungsstarken Küchenmixer etwa 3 Minuten mixen. Auf große Gläser verteilen und zum Frühstück genießen.

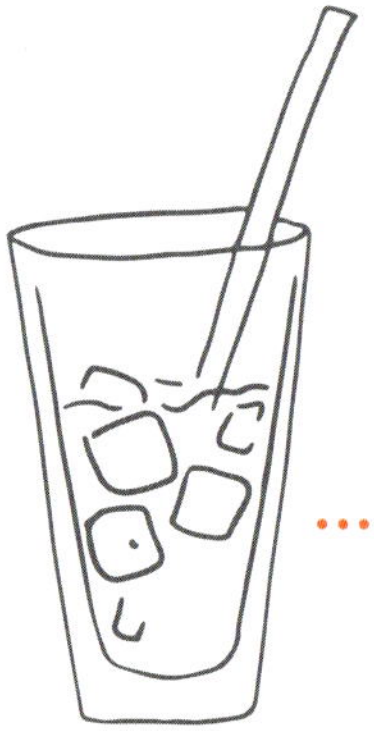

KOKOS-FEIGEN-SMOOTHIE

FÜR 2 GLÄSER (À 350 ML)
4 FRISCHE FEIGEN
1 BIRNE
1 REIFE AVOCADO
50 G ZARTSCHMELZENDE HAFERFLOCKEN
200 G KOKOSMILCH

Die Feigen waschen und vierteln, die Birne ebenfalls waschen, vierteln und das Kerngehäuse entfernen. Die Avocado halbieren, den Kern entfernen, die Hälften schälen und das Fruchtfleisch mit den Feigen, der Birne, den Haferflocken, der Kokosmilch und 200 ml Wasser in einem leistungsstarken Küchenmixer etwa 3 Minuten mixen. Auf große Gläser verteilen und zum Frühstück genießen.

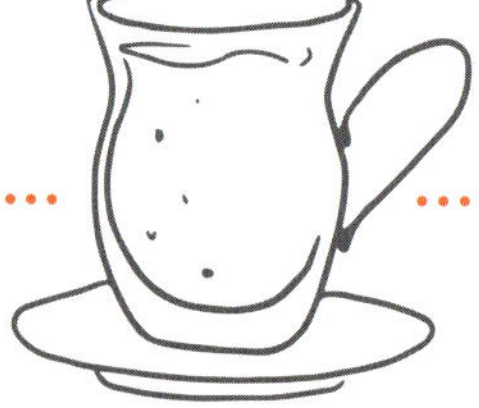

„WOHLIG WÄRMEND."

... für kalte Tage

HOT PHYSALIS-LEMON-SQUEEZE

FÜR 2 TASSEN (À 250 ML)
SAFT VON 2 ZITRONEN
200 ML PHYSALISSAFT (ERSATZWEISE ORANGENSAFT)
1 EL AKAZIENHONIG
2 ZIMTSTANGEN

Den Zitronensaft mit dem Physalissaft, dem Honig und etwa 200 ml Wasser in einem kleinen Topf erhitzen. Die Zimtstangen in je eine Tasse geben. Den heißen Drink kurz mit dem Stabmixer schaumig rühren, in die Tassen gießen und heiß genießen.

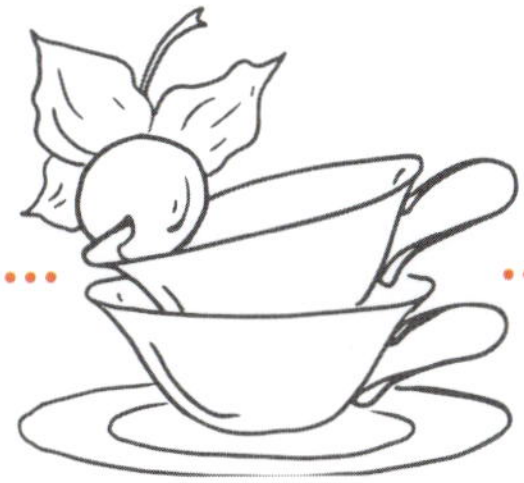

HOT-CHAI-KÄNNCHEN

FÜR 1 KANNE
2 BEUTEL EARL-GREY-TEE
3 KARDAMOMKAPSELN
(ODER ½ TL KARDAMOMPULVER)
1 TL GEWÜRZNELKEN
2 ZIMTSTANGEN
½ TL GEMAHLENER INGWER
1 EL AKAZIENHONIG
200 ML MILCH ODER MANDELMILCH

Die Teebeutel mit kochendem Wasser aufgießen. Die Gewürze dazugeben und alles 10 Minuten ziehen lassen. Die Beutel entfernen und den Tee mit dem Honig süßen. Die Milch in einem Topf erwärmen und zum Tee gießen. Den Hot Chai zum Sonntagsfrühstück genießen.

Schoko-Orangen-Brownies

FÜR 24 STÜCKE
500 G ZARTBITTERSCHOKOLADE
200 G BUTTER
6 EIER
300 G ZUCKER
200 G MEHL
ABGERIEBENE SCHALE VON
2 BIO-ORANGEN
BUTTER UND MEHL FÜR DAS BLECH
1 EL GROBES MEERSALZ

„UPS, DIE WAREN ABER SCHNELL WEG …“

1 Die Schokolade hacken. 400 g abwiegen und mit der Butter in einer Metallschüssel im heißen Wasserbad schmelzen lassen. Die Eier mit dem Zucker aufschlagen. Das Mehl dazugeben und die Butter-Schokoladen-Mischung langsam unterrühren. Die Hälfte der Orangenschale unterrühren.

2 Ein Backblech mit Butter einfetten und mit Mehl bestäuben. Teig auf das Blech streichen und im Ofen etwa 25 Minuten backen. Den Brownie-Kuchen aus dem Ofen nehmen und abkühlen lassen.

3 Die übrige Schokolade in einer Metallschüssel im heißen Wasserbad schmelzen. Den abgekühlten Kuchen mit der geschmolzenen Schokolade bestreichen. Die restliche Orangenschale mit dem Meersalz mischen und auf die flüssige Schokolade streuen. Die Brownies in kleine Quadrate schneiden und am besten im Kühlschrank aufbewahren.

TIPP: Bringen Sie doch mal ein Blech mit in die Arbeit – wetten, es gibt an diesem Tag nur gut gelaunte Kollegen?

ZUBEREITUNGSZEIT: 15 MINUTEN
BACKZEIT: 25 MINUTEN
BACKOFEN: 175 °C (UMLUFT, MITTE)

„DIE BRAUCHEN EIN BISSCHEN LÄNGER, ES LOHNT SICH ABER UMSO MEHR!“

Mohnrollen

1 Für den Teig das Mehl mit dem Zucker, dem Kardamom und 1 TL Salz mischen. Die Butter und die Milch in einem Topf erwärmen und etwas abkühlen lassen. Die Hefe mit dem Zucker in 5 EL lauwarmem Wasser auflösen und in die lauwarme Milch rühren. Die Hefemilch zur Mehlmischung geben und alle Zutaten gut verkneten. Mit einem Küchentuch zudecken und an einem warmen Ort etwa 45 Minuten gehen lassen.

2 Den Teig halbieren. Jede Hälfte dünn auf die Größe eines Backblechs ausrollen. Mit der Hälfte der Butter bestreichen und die Hälfte der Mohnfüllung daraufgeben. Den Teig zusammenrollen und locker in Backpapier wickeln. Mit der anderen Hälfte genauso verfahren. Die Rollen im Ofen 25 bis 30 Minuten backen.

3 Aus Zitronensaft und Puderzucker einen Guss rühren. Die Mohnrollen herausnehmen, auswickeln und etwas abkühlen lassen. Dick mit Zuckerguss bestreichen, lauwarm in Scheiben schneiden und genießen.

ZUBEREITUNGSZEIT: 30 MINUTEN
RUHEZEIT: 45 MINUTEN
BACKZEIT: 25–30 MINUTEN
BACKOFEN: 175 °C (UMLUFT, MITTE)

FÜR 24 STÜCKE
FÜR DEN TEIG:
500 G MEHL
100 G ZUCKER
1 TL GEMAHLENER KARDAMOM
SALZ
100 G BUTTER
¼ L MILCH
½ WÜRFEL HEFE (21 G)
1 EL ZUCKER
AUßERDEM:
50 G WEICHE BUTTER
200 G BACKFERTIGE MOHNFÜLLUNG
SAFT VON ½ ZITRONE
250 G PUDERZUCKER

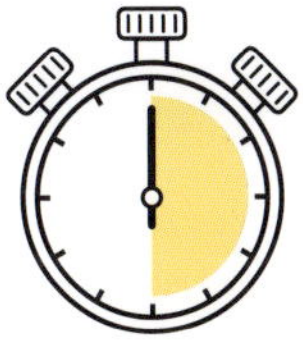

„EINE GESUNDE LECKEREI FÜR NASCHKATZEN.“

Bananenbrot

IHRE KINDER WERDEN DIESEN KUCHEN LIIIIEBEN! GEBACKEN WIRD DIESMAL NICHT AUF DEM BLECH, SONDERN IN DER KASTENFORM, DANN WIRD DAS BANANENBROT NOCH SAFTIGER.

FÜR 12 STÜCKE
BUTTER UND MEHL FÜR DIE FORM
300 G VOLLKORNMEHL
100 G BRAUNER ZUCKER
100 G ZUCKER
1 EL BACKPULVER
2 PÄCKCHEN VANILLEZUCKER
SALZ
1 EL ZIMTPULVER
4 EIER
175 ML ÖL
6 SEHR REIFE BANANEN

1 Eine Kastenform mit Butter einfetten und mit etwas Mehl ausstäuben. Das Mehl mit dem braunen und dem weißen Zucker mischen. Backpulver, Vanillezucker, 1 Prise Salz und das Zimtpulver untermischen. Die Eier aufschlagen und mit dem Öl mit den Quirlen des Handrührgeräts schaumig rühren. Zur Mehlmischung geben und unterrühren.

2 Die Bananen schälen, in kleine Stücke schneiden und dazugeben. Alle Zutaten zu einem cremigen Teig verrühren. Den Teig in die Kastenform füllen und das Bananenbrot im Ofen etwa 50 Minuten backen. Herausnehmen und zum Servieren in dünne Scheiben oder Streifen schneiden – dann ist das Bananenbrot ganz schnell weg!

ZUBEREITUNGSZEIT: 15 MINUTEN
BACKZEIT: 50 MINUTEN
BACKOFEN: 175 °C (UMLUFT, MITTE)

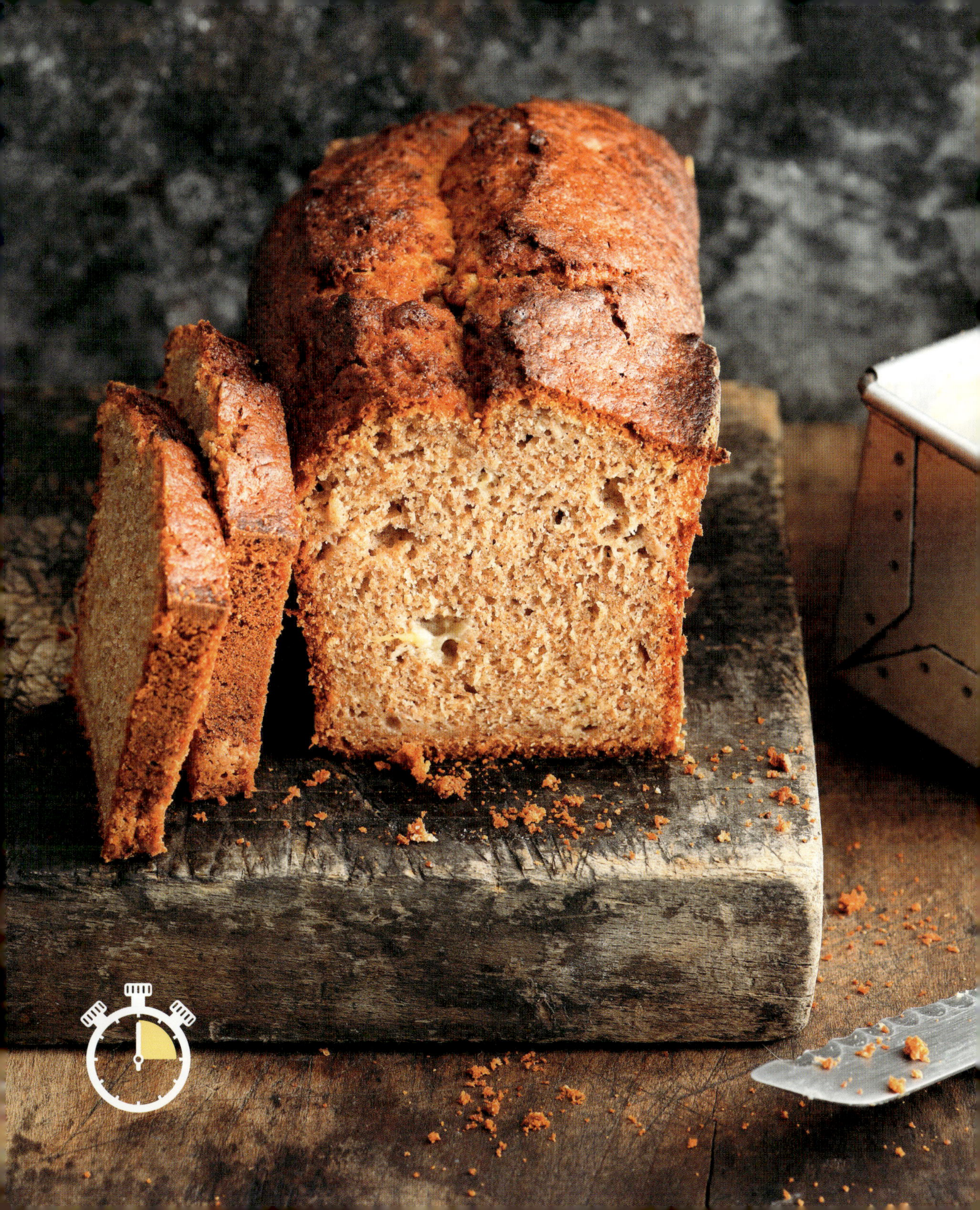

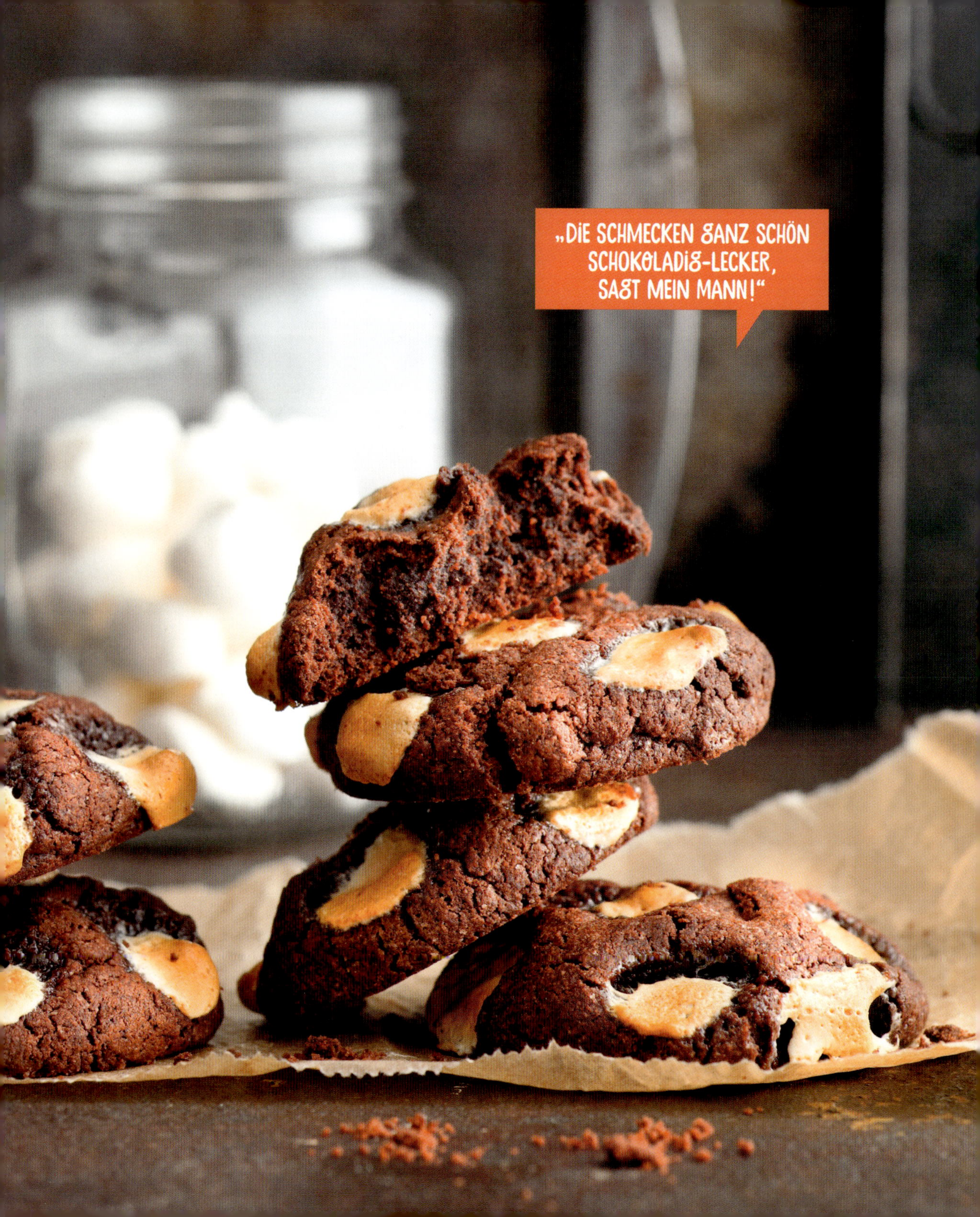
„DIE SCHMECKEN GANZ SCHÖN
SCHOKOLADIG-LECKER,
SAGT MEIN MANN!“

Marshmallow-Cookies

SO SCHÖN KLEBRIG, DIE GEBACKENEN MARSHMALLOWS. WENN SIE DAS AUCH GANZ BESONDERS MÖGEN, DÜRFEN NOCH MEHR MINIS AUF DIE COOKIES!

1 Die Butter mit dem Zucker und dem Vanillezucker schaumig rühren. Die Eier unterrühren. Das Mehl mit dem Kakaopulver und 1 Prise Salz untermischen. Zwei Backbleche mit Backpapier belegen.

2 Mit den Händen je etwa 12 tischtennisballgroße Teigkleckse auf jedes Blech setzen. Nicht zu nah beieinander, da die Cookies beim Backen noch ein bisschen aufgehen. In jeden Teigklecks ein paar Mini-Marshmallows drücken und die Cookies im Ofen 20 bis 25 Minuten backen.

ZUBEREITUNGSZEIT: 15 MINUTEN
BACKZEIT: 20–25 MINUTEN
BACKOFEN: 175 °C (UMLUFT, MITTE)

FÜR 24 STÜCK
250 G WEICHE BUTTER
150 G ZUCKER
1 PÄCKCHEN VANILLEZUCKER
2 EIER
300 G MEHL
80 G UNGESÜẞTES KAKAOPULVER
SALZ
50 G MINI-MARSHMALLOWS

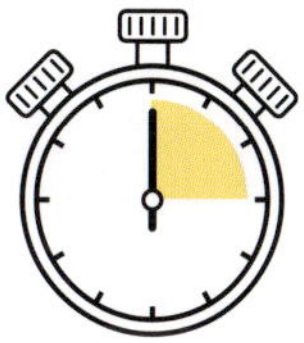

„DAS IST SO EIN KUCHEN, DEN MAN GERNE NEBENBEI ISST …“

Nuss-Orangen-Kuchen

EIN STÜCKCHEN ZUM TEE, EINS ZUM KAFFEE? EINS ZUM FRÜHSTÜCK UND EINS ALS DESSERT – SCHWUPS, IST DAS BLECH LEER.

FÜR 12 STÜCKE
200 G BUTTER
200 G BRAUNER ZUCKER
5 EIER
300 G DINKELMEHL
1 TL BACKPULVER
1 EL ZIMTPULVER
400 G GEMAHLENE HASELNÜSSE
200 G SAHNE
200 ML ORANGENSAFT
200 G PUDERZUCKER
100 ML MILCH
100 G MANDELBLÄTTCHEN

1 Die Butter mit dem Zucker in einer Rührschüssel schaumig rühren. Nach und nach die Eier unterrühren. Das Mehl mit Backpulver, Zimtpulver und den gemahlenen Nüssen mischen. Diese Mischung zu den anderen Zutaten in die Schüssel geben und mit der Sahne und dem Orangensaft zu einem cremigen Teig rühren.

2 Den Teig auf ein mit Backpapier belegtes Backblech streichen und im Ofen 30 bis 35 Minuten backen. Inzwischen den Puderzucker mit der Milch verrühren. Den Kuchen aus dem Ofen nehmen, abkühlen lassen und mit dem Zuckerguss dick bestreichen. Die Mandelblättchen daraufstreuen und den Zuckerguss fest werden lassen.

ZUBEREITUNGSZEIT: 15 MINUTEN
BACKZEIT: 30–35 MINUTEN
BACKOFEN: 175 °C (UMLUFT, MITTE)

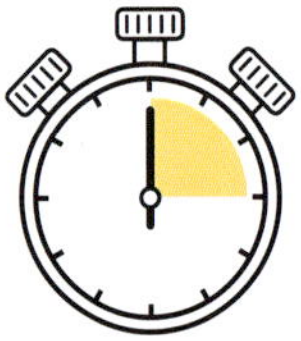

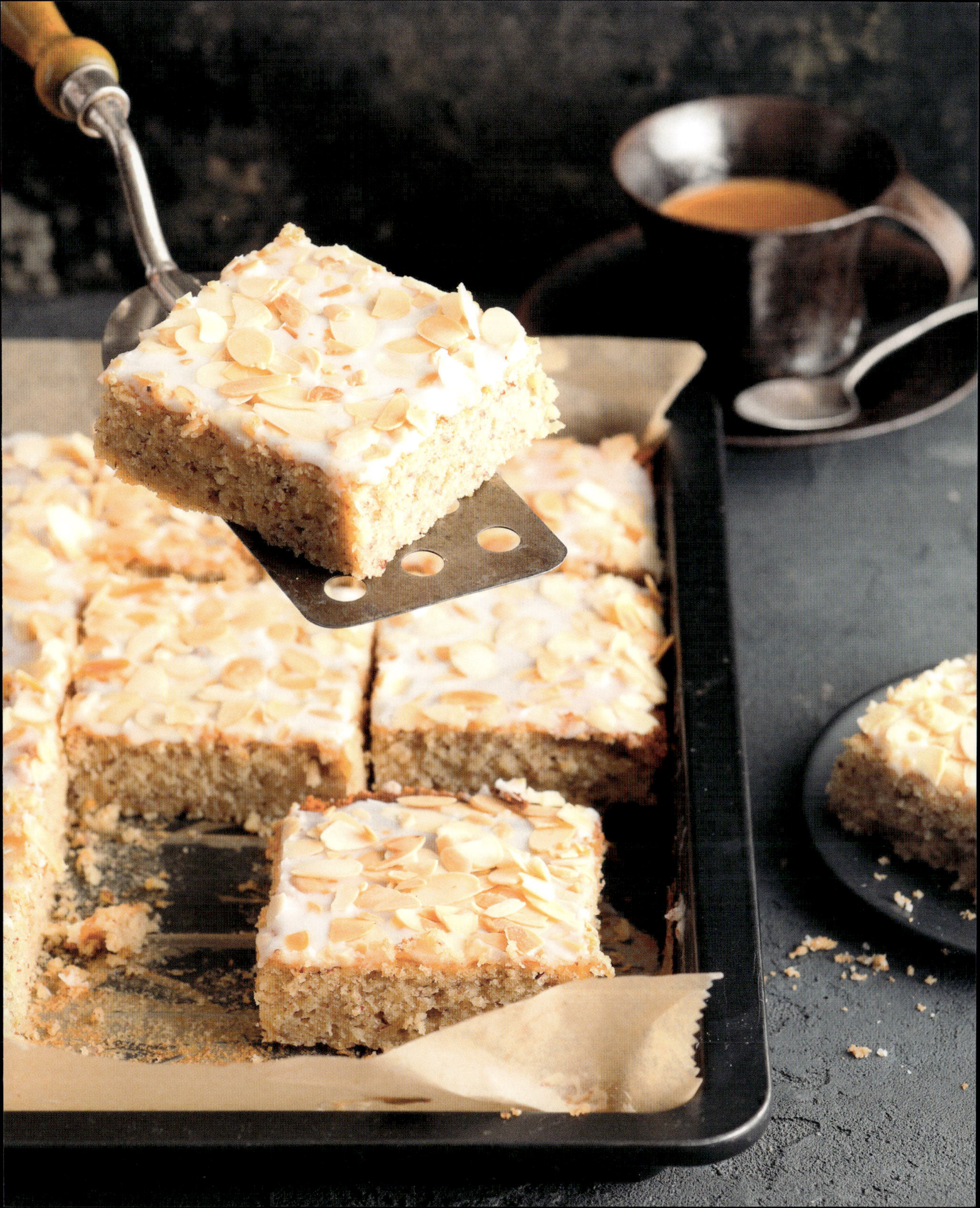

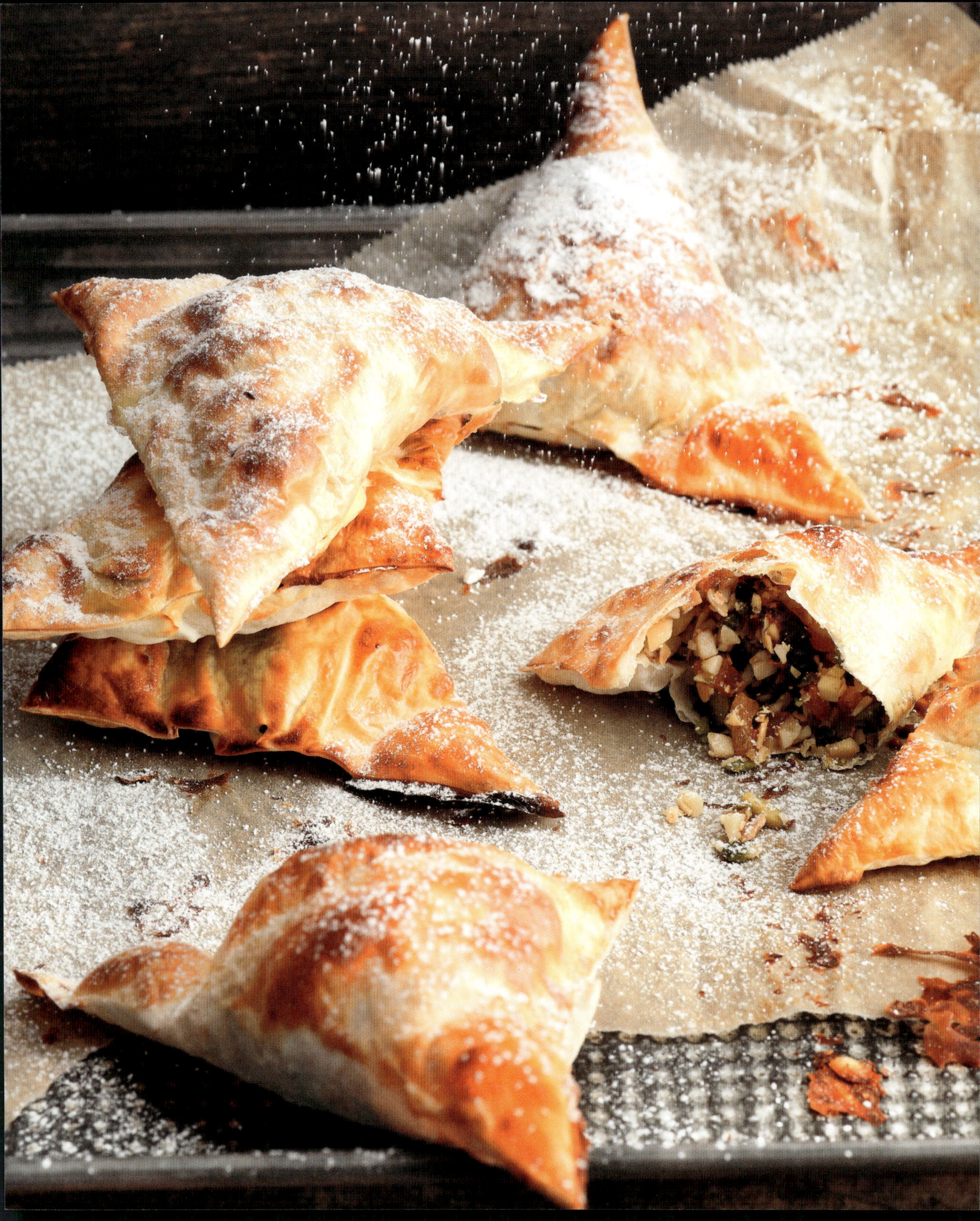

Süße Filoteig-Täschchen

SOWAS MÖGEN OMA UND OPA IMMER GERNE. AUF TROCKENFRÜCHTE STEHEN ÄLTERE HERRSCHAFTEN IRGENDWIE … ABER NICHT NUR DIE!

1 Die Filoteig-Blätter aufeinanderlegen und in 16 gleich große Quadrate schneiden. Aus 2 EL Honig, dem Joghurt und den Eiern eine Marinade rühren. 8 der Teigquadrate mit der Joghurtmarinade bestreichen. Dann jeweils 1 weiteres Teigblatt darauflegen und ebenfalls mit der Marinade bestreichen.

2 Die getrockneten Früchte klein hacken. Den restlichen Honig in eine Pfanne geben. Die getrockneten Früchte und die gehackten Nüsse unterrühren und alles bei mittlerer Hitze etwas anrösten.

3 Auf jedes Teigquadrat 1 EL Füllung geben und die Quadrate über der Füllung zu Dreiecken falten. Die Ränder fest zusammendrücken, dabei die restliche Luft aus den Teigtaschen drücken. Die Teigtäschchen mit der restlichen Joghurtmarinade bestreichen und im Ofen etwa 20 Minuten goldbraun backen. Vor dem Servieren abkühlen lassen und mit Puderzucker bestäuben.

ZUBEREITUNGSZEIT: 15 MINUTEN
BACKZEIT: 20 MINUTEN
BACKOFEN: 175 °C (UMLUFT, MITTE)

FÜR 16 STÜCK

- 1 PACKUNG FILOTEIG (250 G; AUS DEM KÜHLREGAL)
- 6 EL HONIG
- 200 G NATURJOGHURT
- 2 EIER
- 50 G GETROCKNETE APRIKOSEN
- 50 G GETROCKNETE KIRSCHEN
- 100 G GEHACKTE PISTAZIEN
- 100 G GEHACKTE MANDELN
- PUDERZUCKER ZUM BESTÄUBEN

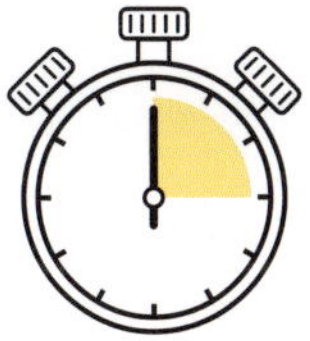

„EINE HERRLICHE MISCHUNG AUS VANILLE, BAISER UND BEEREN!"

Baisertorte

ZUGEGEBEN, DIESE TORTE DAUERT ETWAS LÄNGER. ABER DAFÜR IST SIE AUCH EDEL GENUG FÜR EINEN BESONDEREN ANLASS. MANCHMAL MUSS HALT MEHR ZEIT SEIN.

FÜR 12 STÜCKE
6 EIER
300 G ZUCKER
SALZ
100 G WEICHE BUTTER
300 G MEHL
1 TL BACKPULVER
1 PÄCKCHEN VANILLEPUDDING-PULVER
¼ L MILCH
JE 250 G ROTE JOHANNISBEEREN, BROMBEEREN UND HIMBEEREN

1 Die Eier trennen und die Eiweiße zu steifem Schnee schlagen. Sobald die Masse fest wird, 150 g Zucker nach und nach unterrühren und 1 Prise Salz dazugeben. Den Eischnee beiseitestellen.

2 Die Eigelbe mit dem übrigen Zucker und der Butter schaumig schlagen. Das Mehl, das Backpulver, das Vanillepuddingpulver und die Milch unterrühren. Den Teig auf ein mit Backpapier belegtes Backblech streichen und im Ofen etwa 10 Minuten backen. Herausnehmen und den Eischnee mit einem Löffel in Spitzen auf den Kuchen setzen. Die Torte etwa 10 Minuten weiterbacken. Die Temperatur auf 150 °C reduzieren und die Torte noch 25 Minuten backen, bis der Baiser fest ist.

3 Inzwischen die Beeren verlesen, waschen und trocken tupfen. Den Kuchen aus dem Ofen nehmen, abkühlen lassen und mit den Beeren garnieren. Nach Belieben mit Puderzucker bestäuben.

TIPP: In einer runden Backform gebacken sieht die Torte auch schön aus und wird noch etwas höher.

ZUBEREITUNGSZEIT: 25 MINUTEN
BACKZEIT: 45 MINUTEN
BACKOFEN: 175 °C (UMLUFT, MITTE)

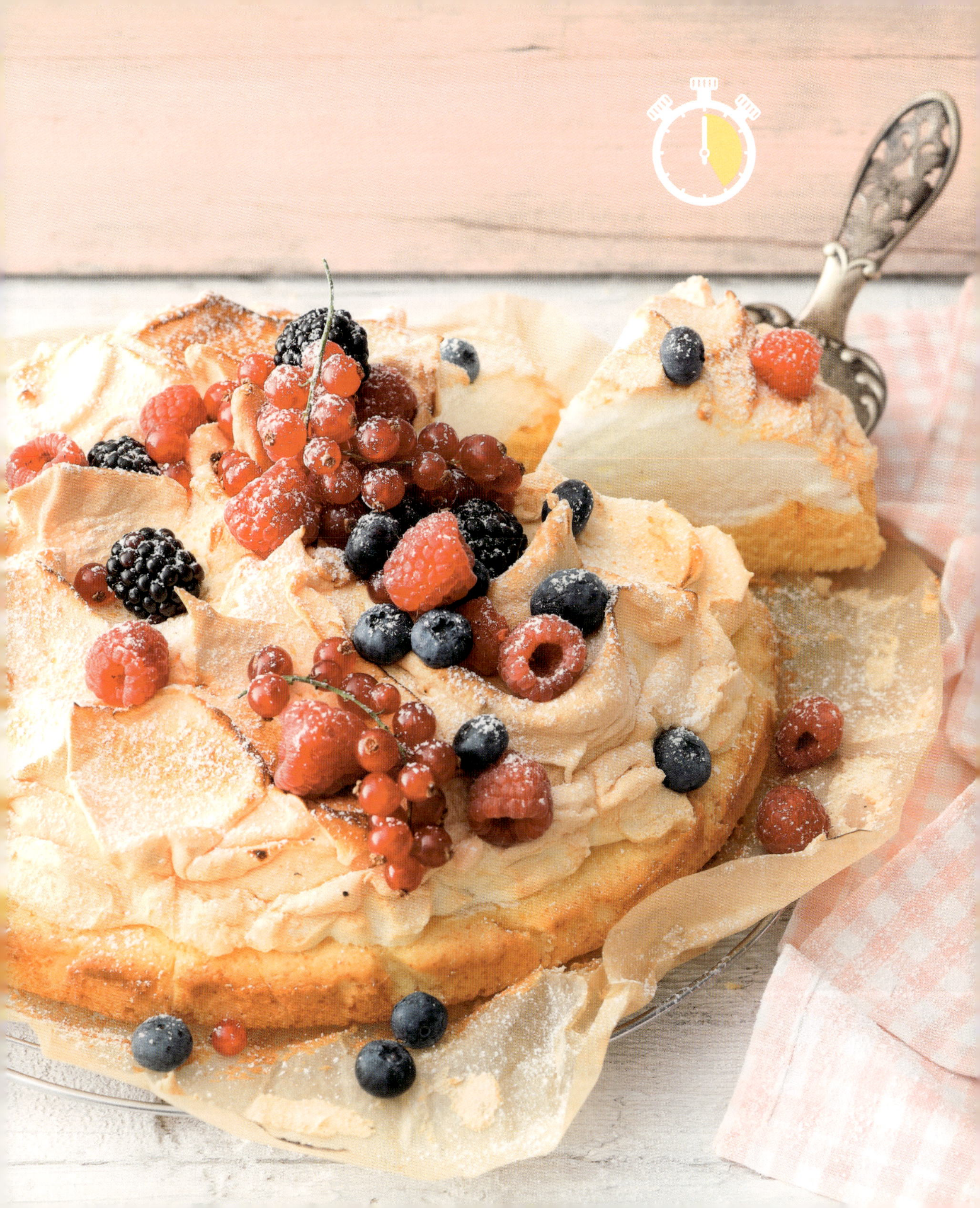

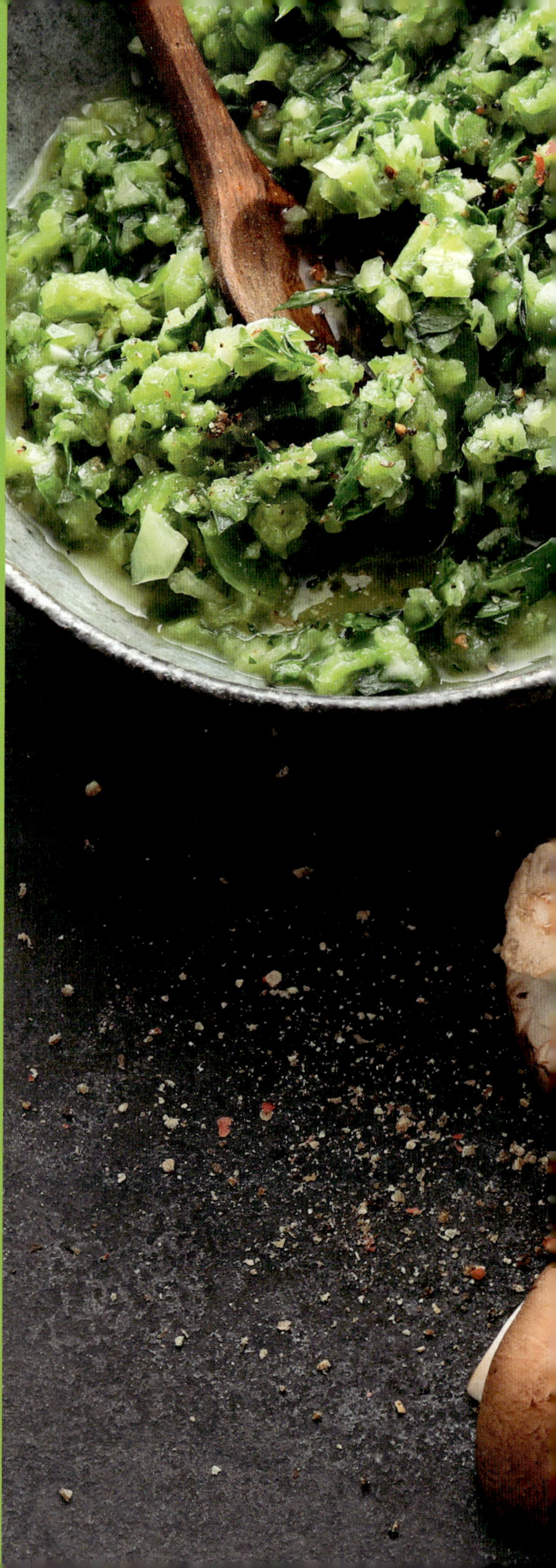

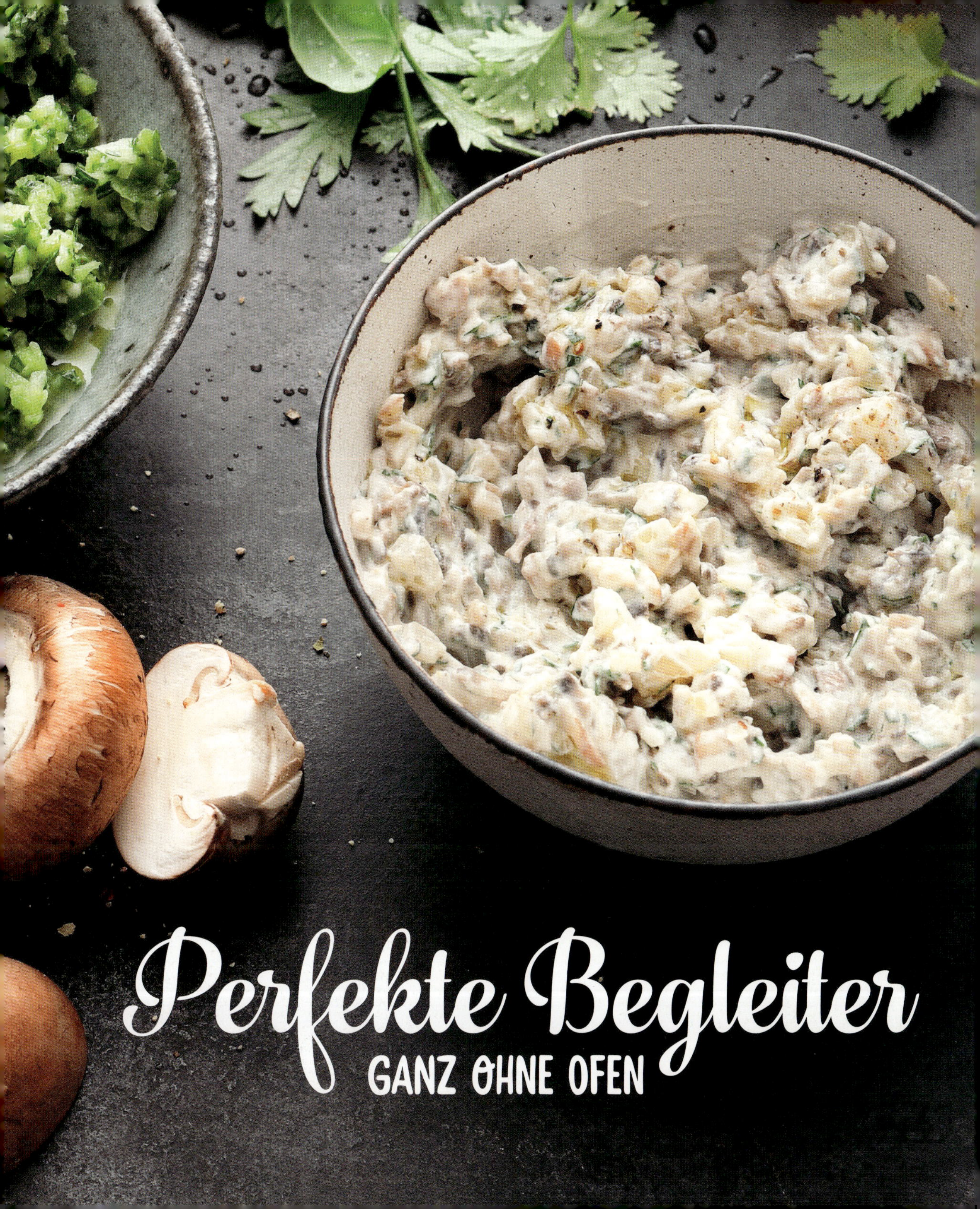

Perfekte Begleiter

GANZ OHNE OFEN

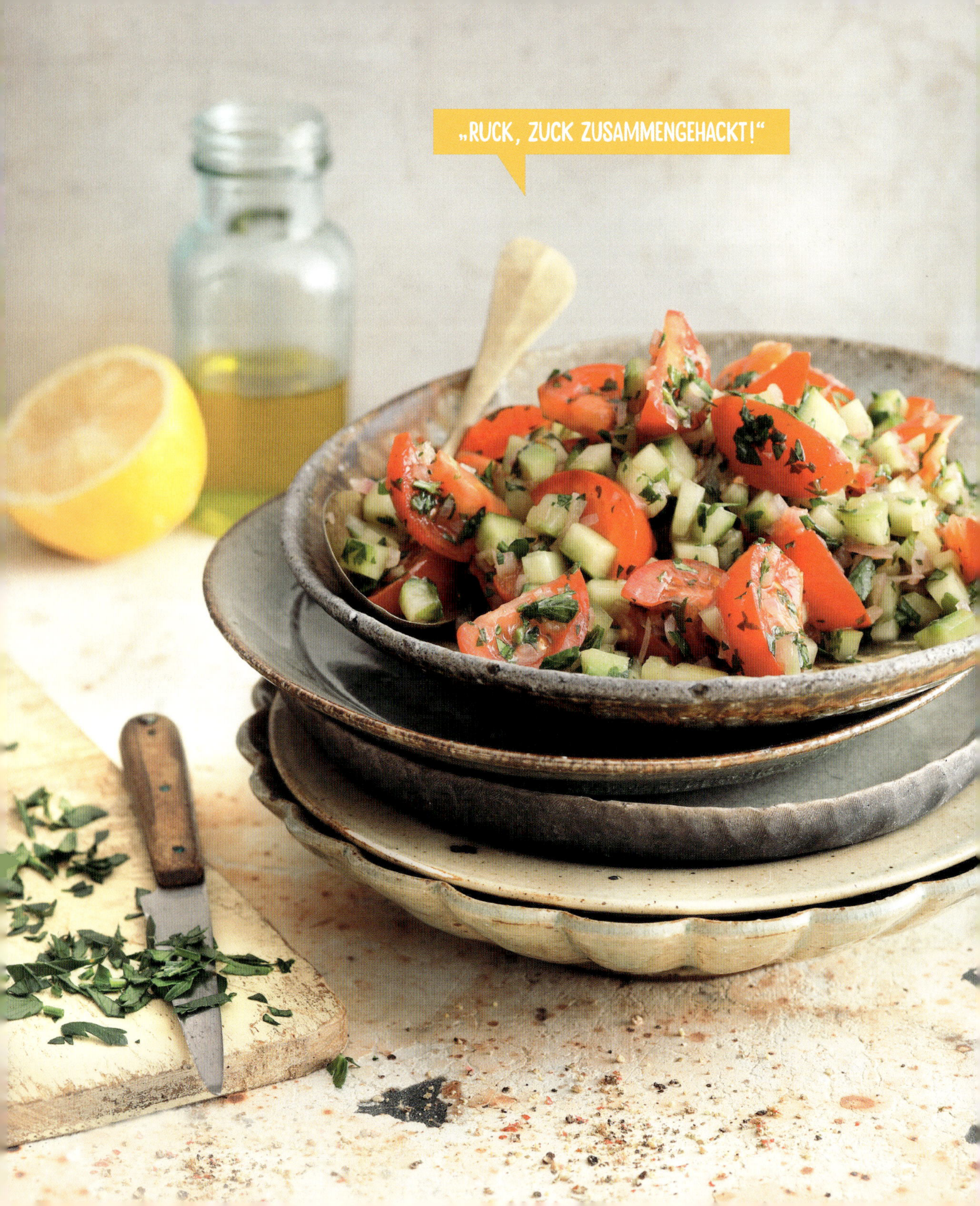
„RUCK, ZUCK ZUSAMMENGEHACKT!“

Hacksalat
AUS GURKE, TOMATE UND ZWIEBELCHEN

1 Die Gurken schälen, längs halbieren und die Kerne mit einem Teelöffel entfernen. Die Gurken längs in sehr feine Streifen schneiden, die Streifen in feine Würfel schneiden.

2 Die Tomaten waschen und in Achtel schneiden, dabei die Stielansätze entfernen. Die Schalotten schälen und in feine Würfel schneiden. Öl in einer kleinen Pfanne erhitzen und die Schalotten kurz darin anbraten.

3 Gurken, Tomaten und Schalotten in eine Schüssel geben. Mit dem Zucker mischen, den Zitronensaft unterrühren und etwas ziehen lassen. Basilikum und Petersilie waschen und trocken schütteln, die Blätter abzupfen und fein hacken. Den Salat mit den Kräutern mischen und mit Salz und Pfeffer würzen.

TIPP: Der Salat passt besonders gut zu Ziegenkäse-Omelett (siehe S. 26) und Polenta mit Gorgonzola (siehe S. 50).

ZUBEREITUNGSZEIT: 15 MINUTEN

FÜR 6 PERSONEN
- 2 SALATGURKEN
- 5 KLEINE TOMATEN
- 3 SCHALOTTEN
- 1 EL RAPSÖL
- 1 EL ZUCKER
- SAFT VON ½ ZITRONE
- 1 BUND BASILIKUM
- 1 BUND PETERSILIE
- SALZ
- PFEFFER AUS DER MÜHLE

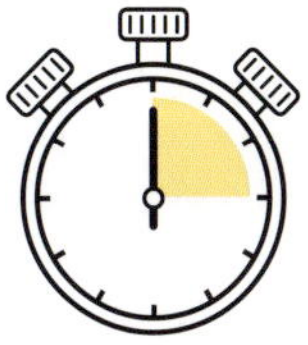

Roter Krautsalat mit Nüssen

DER SALAT HÄLT SICH GEKÜHLT GUT BIS ZUM NÄCHSTEN TAG. DESHALB MAG ICH IHN AUCH SO – EINFACH GLEICH EINE GROSSE SCHÜSSEL ZUBEREITEN UND DOPPELT GENIESSEN.

FÜR 4 PERSONEN
½ ROTKOHL
1 EL RAPSÖL
3 EL SOJASAUCE
2 EL AHORNSIRUP
4 EL REISESSIG
100 G GEMISCHTE NUSSKERNE

1 Die äußeren Blätter vom Kohl ggf. entfernen. Den Kohl am Stück in sehr feine Streifen schneiden. Die Kohlstreifen waschen und in der Salatschleuder trocken schleudern. Das Öl mit der Sojasauce, dem Ahornsirup und dem Reisessig zu einem Dressing verrühren.

2 Den Kohl in eine Schüssel geben, das Dressing über den Kohl geben und mit den Händen ein paar Minuten durchkneten, so wird der Kohl etwas weicher und nimmt das Dressing besser auf.

3 Die Nüsse hacken und in einer beschichteten Pfanne ohne Fett kurz anrösten. Die Nüsse unter den Krautsalat mischen.

TIPP: Der Krautsalat passt besonders gut zum Steakblech (siehe S. 84) und zu lauwarmen Bohnen und Kartoffeln (siehe S. 32).

ZUBEREITUNGSZEIT: 15 MINUTEN

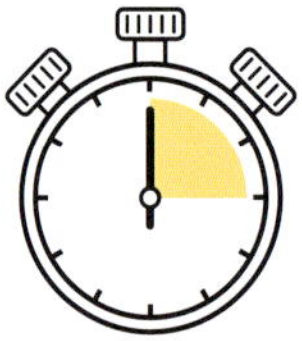

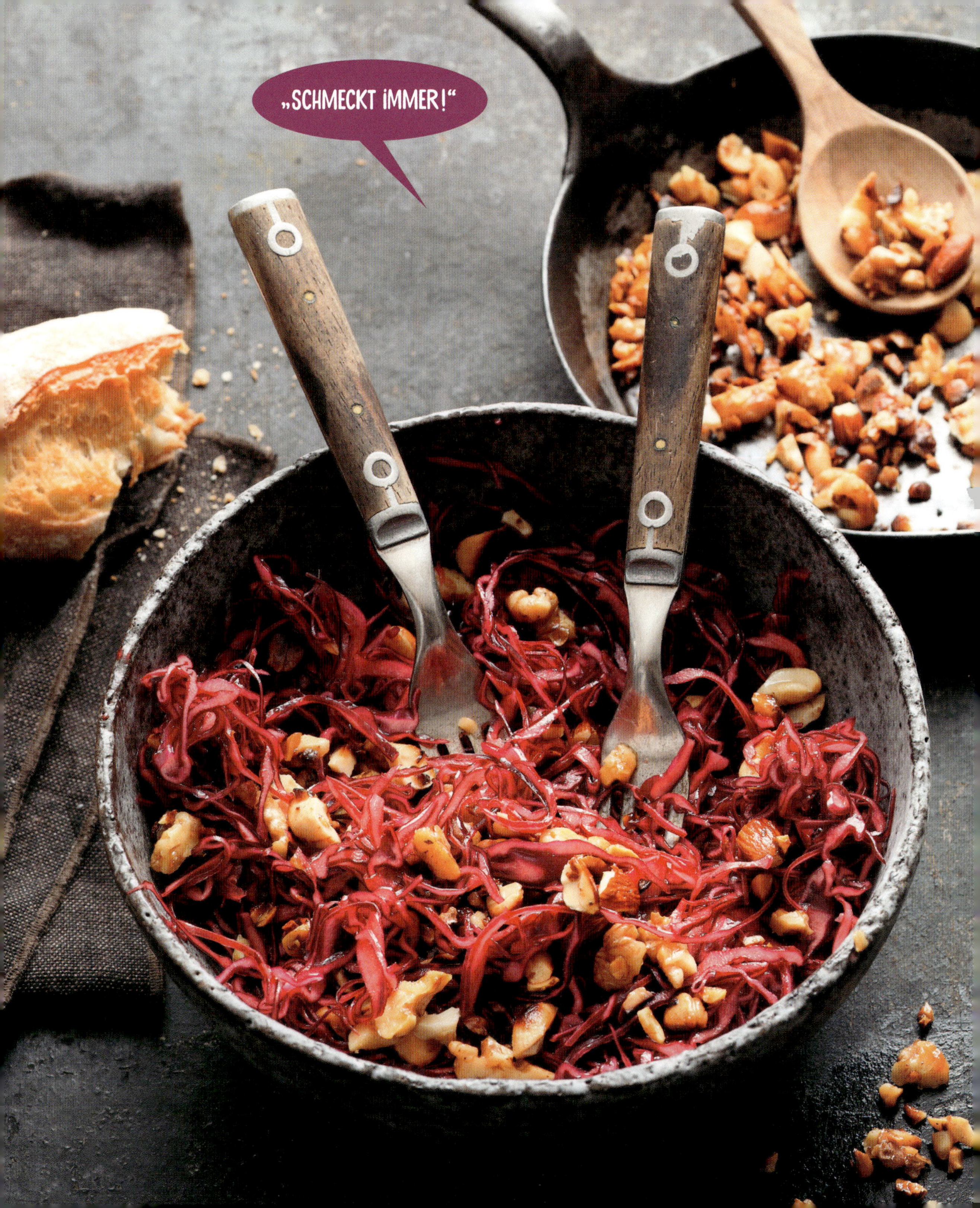
„SCHMECKT IMMER!“

Bunte Blattsalate
MIT KARTOFFELCREME

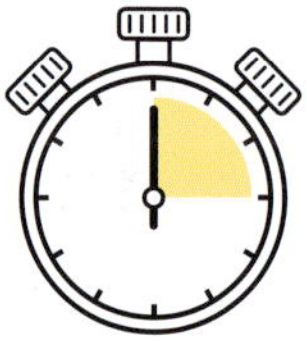

FÜR 4 PERSONEN
4 HANDVOLL GEMISCHTE BLATT-SALATE
1 FENCHELKNOLLE
1 SÄUERLICHER APFEL
2 GEGARTE KARTOFFELN
2 EL SAURE SAHNE
2 EL OLIVENÖL
3 EL APFELESSIG
1 EL SÜßER SENF
SALZ
PFEFFER AUS DER MÜHLE

1 Die Blattsalate putzen, waschen und trocken schleudern. Die Blätter in mundgerechte Stücke zupfen und beiseitestellen. Den Fenchel putzen, waschen und halbieren, den harten Strunk entfernen. Den Fenchel in sehr feine Streifen schneiden. Den Apfel waschen, vierteln und entkernen. Die Viertel in sehr feine Scheiben schneiden.

2 Die Kartoffeln pellen, grob zerkleinern und mit der sauren Sahne, dem Olivenöl, dem Essig und dem Senf in einen hohen Rührbecher geben. Mit dem Stabmixer fein pürieren. Das Dressing mit Salz und Pfeffer würzen.

3 Die Blattsalate auf Teller verteilen und jeweils etwas Fenchel und Apfel daraufgeben. Mit dem Kartoffeldressing mischen und servieren.

TIPP: Schmeckt besonders gut zu Falscher Lasagne (siehe S. 59), gegrillten Rotbarben (siehe S. 80) und herzhaftem Käsekuchen (siehe S. 65).

ZUBEREITUNGSZEIT: 15 MINUTEN

„SCHÖN KNACKIG!"

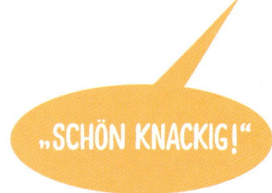

Möhren-Sesam-Salat
MIT KNUSPERKNOBLAUCH

FÜR 4 PERSONEN
400 G JUNGE MÖHREN
6 KNOBLAUCHZEHEN
2 EL SEMMELBRÖSEL
CA. 4 EL RAPSÖL
100 G HELLE SESAMSAMEN
SAFT VON ½ ZITRONE
(ERSATZWEISE 2 EL BALSAMICO BIANCO ODER ANDERER ESSIG)
SALZ
PFEFFER AUS DER MÜHLE

1 Die Möhren putzen, schälen und grob reiben. Den Knoblauch schälen, in feine Würfel schneiden und mit den Semmelbröseln mischen. In einer kleinen Pfanne 1 TL Öl erhitzen und die Knoblauch-Semmelbrösel-Mischung darin kurz anrösten. Die Sesamsamen dazugeben und kurz mitrösten.

2 Das übrige Rapsöl und den Zitronensaft mischen und mit Salz und Pfeffer würzen. Die Möhrenraspel mit dem Dressing mischen und etwas ziehen lassen. Mit der gerösteten Knoblauch-Semmelbrösel-Sesam-Mischung bestreuen.

TIPP: Schmeckt besonders gut zum Brokkoli-Blumenkohl-Blech (siehe S. 66) und Knödelauflauf (siehe S. 70).

ZUBEREITUNGSZEIT: 15 MINUTEN

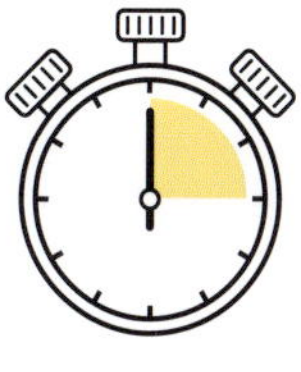

„SCHMECKT NACH SÜDEN!"

Ricotta-Zitronen-Dip

FÜR 4 PERSONEN
200 G RICOTTA
ABGERIEBENE SCHALE VON
1 BIO-ZITRONE
SALZ
PFEFFER AUS DER MÜHLE

Den Ricotta in einer Schüssel mit der Zitronenschale cremig rühren. Mit Salz und Pfeffer würzen und z.B. zum Spargel mit Hähnchen (siehe S. 45) oder zum Bunten Ofengemüse (siehe S. 83) reichen. Wer es scharf mag, kann noch ein paar Chiliflocken untermischen. Sieht auch hübsch aus, so rot getupft.

ZUBEREITUNGSZEIT: 5 MINUTEN

Tomaten-Feta-Dip

FÜR 6 PERSONEN
400 G FETA (SCHAFSKÄSE)
1–2 KNOBLAUCHZEHEN
5 EL OLIVENÖL
1 TUBE TOMATENMARK (CA. 150 G)

Den Feta in eine Schüssel zerbröseln. Den Knoblauch schälen, in feine Würfel schneiden und mit dem Olivenöl und dem Tomatenmark zum Feta geben. Mit dem Stabmixer zu einem cremigen Dip pürieren.

TIPP: Passt super zu lauwarmen Bohnen und Kartoffeln mit Hackbällchen (siehe S. 32). Und geht natürlich auch ohne Knoblauch.

ZUBEREITUNGSZEIT: 5 MINUTEN

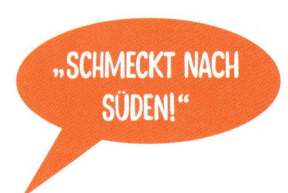

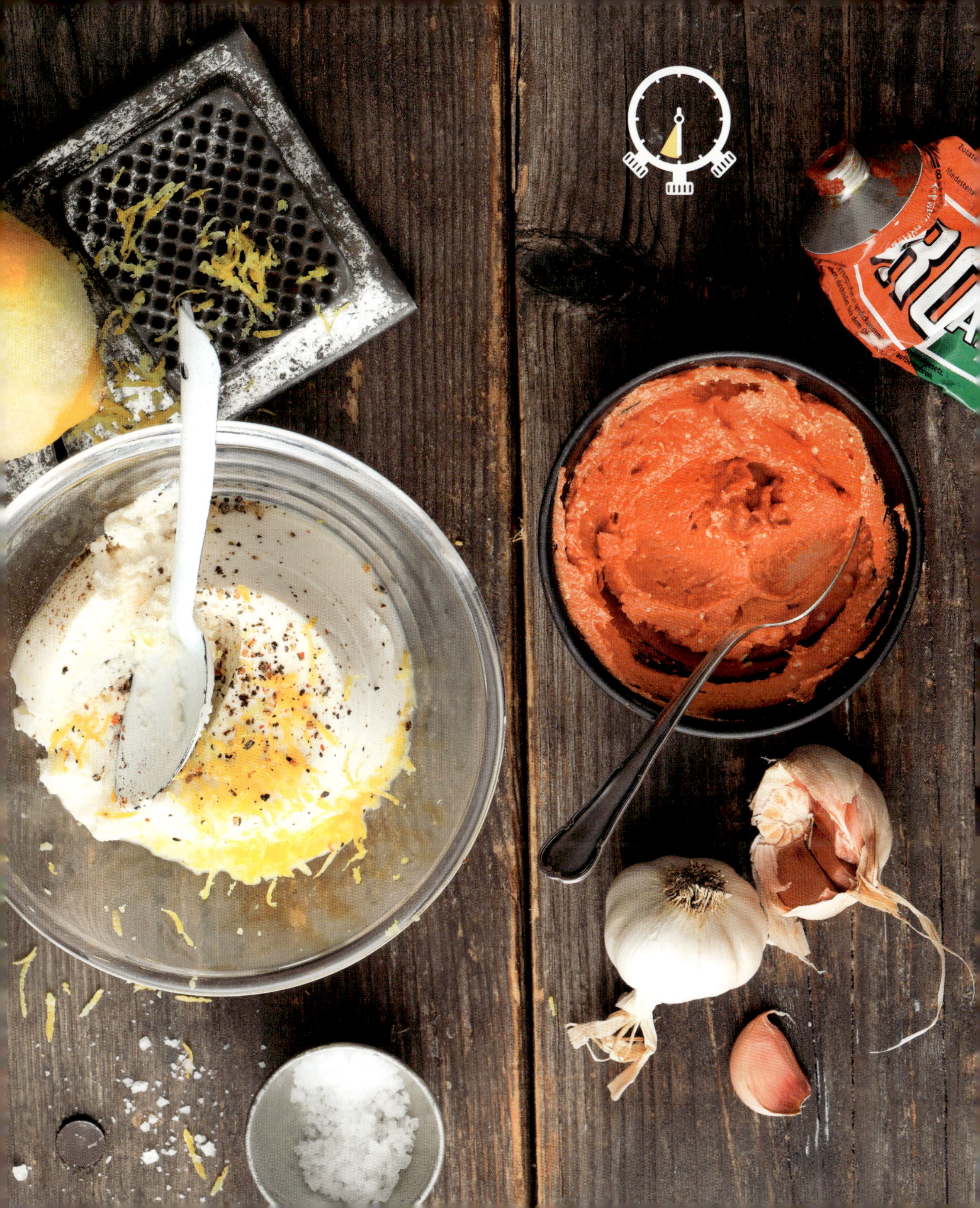

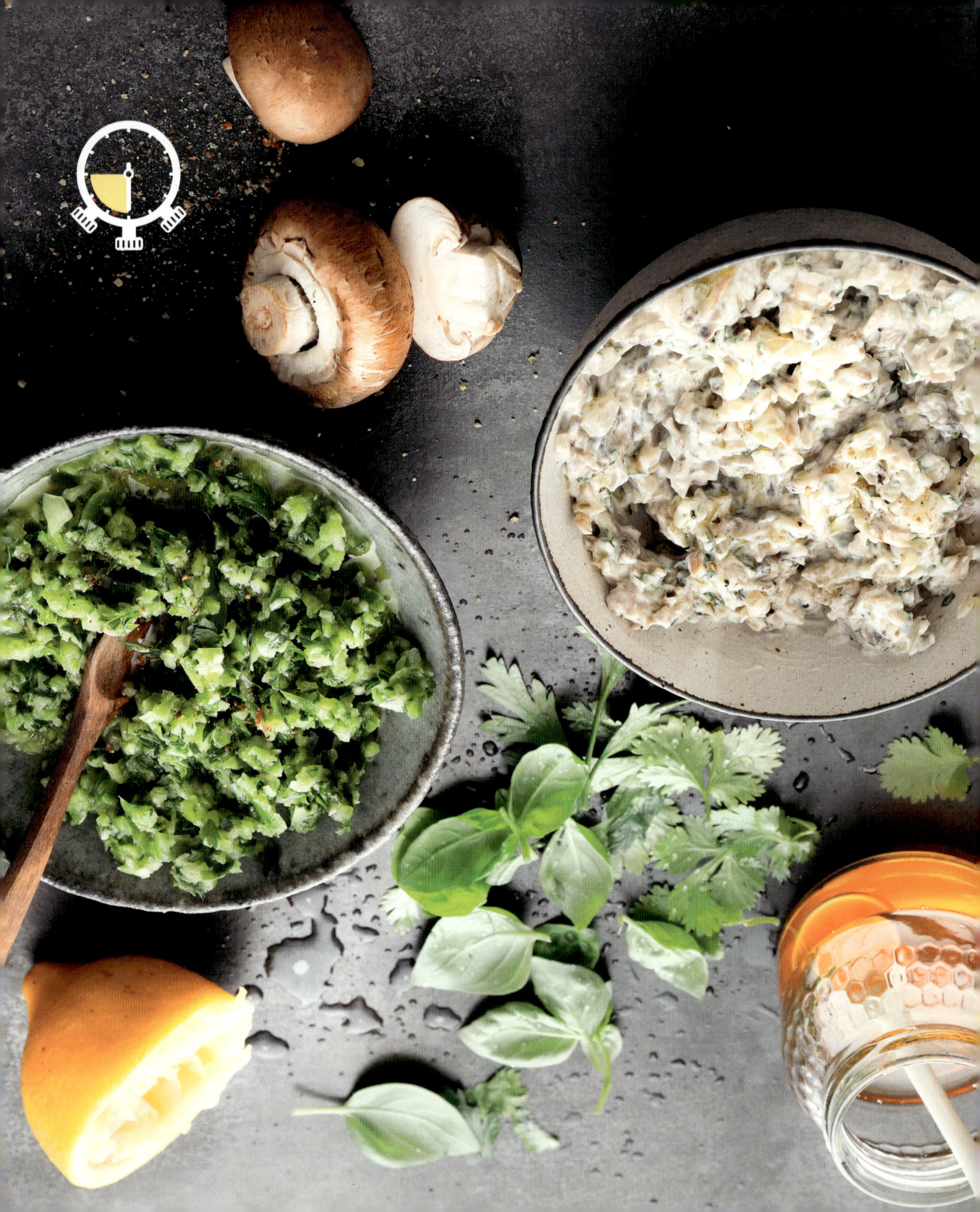

„ZUM AUFPEPPEN!“

Green Salsa

FÜR 6 PERSONEN
2 GRÜNE PAPRIKASCHOTEN
JE 1 BUND PETERSILIE, KORIANDER, MINZE UND BASILIKUM
2 KNOBLAUCHZEHEN
1 SCHALOTTE
SAFT VON 1 ZITRONE
4–6 EL OLIVENÖL • 1 TL ZUCKER
SALZ • PFEFFER AUS DER MÜHLE

Die Paprikaschoten längs halbieren, entkernen und waschen. Die Kräuter waschen, trocken schütteln und die Blätter abzupfen. Den Knoblauch und die Schalotte schälen. Paprikaschoten, Kräuter, Knoblauch und Schalotte in den Mixer oder Blitzhacker geben. Den Zitronensaft und das Olivenöl dazugeben und alles grob mixen bzw. hacken. Mit dem Zucker, Salz und Pfeffer würzen. Die Salsa passt super zu gegrillten Rotbarben (siehe S.80) und dem Steakblech (siehe S. 84).

ZUBEREITUNGSZEIT: 15 MINUTEN

Pilzcreme

FÜR 6 PERSONEN
400 G CHAMPIGNONS (ODER GEMISCHTE PILZE)
2 ZWIEBELN
2 EL RAPSÖL
SALZ • PFEFFER AUS DER MÜHLE
200 G FRISCHKÄSE
1 TL HONIG
1 KLEINES BUND PETERSILIE

1 Die Pilze putzen, falls nötig, mit Küchenpapier trocken abreiben und fein hacken. Die Zwiebeln schälen und in feine Würfel schneiden. Das Öl in einer Pfanne erhitzen und die Zwiebeln darin anbraten. Die Pilze dazugeben und ebenfalls anbraten, mit Salz und Pfeffer würzen.

2 Die Pfanne vom Herd nehmen und die Pilze abkühlen lassen. Dann mit dem Frischkäse und dem Honig mischen. Die Petersilie waschen und trocken schütteln, die Blätter abzupfen und fein hacken. Unter die Pilzcreme rühren. Das Ganze noch einmal mit Salz und Pfeffer abschmecken.

ZUBEREITUNGSZEIT: 15 MINUTEN

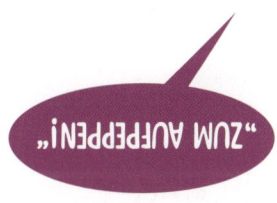

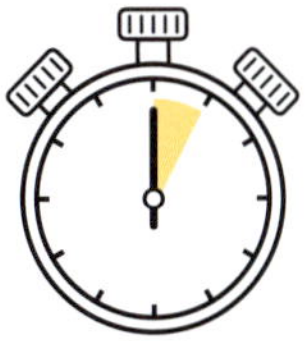

Beerendip

FÜR 4 PERSONEN
500 G GEMISCHTE BEEREN
1 BUND BASILIKUM
SAFT VON 1 LIMETTE
2 EL AHORNSIRUP

Die Beeren verlesen, waschen, trocken tupfen und in einen hohen Rührbecher geben. Das Basilikum waschen und trocken schütteln, die Blätter abzupfen und zu den Beeren geben. Den Limettensaft und den Ahornsirup ebenfalls dazugeben und alles mit dem Stabmixer fein pürieren. Der Beerendip passt besonders gut zu Sweet Toast-Sticks (siehe S. 15).

ZUBEREITUNGSZEIT: 5 MINUTEN

Minzdip

FÜR 4 PERSONEN
1 GROßES BUND FRISCHE MINZE
4 EL BRAUNER ZUCKER
1 LIMETTE

Die Minze waschen und trocken schütteln, die Blätter abzupfen und mit einem scharfen Messer sehr fein hacken. In einer Schüssel mit dem Zucker mischen. Die Limette auspressen und den Saft unterrühren. Fertig ist ein toller, frischer Dip.

TIPP: Fein zu Sweet Toast-Sticks (siehe S. 15) und Beeren-Pancake-Schnitten (siehe S. 18).

ZUBEREITUNGSZEIT: 5 MINUTEN

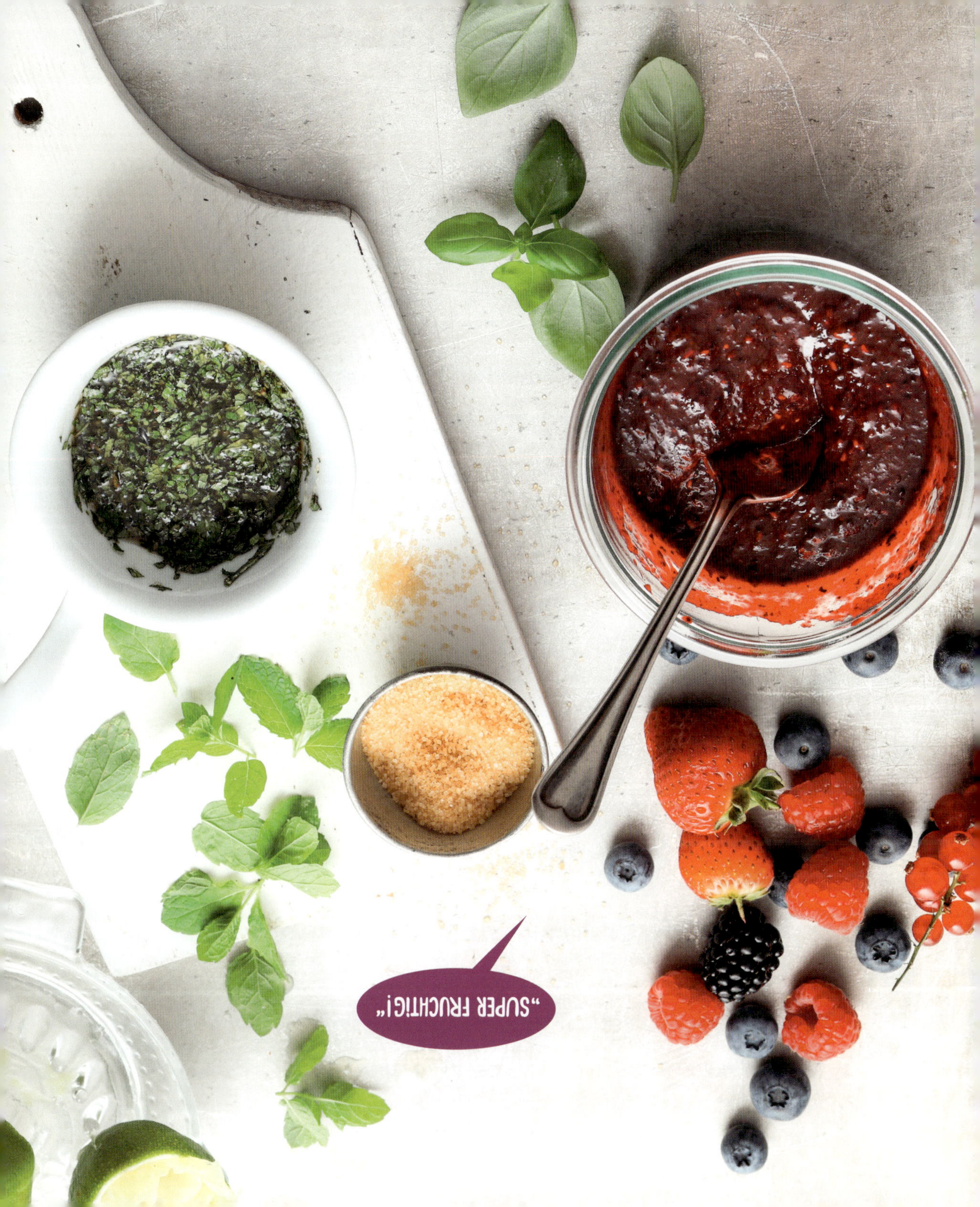
„SUPER FRUCHTIG!“

REGISTER

Kaiserstraße 14 b
D-80801 München

ISBN 978-3-89883-750-7
1. Auflage 2017

Projektleitung: Eva-Maria Hege
Rezepte & Texte: Susanne Klug
Lektorat: Katharina Lisson
Grafische Gestaltung: Barbara Dezasse (www.derguenther.de), Irene Schulz
Fotografie: Mathias Neubauer
Foodstyling: Andreas Neubauer
Herstellung: Frank Jansen
Producing: Jan Russok
Druck & Bindung: Lanarepro, I-Lana

Im Buch enthaltene Fotos können zur eigenen Nutzung erworben werden unter www.stockfood.com

Die ZS Verlag GmbH ist ein Unternehmen der Edel AG, Hamburg.
www.zsverlag.de | www.facebook.com/zsverlag

Bildnachweis:
Anke Schütz: Hintergrund Innenklappen vorne und hinten